国家卫生健康委员会"十三五"规划教材

全国中医药高职高专教育教材

供医学美容技术等专业用

美容皮肤科学

第 3 版

U0207879

主　编　陈丽娟

副主编　王诗晗　刘　波　罗红柳　喻国华

编　者　（以姓氏笔画为序）

王诗晗（辽宁医药职业学院）

王海燕（四川中医药高等专科学校）

刘　波（辽东学院形象健康管理学院）

张天禹（中国人民解放军联勤保障部队第九六三医院）

张艳红（黑龙江中医药大学佳木斯学院）

陈丽娟（黑龙江中医药大学佳木斯学院）

罗红柳（重庆三峡医药高等专科学校）

赵　晶（黑龙江省中医药科学院）

赵　静（湖北中医药高等专科学校）

姜　蕾（山东中医药高等专科学校）

喻国华（江西中医药高等专科学校）

人民卫生出版社

图书在版编目（CIP）数据

美容皮肤科学 / 陈丽娟主编 . —3 版 . —北京：
人民卫生出版社，2019

ISBN 978-7-117-29014-2

Ⅰ.①美…　Ⅱ.①陈…　Ⅲ.①皮肤 – 美容术 – 高等职
业教育 – 教材　Ⅳ.①R622②R751

中国版本图书馆 CIP 数据核字（2019）第 210088 号

人卫智网　www.ipmph.com	医学教育、学术、考试、健康，购书智慧智能综合服务平台
人卫官网　www.pmph.com	人卫官方资讯发布平台

美容皮肤科学
第 3 版

主　　编：陈丽娟

出版发行：人民卫生出版社（中继线 010-59780011）

地　　址：北京市朝阳区潘家园南里 19 号

邮　　编：100021

E - mail：pmph @ pmph.com

购书热线：010-59787592　010-59787584　010-65264830

印　　刷：三河市宏达印刷有限公司

经　　销：新华书店

开　　本：787 × 1092　1/16　印张：21

字　　数：484 千字

版　　次：2011 年 4 月第 1 版　　2019 年 10 月第 3 版
　　　　　2025 年 4 月第 3 版第 9 次印刷（总第 18 次印刷）

标准书号：ISBN 978-7-117-29014-2

定　　价：69.00 元

《美容皮肤科学》(第3版)
数字增值服务编委会

主　编　陈丽娟

副主编　王诗晗　刘　波　罗红柳　喻国华　张艳红

编　者　(以姓氏笔画为序)

王诗晗(辽宁医药职业学院)

王海燕(四川中医药高等专科学校)

刘　波(辽东学院形象健康管理学院)

张天禹(中国人民解放军联勤保障部队第九六三医院)

张艳红(黑龙江中医药大学佳木斯学院)

陈丽娟(黑龙江中医药大学佳木斯学院)

罗红柳(重庆三峡医药高等专科学校)

赵　晶(黑龙江省中医药科学院)

赵　静(湖北中医药高等专科学校)

姜　蕾(山东中医药高等专科学校)

喻国华(江西中医药高等专科学校)

修 订 说 明

为了更好地推进中医药职业教育教材建设,适应当前我国中医药职业教育教学改革发展的形势与中医药健康服务技术技能人才的要求,贯彻落实《国家中长期教育改革和发展规划纲要(2010—2020年)》《医药卫生中长期人才发展规划(2011—2020年)》《中医药发展战略规划纲要(2016—2030年)》精神,做好新一轮中医药职业教育教材建设工作,人民卫生出版社在教育部、国家卫生健康委员会、国家中医药管理局的领导下,组织和规划了第四轮全国中医药高职高专教育、国家卫生健康委员会"十三五"规划教材的编写和修订工作。

本轮教材修订之时,正值《中华人民共和国中医药法》正式实施之际,中医药职业教育迎来发展大好的际遇。为做好新一轮教材出版工作,我们成立了第四届中医药高职高专教育教材建设指导委员会和各专业教材评审委员会,以指导和组织教材的编写和评审工作;按照公开、公平、公正的原则,在全国1 400余位专家和学者申报的基础上,经中医药高职高专教育教材建设指导委员会审定批准,聘任了教材主编、副主编和编委;确立了本轮教材的指导思想和编写要求,全面修订全国中医药高职高专教育第四轮规划教材,即中医学、中药学、针灸推拿、护理、医学美容技术、康复治疗技术6个专业83门教材。

第四轮全国中医药高职高专教育教材具有以下特色:

1. **定位准确,目标明确** 教材的深度和广度符合各专业培养目标的要求和特定学制、特定对象、特定层次的培养目标,力求体现"专科特色、技能特点、时代特征",既体现职业性,又体现其高等教育性,注意与本科教材、中专教材的区别,适应中医药职业人才培养要求和市场需求。

2. **谨守大纲,注重三基** 人卫版中医药高职高专教材始终坚持"以教学计划为基本依据"的原则,强调各教材编写大纲一定要符合高职高专相关专业的培养目标与要求,以培养目标为导向、职业岗位能力需求为前提、综合职业能力培养为根本,同时注重基本理论、基本知识和基本技能的培养和全面素质的提高。

3. **重点考点,突出体现** 教材紧扣中医药职业教育教学活动和知识结构,以解决目前各高职高专院校教材使用中的突出问题为出发点和落脚点,体现职业教育对人才的要求,突出教学重点和执业考点。

4. **规划科学,详略得当** 全套教材严格界定职业教育教材与本科教材、毕业后教育教材的知识范畴,严格把握教材内容的深度、广度和侧重点,突出应用型、技能型教育内容。基础课教材内容服务于专业课教材,以"必须、够用"为度,强调基本技能的培养;专业课教材紧密围绕专业培养目标的需要进行选材。

5.**体例设计,服务学生** 本套教材的结构设置、编写风格等坚持创新,体现以学生为中心的编写理念,以实现和满足学生的发展为需求。根据上一版教材体例设计在教学中的反馈意见,将"学习要点""知识链接""复习思考题"作为必设模块,"知识拓展""病案分析(案例分析)""课堂讨论""操作要点"作为选设模块,以明确学生学习的目的性和主动性,增强教材的可读性,提高学生分析问题、解决问题的能力。

6.**强调实用,避免脱节** 贯彻现代职业教育理念。体现"以就业为导向,以能力为本位,以发展技能为核心"的职业教育理念。突出技能培养,提倡"做中学、学中做"的"理实一体化"思想,突出应用型、技能型教育内容。避免理论与实际脱节、教育与实践脱节、人才培养与社会需求脱节的倾向。

7.**针对岗位,学考结合** 本套教材编写按照职业教育培养目标,将国家职业技能的相关标准和要求融入教材中。充分考虑学生考取相关职业资格证书、岗位证书的需要,与职业岗位证书相关的教材,其内容和实训项目的选取涵盖相关的考试内容,做到学考结合,体现了职业教育的特点。

8.**纸数融合,坚持创新** 新版教材最大的亮点就是建设纸质教材和数字增值服务融合的教材服务体系。书中设有自主学习二维码,通过扫码,学生可对本套教材的数字增值服务内容进行自主学习,实现与教学要求匹配、与岗位需求对接、与执业考试接轨,打造优质、生动、立体的学习内容。教材编写充分体现与时代融合、与现代科技融合、与现代医学融合的特色和理念,适度增加新进展、新技术、新方法,充分培养学生的探索精神、创新精神;同时,将移动互联、网络增值、慕课、翻转课堂等新的教学理念和教学技术、学习方式融入教材建设之中,开发多媒体教材、数字教材等新媒体形式教材。

人民卫生出版社医药卫生规划教材经过长时间的实践与积累,其中的优良传统在本轮修订中得到了很好的传承。在中医药高职高专教育教材建设指导委员会和各专业教材评审委员会指导下,经过调研会议、论证会议、主编人会议、各专业编写会议、审定稿会议,确保了教材的科学性、先进性和实用性。参编本套教材的近1000位专家,来自全国40余所院校,从事高职高专教育工作多年,业务精纯,见解独到。谨此,向有关单位和个人表示衷心的感谢!希望各院校在教材使用中,在改革的进程中,及时提出宝贵意见或建议,以便不断修订和完善,为下一轮教材的修订工作奠定坚实的基础。

人民卫生出版社有限公司

2018年4月

全国中医药高职高专院校第四轮规划教材书目

教材序号	教材名称	主编	适用专业
1	大学语文(第4版)	孙洁	中医学、针灸推拿、中医骨伤、护理等专业
2	中医诊断学(第4版)	马维平	中医学、针灸推拿、中医骨伤、中医美容等专业
3	中医基础理论(第4版)*	陈刚 徐宜兵	中医学、针灸推拿、中医骨伤、护理等专业
4	生理学(第4版)*	郭争鸣 唐晓伟	中医学、中医骨伤、针灸推拿、护理等专业
5	病理学(第4版)	苑光军 张宏泉	中医学、护理、针灸推拿、康复治疗技术等专业
6	人体解剖学(第4版)	陈晓杰 孟繁伟	中医学、针灸推拿、中医骨伤、护理等专业
7	免疫学与病原生物学(第4版)	刘文辉 田维珍	中医学、针灸推拿、中医骨伤、护理等专业
8	诊断学基础(第4版)	李广元 周艳丽	中医学、针灸推拿、中医骨伤、护理等专业
9	药理学(第4版)	侯晞	中医学、针灸推拿、中医骨伤、护理等专业
10	中医内科学(第4版)*	陈建章	中医学、针灸推拿、中医骨伤、护理等专业
11	中医外科学(第4版)*	尹跃兵	中医学、针灸推拿、中医骨伤、护理等专业
12	中医妇科学(第4版)	盛红	中医学、针灸推拿、中医骨伤、护理等专业
13	中医儿科学(第4版)*	聂绍通	中医学、针灸推拿、中医骨伤、护理等专业
14	中医伤科学(第4版)	方家选	中医学、针灸推拿、中医骨伤、护理、康复治疗技术专业
15	中药学(第4版)	杨德全	中医学、中药学、针灸推拿、中医骨伤、康复治疗技术等专业
16	方剂学(第4版)*	王义祁	中医学、针灸推拿、中医骨伤、康复治疗技术、护理等专业

续表

教材序号	教材名称	主编	适用专业
17	针灸学(第4版)	汪安宁 易志龙	中医学、针灸推拿、中医骨伤、康复治疗技术等专业
18	推拿学(第4版)	郭 翔	中医学、针灸推拿、中医骨伤、护理等专业
19	医学心理学(第4版)	孙 萍 朱 玲	中医学、针灸推拿、中医骨伤、护理等专业
20	西医内科学(第4版)*	许幼晖	中医学、针灸推拿、中医骨伤、护理等专业
21	西医外科学(第4版)	朱云根 陈京来	中医学、针灸推拿、中医骨伤、护理等专业
22	西医妇产科学(第4版)	冯 玲 黄会霞	中医学、针灸推拿、中医骨伤、护理等专业
23	西医儿科学(第4版)	王龙梅	中医学、针灸推拿、中医骨伤、护理等专业
24	传染病学(第3版)	陈艳成	中医学、针灸推拿、中医骨伤、护理等专业
25	预防医学(第2版)	吴 娟 张立祥	中医学、针灸推拿、中医骨伤、护理等专业
1	中医学基础概要(第4版)	范俊德 徐迎涛	中药学、中药制药技术、医学美容技术、康复治疗技术、中医养生保健等专业
2	中药药理与应用(第4版)	冯彬彬	中药学、中药制药技术等专业
3	中药药剂学(第4版)	胡志方 易生富	中药学、中药制药技术等专业
4	中药炮制技术(第4版)	刘 波	中药学、中药制药技术等专业
5	中药鉴定技术(第4版)	张钦德	中药学、中药制药技术、中药生产与加工、药学等专业
6	中药化学技术(第4版)	吕华瑛 王 英	中药学、中药制药技术等专业
7	中药方剂学(第4版)	马 波 黄敬文	中药学、中药制药技术等专业
8	有机化学(第4版)*	王志江 陈东林	中药学、中药制药技术、药学等专业
9	药用植物栽培技术(第3版)*	宋丽艳 汪荣斌	中药学、中药制药技术、中药生产与加工等专业
10	药用植物学(第4版)*	郑小吉 金 虹	中药学、中药制药技术、中药生产与加工等专业
11	药事管理与法规(第3版)	周铁文	中药学、中药制药技术、药学等专业
12	无机化学(第4版)	冯务群	中药学、中药制药技术、药学等专业
13	人体解剖生理学(第4版)	刘 斌	中药学、中药制药技术、药学等专业
14	分析化学(第4版)	陈哲洪 鲍 羽	中药学、中药制药技术、药学等专业
15	中药储存与养护技术(第2版)	沈 力	中药学、中药制药技术等专业

续表

教材序号	教材名称	主编	适用专业
1	中医护理(第3版)*	王　文	护理专业
2	内科护理(第3版)	刘　杰　吕云玲	护理专业
3	外科护理(第3版)	江跃华	护理、助产类专业
4	妇产科护理(第3版)	林　萍	护理、助产类专业
5	儿科护理(第3版)	艾学云	护理、助产类专业
6	社区护理(第3版)	张先庚	护理专业
7	急救护理(第3版)	李延玲	护理专业
8	老年护理(第3版)	唐凤平　郝　刚	护理专业
9	精神科护理(第3版)	井霖源	护理、助产专业
10	健康评估(第3版)	刘惠莲　滕艺萍	护理、助产专业
11	眼耳鼻咽喉口腔科护理(第3版)	范　真	护理专业
12	基础护理技术(第3版)	张少羽	护理、助产专业
13	护士人文修养(第3版)	胡爱明	护理专业
14	护理药理学(第3版)*	姜国贤	护理专业
15	护理学导论(第3版)	陈香娟　曾晓英	护理、助产专业
16	传染病护理(第3版)	王美芝	护理专业
17	康复护理(第2版)	黄学英	护理专业
1	针灸治疗(第4版)	刘宝林	针灸推拿专业
2	针法灸法(第4版)*	刘　茜	针灸推拿专业
3	小儿推拿(第4版)	刘世红	针灸推拿专业
4	推拿治疗(第4版)	梅利民	针灸推拿专业
5	推拿手法(第4版)	那继文	针灸推拿专业
6	经络与腧穴(第4版)*	王德敬	针灸推拿专业
1	医学美学(第3版)	周红娟	医学美容技术等专业
2	美容辨证调护技术(第3版)	陈美仁	医学美容技术等专业
3	美容中药方剂学(第3版)*	黄丽萍　姜　醒	医学美容技术等专业

续表

教材序号	教材名称	主编	适用专业
4	美容业经营与管理(第3版)	申芳芳	医学美容技术等专业
5	美容心理学(第3版)*	陈　敏　汪启荣	医学美容技术等专业
6	美容外科学概论(第3版)	贾小丽	医学美容技术等专业
7	美容实用技术(第3版)	张丽宏	医学美容技术等专业
8	美容皮肤科学(第3版)	陈丽娟	医学美容技术等专业
9	美容礼仪与人际沟通(第3版)	位汶军　夏　曼	医学美容技术等专业
10	美容解剖学与组织学(第3版)	刘荣志	医学美容技术等专业
11	美容保健技术(第3版)	陈景华	医学美容技术等专业
12	化妆品与调配技术(第3版)	谷建梅	医学美容技术等专业
1	康复评定(第3版)	孙　权　梁　娟	康复治疗技术等专业
2	物理治疗技术(第3版)	林成杰	康复治疗技术等专业
3	作业治疗技术(第3版)	吴淑娥	康复治疗技术等专业
4	言语治疗技术(第3版)	田　莉	康复治疗技术等专业
5	中医养生康复技术(第3版)	王德瑜　邓　沂	康复治疗技术等专业
6	临床康复学(第3版)	邓　倩	康复治疗技术等专业
7	临床医学概要(第3版)	周建军　符逢春	康复治疗技术等专业
8	康复医学导论(第3版)	谭　工	康复治疗技术等专业

* 为"十二五"职业教育国家规划教材

前 言

美容皮肤科学是医学、美学、美容学、皮肤科学的交叉学科，是医学美容技术专业的主干课，在医学美容专业教育中占有重要地位。

《美容皮肤科学》第3版是在第1版、第2版教材使用意见的基础上修订编写的。本教材坚持服务并服从于中医药高职高专医学美容技术专业的人才培养目标，围绕专业要求和职业能力，重新构思和设计教材内容与结构；以美容师、美容导师、美容讲师等职业岗位要求为指南，定位知识点、技能点；本着突出病症诊断、强化皮肤美容养护技能、淡化治疗的原则，优化内容，补充新病种。以中、西医皮肤病学理论在医学美容中实际应用为主体，融入适量医学美学、美容技术的相关知识和技能，设计皮损特征认知、病症诊断、治疗指导、美容养护指导、预防指导等任务驱动模块，指导皮肤美容治疗技术、中医药美容技术在本学科的具体应用；以章节为单元设计学习要点、知识链接、案例分析等模块，配套编写PPT课件、测一测、知重点等网络融合教材，编配了彩图，为学生更好地学习掌握课程提供了保障。编写中坚持质量第一，充分体现教材的科学性、先进性、实用性。

全书分为总论及各论，共十七章，64学时。总论第一至第六章，介绍了美容皮肤科学的基本知识、基本理论和基本技能。各论第七至第十七章，主要阐述了人体皮肤暴露部位常见损美性皮肤病的诊断、治疗指导、美容指导及预防指导。书末附录有教学大纲、常用西药外用制剂、常用中医方剂汇编等内容，方便学生使用。

本教材适用于高职高专医学美容技术、中医学（美容方向）等美容相关专业学生使用，也可作为教师参考用书。教材内容涵盖了美容师执业资格考试的相关内容，对美容师、美容导师、美容讲师等美容岗位从业人员也是很好的辅导用书。

编委会参考了医学美容及相关专业的多部教材和著作，得到了同道的大力支持，在此谨向所引用的著述作者及同道专家表示诚挚的谢意！由于教材修编时间有限，难免有疏漏之处，敬请读者提出宝贵意见，以便今后进一步修订提高。

《美容皮肤科学》编委会

2019年3月

目　录

总　论

各　论

总　　论

第一章

绪　论

随着社会经济的发展和生活水平的提高,人们追求健美的愿望及对皮肤美容与保健的需求日益强烈,对包括皮肤在内的美容理论及技术提出了更高的要求。尤其在医学领域,以医学、美学理论为指导,如何利用医学技术手段增进皮肤健美,以满足人们追求美的愿望,成为医学工作者及医学美容教育培训部门的重要使命。美容皮肤科学作为一个新的医学学科分支,在医学美容技术应用和人才培养方面发挥着重要的作用。本章对美容皮肤科学的定义、性质、研究内容、学科的形成与发展及其与相关学科的关系进行了较系统的归纳和阐述,目的是使相关专业的学生及美容工作者对本门课程树立初步的印象,激发学习及研究的热情,为今后做好皮肤美容工作奠定基础。

第一节　美容皮肤科学概述

一、定义

美容皮肤科学是皮肤科学的新兴分支学科,兴起较晚,目前国内外尚无明确和统一的认识,根据前期出版教材对其定义的理解,笔者归纳为:美容皮肤科学是运用医学及美学基本理论,以皮肤科学为基础,研究人体皮肤解剖,生理、病理特点及美学与审美基本规律,利用医学美容相关技术及手段,防治皮肤损美性病症,维护、修复、再塑人体皮肤健美,以增进人的生命活力美感和提高生命质量为目的的一门美容医学学科,是医学、美学、美容学、皮肤科学的有机结合,是医学美容技术专业的主干课及专业课。由此可知,美容皮肤科学研究的对象是人体皮肤的结构、功能、外观形态之美,并探讨维护、修复、再塑皮肤健美的医学美容技能、方法以及相关基础理论;以祛除疾病、调整皮肤组织结构与功能,保持和增进人体皮肤健美为主要目标。

二、性质

随着美容医学在我国兴起,皮肤美容掀起热潮,美容皮肤科学的理论体系逐步形成。根据美容皮肤科学在医疗美容实践中发挥的重要作用,借鉴相关专著对其学科性质的探究,笔者概括为:美容皮肤科学既是医学美容学的一个分支学科和重要组成部分,也是皮肤科学的一个新的分支学科。美容皮肤科学的理论基础来源于医学与美学理论,临床基础来源于临床医学中的皮肤科学及中医学中的中医外科学。因此,美容皮肤科学是运用医学美学的基本理论,将医学与美容医学相结合,以人体皮肤美学及皮肤科学为指导,采用医学方法和皮肤美容相关技术,维护和增进人体皮肤健美的一门新的医学分支学科。

三、研究内容和主要任务

美容皮肤科学主要研究人体皮肤的解剖结构、组织形态、生理功能及人体皮肤的美学及审美理论,并研究常见损美性皮肤病的病因、诊断、用药指导,维护和增进人体皮肤健美的医学方法、美容养护技能及其相关理论。目前国内外尚无明确界定,借鉴相关教材编者的观点,将美容皮肤科学的研究内容和主要任务概括为以下几点:

1. 基础理论的研究与探讨　探讨美容皮肤科学的定义、性质、研究对象、研究内容及实施范围,加强对人体皮肤的美学意义、美学特点、美学要素及人体皮肤审美观的研究,开展对美容皮肤心理学及药物学等的研究,探讨美容皮肤科学的体系构建及其与医学、美学、美容医学等相关学科的关系,进一步研究美容皮肤科学的形成与发展。

2. 皮肤美容临床技能的培养　对颜面部、人体暴露部位等特别部位的皮肤组织发生的损美性疾病及病症的防治,如痤疮、黄褐斑、扁平疣、汗管瘤、接触性皮炎等;对非病理性皮肤衰老及皮肤损美表征的修复、美化及养护,如皮肤粗糙、老化、皱纹等;对经过治疗后,功能得以恢复,但外观形态仍未完全恢复的皮肤缺陷的再处置,如外伤后的瘢痕、炎症后色素沉着或色素脱失等。

3. 美容专业人才培养及职业教育培训　作为医疗美容高等职业教育中的主干课程,在人才培养中发挥其应有的作用;对美容从业人员进行美容皮肤科学专业知识及职业技能的继续教育与培训。

4. 皮肤审美观及审美技能培养　对美容从业者、美容医疗机构医护人员进行皮肤审美观教育及审美素养、审美技能培养;对求医求美者在皮肤美容治疗的同时,进行心理美容咨询与引导,树立正确的皮肤审美观,建立良好的审美心理,提升审美能力。

第二节　与相关学科的关系

一、与医学美学的关系

医学美学是应用美学的一般原理,研究医学人体美、医学审美、医学美感和在医学审美活动中所体现出来的一切美学现象及其发生、发展和变化规律的科学。医学美学的基本理论来源于美学的一般原理,具体研究医学中的美学问题,既具有医学属性,又具有美学属性,是医学与美学的有机结合。医学美学以医学美的现象为研究对象,主要内容包括医学美、医学人体美、医学审美(包括以人的生理、心理、病理测试为主要内容的审美意识、审美思维、审美方法、审美技术、审美标准与审美实施等)、医学

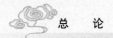

美感(如医学美感的时代性、民族性、阶级性或阶层性和个体差异性等;各种医学分支学科中的美感特点和以医学为手段,维护、修复、再塑人体形态美与增进神态美的审美实施等)、医学审美教育(包括医学审美教育的特点、教育形式、方法及培养目标等)五个方面。美容皮肤科学既是医学分支学科之一,也是医学美学的一个重要应用分支学科。它是在医学美学原理的指导下,对人体皮肤的美学、审美观、审美心理及审美思维方法等进行研究,是以人体皮肤健美为目的的医学审美活动的具体实施。随着美容皮肤科学基本理论、基本知识、基本技能的逐渐完善和临床实践经验的积累,医学美学也将得到进一步丰富和完善。

二、与皮肤科学的关系

皮肤科学是临床医学的重要学科之一。医学科学技术的发展派生出许多新的分支学科,美容皮肤科学就是其中之一。美容皮肤科学源于皮肤科学,但两者又有一定的区别。皮肤科学侧重研究疾病病因、病理及其发生发展规律,并且以皮肤诊疗技术为主;美容皮肤科学则主要研究损美性皮肤病对人的心理、容貌和形体美的影响,以祛除疾病、调整皮肤功能与组织结构,提高美容心理素质,达到维护、改善、修复和再塑人体皮肤健美的目的。以增进人的生命活力美感,提高生命质量为主要实施目标。美容皮肤科学以皮肤科学的基本理论、基本技术为知识基础,吸纳了皮肤外科学、皮肤美学、美容心理学及损美性皮肤病的中医药防治、美容养护技术等多学科知识,与传统的皮肤科学相比较,赋予了新的内涵。美容皮肤科学是皮肤科学的重要组成部分,同时也充实和发展了传统的皮肤科学。

三、与医学美容学的关系

医学美容学是以医学美学为指导,以人体形式美的法则为基础,研究和运用医学技术、手段来维护、修复、塑造人体形态美和增进神态美的临床医学学科,是医学美学的临床应用分支学科。医学美容学以医学人体美为主要研究对象,以医学为手段,以美化人体为主要内容,以维护、修复、塑造和增进人体形态与神态美为主要目标,包括美容内科学、美容外科学、美容皮肤科学、美容牙科学、美容中医学、美容护理学、医学美容实用技术学等学科。医学美容学的理论来源于医学美学,其涵盖的医学美容技术来源于医学,但又接受医学美学的指导。可见医学美容学是临床医学与医学美学相结合的产物,也是临床医学的分支学科之一,其学科的基本目的与手段均未超越临床医学。由上可见,美容皮肤科学是医学美容学的一个分支,医学美容学是美容皮肤科学的理论基础和临床实践的理论依据,美容皮肤科学是医学美学、医学美容学、皮肤科学三者相结合的产物。

第三节　美容皮肤科学的形成与发展

一、皮肤美容的萌芽与兴起

据史料记载,皮肤美容的萌芽最早可追溯到春秋战国时期,人们不但追求面部肌肤的色美即白中透红,还追求肌肤的质美即滋润光泽,所以此后陆续出现了白粉、胭脂、面脂、唇脂等用来美化肌肤。据考证，《山海经》记载中不乏皮肤美容的药物，如"天婴……可以已瘿（可以治痤疮）"，"滑鱼……食之已疣"。从马王堆出土的帛书及简书中记录了我国西汉以前医药学的发展概况，其中在皮肤病的美容治疗方面已涉及黧黑斑（面皯）、疣目（疣）、痤疮（痤）、体气（臭）等病症，在一些书中还提出了一些皮肤美容及病症治疗的理论和具体方法。可见皮肤美容已成为生活的必需，美容的技艺开始萌芽。

秦汉三国时期，皮肤美容逐渐兴起，有了从"术"到"学"的转变。随着中医药理论体系的建立，大量医学专著问世，关于美容药物功效的论述更加有针对性，皮肤美容的理论及技术应用更加丰富，有了从萌芽到兴起的质的转变。《黄帝内经》奠定了中医皮肤美容学的整体观，即颜面五官、须发爪甲、躯体四肢都只是人体的一部分，而人又是自然、社会的一部分，所以，要从根本上维护人体的健美，就必须重视人体自身、人与自然、人与社会的统一性、整体性，这些学说为皮肤美容的内调、内治法以及局部外治法提供了理论依据。《神农本草经》中收录了皮肤美容保健和美容治疗的药物共160余种，有些专门探讨美容功效，如蜂子"味甘平……久服，令人光泽，好颜色"，白僵蚕"味咸……减黑皯，令人面色好"，白芷"长肌肤、润泽，可作面脂"等。张仲景在《伤寒杂病论》中也论及因脏腑、六经病证而引起外在皮肤、面色病变，使容貌受损，如论述"三阳合病……面垢"，"膈间支饮，其人……面色黧黑"，使后人探讨黧黑斑病因病机得到启发。

二、美容皮肤科学的形成与发展

晋隋时期，随着中医学的进一步发展及中医外科学理论体系的形成，皮肤美容在外科学中的地位愈加重要，在医方、药物、技法等方面更加充实，出现了专门医家和专篇论述，其理论体系也逐步形成，但未出现独立的分科，而是被涵盖于外科之中。晋代葛洪著有《肘后备急方》，在"外发病一卷"中专门载有皲裂疮、浸淫疮、疣目、白癜风、粉刺、酒齇、狐臭等损美性病症的治疗方法，书中第56篇为"治面疱皯黑发秃身臭方"为现存最早的皮肤美容专篇。外科专著《刘涓子鬼遗方》对后人影响较大，其内容包含了粉刺、黑斑、痱子、热疮等损美性病症的治方。在药物功效论述方面首推陶弘景的《本草经集注》一书，书中增加了美容药品，对一些药物的功效做了补充，如蛇床子补充了"久服好颜色"的功效，藁本在"长肌肤，悦颜色"基础上补充了"可作沐药面脂"等。隋代巢元方在《诸病源候论》对损美性皮肤病或美容缺陷的临床特征、病因病机进行了详细的论述，涉及病症85条，如有"面疱候""面黑皯候""酒齇候"等，对我国美容皮肤科学的发展起到了推动作用。

唐宋元明清时期是中医学大发展时期，医学理论体系形成，医学专著大量问世，也涌现出大批医家，学术上百家争鸣，学科发展也极其迅速，美容皮肤科学虽未独立分科，但随着外科学的发展也进入了大发展的兴盛时期。在美容方药方面做出突出贡献的首推唐代医家孙思邈，其在《备急千金要方》和《千金翼方》中，除收集了各种美容保健及治疗的内服、外用方200余首，还专辟"面药"和"妇人面药"二篇，收集美容秘方130首。有治"面黑不净"的"澡豆洗手面方"，有"令人面白净"的"悦泽方"，还有"去粉滓""治面皮粗涩"等很多治疗面部疾患和美化面容、皮肤、毛发肢体的方剂；还提供了养生驻颜的其他方法，为皮肤美容的发展起到巨大的促进作用。成书于宋代的《太平圣惠方》载有大量美容方,第40卷为美容专方,集中了"治面上生疮诸方""治面黚诸方""治黑痣诸方"等方剂187首,第41卷为须发专方120首,还有治疗漆疮、痱子、手足皲裂等其他损美性疾患的专方440余首,各种补益驻颜方240首,共计980首美容方剂,可见宋代的美容药物及方剂在数量上较唐代更为丰富,又因国外香料如龙脑、乳香、沉香等的大量输入,客观上促进了美容化妆品的研究。南宋时期杭州即成为化妆品生产的重要基地,其生产的"杭粉"久负盛名,到明末清初已远销日本。其他对皮肤美容有重要意义的医籍还有唐慎微的《经史证类备急本草》,载有美容药物322味;明代李时珍的《本草纲目》介绍了数百种美容药物,仅"面"一篇中就列载164种之多;朱橚《普济方》卷四十四~八十六的"身形"篇,卷二二七~二七一的"诸疾"篇辑录大量美容方,可谓集美容保健方剂之大成;清代《医宗金鉴·外科心法要诀》对损美性病症如黧黑斑、雀斑、肺风粉刺等诊断、病因病机、治法、方药进行了论述,对皮肤病美容治疗的普及起到了推动作用,可见美容治疗发展之快,美容药方之丰富。清朝的皮肤美容保健主要在宫廷中得到较大发展。民国时期,中医药学受到排挤和摧残,皮肤美容的学术发展、技术创新、方药研究等严重受阻,而且一直被涵盖于皮肤科或外科学中,未能进行独立分科。直至20世纪中后期,随着社会的进步和美容保健意识的复苏,才逐渐形成独立的学科体系并得以发展。

20世纪60年代末至70年代初期,国内开始不断有学者开展某些损美性皮肤病的中西医疗法的研究与探索,如江苏周达春应用五妙水仙膏治疗色素斑、痣、疣类及血管瘤等;新疆石得仁、陕西程运乾应用驱虫斑鸠菊等治疗白癜风;湖南郭定九、山西冯纯礼对毛发及毛发疾病的防治进行了广泛深入研究;上海朱仲刚等对盐酸氯丙嗪引起接触过敏性皮炎的防治进行了研究。20世纪80年代初开始,激光技术、皮肤扩张技术、皮肤磨削术、化学剥脱术等技术用于皮肤科,时至今日,各种美容技术如液氮冷冻、倒模面膜、激光美容、注射美容术以及芳香疗法、SPA等已经得到普遍运用。将美学分析和审美评价技能运用于常见损美性皮肤病的诊疗修复过程,突出了医学美容与皮肤科学的融合。

20世纪80年代中后期,美容皮肤科学形成并迅速发展。1985年湖南郭定九、王成义、王高松等教授倡导和筹备的"皮肤美容学术研讨会",开创了皮肤美容的先河;1987年王高松、王成义、张其亮、袁兆庄等教授倡议组建"中华医学会皮肤美容分会",经多方协调于1990年11月在武汉正式成立"中华医学会医学美学与美容学分会"。在各位专家、委员的努力下,皮肤美容的学术研究逐渐走上了规范化道路,定期召开各种级别的学术会议,其专业著作也相继出版。如王高松主编的《皮肤外科手术学》、袁兆庄主编的《皮肤健美学》、李树莱等编著的《保健美容》、于淞主编的《皮肤医学美容学》、张其亮主编的《医学美容学》等著作,为美容皮肤科学的形成奠定了扎实的基础。

1998年由向雪岑主编的《美容皮肤科学》集医学美学、医学美容学、皮肤科学为一体,对美容皮肤科学的医学基础、美学基础和心理学基础进行了较系统的阐述,首次提出了美容皮肤科学的学科体系结构,并对损美性皮肤病诊治技术进行了美学分析或审美评价,体现了美容皮肤科学的专科特色。至此当代美容皮肤科学学科正式建立。美容皮肤科学作为新的学科分支在基础理论和临床实践方面得到了稳步发展。

进入21世纪,随着医学事业的发展和技术进步,我国美容皮肤科学进入了快速发展阶段,皮肤基础研究相对滞后、皮肤美容关注不足及国内美容市场人才匮乏的情况逐渐改善。2003年中国医师协会美容与整形医师分会宣告成立,在中国医师协会的统一部署下,包括美容皮肤科在内的我国专科医师制度的研究开始启动,美容皮肤科专科医师培训方案、人才和培训基地标准出台。2004年中华医学会皮肤科分会皮肤美容专业组、中国中西医结合学会皮肤性病分会、化妆品皮肤科学研究会相继组建,同年中华医学会医学美学与美容学分会换届选举,皮肤美容专业组成员更新,其中皮肤科专业人员的比例有了显著增加,这些工作为中国美容皮肤科学的学科建设和发展规划出了基本框架。皮肤美容专著及专业学术期刊、杂志的相继问世,提高了学科的学术研究水平,如著作《皮肤美容激光》《皮肤科学与化妆品功效评价》,学术期刊《中华医学美学美容杂志》《中国美容医学杂志》,皮肤科专业期刊《中华皮肤科杂志》《临床皮肤科杂志》相继增加了有关皮肤美容的文章或设立皮肤美容专栏。此外,在全国许多省、市、自治区的大、中型综合医院中相继建立了美容皮肤科专科或皮肤美容科室,临床实践工作全面启动。

 知识链接

美容皮肤科学相关的期刊及著作

《中华医学美学美容杂志》《中国美容医学杂志》《中华皮肤科杂志》《临床皮肤科杂志》《实用皮肤病学杂志》《中国医学文摘(皮肤科学)》《中国美容整形外科杂志》《中国皮肤性病学杂志》《皮肤病与性病》《中国激光医学杂志》《中国中西医结合皮肤性病学杂志》《国外医学·皮肤性病学分册》《皮肤美容化妆品制剂手册》《皮肤美容激光与光子治疗》《皮肤美容整形手术图解》

皮肤美容人才培养逐步走上轨道。从1999年开始,全国高等医药院校相继设立医疗美容技术专业(后改为医学美容技术专业)或医学美容学院,如大连医科大学、昆明医学院、宜春职业技术学院、安徽医科大学、广西医科大学、黑龙江中医药大学、中南大学湘雅医学院等20余所院校,从专科、本科至研究生系列的专业人才培养计划已经启动,并向社会陆续输出了各层次多技能的美容专业人才,促进了美容皮肤科学的发展。在专业教育中,原卫生部规划教材办公室开发了医学美容技术专业系列教材,于2010年正式出版发行,标志着我国医学美容事业的大发展,也是美容皮肤科学发展新的里程碑。在"十一五""十二五""十三五"规划教材建设过程中,医学美容技术专业系列教材之一的《美容皮肤科学》成为专业主干课教材。中华中医药学会中医美容分会、世界中医药学会联合会美容专业委员会两个国家级学术组织通过学术年会、会企协作等开展学术交流活动,发挥了皮肤美容理论与技术的前沿引领作用,这些都为美容皮肤科学学科体系的进一步发展起到了积极的促进作用。

展望未来,美容皮肤科学的学科发展前景一片光明。赋予当今时代特征的、内涵丰富的美容皮肤科学,不仅包括皮肤病的诊治内容,还包括健康皮肤的功能维护和修复,从社会学、美学和心理学方面满足求美者对身心健美的多方面要求,必将成为医学美容领域的主干技术学科。

第四节　课程学习意义及职业素质要求

一、学习美容皮肤科学的意义

学习美容皮肤科学对从事皮肤美容实践活动及促进人类美容保健事业发展有着重要意义。只有掌握美容皮肤科学的基本理论、基本知识、基本技能,才能系统把握医学美容专业的主干课程体系,才能获得皮肤美容的技术手段,更好地为求美者服务。美容实践能力的培养,既是提高专业人才技术素质、发展美容保健事业的需要,更是美容岗位的要求。因此学好美容皮肤科学具有重要意义。在学习过程中,应结合医学美学、皮肤科学、中医外科学等相关知识,扩大知识视野,各学科之间融会贯通,才能真正领会美容皮肤科学的知识内涵,获得良好的学习效果。

二、美容皮肤科工作者的职业素质要求

作为皮肤美容师、美容皮肤科技师或医师,应具备良好的职业道德和业务素质,才能开展好工作。首先要认真遵守国家法律法规,爱岗敬业;其次要认真履行国家规定的医师及美容师执业过程中应履行的义务,具有较强的专业能力、广博的医学及美学知识和执着的科学精神,凭借扎实的基本理论、过硬的医疗美容技术,在美容实践中做好本职工作;另外,要具有强烈的人文情感、良好的沟通能力、充沛的精力以及健康的心理状态,具有对人类和社会生活的热爱与持久兴趣,对求美者有高度的同情心和责任感,诚实守信,相互尊重,在集体环境中有自觉的协调意识、合作精神和足够的灵活性,要有很好的服务意识。最终成为高素质、高技能的美容专业人才,在美容业的发展建设中发挥生力军作用。

扫一扫
测一测

复习思考题

1. 简述美容皮肤科学的定义和性质。
2. 美容皮肤科学的研究内容和主要任务有哪些方面?
3. 如何理解美容皮肤科学与各相关学科的关系?

（陈丽娟）

第二章

人体皮肤的解剖和组织结构

 学习要点

> 皮肤的大体解剖;皮肤表皮与真皮的组织结构及功能;皮下组织的构成;皮肤附属器的构成及功能。

皮肤覆盖于人体表面,具有保护机体和自我修复的功能,能感受触、痛、痒、温度等感觉,是机体抵御病原体侵袭及各种机械性、物理性、化学性刺激的第一道防线,也是反映体内变化、传递外界信息的重要器官,是人体美的主要载体。

从解剖学及组织学角度了解、熟悉人体皮肤的解剖特点及组织结构特点对进一步学习皮肤的生理功能、病理改变、皮肤病的诊治及皮肤健美的塑造修复等是十分必要的。

第一节　皮肤大体解剖

皮肤由表皮、真皮、皮下组织组成,其间含有毛发、指或趾甲、皮脂腺、顶泌汗腺、小汗腺等由表皮衍生的皮肤附属器官,还含有丰富的神经、血管、淋巴管及肌肉组织(图 2-1)。皮肤的毛发数量、毛囊大小、腺体类型和数目、血管神经分布、色素化程度、角化程度及机械张力等,因分布人体部位不同而有很大差别,并随年龄不同而变化。

皮肤的重量约占总体重的 14%~16%,成人皮肤的总面积为 1.5~2.0m²,是人体最大的器官。皮肤的厚度因年龄、性别、分布部位不同而有所差异,平均厚度在 0.5~4.0mm 之间;表皮的厚度平均约 0.1mm,真皮的厚度是表皮的 15~40 倍。掌跖及四肢伸侧等处皮肤较厚,眼睑、乳腺及四肢屈侧等处皮肤较薄;儿童的皮肤比成人薄,女性的皮肤比男性薄。

皮肤的颜色因种族、年龄、性别、部位及饮食营养的不同而有明显的个体差异。正常肤色主要由三种色调构成,即黑色、黄色、红色,分别表达皮肤色调的深浅、浓淡和隐显;其中黑色由黑素颗粒的多少而定;黄色取决于角质层的厚薄及组织中胡萝卜素的含量;红色与微血管分布的疏密及其血流量有关。任何生理或病理性改变都会造成三种色调的紊乱失衡,出现皮肤色泽的变化,影响容貌外观。

皮肤表面有许多深浅走向不一的细小沟纹,称"皮沟",是由真皮纤维束的不同排列和牵拉所致。皮沟将皮肤表面划分为细长较平行的略隆起，称"皮嵴"；较深的皮沟又构成三角形、多边形或菱形的小区，称"皮野"。皮嵴上分布许多凹陷小孔，为汗腺开口。在关节处的皮肤特别是掌跖部、指（趾）外皮肤有明显的褶痕，称"屈痕"；指（趾）末端屈面的皮沟、皮嵴呈涡纹状，称"指（趾）纹"，其形态受遗传因素决定，终生不变，除同卵孪生者外，个体之间的指（趾）纹均有差异，故常作为个体鉴别的可靠依据之一。

此外，皮肤又分为有毛皮肤和无毛皮肤。唇红、乳头、龟头、包皮内侧、阴蒂、阴唇内侧、掌跖、指（趾）屈面及其末节伸面等处无毛，称为"无毛皮肤"。其他部位皮肤长有疏密不匀、长短不一的毛或毛发，称为"有毛皮肤"。指（趾）末节伸面有指（趾）甲。

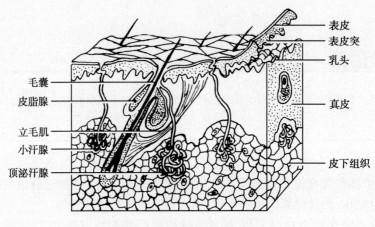

图 2-1　皮肤解剖结构示意图

第二节　皮肤组织结构

皮肤的组织结构分三层，即表皮、真皮和皮下组织，其间含有丰富的神经、血管、淋巴管、皮肤附属器及肌肉组织。表皮来源于外胚层，真皮及皮下组织来源于中胚层，皮肤的毛发、指（趾）甲、皮脂腺、汗腺等结构是胚胎发生时由表皮衍生而成，故称作"皮肤附属器"。

一、表皮

表皮覆于机体表面，是皮肤的浅层，由外胚层分化而来，由角化的复层扁平上皮构成。因分布部位不同，表皮的厚薄也有不同，手掌和足底的表皮较厚，一般为0.8~1.5mm，其他部位厚约0.7~1.2mm。表皮细胞分两大类，即角质形成细胞和非角质形成细胞，后者散在分布于角质形成细胞之间，因形态呈树枝状突起，也称树枝状细胞，包括黑素细胞、朗格汉斯细胞、梅克尔细胞及未定类细胞。表皮是人体的第一道屏障，能保护机体免于不良因素的侵袭。表皮细胞有分化、更新的能力，对皮肤损伤的修复起重要作用，同时表皮是反映人体皮肤外观特征的重要指标，其更新代谢正常，皮肤就会展现柔软细腻、润泽光滑的美丽外观，使人尽显靓丽容颜。

（一）角质形成细胞和表皮的分层

角质形成细胞又称"角朊细胞"，是表皮的主要细胞，约占表皮细胞的80%，该细胞代谢活跃,能连续不断地进行分化和更新,在分化、成熟的不同阶段,细胞的大小、形态及排列均有变化。分化过程中胞质内逐渐形成具有保护作用的角蛋白,最终形成富含角质蛋白的角质细胞层,完成了角质形成细胞的角化过程。根据角质形成细胞分化特点,将表皮由内到外依次分为五层,即基底层、棘层、颗粒层、透明层和角质层,基底层借助基膜与真皮连接(图2-2)。

1. 基底层 即基底细胞层,是表皮的最底层,附着于基底膜上,由单层矮柱状或立方状的细胞组成,与基底膜带垂直排列成栅栏状,与下方的真皮层呈锯齿状嵌合。表皮基底层与真皮之间为0.5~1.00μm厚的红染带,称"基底膜带"。此膜具有半渗透膜作用,真皮内分子量小于4万的营养物质可经此进入表皮,表皮的代谢产物亦可经此进入真皮。电镜下,可见相邻基底细胞间、基底细胞与棘细胞间靠桥粒连接,与基底膜带以半桥粒连接。基底细胞是未分裂的幼稚细胞(干细胞),有活跃的分裂能力,新生的细胞向浅层移动过程中逐渐分化形成表皮其余几层的细胞,故基底层又称"生发层"。正常表皮基底层细胞的分裂周期约13~19天,分裂后形成的细胞逐渐向上推移分化,由基底层移行至颗粒层约需14~42天,由颗粒层移行至角质层表面而脱落,又约需14天。故分裂后的细胞从基底层移行至角质层并脱落约需至少28天,此通常称作"角质形成细胞的通过时间",又称"更替时间"。基底细胞是人体表皮细胞新陈代谢的补充及表皮组织修复再生的新生细胞的来源,因此外伤或手术中如果未完全损伤破坏基底细胞,表皮的皮损就可以很快修复,不留瘢痕。所以基底层在表皮的不断更新和创伤修复中起重要作用。

2. 棘层 即棘细胞层,位于基底层之上,由4~10层多边形体积较大的细胞组成。细胞向四周伸出许多细短的突起,故称棘细胞。棘细胞内含有角质小体和角蛋白丝(张力原纤维),细胞间含有外被多糖,亲水性,具有黏合作用,并含有糖结合物、糖皮质激素、肾上腺素及其他内分泌受体和表皮生长因子受体等。初离基底层的棘细胞仍有分裂功能,可参与表皮损伤后的修复。

3. 颗粒层 即颗粒细胞层,位于棘层之上,由2~4层较扁平的梭形细胞组成。细胞质中含有许多大小不等、形状不规则、强嗜碱性的透明角质颗粒,故此层称颗粒层。颗粒没有界膜包被呈致密均质状,沉积于成束的张力细丝间。颗粒层细胞有较多的角质小体,它们常与细胞膜融合,将磷脂类物质等内容物排出到细胞间隙内,使邻近细胞间黏合,形成多层膜状结构,构成阻止物质透过表皮的主要屏障。

4. 透明层 位于颗粒层上方,是角质层的前期,仅见于掌、跖等角质层较厚的表皮,由2~3层扁平细胞组成,无胞核,细胞界限不清,但紧密相连,有强折光性,故名"透明层"。胞质中有较多疏水的蛋白结合磷脂,与张力细丝黏合在一起,因此透明层是防止水、电解质及相关化学物质通过的屏障。

5. 角质层 为表皮的最外层,由多层扁平角质细胞和角层脂质组成。掌跖部角质层较厚,可达40~50层。其他部位多在5~15层。角质细胞扁平无核,结构模糊,角化、干硬,没有生物活性,常称为"死皮"。角质层细胞上下重叠,镶嵌排列组成板层状结构,非常坚韧,构成人体很重要的天然保护层,能够防御致病微生物的侵入,阻止水分与电解质的通过,抵抗外界摩擦,对一些理化因素如酸、碱、紫外线有一定耐受力。细胞间隙充满由脂质构成的膜状物,细胞间桥粒逐渐消失,因而细胞不断成片脱落,成为皮屑,同时又有新生角质细胞相继补充,不断进行新陈代谢使表皮厚度保持相对稳

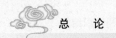
定状态。若因生理性或病理性因素使表皮过度增厚或变薄,可影响皮肤外观,若发生在面部可直接导致容颜受损。

表皮由基底层到角质层的结构变化反映了角质形成细胞增殖、分化、移动和脱落的过程,同时也是细胞逐渐生成角质蛋白和角化的过程。细胞之间桥粒的位置不是僵硬不变的,新生角质细胞从基底层经棘层过渡至颗粒层的移动中,桥粒可以分离并重新形成,使角质形成细胞有规律地到达角质层而脱落。若细胞移动时间异常即表皮更新异常,就会导致一些皮肤病的发生(如银屑病时细胞移动速度大大加快,使得细胞角化不完全),进而破坏皮肤的健美,导致容颜受损。

(二)非角质形成细胞

1. 黑素细胞　是生成黑素的细胞,有树枝状突起,散在于表皮基底层与毛基质等处,因合成与分泌黑色素而得名,约占基底细胞的4%~10%,它们在身体各部位的数量有明显差别,在乳晕、腋窝、外生殖器部、会阴部等处较多。黑素细胞由胚胎早期的神经嵴发生,然后迁移到皮肤中。黑素细胞的主要特征是胞质中含有多个长圆形的黑素小体,当黑素小体充满黑色素后成为黑素颗粒,黑素颗粒迁移到细胞突起末端,然后转移到角质形成细胞的胞质中,因此黑素细胞中黑素颗粒很少,而角质形成细胞中却较多。每个黑素细胞借助树枝状突起伸向邻近的基底细胞和棘细胞,与大约30~36个角质形成细胞密切接触,形成表皮黑素单位,向表皮输送黑素颗粒。黑色素为棕黑色物质,是决定皮肤、毛发颜色的重要因素。细胞中黑素颗粒大小和含量的差异以及黑素细胞合成色素的速度不同,决定了不同种族和个体的皮肤、毛发呈现不同的颜色。黑种人的黑素颗粒多而大,分布于表皮全层;白种人的黑素颗粒少而小,主要分布于表皮基底层;黄种人则介于两者之间。黑素颗粒可吸收或散射紫外线,保护表皮深层细胞免遭紫外线辐射损伤。日光照射可促进黑色素的生成。黑素细胞功能异常会导致色素增加或减少性的皮肤病而影响皮肤美感。

2. 朗格汉斯细胞　是一种来源于脾和骨髓的免疫活性细胞,约占表皮细胞的3%~8%,分散于表皮棘细胞之间及毛囊上皮内,亦见于口腔、扁桃体、咽部、食管阴道、直肠的黏膜及真皮、淋巴结、胸腺等处,细胞分布密度因年龄、性别、部位而异。此细胞具有树枝状突起,性质与免疫系统的树突状细胞相似,细胞有多种表面标志。其特征是胞质内存在剖面呈杆状或网球拍状的特殊颗粒,称伯贝克颗粒,其意义尚不了解。朗格汉斯细胞具有吞噬功能,并识别、处理与传递抗原,参与多种异体移植的排斥反应,是一种对机体具有重要防御功能的免疫活性细胞。在皮肤良性上皮细胞肿瘤内数量常明显增多,而恶性肿瘤组织中朗格汉斯细胞明显减少。

3. 梅克尔细胞　此细胞来源尚不清楚,一般认为来源于外胚层的神经嵴细胞,具有短指状突起,数量较少,呈扁平状,单个散在于基底细胞之间的特点,多分布于掌跖、指趾、口腔、外生殖器等处皮肤或黏膜,亦可见于毛囊上皮。推测该细胞可能是一种感觉细胞,能产生神经介质,与感觉神经纤维构成细胞轴突复合体,接受机械性刺激而产生触刺感。

4. 未定类细胞　位于基底层,有树枝状胞浆突,来源与功能未定。既往认为它可能向朗格汉斯细胞或黑素细胞分化,故称未定类细胞。目前发现其一般结构与朗格汉斯细胞相似,且具相同的表面标记,但却未发现伯贝克颗粒,认为可能是未成熟的朗格汉斯细胞。

表皮细胞模式图见图 2-2。

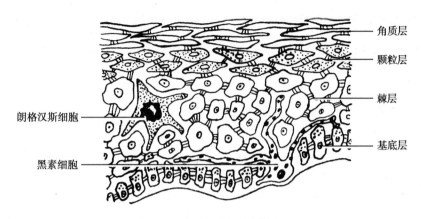

图 2-2　皮肤表皮细胞模式图

二、真皮

真皮位于表皮下方,通过基底膜带与表皮基底层细胞相嵌合,对表皮起支持作用;真皮来源于中胚层,属于不规则致密结缔组织,由纤维、基质和细胞组成,内含有血管、淋巴管、神经、肌肉、皮肤附属器等。真皮又分浅在的乳头层和深部的网状层,前者较薄,纤维细密,含有丰富的毛细血管和淋巴管,还有游离神经末梢和触觉小体;后者较厚,粗大的胶原纤维交织成网,并有许多弹力纤维,含有较大的血管、淋巴管和神经等。

(一) 纤维

真皮内的纤维包括胶原纤维、弹力纤维和网状纤维。纤维组织的不同排列组合形成了皮肤表面的皮嵴(包括指、趾纹)。若程度较深的皮肤损伤破坏基底层及以下组织,真皮内纤维组织即会增生取代缺损组织,使皮面得以修复,但其不完全再生会引起瘢痕的出现。

1. 胶原纤维　新鲜时呈白色,有光泽,又名"白纤维",是由胶原蛋白构成的原纤维经糖蛋白黏合而成的粗细不均的胶原纤维束,是真皮纤维中的主要成分,约占95%。浅在乳头层胶原纤维较细,方向不一。深部网状层胶原纤维变粗,集成粗束,与皮面平行交织成网。胶原纤维韧性大、抗拉力强,赋予皮肤张力和韧性,能抵御外界机械性损伤,保护皮肤,并且能储存大量水分,协同弹力纤维使皮肤呈现润泽、光滑、柔软弹性的外观表现。

2. 弹力纤维　新鲜状态下呈黄色,又名"黄纤维"。为细束状,由无定形弹力蛋白与微原纤维构成,在外力牵拉下,卷曲的弹性蛋白分子伸展拉长。除去外力后,弹性蛋白分子又回复为卷曲状态。弹力纤维富于弹性而韧性差,多与胶原纤维交织缠绕在一起,并环绕皮肤附属器与神经末梢。弹力纤维在乳头层与表皮垂直走向基底膜带,在网状层则排列方向与胶原纤维束相同,与皮面平行,使胶原纤维束经牵拉后恢复原状,赋予皮肤弹性,对外界机械性损伤有防护作用。

3. 网状纤维　网状纤维呈黑色,较细,分支多,交织成网,是幼稚纤细的胶原纤维,纤维表面被覆蛋白多糖和糖蛋白。网状纤维多分布在结缔组织与其他组织交界

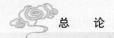

处,如表皮下、毛囊、腺体、皮下脂肪细胞和毛细血管周围。创伤愈合中或肉芽肿处可大量增生。

(二) 基质

基质是一种无定形均质状物质,充填于纤维和细胞间。构成基质的大分子物质包括蛋白多糖和糖蛋白。蛋白多糖是由蛋白质与大量多糖结合而成,是基质的主要成分。其中多糖主要是透明质酸,其次是硫酸软骨素、硫酸角质素、硫酸乙酰肝素等。立体的蛋白多糖复合物形成有许多微细孔隙的分子筛,小于孔隙的水和溶于水的营养物、代谢产物、激素、气体分子等可以通过,便于血液与细胞之间进行物质交换。大于孔隙的大分子物质,如细菌等不能通过,使基质成为限制细菌扩散的防御屏障。基质具有亲水性,是各种水溶性物质及电解质等交换代谢的场所,并参与细胞的增殖、分化及迁移等生物学作用。

(三) 细胞

真皮中含有成纤维细胞、肥大细胞、组织细胞、淋巴细胞及少量真皮树突状细胞、噬黑素细胞、朗格汉斯细胞。成纤维细胞能产生胶原纤维、弹力纤维、网状纤维和基质,同时是皮肤组织深层损伤后的主要组织修复细胞。肥大细胞与变态反应有密切关系。肥大细胞合成和分泌多种生物活性物质,使微静脉及毛细血管扩张,通透性增加,称为过敏性介质。肥大细胞脱颗粒、释放介质是一种特异性反应。若机体受过敏原(如花粉、某些药物等)的刺激后,启动肥大细胞脱颗粒,释放其内容物,即会引起过敏反应,如皮肤荨麻疹、支气管哮喘等。

三、皮下组织

皮下组织位于真皮下,但与真皮之间界限不明显,深部与肌膜等组织相连。皮下组织由疏松结缔组织和脂肪小叶构成,脂肪小叶中含有脂肪细胞,胞浆透明,含大量脂质,故又称"皮下脂肪层"。此层内还含有汗腺、毛囊、血管、淋巴管及神经等。皮下组织的厚薄因营养状况及分布部位而异,并受内分泌调节,具有缓冲外力冲击、保温、能量储备、参与体内脂肪代谢等功能。若人体皮下脂肪过度沉积,可造成肥胖,影响形体美。

第三节　皮肤附属器

皮肤附属器是由外胚层分化、表皮衍生而来,包括皮脂腺、小汗腺、顶泌汗腺、毛发、毛囊、指(趾)甲等。

一、皮脂腺

皮脂腺能合成和分泌皮脂,位于立毛肌与真皮毛囊夹角之间,开口于毛囊上部,是由一个或几个囊状的腺泡与一个共同的短导管构成的泡状腺。立毛肌收缩可促进皮脂的排泄,属全浆分泌腺。其分布广泛,除掌跖与足背外遍布全身,但以头、面、胸背上部较密集,这些部位称"皮脂溢出部位"。有些皮脂腺直接开口于皮肤表面,称"独立皮脂腺",分布于颊黏膜、唇红、乳晕、阴蒂、大小阴唇、包皮内板、龟头等处。皮脂腺腺体呈分叶状,没有腺腔,由多层细胞构成,外围一薄层基底膜带和结缔组织。成熟的腺细胞内充满大量脂质微滴,腺细胞解体破碎连同释出的脂质团块,组成皮脂(此称为"全浆分泌"),经过在毛囊上 1/3 处的开口进入毛囊,再由毛囊排至皮肤表面。独立存在的皮脂腺则经单独的导管开口,将皮脂排至皮面。皮脂是几种脂类的混合物,约 50% 是甘油三酯和甘油二酯,其次是胆固醇、蜡脂及鲨烯,并携带一些棒状杆菌、酵母菌、螨虫等常驻微生物。其分泌受性激素和肾上腺皮质激素的影响,青春期分泌活跃,具有润泽皮肤、毛发及杀菌作用。多数人体皮脂分泌量适中,女性绝经期后及男性 70 岁后,皮脂分泌量会明显减少。皮脂分泌过多、过少或排泄不畅淤积均有碍美容。皮脂腺集中的地方是寻常痤疮、酒渣鼻好发部位。

二、小汗腺

小汗腺又称"外泌汗腺",具有分泌汗液,调节体温和电解质平衡,排泄机体代谢产物,保护和润泽皮肤的作用。除唇红、甲床、乳头、龟头、包皮内侧、阴蒂和小阴唇外,遍布全身,160 万~400 万个,以足趾($600/cm^2$)、腋窝、前额等处较多,背部较少($64/cm^2$)。小汗腺属局浆分泌腺(汗腺细胞分泌汗液时,形态学上很难看到细胞质损失)。每个小汗腺可分为分泌部和导管部,分泌部位于真皮深层及皮下组织中,由单层细胞排列成管状、球形盘绕、外有肌上皮细胞及基底膜。小汗腺的分泌细胞有亮细胞和暗细胞两种,其中亮细胞稍大,胞质中含较多的糖原颗粒,为分泌汗液的主要细胞。小汗腺导管部也称"汗管",由两层小立方形细胞构成,螺旋状上升开口于皮嵴汗孔。表皮内的汗管细胞发生角化的过程早于表皮角质形成细胞,在颗粒层水平处即已完全角化。小汗腺分泌的汗液除大量水分,还有钠、钾、氯化物、尿素等,分泌功能受胆碱能神经和激素的控制,室温条件下排汗量少,称"不显性出汗";气温升高到 30℃以上时,排汗增多,称"显性出汗";因刺激因素不同,又有温热性排汗、精神性排汗和味觉性排汗几种类型。

三、顶泌汗腺

顶泌汗腺又名"大汗腺",是较大的管状腺,腺体分泌部位于皮下组织内,由一层立方形或柱形分泌细胞排列成分枝管状,盘绕成团,外有肌上皮细胞及较厚的基底膜,其导管部分的组织结构与小汗腺相似,由两层细胞组成,螺旋状上升开口于毛囊内皮脂腺开口的上部,少数直接开口于表皮。顶泌汗腺大小约为小汗腺的 10 倍,属顶浆分泌腺(腺细胞分泌时,富含分泌颗粒的细胞顶部突向腺腔,从细胞脱落,分解成为分泌物,这种分泌方式称为"顶浆分泌"),能合成与分泌乳样液。顶泌汗腺主要分布于腋窝、乳晕、脐窝、肛门及外阴等处。外耳道的盯聍腺、睑睫腺、乳腺属于变异的顶泌汗腺。顶泌汗腺的分泌受性激素影响,性成熟前呈静止状态,青春期后分泌旺盛。新鲜的顶泌汗腺分泌物为一种无菌、无臭、较黏稠的乳状液,除水分外,含有蛋白质、糖类、脂肪酸和色原(如吲哚酚),排出后在皮面被某些细菌如类白喉杆菌等分解产生特殊气味,可形成"狐臭"。

四、毛发与毛囊

毛发是人体皮肤重要的附属器,由角化的表皮细胞变化而来,具有加强触觉感应、调节体温、抵御紫外线照射、机械性保护等重要作用。此外,其外形、色泽、长短是

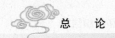
构成人体外在美的重要因素,在人的工作、社交、生活中负有重要的美化作用,满头秀发可尽展人的气质和风度。

人体除唇红、掌跖、指(趾)末节伸面、乳头、龟头、包皮内侧、阴蒂及阴唇内侧无毛外,其余皮肤均附有毛发。按不同生理阶段及分布部位,毛发分为胎毛、终毛、毳毛三种。胎儿期毛发细软色淡,称胎毛;成熟期毛发粗长而黑,含有髓质,称终毛。终毛又分长毛和短毛,头发、胡须、阴毛和腋毛为长毛;眉毛、睫毛、鼻毛和外耳道毛为短毛;毳毛俗称"汗毛",较细,无髓质,分布于面、颈、躯干、四肢等全身光滑皮肤。按毛发的基本结构又分为毛干、毛根、毛囊、毛球四部分。露出于皮肤以外的部分称毛干;在皮内部分称毛根;包裹毛根的上皮和结缔组织形成的鞘称毛囊;毛根和毛囊的下部融合膨大部分称毛球;毛球底部向内突出的真皮组织称毛乳头,内含有神经、血管与结缔组织,为毛发与毛囊提供营养物质。毛乳头上部有一层柱状细胞称毛基质,间有黑素细胞,相当于表皮基底层,是毛发与毛囊的生长区。

毛囊由内毛根鞘、外毛根鞘和结缔组织鞘构成,含丰富的神经末梢,是灵敏的触觉感受器,分为上下两段三个部分。毛囊口至皮脂腺开口处称毛囊漏斗部,皮脂腺开口处至立毛肌附着处称毛囊峡部,这两部分亦称毛囊的上段,以下为毛囊的下段,包括毛囊茎部与球部。在毛囊的稍下段有立毛肌,属平滑肌,受交感神经支配。立毛肌下端附着在毛囊下部,上端附着在真皮乳头层,神经紧张及寒冷可引起立毛肌的收缩,即所谓的起"鸡皮疙瘩"。

毛发的外形与民族、遗传、营养及相关疾病有关。常见的毛发形态有直形、蜷曲形、螺旋形和波浪形。黄种人头发多为直形;黑种人头发多为蜷曲或螺旋形;白种人头发可直形或波浪形。毛发的颜色与黑素的含量有关,黄种人与黑种人是黑头发,黑素含量相对较多,白种人是金黄色发或灰白发,黑素含量较少。

毛发的生长呈周期性,分为生长期、退行期、休止期三个阶段。不同部位的毛发由于生长期长短的不同,毛发的长短也不同。头发每日生长0.27~0.4mm,平均约0.37mm,生长期3~6年,退行期3~4周,休止期3~4个月,可长至50~60cm,脱落后再长新发。眉毛、睫毛较短,生长期不超过6个月。正常人有少量毛发脱落属生理现象,会有相等数量的新发生长,使人体皮肤始终保持一定数量的毛发。毛发的周期性生长受各种因素影响,其中激素的影响最明显,如雄激素可促进胡须、腋毛、阴毛的生长,甲状腺素缺乏时,毛发干燥、粗糙;甲状腺素过多时毛发则细而柔软。此外与遗传、健康、营养、气候及环境等因素都有重要关系。

毛发毛囊结构见图2-3。

五、甲

位于指(趾)末端伸侧,由多层紧密的角化细胞形成的硬角蛋白性板状结构,分甲板和甲根两部分,外露部分称甲板或甲体,伸入近端皮肤中的称甲根。正常甲板为透明板状,略呈长方形,比较坚硬,能保护指(趾)末端,并能协助手指抓挤小物体,也是健康状态和某些疾病的外显标志。覆盖甲板周围的皮肤皱襞称甲襞,甲板与甲襞之间的沟称甲沟;甲板下组织是甲床;甲根之下和周围的上皮称甲母质,是甲的生长区;甲板近心端半月形淡白色区域称甲半月,是甲母质细胞层较厚所致。甲的生长呈持续性,成人指甲的生长速度约每日0.1mm,趾甲生长速度为其1/3~1/2。健康美丽的指

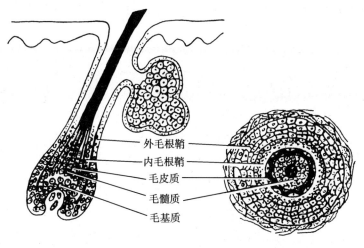

外毛根鞘

内毛根鞘

毛皮质

毛髓质

毛基质

图 2-3　毛发毛囊结构示意图

(趾)甲呈平滑、亮泽、半透明,起装饰作用,是重要的美饰对象。疾病、营养状况、环境及生活习惯等可改变指(趾)甲的外观,甚至导致病变。

第四节　皮肤的血管、淋巴管、肌肉及神经

一、皮肤的血管

皮肤的表皮内无血管,在真皮及皮下组织中分布着血管丛。皮肤的血管主要有三个丛。①深部大血管丛:动、静脉较粗大,并行排列在皮下组织深部。②真皮下血管丛:位于真皮下,其动、静脉分支供给腺体、毛囊、神经和肌肉的血流。③乳头下血管丛:位于真皮乳头下层,供给乳头内血流及表皮内营养物质。另外,皮肤内还含有能调节体温的血管结构,在指(趾)、耳郭、鼻尖等处真皮内有较多的动、静脉吻合,称血管球,当外界温度发生明显变化时,在神经支配下,球体可以扩张或收缩,改变控制血流,从而调节体温。若某些致病因素导致皮肤血管病变是则可引起局部皮肤的红斑、红肿、皮疹等,损伤皮肤的健美。

二、皮肤的淋巴管

皮肤的毛细淋巴管盲端起源于真皮乳头的结缔组织间隙,与毛细血管伴行向下汇集成真皮浅层及深层淋巴管网,在皮下组织内形成较大淋巴管,并与所属淋巴结连接。由于毛细淋巴管内的压力低于毛细血管及其周围组织间隙,且通透性强,皮肤中的组织液、游走细胞、病理产物及细菌等均易进入淋巴管而到达淋巴结,有害物质在淋巴结内被吞噬消灭。

三、皮肤的肌肉

皮肤的肌肉组织主要是平滑肌,如最常见的立毛肌,还有阴囊肌膜、腺体周围肌上皮、乳晕和血管壁等均属于平滑肌。面部表情肌和颈部颈扩肌属于横纹肌。

眉间纹与表情肌

　　眉间纹是皱纹中最常见的一种。面部皱纹是典型的面部皮肤老化征象,分为自然性皱纹、动力性皱纹、重力性皱纹和混合性皱纹四种。其中动力性皱纹是表情肌长期反复收缩所致。早期只在表情肌反复收缩时出现,称之为动态皱纹;当皮肤发生病理性改变,即使表情肌没有运动,皱纹也不消失而且长期存在,称之为静态皱纹。由于表情肌附着于皮肤,肌肉反复收缩,使皮肤在肌肉收缩垂直的方向出现皱纹。眉间纹属于纵行纹的一种,属动力性皱纹,是因皱眉肌和降眉肌过多收缩,产生水平方向力,使其所附着的眉间区域皮肤产生皱纹。每一个人的表情习惯和动作不一样,皱纹出现的部位、严重程度和时间均不一样。习惯性皱眉头是形成眉间纹的最主要的原因。在注射美容方法中肉毒素注射治疗眉间纹常以皱眉肌和降眉肌为目标肌肉,注射部位应选在皱眉肌起端 1/3 处和降眉肌与降眉间肌结合部位。

四、皮肤的神经

　　皮肤内有丰富的神经末梢,分布于血管、腺体和平滑肌,调节腺体的分泌和平滑肌的收缩,感受触、压、痛、温度等各种刺激。皮肤的神经与中枢神经系统相连,分为感觉神经和运动神经两大类。

　　1. 皮肤的感觉神经　皮肤的感觉神经末梢可分三类,即末端变细的游离神经末梢,主要分布到表皮下和毛囊周围;末端膨大的游离神经末梢,如手掌真皮中的 Ruffini 小体(鲁菲尼氏小体)及与梅克尔细胞接触的神经盘等;有囊包裹的神经末梢,如生殖器真皮乳头内的 Krause 小体等。这些感觉神经可接受冷觉、压觉、痛觉、痒觉等。近年研究表明,皮肤神经传导的性能与神经纤维的粗细、有无髓鞘、传导速度等有关,如神经纤维直径小于 5.5μm、无髓鞘、传导速度低(1m/s)对不舒服的瘙痒感传导较好;神经纤维较粗、有髓鞘、传导速度较高(10~20m/s)对轻触觉、轻压觉、刺痛觉、温度变化、自觉痒感传导较好。

　　2. 皮肤运动神经　皮肤运动神经来自交感神经的节后纤维,交感神经的肾上腺素能纤维支配立毛肌、血管、血管球、腺体的肌上皮细胞;交感神经的胆碱能纤维支配小汗腺分泌细胞。以上两种神经纤维可调控血管收缩、汗腺分泌及毛发竖立,但属不随意性神经;面神经支配面部横纹肌,可随意控制面部表情变化。

 复习思考题

1. 皮肤的解剖概况如何? 由哪些组织构成?
2. 皮肤的表皮分哪几层? 各有何作用?
3. 皮肤真皮内的纤维有哪几类? 有何作用?
4. 皮肤附属器有哪几种?

(陈丽娟)

第三章

课件
03章PPT

人体皮肤的生理功能

 学习要点

扫一扫
知重点

　　皮肤的七大生理功能;皮肤防护功能的具体体现;皮肤吸收途径及影响吸收功能的因素;皮肤分泌和排泄功能;皮肤调节体温的方式与机制;皮肤常驻微生物的生理作用。

　　人体皮肤完整地覆盖于机体表面,是人体最大的器官,是人体与外界环境直接接触和抵御有害因素入侵的第一道防线,并不断地参与和完成机体的新陈代谢,同时自身不断地角化更新,具有很多特定的生理功能,还是重要的免疫器官,参与机体的免疫反应,对维护机体健康起着十分重要的作用。皮肤的生理功能归纳起来有防护功能、吸收功能、分泌与排泄功能、感觉功能、体温调节功能、代谢功能、免疫功能七个方面。

第一节　皮肤的防护功能

　　皮肤是机体内外环境之间的第一道屏障,一方面可防止体内水分、电解质和营养物质的丧失,另一方面能抵御外界环境中不良因素的侵袭,使体内各种组织和器官免受机械性、物理性、化学性或生物性因素的侵害,对维护机体内环境的相对稳定有很重要的作用。其防护功能具体体现在以下几个方面:

一、防护机械性损伤

　　人体皮肤的表皮、真皮及皮下组织共同形成一个坚韧、柔软、具有一定张力和弹性的整体,像一道屏障,可有效地防护机械性损伤。表皮的角质层,质地柔韧而致密,在经常摩擦、受压的部位形成胼胝,增强了对机械性刺激的耐受力;真皮层内的胶原纤维、弹力纤维和网状纤维相互交织如网,使皮肤具有一定的弹性和伸展性,抗拉能力增强;真皮下较厚、疏松的皮下脂肪层具有缓冲作用,能减低外力冲击和挤压,对皮肤及深部组织器官起到防护作用。皮肤对机械性损伤的防护能力因身体部位、年龄、性别及环境的不同而有所差异,如皮下脂肪层厚的部位、表皮角质层厚的部位防护能力较强。另外,在一定强度内,皮肤对外界的各种机械性刺激,如摩擦、牵拉、碰撞等有一定的防御能力。当外界刺激太强烈时,还可以通过保护性的神经反射动作,回避

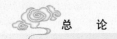

外力刺激及冲击,避免损伤;一旦造成损伤,还能通过再生进行修复。由此可见皮肤防护功能是皮肤各层组织与肌肉、神经等共同参与完成的。

二、防护物理性损伤

正常情况下,人体皮肤对某些物理性的有害刺激如电、磁、紫外线等具有一定的屏蔽和防御作用,保护皮肤自身及机体组织器官免受损害。皮肤是电的不良导体,皮肤对电流的防御能力与电压高低及皮肤角质层含水量的多少等因素有关。角质层含水量越少,电阻越大,对电压、电流的阻抗能力越强,因此干燥的皮肤不易导电,而潮湿皮肤的电阻值只有干燥皮肤电阻值的1/3,电阻变小,易受电击伤害。人体皮肤对光有反射和吸收的能力,皮肤表面的脂质、角质层、棘层细胞、基底层细胞及汗腺都能吸收和反射一部分紫外线。角质层可将大量日光反射回去,吸收大量的短波紫外线(波长180~280nm);棘层和基底层则吸收长波紫外线(波长320~400nm)。黑素细胞产生的黑色素是人体防卫紫外线的主要屏障,黑色素能阻止短波紫外线的进入,并清除紫外线进入人体后产生的自由基,从而对皮肤起到保护作用;而且当人体受到紫外线照射后,黑素细胞会产生更多的黑色素,并传递给基底细胞、棘细胞和角质形成细胞,进一步增强皮肤对紫外线照射的防护能力。

三、防护化学性损害

皮肤角质层是有效防止多种外来化学物质进入体内的第一道防线。表皮的角质层细胞具有完整的脂质膜,富含角蛋白,有较强的斥水性及抗弱酸、弱碱的作用,能较好地防止水溶性物质、有害气体和其他有害物质的入侵。但这种防护作用是相对的,有些化学物质仍可通过皮肤进入体内,其弥散速度与化学物质的性质、浓度、在角质层的溶解度及角质层的厚度等因素有关。正常皮肤表面偏酸性,其pH值大多为5.5~7.0,部分部位为4.0~9.6不等,所以皮肤对酸性或碱性物质有一定的中和或缓冲作用,防止对机体的损伤。当皮肤受到浸渍、局部发生糜烂、溃疡或药物外用剂量过大、时间过长时,皮肤防御功能就会减弱或丧失,对化学物质或药物等吸收加强,而引起中毒。

四、防御生物性损害

正常情况下,在皮肤角质层、毛囊、皮脂腺口漏斗部及汗管口寄生着许多微生物,在一定条件下可以致病,损害皮肤和机体组织。皮肤对生物性损害的防御作用主要有以下几个方面:致密的角质层和角质形成细胞之间通过桥粒结构镶嵌排列成板层状,能机械性阻碍一些致病微生物的侵入;皮肤表面干燥和弱酸环境对微生物生长繁殖不利;皮脂腺分泌某些不饱和脂肪酸,如十一烯酸,可抑制真菌的繁殖;皮肤角质层的代谢脱落也有利于皮肤寄生微生物的清除。

五、防止体液过度丢失

正常状态下,皮肤除了汗腺、皮脂腺分泌和排泄,角质层水分蒸发及脱屑外,营养物质及电解质等都不易通过皮肤角质层而丧失。这主要与皮肤角质层特殊的半通透性有关。成人每天通过皮肤丢失水分240~480ml(不显性出汗),如果角质层丧失,水分的丢失可增加 10 倍或更多,若烧伤等原因导致表皮丧失后,体液会大量流失,故完整的皮肤可防止体液的丢失。

第二节　皮肤的吸收功能

人体皮肤虽有屏障防护作用,但不是绝对严密无通透性的,它能够有选择地吸收外界的营养物质。各种接触皮肤的固体、液体、微量气体等均可经皮肤吸收。

一、吸收途径

皮肤吸收功能主要通过角质层细胞、角质层细胞间隙和毛囊、皮脂腺及汗管口三条途径完成,其中以角质层细胞为主要吸收途径。如果角质层甚至全表皮丧失,物质也可通过真皮较完全地被吸收。外界物质(药物、营养物质等)通过皮肤吸收、渗透或透入,又叫"经皮吸收",其在皮肤病的外用药物治疗及皮肤美容养护方面有着重要的意义。

二、影响皮肤吸收功能的因素

(一)皮肤的结构和部位

皮肤的吸收能力与角质层的厚薄、完整性及其通透性有关,不同部位皮肤的吸收能力因角质层厚薄不同有很大差异,一般而言依次为阴囊 > 前额 > 下肢屈侧 > 上臂屈侧 > 前臂 > 掌跖。婴儿皮肤角质层较薄,吸收能力强于成人;黏膜无角质层,吸收能力较强。皮肤糜烂、溃疡等损伤时,屏障作用降低,经皮吸收能力也加强,以上情况使用外用药时应加以注意。

(二)皮肤角质层的水合程度

皮肤角质层的水合程度越高,皮肤的吸收能力就越强,皮肤浸渍时可增加吸收。药物外用时用塑料薄膜封包要比单纯外用的吸收系数高 100 倍,这是由于封包后阻止了局部汗液和水分的蒸发,使角质层水合程度提高的结果。因此在医院或美容院使用封包式湿敷、外用软膏或外用塑料薄膜封裹可以加强物质成分吸收,可提高疾病治疗或皮肤养护效果。

知识链接

封包疗法治疗损美性皮肤病

封包是指采用无渗透作用的薄膜,或其他材料如保鲜膜、塑料袋、绷带、手套、医用辅料等,对涂敷药物的患处表面进行封闭式包裹,从而达到治疗目的的一种疗法。其作用机制是涂敷药物的患处通过封包,可形成相对封闭的水合微系统,可以防止汗液挥发及药物挥发,增加局部皮肤湿度及药物湿度,提高皮肤对药物的吸收,提高药效;防止受污染及涂敷药物的患处污染环境。封包药物包括:抗角化药物(他扎罗汀、维 A 酸霜等)、促水合药物(如肝素)、皮质类固醇激素、保湿药(尿素霜等)、美白霜等。常用于治疗银屑病、黄褐斑、慢性肥厚性皮肤病、接触性皮炎、结节性痒疹、角化性湿疹、跖疣、甲癣、足癣等。封包结合湿敷引入美容院中,常用于皮肤保湿、美白、除皱等。

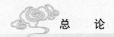

(三) 被吸收物质的理化性质

物质的理化性质对吸收率有着重要影响。完整皮肤只能吸收少量水分和微量气体,水溶性物质如维生素 C、维生素 B 族、葡萄糖、蔗糖等不易被吸收,电解质吸收也很少;对脂溶性物质吸收良好,如维生素 A、维生素 D、维生素 K;某些性激素及部分糖质激素可经毛囊、皮脂腺吸收。皮肤对油脂类物质有较好的吸收作用,如动物、植物及矿物油脂等,对油脂类吸收强弱顺序为:羊毛脂 > 凡士林 > 植物油 > 液体石蜡。可见皮肤对动物脂肪的吸收能力较强,所以,貂油、羊毛脂、豚脂等对皮肤均有良好的滋养作用。皮肤对有机溶剂如二甲基亚砜、丙二醇、乙醚、氯仿等可增加皮肤渗透性的物质的吸收能力也较强。另外,皮肤对某些药物的吸收还受药物剂型的影响,同种物质不同剂型,皮肤的吸收率差距甚大,如软膏剂及硬膏可促进药物的吸收,霜剂次之,粉剂、水溶液则很少吸收。皮肤对某些金属元素,如铅、汞等有一定的吸收能力,有些化妆品中含铅、汞成分,若长期涂擦,经皮肤吸收,蓄积后会造成中毒,出现黑斑、皮疹等。

(四) 外界环境因素

环境温度升高可使皮肤血管扩张、血流速度增加,使透入组织细胞内的物质加快弥散,从而使皮肤吸收能力提高,按摩皮肤、敷热膜、蒸气喷面等均可增高局部皮肤温度,促进营养物质的吸收。环境湿度也可影响皮肤对水分的吸收,当环境湿度增大时,角质层水合程度增加,使皮肤对水分的吸收减少,对其他物质的吸收能力增加。

第三节　皮肤的分泌与排泄功能

皮肤的分泌和排泄功能主要通过汗腺和皮脂腺完成。汗腺包括小汗腺和顶泌汗腺(大汗腺),连同皮脂腺均为皮肤的附属器。

一、小汗腺的分泌和排泄

小汗腺分泌汗液,除口唇、甲床、龟头、包皮内侧、阴蒂外,遍布全身。在正常室温下,只有少数小汗腺处于分泌活动状态,无明显出汗的感觉(又称"不显性出汗"),不易为人们所察觉;当环境温度高于 30℃时,分泌性小汗腺增多,排汗增多,排汗明显,称为"显性出汗";大脑皮质活动,如过度恐慌、兴奋等可引起掌、趾、额、颈等部位出汗,称"精神性出汗";进食热烫食物、进食辛辣或进食过快可使口周、鼻、面、颈、背等处出汗,称"味觉性出汗"。

正常情况下,汗液呈酸性,pH 值 4.5~5.5,大量出汗时,pH 值可达 7.0 左右。汗液是无色透明的液体,99.0%~99.5% 为水,0.5%~1.0% 为无机盐与有机物质,无机盐以氯化钠为主,此外还有钙、镁、磷、锌和钾等,有机物质中一半为尿素,还有乳酸、肌酐、尿酸、多种氨基酸等。汗液与肾的部分排泄物相似,因此汗液的分泌和排泄可部分替代肾脏功能。人体通过皮肤排汗,可散热降温,以维持正常体温;汗液排出后与皮脂混合,形成乳状脂膜,对皮肤有一定的保护作用;汗液使皮肤表面呈酸性,可抑制某些细菌生长;此外,部分药物如酮康唑等抗真菌药亦可通过汗液分泌发挥局部抗真菌作用。

二、顶泌汗腺的分泌和排泄

顶泌汗腺主要分布于腋窝、乳晕、会阴等处。大部分腺体于晨间分泌旺盛,夜间减低。感情冲动时顶泌汗腺的分泌和排泄有所增加,肾上腺素能类药物能刺激其分泌。顶泌汗腺分泌液的成分有固体和液体两种,液体主要为水分,固体则包括脂质、胆固醇、铁、荧光物质、有色物质等,所以有些人的顶泌汗腺分泌液呈黄、绿、红或黑色,使局部皮肤或衣服染色,称为"色汗症"。当分泌液被皮肤表面细菌分解时即产生特殊的臭味,形成"狐臭"。

三、皮脂腺的分泌和排泄

除掌跖与足背外,皮脂腺遍布全身,分泌和排泄皮脂。分泌方式为全浆分泌,即整个皮脂腺细胞破裂,胞内物全部排入管腔,然后分布于皮肤表面,形成皮面脂质。皮脂腺分泌直接受内分泌系统的调控,雄激素及长期大量应用糖皮质激素可使皮脂腺增生肥大,分泌活动增加;雌激素可抑制皮脂腺的分泌活动。另外,皮脂腺的分泌活动还受人种、年龄、性别、营养、气候及皮肤部位等因素影响。

皮脂腺分泌的皮脂是多种脂类的混合物,包括甘油酯、蜡脂、鲨烯、胆固醇酯和游离脂肪酸。皮脂具有润泽毛发,防止皮肤干裂的作用。脂膜中的游离脂肪酸对某些病原微生物生长有抑制作用。脂质成分中 7- 脱氢胆固醇(即维生素 D 原)经紫外线作用后可转化为维生素 D_3。游离脂肪酸在刚分泌的皮脂中并不存在,是由毛囊中寄生的痤疮丙酸杆菌和马拉色菌等微生物所产生的酯酶能分解皮脂,若游离脂肪酸排出受限,则可刺激皮脂腺、毛囊及周围组织引起炎症反应,如痤疮、脂溢性皮炎等。

第四节　皮肤的感觉功能

人体皮肤遍布全身,分布着感觉神经和运动神经,有极丰富的神经纤维网及多种神经末梢,具有触、痛、冷、热等多种感觉。

皮肤的感觉通常分单一感觉和复合感觉两大类。单一感觉是指神经末梢或特殊感觉小体的感受器接受体内外单一刺激,沿相应的神经纤维传入中枢,产生不同性质的感觉,如触觉、痛觉、压觉、冷觉、温觉等;复合感觉是指多种不同类型的神经末梢或感受器共同感知复杂形状或刺激,传入中枢后,由大脑综合分析形成的感觉,如干、湿、光、糙、硬、软等,另外还有形体觉、两点辨别觉、定位觉、图形觉等。皮肤的各种感觉中痛觉最敏感,温觉最迟钝。

皮肤的感觉功能经大脑分析判断,有益于机体作出保护性反应,有的产生非意识反应,如手触到烫物的回缩反应,使机体免遭进一步伤害。皮肤感觉功能有利于人类积极有效地参与各项生产劳动,在工作、生活及日常保健等方面发挥重要作用。

瘙痒是一种特殊感觉,是皮肤或黏膜的一种引起搔抓欲望的不愉快的感觉。瘙痒产生的机制尚不完全清楚,有人认为痒与痛由同一神经传导,或痛阈下刺激产生瘙痒,搔抓达到疼痛时,瘙痒即可减轻或抑制,临床上应用拍打局部来解除瘙痒,也是一个例证。但也有矛盾的情况,某些化学物质如吗啡可使疼痛消失,但可诱发或使瘙痒加剧。另外,中枢神经系统的功能状态对瘙痒的程度也有一定的影响,如精神安定或

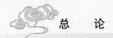

转移注意力,瘙痒减轻;而焦虑、烦恼或对痒过度注意时,瘙痒就会加重。

目前发现,许多因素与瘙痒发生有关,如机械性刺激、电刺激、植物的细刺、动物的纤毛及毒刺、皮肤的微细裂隙、酸碱代谢异常(如糖尿病、黄疸等)、变态反应和炎症反应的化学介质(如组胺、蛋白酶、多肽)等,均可引起瘙痒,因此工作、生活中需尽量避免以上各种可能的致痒因素,才能抑制或解除瘙痒感觉。

第五节　皮肤的体温调节功能

体温调节是指温度感受器接受体内、外环境温度的刺激,通过体温调节中枢的活动,相应地引起内分泌腺、骨骼肌、皮肤血管和汗腺等组织器官活动的改变,从而调整机体的产热和散热过程,使体温保持在相对恒定的水平,在调节体温以维持机体正常生理活动中起十分重要的作用。皮肤对体温的调节功能主要从两个方面体现,一是作为外周感受器,能感知外环境的温度变化并及时传达体温调节中枢,来发挥体温调节功能;二是作为效应器,是物理性体温调节的重要方式,通过辐射、对流、传导、蒸发及皮肤血流的改变对体温进行调节。

皮肤中分布许多点状的温度感受器细胞,即热敏感受器和冷敏感受器,分别接受来自外界的冷、热刺激,并将这种刺激传递到下丘脑的体温调节中枢,然后通过交感神经中枢,调节皮肤血管的收缩和扩张,从而改变皮肤中的血流量及热量的扩散,以调节体温,使体温维持在一个相对稳定的水平。当外界温度升高时,皮肤毛细血管扩张,毛细血管的微循环血流量增多,散热加速,可使体温不至过高;当外界温度降低时,皮肤毛细血管收缩,毛细血管的微循环血流量减少,散热减少,可防止体温过度降低。

皮肤血管的结构特点也有利于体温的调节。皮肤真皮乳头下层有动脉网,毛细血管异常弯曲,形成丰富的静脉丛,手、足、鼻、唇和耳处皮肤还有丰富的血管球,这种结构使皮肤的血流量有很大变化。一般情况下,皮肤血流量仅占全身血流量的8.5%,在热应激或血管完全扩张的情况下,动静脉吻合开通,皮肤血流量可增加10倍,散热随之增多;在冷应激时,交感神经功能加强,血管收缩,皮肤血流暂时中断,散热随之减低,从而有效的调节体温。

皮肤汗腺功能对体温调节有重要影响。皮肤小汗腺遍布全身,分泌汗液,汗液蒸发可带走较多的热量,每蒸发1g汗液可带走2 436J的热量。在热应激时,皮肤排汗量多,可达3~4L/h,散热量为平时的10倍;在寒冷环境中,皮肤又减少排汗及热量散失,而保持体温恒定。另外,皮下脂肪组织有隔热作用,在寒冷环境中可以减少体热散失。

在体温调节过程中,皮肤常通过辐射、传导、对流、蒸发等方式进行散热,发挥温度调节效应,其中辐射散热占全部散热的60%左右。由于皮肤是热的不良导体,所以传导散热所占比例不大;对流散热是通过气体或液体来交换热量的一种方式,空气的流动有利于对流散热,在寒冷环境中,约有15%的热量通过对流而散失;当外界温度高于或等于皮温时,辐射、传导和对流等散热方式已无法发挥作用,蒸发(正常情况下,成人每日有500~600ml的水分从皮肤和呼吸道丢失,同时带走热量称蒸发)成为机体唯一的散热途径,其中皮肤汗液蒸发散热效果较明显,尤其在高温干燥环境中其体温调节作用更显突出。

第六节 皮肤的代谢功能

皮肤是人体最大的器官,与内在组织器官是有机联系的整体,除完成自身的新陈代谢如角质形成细胞的分裂及分化、黑素合成与分泌等一系列生化代谢,还参与整个机体复杂的代谢过程,如水、电解质、糖、蛋白质等物质的营养代谢,来保障机体的生理功能和生命活动的正常进行,所以皮肤的代谢功能十分重要。

一、水、电解质代谢

皮肤是水、电解质重要的储存库之一。全身皮肤的含水量占人体体重的18%~20%,儿童皮肤含水量高于成人,成人中女性略高于男性。皮肤中的水分主要储存于真皮内,并随人体全身代谢而变化。当机体脱水时,皮肤可提供其水分的5%~7%以维持循环血容量的稳定;当体内水分增多时,皮肤的水分也增多,临床上可表现出相应的症状。皮肤的排出水量为每24小时300~420g。皮肤的水代谢为皮肤的各种生理功能提供了重要的内环境,对整个机体的水分调节起到重要作用。

皮肤中含有各种电解质,电解质含量约占皮肤重量的0.6%,主要贮存于皮下组织中,以氯化钠和氯化钾含量最多,此外还有镁、铜、钙、磷、硫、锌等。其中Na^+、Cl^-在细胞间液中含量较高,K^+、Ca^{2+}、Mg^{2+}主要分布于细胞内,它们对维持细胞间的晶体渗透压和细胞内外的酸碱平衡起着重要的作用;K^+还可激活某些酶,Ca^{2+}可维持细胞膜的通透性和细胞间稳定性,Zn^{2+}缺乏可引起肠病性肢端皮炎等疾病;铜与糖酵解及色素代谢有密切关系,铜是黑素形成过程中所需酪氨酸酶的主要成分之一;在角蛋白形成过程中,铜亦起重要作用,铜缺乏时,可出现角化不全及毛发卷曲。

二、糖代谢

皮肤中的糖类物质主要为糖原、葡萄糖和黏多糖等。其中糖原的合成主要在皮肤表皮细胞的滑面内质网完成,皮肤糖原含量在胎儿期最高,至成人期时含量明显降低。皮肤中含葡萄糖的量为血糖的60%~81%,葡萄糖浓度约为血糖的2/3,表皮中的含量高于真皮和皮下组织。患糖尿病时,皮肤葡萄糖含量增高,容易发生真菌和细菌感染。皮肤中葡萄糖以有氧氧化及无氧糖酵解两种方式进行分解,提供能量。有氧条件下,表皮中50%~75%的葡萄糖通过有氧氧化提供能量,而缺氧时则有70%~80%通过无氧酵解提供能量,无氧酵解较其他组织为快。皮肤中糖的主要功能是提供能量,也作为黏多糖、脂质、糖原、核酸和蛋白质等合成的底物。黏多糖在真皮中含量丰富,主要包括透明质酸、硫酸软骨素等,多与蛋白质形成蛋白多糖(或称黏蛋白),后者与胶原纤维结合形成网状结构,对真皮及皮下组织起支持、固定作用;黏多糖对于促进胶原纤维的合成,阻止细菌和毒素等入侵细胞,加强细胞之间的相互作用都有重要影响。很多皮肤病如局限性黏液性水肿、皮肤黏蛋白病、红斑性狼疮、皮肌炎、硬皮病等都与黏多糖代谢有关。

三、蛋白质代谢

皮肤内的蛋白质包括纤维性和非纤维性蛋白质两种,前者包括角蛋白、胶原蛋白和弹力蛋白等,后者包括细胞内的核蛋白以及调节细胞代谢的各种酶类。角蛋白是角质形成细胞和毛发上皮细胞的代谢产物及主要成分,因此影响表皮细胞增生和分化的因素都可以影响角蛋白的形成;胶原蛋白经糖蛋白黏合而形成粗细不均的胶原纤维束,是真皮纤维的主要成分;弹力蛋白是真皮内弹力纤维的主要成分。皮肤内非纤维性蛋白质与黏多糖类物质能合成蛋白质,是表皮基质的主要成分,也是基底膜带黏蛋白和细胞核内核蛋白的主要成分。蛋白质的分解是在蛋白质水解酶的作用下完成,蛋白质水解酶有肽链内切酶和肽链外切酶两组。分解过程中:一是参与表皮和真皮细胞内外蛋白质的正常分解代谢,包括细胞内蛋白质的消化作用,表皮角化过程中的蛋白质分解和细胞外胶原纤维的降解;二是参与某些病理情况,如炎症中的趋化性肽的释放、血管通透性的增加、结构蛋白的降解和周转、细胞的分离以及对细胞的细胞毒作用等。

四、脂类代谢

皮肤中的脂类包括脂肪和类脂质,人体皮肤的脂类总量(包括皮脂腺、皮脂及表皮脂质)占皮肤总重量的 3.5%~6%,最低为 0.3%,最高可达 10%。真皮和皮下组织中含有丰富的脂肪,皮下组织中性脂肪含量最多,可通过 β- 氧化途径提供能量,脂肪合成主要在表皮细胞中进行,脂肪的主要功能是储存能量和氧化供能。类脂质是细胞膜结构的主要成分和某些生物活性物质合成的原料。表皮细胞在分化的各阶段,其类脂质的组成有显著差异,如由基底层到角质层,胆固醇、脂肪酸、神经酰胺含量逐渐增多,而磷脂则逐渐减少。表皮中最丰富的必需脂肪酸为亚油酸和花生四烯酸,它们的主要功能是参与正常皮肤防御屏障功能的形成,花生四烯酸在日光作用下可合成维生素 D,有利于预防佝偻病。

血液脂类代谢异常也可影响皮肤脂类代谢,导致多种皮肤病,如高脂血症可使脂质在真皮局限性沉积,形成皮肤黄瘤。

五、黑素代谢

黑素是由黑素细胞合成的一种蛋白质衍生物,对生物的成长、防卫和防御紫外线危害起重要作用。生物体内的黑素分为:真黑素、赤褐素、异黑素三种。通常所说的黑素指真黑素,呈褐色或黑色,广泛存在于动物界,又称为动物黑素,因其含有吲哚,亦称吲哚黑素;赤褐素呈黄红色,存在于动物的红色毛囊、羽毛、皮毛等处;异黑素存在于植物中,如果实、种子皮等处。人体皮肤中分布的黑素属于真黑素。

皮肤黑素代谢过程包括黑素的合成、转运、降解及其调控。黑素细胞内的酪氨酸酶通过氧化酪氨酸成为多巴,并使多巴进一步氧化成多巴醌,逐渐形成黑素体,完成黑素化。黑素细胞将成熟的黑素体通过其树突分泌入邻近的角朊细胞,随着角朊细胞的不断分化,黑素体不断向上转运最终脱落于皮面。因此,整个黑素代谢过程包括四个方面,即黑素细胞内黑素体的形成,黑素体的黑素化,黑素体被分泌到角朊细胞内以及角质细胞内,黑素体的转运、降解或排出。黑素代谢受多种因素影响:角朊细胞、内皮素、酪氨酸酶、微量元素、内分泌因素和紫外线照射等。如果代谢异常,就会导致黑素合成速度、数量、分布的异常,而引起色素代谢失常类皮肤病。

六、表皮细胞的增殖与分化

表皮与其他自我更新、增殖、分化的组织一样，不断地新陈代谢，其细胞具有自我增殖、分化及更新的能力。表皮的角质形成细胞自最下层基底细胞不断增殖，向上移动产生坚韧的纤维角蛋白，形成角质细胞。角质形成细胞在胞核有丝分裂后，于细胞内进行一系列复杂的生物化学过程，不断分裂、分化，在表皮浅层内形成不同的角化层次，即基底细胞层、棘细胞层、颗粒细胞层、透明层和角质层。正常表皮基底层细胞的分裂周期约 13~19 天，分裂后形成的细胞逐渐向上推移分化，由基底层移行至颗粒层约需 14~42 天，由颗粒层移行至角质层表面而脱落，又约需 14 天，故分裂后的细胞从基底层移行至角质层并脱落约需至少 28 天，此通常称作"角质形成细胞的通过时间"，又称"更替时间"或"退化时间"。基底层到角质层的结构变化反映了表皮角质形成细胞的增殖、分化、移动和脱落的过程。

表皮细胞增殖与分化的调节既有刺激信号，也有抑制信号。因基底细胞分裂速度与角质脱落的速度一致，表皮厚度与细胞数目在生理条件下保持相对的恒定状态，如果表皮细胞的增殖、分化受到各种内外因素如激素、酶等的不良影响，即会导致角化异常性皮肤病。

第七节　皮肤的免疫功能

皮肤是人体免疫系统的重要组成部分，既是免疫反应的效应器官，又具有主动参与启动和调节皮肤相关免疫反应的作用。皮肤的各种免疫因子和免疫细胞共同形成一个复杂的网络系统，并与体内其他免疫系统相互作用，共同维持着皮肤微环境和机体内环境的稳定。完整的皮肤免疫系统由细胞成分和分子成分组成，细胞成分包括角质形成细胞、淋巴细胞、朗格汉斯细胞、内皮细胞、肥大细胞、巨噬细胞及真皮成纤维细胞；分子成分包括细胞因子、补体、神经肽、免疫球蛋白等。皮肤免疫系统对机体起着防御功能、自稳功能、免疫监视功能三方面的重要作用。

第八节　皮肤常驻微生物及微生态平衡

在正常人皮肤表面及与外界相通的腔道中，寄居着不同类型和数量的微生物。一般分为两类，一类为常驻菌群，较固定地寄生于皮肤，数量和菌种的组成保持相对稳定；另一类为暂驻菌群，主要存在于暴露部位皮肤，其数量和菌类有很大的变化；此外，尚有一些微生物偶尔存在于少数人体上，称为偶存菌，仅在短时期内附着于皮肤和增殖，并受环境及常驻菌群活性的影响。微生物的常驻菌群寄生在角质层表面和表皮的最外层中，常见的有微球菌属（葡萄球菌等）、棒状微生物、丙酸菌属、运动不能菌、糠秕孢子菌属等。当人体免疫功能正常时，这些微生物对人体不产生危害，属正常微生物群，通称正常菌群，与机体环境保持相对的生态平衡，而且在一定器官组织中寄居的菌群之间也相互依存，相互制约，菌群不断变化维持动态平衡，这种状态下，正常菌群中的微生物不仅对人体不致病，还起着有益的生理作用。主要表现为：①生物拮抗：致病菌侵犯宿主，首先需穿破皮肤和黏膜的生物屏障作用。寄居的正常菌群通过受体和营养竞争以及产生有害代谢产物等方式抵抗致病菌,使之不能定植或被杀死。②营养作用:正常菌群与宿主的物质代谢、营养分解和合成有密切的关系,如肠道中的大肠寄生菌能合成维生素 K 等,除细菌自需外,尚有多余为宿主吸收利用。③免疫作用:正常菌群能促进宿主免疫器官的发育,也可刺激其免疫系统发生免疫应答,产生的免疫物质对具有交叉抗原组分的致病菌有一定程度的抑制或分解作用。④抗衰老作用:肠道正常菌群中的双歧杆菌有抗衰老作用。此外,正常菌群可能有一定的抑癌作用,其机制是将某些致癌物质转化成非致癌物质以及激活巨噬细胞等免疫功能。

　　在某些情况下,皮肤正常菌群的微生态平衡遭受破坏,形成生态失调将导致疾病。此时原来正常时不致病的正常菌群就成了条件致病菌。这些具破坏性的特定条件主要包括:寄居部位的改变,机体的局部或全身的免疫功能降低(如大面积的烧伤,因皮肤受损,铜绿假单孢菌可引起化脓感染),长期应用免疫抑制剂及激素,不恰当的抗菌药物治疗等。以上情况都会造成菌群失调,微生态失衡而致病。因此,正常菌群对构成生态平衡起着重要的作用。

扫一扫
测一测

复习思考题

1. 皮肤有哪些生理功能?
2. 皮肤防护功能体现在哪几方面?
3. 影响皮肤吸收功能的因素有哪些?
4. 皮肤对体温的调节功能体现在哪些方面?
5. 皮肤常驻菌群有何生理作用?

(张艳红)

第四章

人体皮肤美学概要

学习要点

人体皮肤的美学要素;皮肤的美学标准;常见皮损的美学分析。

皮肤是人体的自然外衣,除具有防御保护、调节体温、吸收、排泄、免疫、代谢等重要的生理功能,是人体最大的体表感觉器官和最引人注目的审美器官,是反映人体美感的第一观察对象。通过本章的学习,熟悉、了解皮肤美学的基本概念、美学标准、美学意义等人体皮肤美学的相关理论和知识,熟悉掌握基本的美学分析及皮肤审美技能,对更好从事皮肤美容工作具有重要意义。

第一节　人体皮肤的美学意义

一、承载人体美学要素,呈现皮肤美学特点

人体美的基础是健康,而健康的皮肤是人体在结构形式、生理功能、心理过程和社会适应等方面都处于健康状态的标志。皮肤承载着人体美的诸多要素,呈现皮肤美学特点,是人体美的最大载体。

皮肤承载诸多美学要素,如肤色、弹性、光泽、细腻、纹理和体味等,几个方面综合起来就会呈现出皮肤整体的美学特点,同时也反映出人体美的美感信息。从肤色这一要素看,世界上人种不同,肤色也不尽相同,美感的含义也有差异,我国为黄种人,一般肤色微红稍黄、"红黄隐隐",且皮肤富有弹性、细腻、光滑、柔嫩,无特殊气味,综合体现黄种人皮肤的健与美。此外,皮肤是人体的最外层组织,与体内组织器官是紧密联系的有机体,当外部环境变化或机体内部组织器官发生病变时,对皮肤将产生直接的影响,并通过诸多不同的美学要素(颜色、弹性、滋润度、气味等)反映在皮肤表面。皮肤外观可体现人体所受到的诸多内外因素的影响,由此可初步判断人体健康状况、年龄、性别、种族、居住环境等,进一步分析出皮肤中黑素颗粒的数量,毛囊、腺体的大小和数量,机体代谢及激素调节等方面的差异与改变。

二、反映健美状态，释放美感信息

人体的结构形式、生理功能、心理过程和社会适应能力等是生命存在的高级形态，生命机体的健康则是皮肤健美的根本所在。当机体的各项生理功能正常，生命活动旺盛时，人体皮肤就显现健美状态，表现为容光焕发、红润柔嫩、光滑细腻、富有弹性而充满生命活力，充分释放出令人愉悦的美感信息，这也正是人体皮肤自然健美的最高表现形式。当机体的健康受到内外各种因素破坏时，皮肤则反映出人体的病理信息，出现各种类型的皮损，如形态各异、颜色不同的色素斑疹、丘疹、脓疱、结节、囊肿、瘢痕等病理表征，影响了人体皮肤美感信息的释放。

美感的表达具有直觉性、愉悦性、形象性、生动性的特征。健美的皮肤能刺激审美主体产生直觉上的审美愉悦感，赋有动感和质感的肌肤是充满生命活力的体现，向审美主体传递生动、形象的生命美感。皮肤的美感信息，往往通过其肤色、光泽、质感、动感、体味等元素来释放。皮肤美感信息的释放，一般依其性别、年龄、职业、民族和情感各异。在性别差异上，女性的皮肤较男性的皮肤更为细腻、光泽、柔嫩和圆润，蕴涵着女性的温柔与亲切、善良与娴熟，呈现的是一种温柔之美的生命美感信息；而男性的皮肤则起伏强烈、血管充盈、肌肉坚实，充满着无限强悍的生命内张力，使人感到一股无穷的威慑力，正是男性阳刚之美的生命美感信息的释放。在年龄上，少女的皮肤柔嫩润滑、洁净而富有弹性，表现出青春、自然、纯美的生命美感；中老年人皮肤渐渐衰老，弹性下降，紧实度降低，色素也不同程度的沉积，但深邃的皱纹和闪亮的银发，会显现丰富的人生阅历，释放出生命的内涵美与成熟美。

从某种程度上讲，皮肤健美的程度，也是生命质量优劣程度的表现。因此，维护和增进人体皮肤的健美，充分释放人体美感信息，才能树立自信，提高人的生命质量和生命活力。

三、表达心理情感，体现社会审美价值

人的情感是人的一种心理活动，具有很高的主观色彩和很强的个性特点。不同的生命个体对不同的事物或现象会产生不同的心理感受和行为表达，从而使皮肤传递出不同的心理情感信息，上升到社会层面，往往体现出一个群体或种族乃至民族的社会审美价值。

人体皮肤，特别是人体面部的皮肤，是人的心理活动和情感变化的汇集区，是美感效应的起点，表达着主观心理情感和内在的生命状态。健美的皮肤光泽、柔嫩、细腻而富有弹性，所传递的生命美感信息能刺激审美主体的"情感中枢"，激发大脑皮质产生兴奋，调动机体使其生理功能处于最佳状态，使人的情感达到高涨，心理得到满足，从而产生美感效应，使人处于一种美好愉悦的情感状态。另一方面，人的皮肤还会因血液循环被激活而显得容光焕发，富有弹性，充满生命活力，释放出特殊的生命美感信息。这种美好心理情感更能激励人们去追求美、热爱美、发现美和创造美。如果机体受到病理或外界事物的不良刺激，生理功能或生命活动受到影响，皮肤就会通过肌纤维的收缩、皮纹的牵拉、肤色的改变、表情的变化等而表达出寂寞与无奈、忧伤与悲哀、激昂与愤怒等心理情感状态。从人类社会的发展可以知道，人类已从自然的人上升到社会的人，并升华为审美的人。社会的发展是人类对自身美追求的结晶，是美推

动了社会历史的进步。不同的社会有着不同的社会实践和不同的社会文化,并形成不同的审美心理和审美行为,人体皮肤审美的价值取向与社会发展的价值取向是一致的。在物质与精神高度文明的今天,不同的社会、不同的领域总是需要美和人体美的,作为审美对象的"人体皮肤",传递着人类高度文明与自然的关系,表达着人类美好的心理情感和生命状态,是人的生理价值、医学价值、社会价值、审美价值与历史价值高标准和高质量的体现。因此,"人体皮肤"除具有基本的美学意义,更具有重要的社会审美价值。

第二节　人体皮肤的美学特点及美学要素

一、人体皮肤的美学特点

（一）健美的皮肤是美的形式与内容的高度统一

人体皮肤的健美是形式美组合规律的最佳体现,是皮肤外在形式美与机体内在组织结构及生理功能状态高度统一所显现的表征。机体的内部结构和生理功能状况,以正相关的关系在皮肤外表反映出来,通常以色调、光泽度、和谐、对称与均衡等诸多要素来评估皮肤状态。机体内部组织结构健全及生理功能旺盛,皮肤则体现出健美状态;反之,则会表达出病理信息,例如风湿性心脏病患者颧部皮肤因毛细血管扩张而呈紫红色的特殊病容,反映机体内部二尖瓣瓣膜狭窄或关闭不全甚至心功能不全的病理状态;再如黄褐斑的出现,多与体内激素水平变化有关。

（二）健美的皮肤是人的气质美与形态美的和谐统一

健美的皮肤是人体形态美的一种外在表现形式,人体的形态美与气质美密切相关,是体质、遗传、社会、环境等因素的综合反映,是气质美的外化表现。气质美往往会通过一个人的职业形象、生活态度、爱好兴趣、言行举止、性格情绪等来反映。深刻的社会认知能力、渊博的知识储存、广泛的兴趣爱好、感人的个性特征、亲和的人际吸引力等行为方式能表达出高雅气质,并且会以具体表现形式突出人体形态美,例如宽阔的额头闪耀着智慧的灵光,炯炯有神的双眼表达着精神的内涵,口唇及唇角的形态亦可生动地表现温柔的性格、端庄的神情、内心的赞叹或悲喜的状态等。这些外化形态都与皮肤健美密切相关,健美的皮肤是气质美与形态美的和谐统一。

（三）健美的皮肤具有共性和差异性

人体皮肤美学观存在共性和差异性的相互统一。健美的皮肤以光滑细腻、富有弹性、肤色红润等为共性特征,但不同地域、不同种族、不同的历史时期会有不同的皮肤美学观,例如某些地区曾经以浅白色皮肤为地位、身份的象征,代表贵族血统,如白种人;而以深黑色皮肤为体力劳动者的象征,如黑种人。在当代,随着女性地位的提高及审美观念的变化,部分女性也以黝黑皮肤为美,并逐渐成为一种时尚。

二、人体皮肤的美学要素

人体皮肤的美学特点通过以下美学要素具体反映:

（一）肤色

皮肤的颜色是视觉审美的重要特征,是皮肤美学第一要素。肤色是体现皮肤美

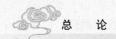

学特点的重要标志,肤色的变化,可以引起视觉审美心理的强烈反应。皮肤的颜色往往因种族、性别、年龄、部位等不同而有差异。正常情况下,欧洲白种人肤色浅白,亚洲黄种人的肤色以微红稍黄为健美。病理情况下,皮肤黄染是重症肝炎或胆道阻塞疾病的表现;皮肤色素沉着,特别是发生在颧颞部呈点状或点片状、对称分布的褐色斑,需警惕卵巢功能的改变、乳腺疾病及其肿瘤的存在;面部出现蓝灰色或铅灰色斑,可能是长期使用含重金属等化妆品而引起的皮肤慢性中毒。

(二)光泽

皮肤光泽是机体具有生命活力的体现。皮肤的内部结构与功能都处在最佳状态时,会传递生机勃勃的美感信息。皮肤呈现良好的光泽度,即向人们传递光泽、柔嫩的肌肤与生命活力的质感,给人容光焕发、精神饱满而自信的感觉;若皮肤晦暗无泽,则表明或是情绪、精神、心理等受到不良因素的影响,或是机体极度疲劳,或是肝肾功能受损、皮肤慢性中毒,也可能是滥用化妆品造成的伤害。

(三)滋润

滋润度标志着皮肤的代谢功能,能展示出皮肤的细腻、柔嫩、光滑和富有弹性等特征,是水、电解质、性激素等代谢良好的反映。性激素可以维持一个人最佳的性别特征,并使人体肌肤滋润度处于最佳状态。性激素与皮肤及其附属器内的特异受体相结合,可促进皮肤细胞生成透明质酸,从而使皮肤保持滋润和增强对营养物质及微量元素的吸收。因此,皮肤的滋润与否,是皮肤和腺垂体代谢功能的反映。另外,性激素代谢与年龄、遗传、健康状况有密切关系,还与人们的心理状态、情绪相关。良好的情绪和稳定平和的心理状态能促进腺垂体分泌性激素而提升皮肤的滋润程度,传递出诱人的美感信息。鉴于此,皮肤滋润度也是情绪、心理状态的一种表征。

(四)细腻

皮肤细腻是皮肤美学特点的重要表征之一。无论从视觉还是触觉的角度看,细腻的皮肤都给人以无限的美感和质感。细浅的皮沟、小而平整的皮丘、细小的汗腺孔和毛孔、多姿多彩的皮纹,给人体披上了美丽的霓裳。细腻而光洁的皮肤,传递出青春、健美,传递出机体富有生命活力的美感信息。

(五)弹性

具有弹性的皮肤,坚韧、柔嫩、富有张力。表明皮肤的含水量适中、血液循环良好、新陈代谢旺盛,展示的是具有诱人魅力的质感与动感。质感是通过触觉、视觉判断皮肤的软硬度,是更高层次的美学意识,是人体形态美的神韵。动感包括皮肤的运动与动势,体现了人体皮肤自然力学的平衡达到了一定的完美状态,动感也是人体皮肤各种力量的一种合力。当皮肤的结构发生改变,例如长期使用某些化妆品和糖皮质激素使皮肤变薄,胶原纤维、弹力纤维减少并可伴有毛囊、皮脂腺、汗腺减少进而引起皮肤萎缩,或因炎症浸润、组织增生等病理改变使皮肤弹性降低,会破坏皮肤的自然力学平衡,使皮肤不能很好地展示质感与动感,进而严重影响人体皮肤的美感表达。

(六)体味

体味是指人体散发出来的种种气息,也是皮肤重要的美学要素。体味主要是由皮肤的分泌物所产生,有的也可由呼吸道、消化道、尿道、阴道等的分泌物或排泄物所产生,这些气息的总和形成了人的体味。体味往往因人而异,不同的体味传递着不同的人体信息。根据其特点,将其分为生理性、病理性、情感性三类。生理性体味是人体健康的信息反映,例如女性在月经期、妊娠期时顶泌汗腺分泌活跃,分泌物的气味也最浓;病理性体味则是人体疾病状态的信息反映,例如消化不良者往往会释放出一种酸性气息等;人在经历某些特殊的情感刺激时,机体会散发出特殊的气息,尤其在情绪高昂时,分泌物会释放更浓烈的气味,流露出剧烈的情感变化,这类体味可称为"情感性体味"。由此可见,人的体味美也是一种生命信息的传递,所以在生活中,人们常常利用体味的原理在自己身上或环境中喷洒一些令人陶醉的香水,制造宜人的气氛,达到缓解疲劳、放松神经、美化环境和增进感情的目的。

(七) 表情

表情作为重要的美学要素,更能展示生命的活力,传递美感信息。表情是通过表情肌收缩或舒张来反映内在感受的,是人们内心世界在面部皮肤的流露。面部表情肌位置较浅,大部分属随意肌,当其运动时直接牵拉皮肤,使面部呈现各种表情。表情肌受情绪支配,对外来刺激反应快,不通过思考就能产生各种表情,如在疼痛时,眉间肌收缩可看到"紧锁眉头"的"川"字纹;欢乐时,颧肌上提可看到嘴角上翘"喜悦"的成分。通过面部表情的流露,可以反映人体内在思想品格、情感意志、智慧才能以及气质与风度,例如维纳斯雕像虽然双臂残缺,但通过面部安详的表情、深邃的眼神、微笑的嘴角,展示出深沉、稳重、亲切、和蔼、娴静之美,体现出内在的教养和崇高的美德,激发出人们的敬仰之情,至今为人们所赞美、所崇尚。

(八) 结构与功能

人体皮肤的结构与功能的完美,是人体皮肤所具有的自然属性。皮肤的结构美,体现人体旺盛而强健的原本生命力;皮肤的功能美,蕴涵人体优美与崇高的本质力量。健康的皮肤,其结构与功能必须是完整、有效和相互协调的,因为其担负着保护皮下组织和器官免受外界伤害、调节体温、吸收水分及脂溶性物质、分泌汗液、排泄皮脂、参与机体代谢以及传递人体皮肤美感信息等生理功能和审美功能。红润柔嫩、光滑细腻的肌肤,使人感受到血肉之躯的质感、动感与活力,激发出人们对人体审美的激情,激励着审美主体去感悟生命之美。皮肤的结构与功能美,是审美对象的感性形式和精神内涵的完美统一。

第三节 皮肤审美与美学分析

一、皮肤审美观

所谓审美,指的是主体(人)对客观事物的审美意识,是人们在社会实践中逐步积累起来的审美情感、认识和能力的总和。它包括审美感受、审美趣味、审美观念、审美能力和审美理想等内容。审美观是一个人以一定的审美观点、审美态度,运用相应的审美方法对自然景观、社会生活、文学艺术等进行审美活动的总称,是一个人审美情趣和审美理想的集中表现。

任何一种美都离不开审美对象本身所具有的正常规律,人体美也不例外。从医学角度来看,评判人体美首先要达到健康与美的和谐统一。健康是人体美的基础,如果人体生理功能异常,会直接影响外在的容貌美,有可能形成容貌的生理缺陷,继而引发心理问题,从而影响人体整体美感。基于以上大体的审美观,可将人体皮肤的审美观归纳为整体观和健康观两个基本观点。

（一）整体观

人体审美最基本的观察是整体观察。皮肤是人体重要组成部分,对皮肤之美的审美观点,同样应建立在整体观的基础上。皮肤审美整体观要求审美主体对皮肤审美对象(客体)进行整体性观察和整体性认识,例如女性颞颧部色素斑患者,仅看到面部皮肤的色素沉着,就只进行局部祛斑对症治疗是很难得到良好效果的。在临床实践中,除对色素斑的形态、部位、深浅、颜色等局部进行观察外,还应进行整体观察与认识,必要时行妇科检查、影像学检查、实验室检查等,再结合所得整体资料分析诊断,对因治疗。

（二）健康观

医学美学认为,人体之美是建立在健康基础上的一种美的最高形态,皮肤美是人体美的重要组成部分,也应建立在健康观基础上。达到健康与美的和谐统一,方能显现皮肤的健美状态,一位黑变病患者(面部呈灰色或蓝黑色)或面部皮肤长满了脓疱、囊肿的痤疮患者,外观上不会给人以美感。皮肤是人体美的载体,而健康则是人体皮肤传递美感信息的源泉。

知识链接

《肘后备急方》的人体审美观

晋代著名医药学家葛洪所著《肘后备急方》之"治面疱发秃身臭心昏鄙丑方第五十二"中记载了多个美容方剂,其所刊载的美容方剂之早、之多、之专,在一定程度上反映出我国两晋南北朝时期的美学思想,堪称中医美容第一书。其人体审美观主要体现在皮肤以白而润泽、光滑细薄为美;须发以多、长、色黑而富光泽为美;体味以"香"为美;体形以"肥"为美。其美容观具有全身美容和人人美容的特点。

审美观是在人类社会实践中形成的,不同时代和不同社会集团的人具有不同的审美观。人体审美是人审美活动的重要组成部分,与时代背景、文化背景、社会背景有着深刻的联系。《肘后备急方》中肌肤以白为美、体态以肥为美等观念显然是特定年代社会各阶层受到统治阶层的影响而形成的当时社会的普遍人体审美观。

二、健康皮肤的美学标准

皮肤作为美的载体,其美感以人体健康为基本前提,通过皮肤的色泽、滋润度、弹性等要素及皮肤附属器的具体特征来表现。皮肤美学标准一般从整体观察、局部观察及体味几个方面进行评价。

（一）整体观察

1. 毛发分布正常

（1）头发浓密,发际线清晰、流畅。

（2）眉毛位置标准,浓淡相宜,眉型与眼型相协调。

（3）毛发分布具有明显性别特征。女性眉毛较细呈弓形,无胡须,体毛细短不明显,阴毛呈倒三角分布;男性眉毛浓密呈方形或剑形,胡须明显,分布标准,体毛较长明显,阴毛呈菱形分布。

2. 肤色均匀一致　我国人体皮肤颜色以白皙微红或稍黄为基本特征,除特殊部位外,皮肤的颜色均匀一致,无色素异常,具有整体美感。

3. 皮肤平滑无皱纹,无异常凸起和凹陷,无赘生物、瘢痕、鳞屑等瑕疵。

4. 皮肤滋润而有弹性、光洁度高、质感好。

(二)局部观察

1. 毛发光亮,发丝柔韧富有弹性,无开裂、分叉、毛躁等异常。

2. 指甲饱满,表面光滑,甲床红润,弧影清晰。

3. 面颊部皮肤红润,张力适中,表情自然。

4. 皮肤柔软、细腻,纹理纤细而浅,润泽而富有弹性。

5. 毛孔和汗腺孔细小,无异常分泌。

(三)体味

体味清爽,皮肤表面散发出淡淡的清香,无异常体味和汗味。

三、常见皮损的美学分析

由于形态结构和生理功能上的病理改变,皮肤表现出不同的病损,如色素障碍(皮肤色素增加、减少、脱失)、红斑、丘疹、脓疱、囊肿、溃疡、糜烂、皲裂、瘢痕、硬化等,不同程度地影响了皮肤的生理功能和审美效果。即人体皮肤健康情况影响着人体皮肤的美感。下面归纳出几个方面,以美学角度对常见皮损进行初步分析,便于临床应用。

1. 色素障碍类皮损的美学分析　色素障碍是影响皮肤的颜色、光泽、细腻和滋润等美学表征的重要因素。色素障碍可分为色素增加与色素减少两大类。前者较正常肤色更深,呈橘黄色、褐色、紫色、青灰色或蓝黑色等,给人一种污浊、沉重、"患有疾病"的感觉;后者较正常肤色浅,呈苍白色、纯白、瓷白或黄白色,能使人联想到精神紧张、营养不良、基因畸变、遗传缺陷或代谢障碍等。两者均破坏了皮肤的色泽、彩度及明亮度,与正常肤色形成了强烈的对比,在视觉审美过程中,破坏了整体肤色和谐健康的形式美感。

2. 隆起皮面皮损的美学分析　隆起于皮面的皮损包括丘疹、水疱、脓疱、结节、囊肿及增生性瘢痕等。因其高出皮面、凹凸不平、粗糙发硬、颜色各异甚至脓血溢出,形成了病理性的雕刻度,传递了病理信息,使审美对象与审美主体产生了距离,同时破坏了皮肤红润、光滑、细腻、柔嫩、均衡、匀称、和谐及健康之美感,既影响了皮肤的视觉审美和触觉审美,也影响了皮肤的生理功能。

3. 影响皮肤弹性皮损的美学分析　皮肤弹性是反映皮肤健美的重要表征之一,常见影响皮肤弹性的皮损有各类炎性斑丘疹、脓肿、结节、瘢痕、皮肤硬化、皮肤变薄、皮肤及其附属器萎缩和皮肤老化等。这些现象可使皮肤发生炎症浸润、结缔组织增生、弹力纤维变性或减少、胶原纤维增生和硬化、表皮凹凸不平或表皮过度角化、皮下脂肪组织减少、皮纹消失或起皱等病理改变,使皮肤失去弹性,影响皮肤的质感、手(触)感,大大减低皮肤的诱人魅力,影响皮肤的触觉及视觉审美。

4. 甲病损的美学分析　常见的甲病损有甲肥厚、甲萎缩、甲周炎、嵌甲、杵状甲、甲床肿瘤等,使甲失去光泽、红润和透明感的美学功能,破坏人体整体的形态美,影响皮肤的生理功能和人的心理状态,例如甲真菌病引起甲板变形、变色、变脆、变厚而呈畸形状态,使得患者在人际交往中不愿主动握手,在表达情感或演讲时不愿用患甲病的手做肢体或姿势的强调等,心理上出现自卑、敏感的倾向,甚至出现抑郁、悲观等消极心理。

5. 毛发病损的美学分析　　毛发是皮肤的附属器,也是观察皮肤健美的表征之一,飘逸柔顺、乌黑发亮的秀发,标志着机体的健康与活力。当精神、遗传、内分泌、免疫因素或代谢障碍等影响人体功能,毛发出现病损,就会传递病理信息,影响人体的形态美并破坏气质美,对学习、求职、社交、婚恋等造成不良影响,也会形成患者审美心理障碍。常见的毛发病损有毛发数量上的异常,如斑秃、男性"早秃"、女性弥漫性脱发及妇女多毛症等;毛发色泽异常,如青少年白发;毛发结构缺陷,如念珠状毛发、结节性脆发等。

6. 面部与其他暴露部位皮损的美学分析　　一般来说,皮损的轻重程度与美容患者的心理障碍程度往往呈正相关的关系,但面部和其他暴露部位皮损的程度与其心理障碍的程度却不一定成正比。有些美容患者尽管面部和暴露部位的皮损比较轻微,仍会产生严重的心理障碍,如女性及窗口行业、影视文艺界人士对面部与暴露部位皮损的重视程度及心理障碍程度往往要重一些,常表现出不同程度的羞愧、自卑和绝望等,有的甚至产生精神异常、性格变态、美容心理障碍等,直接影响到其身心健康和人体审美。

7. 病理性体味的美学分析　　医学审美主体在感知审美对象传递的病理性体味时,可引起大脑边缘系统的嗅皮质中枢兴奋,将体味的感觉传递给大脑皮层进行整合分析,根据临床审美经验而得出临床审美判断,最后结合实验室检查作出临床审美诊断。当人体皮肤或内在结构与功能发生病理改变时,可释放出不同的体味并传递不同的病理信息,诸如刺鼻的大蒜味可考虑有机农药中毒;浓烈的氨味可能是尿毒症的临床表现;香甜而带有酸味的烂苹果味并伴有皮肤的疖肿或溃烂,应考虑是糖尿病酮症酸中毒;胃及十二指肠疾病能引起嗳气与反酸或产生腐烂味;腋臭、足臭则能使人联想到多汗与细菌分解所产生的短链脂肪酸及氨等。病理性体味的释放,会直接影响人体皮肤的嗅觉审美与视觉审美。

？复习思考题

1. 人体皮肤的美学要素有哪些?
2. 试述人体皮肤的美学标准。
3. 如何对皮肤色素障碍进行美学分析?

(张艳红)

第五章

课件
05章PPT

损美性皮肤病的病因与诊断

 学习要点

损美性皮肤病的病因;原发性损害和继发性损害的种类及特点;常用诊断方法。

扫一扫
知重点

皮肤是人体容貌的主要部分,覆盖于人体表面,是机体抵御病原体侵袭及各种机械性、物理性、化学性刺激的第一道防线。当皮肤、黏膜及皮肤附属器受到各种致病因素侵害时,就会导致损美性皮肤病,从而损伤皮肤功能,破坏皮肤的完整性,影响皮肤的外在美感。因此了解损美性皮肤病的常见病因病理及其诊断方法对预防和治疗皮肤病、恢复皮肤功能及完整性,重塑人体美感具有重要意义。

第一节　病因与发病

皮肤的正常生理结构受到破坏,就会发生皮肤疾病。破坏皮肤正常生理结构的各种致病因素称为病因。各种致病因素作用于人体所引起的病理变化,称为病变机制(简称病机)。损美性皮肤病是多种多样的,致病因素和病变机制也是异常复杂的。不同的损美性皮肤病,在致病因素和病变机制上各有自己的特殊性,但在许多不同的致病因素和病变机制中,存在着共同性即一般规律。研究和掌握这个一般规律,可以进一步更深刻地理解损美性皮肤病的本质,从而更有效地指导皮肤病的诊断和治疗。对损美性皮肤病的病因及发病机制,中、西医学有着不尽相同的认识,以下就中、西医对其病因及发病机制的认识分别进行介绍。

一、西医对损美性皮肤病病因及发病机制的认识

(一) 一般因素

1. 年龄　损美性皮肤病的发生及皮肤老化常与年龄有一定关系,如婴儿、儿童易患湿疹,青年易患痤疮,老年则常见脂溢性角化症和瘙痒症。不同年龄,因生理特点不同,发病病种也有差异。另外,随着年龄增长,机体衰老,皮肤组织细胞也逐渐老化,使皮肤呈现皱纹、干燥、肤色黯黄、色素沉着等衰老表征影响美感。

2. 性别　性别不同,常见皮肤病的发病有所差异,女性易发生黄褐斑、硬红斑、结节性红斑、泛发性硬皮病及系统性红斑狼疮;男性易发生痤疮、早秃、须疮等。

3. 职业　职业因素导致特定皮肤病发生,不同生产条件和环境下,工人皮肤接触不同致病因素而产生不同皮肤病。机械工人易受外伤或接触机油而发生痤疮;化工工人易受化学物质刺激或对化学物质敏感而发生接触性皮炎;煤矿工人因常年处于地下环境易发生真菌性皮肤病;农业劳动者因手足经常暴露或疏于养护,易发生冻疮或手足皲裂等。

4. 季节　皮肤也常受到季节气候的影响而发生病理改变。夏季因炎热潮湿易发生真菌性皮肤病;秋季常见多形红斑、玫瑰糠疹;冬季易发生冻疮,银屑病也多在冬季加重或发病。

5. 种族　种族不同,皮肤组织结构有所差异,加之地域、生活习惯等因素,致发病特点不同。黄种人皮脂腺及顶泌汗腺的组织结构及功能与白种人相比有一定的差别,患痤疮及腋臭的比率较低,病情也较轻;白种人患日光角化病、恶性黑素瘤较黄种人为高。

6. 生活习惯　个人卫生习惯不同,发病情况有所差异,讲究个人卫生可减少细菌、寄生虫及真菌感染如脓疱疮、疥疮、头癣和足癣等的发生。过多使用肥皂、热水者,冬季易出现皮肤干燥、瘙痒或皲裂。

(二)主要因素

1. 物理性因素　摩擦、挤压、冷、热、光线等物理因素均可造成损美性皮肤病。压力及摩擦可引起胼胝、鸡眼;温度异常可引起烫伤、冻疮;放射线可引起急性或慢性放射性皮炎、肿瘤;接触光敏性物质如沥青、某些含有光敏物质的化妆品或受日光、紫外线照射后可发生多形性日光疹;服用某些药品如磺胺、四环素等后,经日光或紫外线照射可引起光感性药疹;食用某些植物如灰菜、紫云英后,经日晒可引起植物-日光性皮炎;长期潮湿或浸渍、过度干燥、过度热水洗烫和搔抓等,可引起皮肤瘙痒、苔藓样变,或使原有皮肤病病程延长及加重。

2. 化学性因素　接触某些农药、染料、化工原料及家庭日用化学物品(如染发剂、劣质化妆品、洗涤剂等)可能产生接触性皮炎。

3. 生物性因素　一类比较常见的病因。主要包括病原微生物(如细菌、病毒、真菌等)和寄生虫等对人体皮肤的侵害。

(1)细菌感染:主要以致病球菌(葡萄球菌、链球菌等)感染为主。其中葡萄球菌易引起毛囊炎、疖、痈、脓疱疮等;链球菌易引起丹毒、蜂窝织炎。

(2)病毒感染:主要以人类乳头瘤病毒和疱疹病毒感染为主。当病毒侵入机体后,对神经和皮肤组织有较强的亲合力,从而破坏皮肤组织结构致使发病。根据病毒感染后的不同临床表现特点,可将其分三种类型:

1)新生物型:人类乳头瘤病毒引起,皮疹以疣状或乳头瘤状增生为主,临床上常见有寻常疣、扁平疣、跖疣等。

2)疱疹型:由疱疹病毒引起,皮疹以水疱或疱疹为主,临床上常见有单纯疱疹、带状疱疹等。

3)红斑发疹型:皮疹以红斑或斑丘疹为主,临床上常见有麻疹、风疹、传染性红斑等。

(3)真菌感染:由对人类致病性真菌引起,临床上将真菌性皮肤病分为浅部真菌病和深部真菌病两大类。浅部真菌只侵犯皮肤及其附属器,临床上常见的有头癣、体癣、股癣、手足癣、花斑癣和甲癣等。深部真菌主要侵犯人体内脏器官、骨骼及中枢神经系统,也可侵犯皮肤、黏膜。

(4) 寄生虫感染:人体接触感染寄生虫所致。寄生虫常寄生于人体或动物的身体上,如螨虫、蜱虫等。与人类健康密切相关的螨虫主要有尘螨、疥螨、蠕形螨、粉螨、蒲螨、果螨、食甜螨等,存在于居室的阴暗角落、地毯、床垫、枕头、沙发、空调等处,可导致人体过敏,出现过敏性哮喘、过敏性鼻炎、荨麻疹、湿疹等;皮肤感染可出现螨皮炎、疥疮等。

4. 免疫因素　在某些机体中,免疫系统对一些抗原刺激发生异常强烈的反应,引起皮肤组织、细胞的损伤和生理功能障碍而出现皮肤病变,如变态反应或超敏反应。常见的免疫因素的皮肤疾病有接触性皮炎、湿疹、荨麻疹、药物性皮炎、系统性红斑狼疮等。变态反应是指机体受同一抗原物质再次刺激后产生的一种异常或病理性免疫反应,表现为组织损伤和(或)生理功能紊乱,常见有以下四型:

(1) Ⅰ型:即速发型变态反应,临床最常见的变态反应。引起此型的抗原物质较多,主要包括某些含有特殊蛋白的食物如鱼、虾、蛋、奶等以及粉尘、花粉、动物毛发、昆虫、药物等,体内发生作用的抗体为 IgE,发生部位在皮肤、支气管黏膜、鼻黏膜及胃肠黏膜等。Ⅰ型变态反应的特点是反应发生快,消退快,多数发生在接触抗原物质后数分钟至 1 小时内,荨麻疹、血管性水肿等均属于Ⅰ型变态反应。

(2) Ⅱ型:即细胞溶解型或细胞毒型变态反应,由抗原与抗体结合在靶细胞膜上所致。根据抗原物质的来源分为两类:一类是机体细胞表面固有的抗原成分,另一类是吸附于组织细胞上的外源性抗原或半抗原。抗体主要是 IgG、IgM,少数情况下为 IgA。药物引起的溶血性贫血、血小板减少性紫癜、天疱疮与类天疱疮等皮肤病属于Ⅱ型变态反应。

(3) Ⅲ型:即免疫复合物型或血管炎症变态反应,由体液中的抗原与相应抗体结合形成免疫复合物而引起。引起此型的抗原物质根据来源分为内源性和外源性,内源性抗原如变性 IgG、核抗原、肿瘤抗原等,外源性抗原如各种致病微生物、寄生虫、药物、异种血清等。药物性血清样综合征、血清病、某些类型的荨麻疹、血管炎及红斑狼疮等皮肤病均属于Ⅲ型变态反应。

(4) Ⅳ型:即迟发型变态反应,细胞免疫过度引发的病理过程,其发病机制与抗体和补体无关,而与 T 细胞介导的免疫反应有关。引起此型变态反应的抗原物质有微生物(特别是某些细胞内寄生菌,如结核杆菌)、寄生虫、组织抗原和某些化学物质(二硝基氟苯、镍、铬)等。接触性皮炎、湿疹、结核菌素性皮肤反应都属于Ⅳ型变态反应。Ⅳ型变态反应在临床上用于皮肤试验,如斑贴试验。

5. 营养与代谢障碍　人体营养及代谢正常是机体健康的重要物质保证,一旦营养及代谢障碍,不仅机体各系统会有不同程度的损害,也会产生一系列的皮肤损害。食物中营养成分不全或烹调方法不当以及营养价值不能满足生理需求,可引起维生素缺乏性皮肤病,如维生素 A 缺乏症、核黄素缺乏症;由于某些疾病、生活环境改变、不良生活习惯(如偏食)、药物治疗因素(如慢性腹泻或长期使用抗结核药物)等的影响,均可导致继发性营养不良及代谢障碍性皮肤病。

知识链接

营养与皮肤美容

皮肤作为人体众多组织的一部分,是由水、蛋白质、脂类、碳水化合物(糖类)、维生素、矿物质和微量元素等营养素构成。这些物质在人体皮肤中有特定的构成比例,它们参与人体肌肤内复杂的新陈代谢。构成真皮的弹性蛋白与胶原蛋白使皮肤丰盈、有弹性,均衡、优质的蛋白质对皮肤非常重要;构成皮肤的油脂属于不饱和脂肪酸,由蛋白质、维他命及微量元素所构成的酶类调节着皮肤的微妙变化。

当人们因不良的饮食习惯、工作压力、环境污染等因素而无法获得充足、均衡的营养物质时,皮肤也必然会出现种种不正常的现象,如痤疮、色斑、细纹等。滋润、光滑、细腻、柔嫩、富于弹性的皮肤不仅与人忧郁或愉快的心情有关,更与营养有关。

6. 内分泌失调　人体的内分泌系统可分泌各种激素,与神经系统一起调节人体的代谢和生理功能。正常情况下各种激素是保持平衡的,如因某种因素使内分泌失衡(某种激素过多或过少),会导致内分泌失调,引起各种疾病,如肾上腺皮质功能亢进,可出现痤疮、多毛及满月脸等;甲状腺功能减退可出现皮肤黏液性水肿;成熟女性体内雌激素水平失调可出现黄褐斑等。

7. 精神心理因素　损美性皮肤病精神心理方面的致病因素也是不可忽视的,工作紧张、过度疲劳、精神抑郁、失眠等都可使病情加重。长期精神抑郁、心情沮丧可诱发斑秃、多汗症等;而精神愉快、乐观,正确对待疾病,主动配合治疗,常有助于皮肤病顺利治愈。医学专家研究认为,精神心理因素致病的原因在于它使机体内分泌功能失调,促使血管壁或组织细胞释放缓激肽、组胺等介质,可诱发或加重原有皮肤病。因此,皮肤病患者在使用药物治疗的同时,不可忽视心理的调治。

8. 皮肤结构异常　比如角质层角化不良、毛囊角化等,此类皮肤病临床上均以角质增生为特征。角化性皮肤病的病因及发病机制不尽相同,或因先天性遗传导致,如毛囊角化病;或因后天获得不足,如维生素 A 缺乏症;或因角质物增殖过快、角质层粘连性增加,使角质物堆积过多,如鱼鳞病;真菌也可致使皮肤角化异常导致角化性皮肤病。

(三) 加重因素

在皮肤病的发病过程中,许多因素会使疾病发展或加重,热水烫、过度搔抓、肥皂水洗涤、饮食不当,用药不当、强烈日晒等是常见的因素。皮肤瘙痒的患者常喜用热水烫,虽当时可止痒,但过后常使病情恶化,特别是一些急性湿疹和皮炎,烫后毛细血管更加扩张,糜烂渗出加重;瘙痒性皮肤病,如慢性单纯性苔藓,常因不断搔抓而使皮损变厚,皮损变厚又加重瘙痒,形成恶性循环。感染性皮肤病如脓疱疮、扁平疣及传染性软疣等,可因搔抓而蔓延发展;很多皮肤病常因使用肥皂水后致病情恶化,如老年性皮肤瘙痒症及冬季瘙痒症,用肥皂水洗涤后皮肤更干燥,使瘙痒加重;进食刺激性食物(如酒、辣椒、蒜、葱等)或异种蛋白性食物(如羊肉、鱼等)可使某些皮肤病加重,如痤疮、荨麻疹等;某些皮肤病急性期可因外用或内用刺激性较强的药物而恶化,如接触性皮炎;另有一些皮肤病如湿疹、红斑狼疮等,常因强烈的日晒而加重。

二、中医对损美性皮肤病病因及病机的认识

中医学认为,皮肤病的发生多由外感六淫、内伤七情及饮食、劳逸、虫毒、疫疠等所致,尤以内伤七情以及饮食、劳逸等致病因素为著。病机学说认为,皮肤病的发生、发展及变化是由于各种内外致病因素侵及肌肤,导致阴阳失衡,气血、津液失调、脏腑功能紊乱,并通过经络,反映于体表而出现皮肤病证。

(一)病因

导致皮肤病发生的原因是多种多样的,如六淫、七情、饮食、劳逸、虫毒及外伤等,在一定条件下都能使人发生皮肤病。从整体观出发,病因致病关系到两个方面:一是人体本身抗病能力相对减弱,即所谓"正虚";二是致病因素相对亢盛,即所谓"邪实"。一般来说,六淫、虫毒等常直接浸淫皮肤而发病,七情、饮食等影响脏腑功能后可间接引起皮肤病。

1. 六淫　六淫是六种致病邪气的统称。人体皮肤覆于体表,最易受到六淫之气的侵害,尤其是终年暴露在外,饱经风霜、寒暑的面部。每当六淫侵入人体时,面部都会首当其冲,直接影响皮肤的的健康与美观,产生多种皮肤疾病。

(1)风:风为春季主气,分为外风和内风。外风常为外邪致病的先导,一年四季均可发生,内风多由肝脏功能失调产生。风邪所致的皮肤症状主要为风团、鳞屑和瘙痒。其性质与致病特点如下:

1)风为六淫之首:风为六淫的主要致病因素,寒、热、湿、燥等邪易依附风邪而侵犯人体。因此,许多皮肤病与风邪有关。

2)风为阳邪,其性开泄:风邪善动,具有升发、向上的特性。由于升发特性,使皮损易于扩散,如玫瑰糠疹好发于胸背,皮疹由一个母斑而后扩散增多;因风性趋于向上,皮损好发于颜面、五官等人体上部的肌表,皮毛腠理开泄而使毛孔粗大,产生粉刺、酒渣鼻、桃花癣、痒疹等疾病。外风侵袭体表,皮肤易偏干燥,出现细薄鳞屑,如单纯糠疹;内风外发体表,皮肤干燥失润,易出鳞屑,经反复搔抓,致使皮肤粗糙或肥厚,如皮肤瘙痒症。

3)风性善行而数变:风邪致病具有病位无定处,变化无常,发病迅速的特性,如荨麻疹风团发无定处,时起时消,此起彼伏,瘙痒发无定时,速痒速止。

(2)寒:寒为冬季的主气,分为外寒和内寒。外寒是指外感寒邪,内寒是由脾肾阳虚所致。气温过低、衣着不足、冒雨涉水或过食寒凉、素体阳虚等导致寒邪侵袭肌肤而致病。寒邪所致的皮肤症状为皮肤温低、皮损色白或青紫、结节、结块及疼痛。其性质与致病特点如下:

1)寒性凝滞,易伤阳气:寒邪易使气血凝滞,阻于经脉,使肌肤失养,致皮肤板硬,肢端青紫或发绀,如硬皮病;血为寒凝,日久成瘀,局部则出现结节或结块,如硬红斑;寒气侵袭人体,耗伤阳气,颜面四肢失于温煦,皮温过低,颜面、耳、手好发冻疮。

2)寒为阴邪,寒性收引:寒邪侵袭肌肤外表,导致毛窍收缩,卫阳闭塞,易致毛发脱落,须眉不茂。外寒侵袭,腠理毛窍闭塞,络脉收引,气血不充则发皮疹,如荨麻疹风寒证;内寒外发,四肢不温,则致手足青紫或发绀,如硬皮病。寒性属阴,遇冷加重,遇热减轻,如硬皮病、肢端动脉痉挛病、冷凝性荨麻疹等,均有冬季症状加重,得暖病情缓解的现象。

（3）暑：暑为夏季的主气，暑邪独见于盛夏，而无内暑。暑邪所致的皮肤症状为丘疹、水疱等。其性质与致病特点如下：

1）暑为阳邪，其性炎热：暑为夏季的火热之气所化，浸淫皮肤后，易出现红斑、红丘疹，多见于夏季皮炎、红痱子。暑多夹风夹湿，常有风热、暑热、火热相兼，易出现皮肤疮毒疖肿等症。

2）暑性升散，易耗气伤津：暑为阳邪，易升易发，故皮疹好发于上半身，如痤疮、酒渣鼻等皮肤病；侵犯人体可致腠理开而汗出，汗多而伤津液，津不足则表现为咽干、口渴、倦怠等症。

（4）湿：湿为长夏的主气。外湿来源于夏季，也可因居住潮湿、接触水湿、涉水淋雨等而致；内湿多由脾失健运产生。湿邪所致的皮肤症状有丘疱疹、水疱、大疱、浸渍、糜烂、渗出及水肿性红斑、浸润性风团等。其性质与致病特点如下：

1）湿性重浊：伤于湿者下先受之，湿邪易于下注，侵袭人体下焦，故部分皮肤病多发于下肢、外阴、双足，如小腿湿疹、急性女阴溃疡、阴囊湿疹、糜烂型足癣等。湿性重浊还体现在可使病灶排泄物、分泌物秽浊黏腻。

2）湿性黏滞：湿性黏腻，郁滞难除，所致皮肤病往往缠绵难愈，病程较长，易反复发作，如湿疹，易由急性转成亚急性或慢性。湿邪往往不单独致病，易与其他邪气相兼，如风湿、寒湿等，因此使皮肤病常出现复杂多变的证候。此外，湿邪可致分泌物黏腻秽浊，如油腻性鳞屑病多与此有关。

3）湿为阴邪：湿性类水，属阴，湿邪侵及人体，留滞脏腑经络，最易阻遏气机、损伤阳气。临床上可出现头晕、肢困乏力、胸腹痞满、纳呆等全身症状。湿邪郁久化热，湿热内蕴，所致皮损不单是水疱、大疱，还有红斑、红丘疹相继出现，如湿疹、多形红斑等。

（5）燥：燥邪多见于秋季，内燥每因体内津血亏虚所化生，燥邪致病的皮肤症状有皮肤干燥、粗糙等。其性质与致病特点如下：

1）燥性干涩，易伤津液：引起阴津亏虚的病变，如口鼻干燥、咽干口渴、皮肤粗糙皲裂、毛发干燥少光泽。此外，由于内燥明显，常使黏膜干燥失养，如干燥综合征，可伴口咽干燥，唾液减少等症状。

2）燥易伤肺：肺外合皮毛，与大肠相表里，故燥热伤肺，易引发皮肤疱疹和大肠积滞不通，后者加重痤疮。

（6）火（热）：外火（热）多是直接感受温热邪气所致；内火（热）常由脏腑阴阳气血失调而成。此外，风、寒、暑、湿、燥等各种外邪，或精神刺激即所谓"五志过极"，在一定条件下均可化火，所以又有"五气化火""五志化火"之说。火热之邪所致的皮肤症状有红斑、红丘疹、紫斑、脓疱等。其性质与致病特点如下：

1）火热之邪，易耗伤阴津：火热迫津外泄而生风动血，使血流加快，迫血妄行而致皮肤斑疹疮疡等症。

2）火热为阳邪，其性上炎：阳主躁动而向上，火热致病多侵袭人体上焦，多发头面部皮肤病症，如心火上炎而致口舌生疮；肝火上炎而致目赤肿痛、黄褐斑等症；胃火炽盛而致齿龈肿痛、皮肤疱疹，均属火性上炎所致。另外，火性暴烈，火热所致皮肤病多发病急、病程短、皮疹发生快消退也快。

2. 七情　七情是指喜、怒、忧、思、悲、恐、惊七种情志变化，是人体对外界环境的一种生理反应,属正常的精神活动。当机体处于长时间或程度较强的情绪刺激时,七情就会成为致病因素,引起脏腑功能失常、阴阳气血失调,从而导致皮肤病的发生。忧思郁怒,日久郁而化火,火热搏结营血,外发肌肤,出现红斑、丘疹、鳞屑等症,多见于银屑病、神经性皮炎;血热生风,风动发落,常见于斑秃;暴怒伤肝,气滞血瘀,则面部黄褐斑加重。过度的精神刺激不仅能引起人体脏腑功能失常,还可严重影响人的肌肤及容貌美感。

(1) 喜:心在志为喜。喜则气血和畅、营卫调和、面色红润、容光焕发,能使容貌健美,西医学也认为经常保持心情愉快,能使人处于年轻状态。过喜会伤心,使心气涣散,血运无力而瘀滞,导致心悸心痛,精神疲乏,失眠多梦。由于血液循环障碍,致面部供血不足,表现为面色苍白或萎黄无光泽。

(2) 怒:肝在志为怒。郁怒伤肝,肝气郁滞,瘀血阻滞,面部失荣可致面部黄褐斑及爪甲的病变。

(3) 忧(悲):肺在志为忧。忧则伤肺,肺失于宣发肃降,水谷精微输布失常,皮毛不润,故忧虑日久,面色㿠白,皮肤枯槁,白发早生,容颜早衰。过忧还可导致其他疾病的发生而间接影响皮肤健美。悲是忧愁情绪的进一步发展,悲伤过度,可致心肺郁结,意志低沉,容颜早衰。

(4) 思:脾在志为思。思则伤脾,脾失健运,气衰血少,可致肌肤失荣,皱纹早生,皮肤痒疹等症;气血不足,不能濡养面部皮肤,可致面色苍白无华。

(5) 恐(惊):肾在志为恐。惊恐伤肾,肾精失守,肌肤失润,面色晦暗或黧黑。

3. 饮食劳逸　饮食、劳逸失常易导致脏腑气机紊乱,影响人体生理功能而产生疾病。

(1) 饮食不节:饮食不节,损伤脾胃而致皮肤病发生,大致有以下几方面:过食生冷或暴饮暴食,脾虚水湿内停,外发肌肤,而发生湿疹、带状疱疹等;过食或偏嗜鱼虾海味腥发之物,脾运失常,内生湿热,致使皮肤出现红斑、丘疹、水疱等皮损,常见病如湿疹、过敏性皮炎等;过食辛辣油腻肥甘食物,生湿化热,湿热上蒸,熏于颜面,而生痤疮、酒渣鼻、脂溢性皮炎等病。

(2) 劳逸失常:表现为过劳、过逸及外伤。过劳包括劳力过度、劳神过度、房劳过度。过劳可使气衰血少,肾精不足,颜面、肌肤失充,致面色晦暗、斑疹、毛发脱落等症;过逸易使人气血运行不畅,精神萎靡,臃肿肥胖,影响人体健美。

4. 疫疠虫毒及外伤　疫疠具有传播迅速、传染性强、病情严重、致病死亡率高的特点。疫疠所致病证种类很多,临床常见的主要有瘟疫、疫疹、瘟黄等证候。虫毒所伤一方面是指疥虫、虱子直接引起的皮肤病,如疥疮、虱病等;另一方面是指昆虫类叮咬刺伤皮肤而引起的皮肤病,如各种虫咬皮炎。脏腑功能失调,火热内蕴,郁久化毒,此为内毒致病,如丹毒、痈、疖等;外毒致病则包括西医学所说的细菌、病毒、真菌等,还有接触或服食某种药物及其他有毒物而致病。外伤则可使皮肤直接破损发病,此外,长途跋涉可引起胼胝、鸡眼。

(二) 病机

中医学对皮肤病发生的病机早有论述。《素问·至真要大论》曰:"诸风掉眩,皆属于肝;诸寒收引,皆属于肾;诸气膹郁,皆属于肺;诸湿肿满,皆属于脾……诸痛痒疮,皆属于心"。《外科启玄·明疮疡标本论》曰:"疮虽生于肌肤之外,而其根本原于脏腑之内"，"凡疮疡皆由五脏不和，六腑壅滞，则令经络不通而所生焉"，反映了中医对皮肤疮疡病变机理的基本观点。皮肤的正常生理活动是由脏腑产生的营卫气血津液，通过经脉输布来维持的。当脏腑功能失常，气血失调，经络失疏，就会间接或直接影响和破坏皮肤腠理的正常生理活动而发病。六淫侵袭也可直接导致皮损而致病。

1. 脏腑功能失常　中医整体观认为，人以五脏为中心，通过经络的联络而组成一个统一的整体。五脏功能失常可通过经络反映于体表，人体体表的疾病，也可通过经络影响到五脏，可见脏腑功能与皮肤健美关系密切。皮肤肌腠依靠脏腑所生成的气血来温煦濡养，脏腑功能失常，肌肤失于温养，就会出现病损，脏腑功能失常是皮肤病发生的根本。引起脏腑功能偏盛偏衰的原因是多方面的，年龄长幼、体质强弱，或罹患其他疾病，对脏腑功能都有一定影响；六淫、七情、饮食等也可造成脏腑功能失常。

(1) 心主血脉，开窍于舌，其华在面。心是血液运行的动力，有推动血液在脉道中运行以营养全身的功能。面部血脉丰富，心的气血盛衰可以从面部色泽或舌色舌质反映出来，当功能失常时，常导致面部肌肤受损病症，如红斑、紫斑、丘疹、风团等。心火炽盛，皮损多呈鲜红，范围广泛，局部炽热肿胀或伴有化脓性皮疹；心阳不足，皮损多白色或指端青紫，或有肿块及条索硬结；心阴不足，致心火偏亢，引发口腔黏膜及舌部糜烂溃疡。

(2) 肺主气，外合皮毛，开窍于鼻，与大肠相表里。肺气不足，不能宣发卫气津液于皮毛，使皮毛枯槁、皮肤干燥、面容憔悴；肺与大肠互为表里，若肺失肃降，大肠传道失司，则引发便秘、痤疮。

(3) 肝主疏泄，开窍于目，其华在爪。肝气疏通，气血平和，面色红润。肝失疏泄，气滞血瘀，血液瘀滞于面，出现面青目黑或黄褐斑等皮肤病变。若肝气上逆，血随气涌，可出现面红、面部毛细血管扩张等症；若肝火上炎，则目赤面红。肝藏血，肝血充足，则爪甲坚韧，红润光泽；肝血不足，爪甲失荣，则出现爪甲软、薄、干枯、变形、脆裂等甲病。

(4) 脾主四肢肌肉，主统血，主运化，开窍于口，其华在唇。脾能生化气血来营养滋润皮肤，运化功能正常，气血充足，则皮肤荣润光泽；反之，气血不足，则面色萎黄、皱纹早生。脾亦运化水湿以滋润皮肤，若功能失常，水湿停聚，久则化热，湿热熏蒸于面，则致痤疮、酒渣鼻、口舌生疮等面部疾病。脾不统血，可出现皮肤紫斑等，失血过多致面色苍白无血色。脾主肌肉，其华在唇，脾运正常，肌肉丰满发达，口唇红润光泽；脾失健运，则营养不良致肌肉萎缩、松弛，皱纹横生，口唇萎黄无光泽，易生口疮等症。

(5) 肾为先天之本，藏精，开窍于耳，其华在发。肾藏精，主生殖，精气盛衰，决定人体的生长发育和衰老。精血同源，精足则血旺，面容红润，光滑美丽；肾气不足早亏，则出现面色黧黑、晦暗，皮肤衰老等症；毛发的生长与脱落，润泽与枯槁均与肾的精气盛衰有关。

2. 气血失调　气、血、津液是构成人体的基本物质，是脏腑进行生理活动的物质基础，也是人体皮肤赖以滋养荣润的物质来源。气血调和，则面色容润，肌肤润泽细腻，呈现生机和美感，反之则形容枯槁，色衰气怯，导致多种损美性病症。气血失调可以概括为虚、实两方面，虚证包括气虚、血虚、气血两虚、气不摄血等，虚则经脉空虚，肌肤不荣，而发虚损病症如皮肤干枯、皱纹、白发脱发、白斑、紫斑、甲枯等；实证包括气滞、血瘀、血热、气滞血瘀等，实则经脉阻滞，气血壅塞，而发瘀滞病症如斑疹、肿块、结节、痤疮等。

3. 经络失疏　经络是运行气血的通道，也是皮肤与脏腑保持密切关系的桥梁。经络疏通与否，既受脏腑功能的调节，又受气血变化的影响，脏腑功能失调所产生的内寒、内湿、内热等对经脉的影响尤为明显。内寒偏盛，阳气不通，则经脉收引，四肢不温、手足发凉甚至肌肤疼痛，如引发硬皮病、红斑狼疮等；湿邪阻滞经脉，外发肌肤，轻则发生水疱、大疱，重则发生结节，如引发湿疹、天疱疮、结节性红斑等病；内热偏盛，体表络脉充盈，则出现红斑，如引发湿疹、皮炎及各种红斑性皮肤病等。

4. 六淫侵肤　皮肤病发生的机理主要是脏腑功能失常、气血失调、经络失疏，六淫侵袭也是皮肤病发生的重要机理之一。六淫之邪既可引起脏腑功能失常、气血失调、经络失疏而间接导致体表肌肤受损，也可直接侵袭皮肤，造成皮肤损害而发病，有受损在外、直观可见的特点。常见的皮损如红斑、丘疹、丘疱疹、风团、水疱、大疱、糜烂、鳞屑、痂皮等均可因六淫侵害而引起。

第二节　诊　　断

正确的诊断是防治皮肤病的基础。皮肤病的诊断与其他临床学科一样，只有进行病史采集、体格检查和必要的实验室检查，才能作出正确的诊断。

一、病史采集

病史采集是获得疾病信息的首要方法，是诊断疾病的首要步骤。询问病史时应对患者耐心仔细，态度和蔼，有同情心。皮肤病的病史采集包括如下内容：

（一）一般项目

姓名、性别、年龄、籍贯、种族、职业、爱好及婚姻状况等。有部分疾病的发病率在不同年龄和性别的人群中不同，某些职业的人群易感某些疾病，如油漆工人、化学工业工人易发生接触性皮炎。因此，掌握一般资料对诊断及鉴别诊断均有一定意义。

（二）主诉

主诉是促使患者就诊的主要原因，包括主要症状、皮损部位、伴随及发病持续时间等方面。例如：患者双侧面颊部红色丘疹瘙痒，遇热加重3天。

（三）现病史

现病史是指患者本次疾病的发生、演变、诊疗等方面的详细情况，应当按时间顺序记录，内容包括：

1. 皮疹的初发情况，包括发病时间、发病诱因及伴随症状。

2. 主要症状特点，初发皮损的部位、形态、大小、数目以及皮损出现的顺序、进展速度和病情演变过程。

3. 全身和局部的自觉症状及程度。

4. 发病后的治疗情况（包括药品名称、剂量、方法、效果及副作用等）。

5. 可能的病因或诱因，如与季节、气候、饮食、睡眠、生活环境、职业及精神状态等的关系。

6. 与鉴别诊断有关的阳性或阴性资料等。

与本次疾病虽无紧密关系，但仍需治疗的其他疾病情况，可在现病史后另起一段

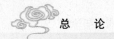

予以记录。

（四）既往史

既往史是指患者过去的健康和疾病情况,内容包括:曾患过何种疾病,尤其是与现有皮肤病有关的疾病,其治疗情况、疗效及不良反应;有无食物、药物、化学物品及动、植物等的过敏史。

（五）个人史

包括出生地与长期居住地,生活及饮食习惯,烟酒嗜好,职业,月经、妊娠和生育史,不洁性交史及涉外婚姻史等。

（六）家族史

家族中有无类似疾病及变态反应性疾病患者,有无性病、恶性肿瘤、结核病、自身免疫性疾病及先天性疾病的患者。

二、临床表现

损美性皮肤病的临床表现主要包括局部皮损及自觉伴随症状两个部分,是认识和诊断皮肤病的重要依据。根据皮损典型特征及自觉伴随症状,对疾病作出分析、判断,才能为下一步制订治疗方案提供依据并科学指导美容实践。

（一）常见局部皮损

皮损即指能看到或触到的表现在皮肤或黏膜的局部损害,通称为"皮疹",一般分为原发性损害(原发疹)和继发性损害(继发疹)两种。原发性损害是指由皮肤病病理变化直接产生的最早出现的局部皮肤原始性损害;继发性损害是指由原发性损害演变或经过搔抓、感染和治疗等进一步产生损害或好转的结果,例如色素沉着斑在黄褐斑是原发性损害,在固定性药疹则是继发性损害。认清主要皮损对皮肤病变的诊断和鉴别诊断尤其重要,对某些皮损应根据具体情况进行分析定性。

1. 原发性损害

（1）斑疹:指局限性皮肤颜色改变,既不隆起,也不凹陷,能看见但触摸不到,一般直径不超过 1cm(图 5-1A)(直径超过 1cm 时,称为"斑片")。病理改变多在表皮和真皮浅层。斑疹可分为以下 4 种:

1）红斑:由于毛细血管充血或扩张引起,压之褪色,分为炎症性和非炎症性两种。前者略肿胀,局部温度稍高;后者局部温度不高,也不肿胀,如鲜红斑痣。

2）出血斑:由于毛细血管壁损伤,血液外渗至真皮组织所致,压之不褪色。直径小于 2mm 者称瘀点,大于 2mm 者称瘀斑,如紫癜。

3）色素沉着斑:由于表皮或真皮内色素增多所致,呈现褐色或黑色,如黄褐斑;人为的皮肤内注入外源性色素称文身或人工色斑。

4）色素减退及色素脱失斑:由于皮肤内黑色素减少或脱失所致,前者如单纯糠疹,后者如白癜风。

（2）丘疹:局限性、隆起性、实质性损害,一般直径不超过 1cm,直径大于 1cm 时形成斑块,为单个丘疹扩大或者多个丘疹融合而成(图 5-1B)。可由炎症浸润、代谢异常或皮肤变性所致,病理改变多位于表皮或真皮浅层,其形态可呈扁平圆状如扁平疣、乳头状如寻常疣等。

（3）水疱:高出皮面、内含液体的局限性、腔隙性损害,一般直径不超过 1cm

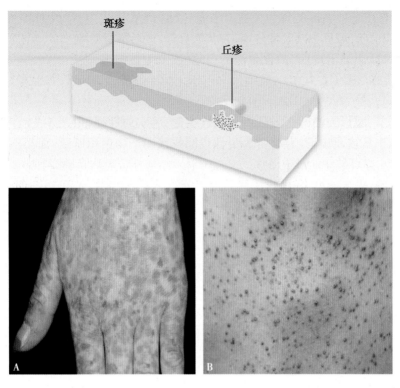

图 5-1　斑疹和丘疹

A：斑疹　B：丘疹

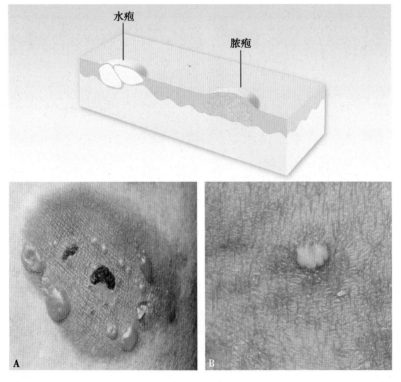

图 5-2　水疱和脓疱

A：水疱　B：脓疱

(图 5-2A)，直径超过 1cm 的称为大疱。水疱一般发生在表皮内，常由细菌、病毒、疥虫及变态反应引起，可见于接触性皮炎、带状疱疹等，愈后不留瘢痕。

(4) 脓疱：为高出皮面、内含脓液的局限性、腔隙性损害，大小、深浅与水疱类似，周围带有炎性红晕(图 5-2B)。脓疱大多由于化脓性细菌感染所致，如脓疱疮、毛囊炎和痤疮等。

(5) 结节：圆形或类圆形较硬的局限性突起，为实质性损害(图 5-3A)。其位置较丘疹深，位于真皮或皮下组织，常为炎性浸润或代谢产物聚积所致，大小不一。结节可自行吸收，亦可破溃而形成溃疡，如皮肤结核、结节性黄色瘤及肿瘤等。

(6) 囊肿：内含液体、黏稠物质和其他成分的局限性、囊性损害，呈圆形或椭圆形，触之有弹性感(图 5-3B)。一般位于真皮或皮下组织，如腱鞘囊肿、皮脂腺囊肿等。

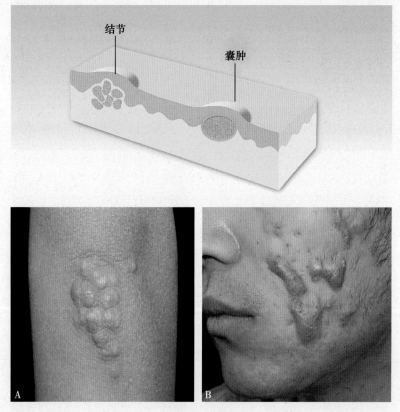

图 5-3　结节和囊肿
A：结节　　B：囊肿

(7) 风团：真皮浅层急性水种所致的暂时性、局限性、隆起性团块状损害，形态、大小、数目不一，颜色或红或白，周边伴有红晕或伪足(图 5-4)。起病急骤，一般数小时后可消退，退后不留痕迹，如急性荨麻疹等。

2. 继发性损害

(1) 鳞屑：即脱落的或即将脱落的表皮角质细胞。当皮肤炎症或其他损害时，可形成明显的易察觉的鳞屑(图 5-5)。鳞屑的大小、厚薄和多少因不同的皮肤病而异。

花斑癣的鳞屑像糠秕状；剥脱性皮炎的鳞屑呈片状、手套状及袜套状；银屑病的鳞屑白如云母状等。

（2）浸渍：皮肤由于较长时间处于潮湿状态或浸水，角质层吸收较多水分而致表皮发白变软，甚至起皱，称为"浸渍"（图5-6）。表皮被摩擦后易脱落呈糜烂面或继发感染。

（3）糜烂：水疱、浅在性脓疱、小结节或丘疹等表皮破溃失去上皮所致，表面潮红、湿润并有渗液，愈后不留瘢痕（图5-7A）。

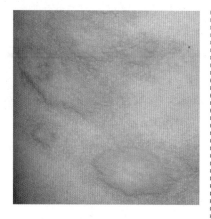

图5-4　风团

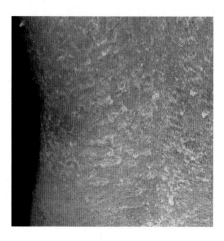

图5-5　鳞屑

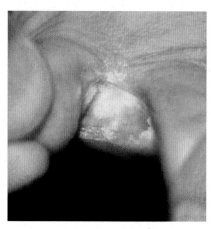

图5-6　浸渍

（4）溃疡：深达真皮和皮下组织的局限性组织缺损（图5-7B）。溃疡的大小、形状及深浅随病因和病情发展而异，表面可有浆液、脓液和坏死组织，或有痂皮覆盖，边缘常不规则，愈后可留有瘢痕。感染性皮肤病如疖、痈、放射性损伤等可引起溃疡。

（5）抓痕：搔抓引起的线条状或点状表皮或部分真皮的损伤（图5-8），可引起出血，形成血痂，如皮肤瘙痒症、慢性单纯性苔藓。

（6）痂皮：水疱、脓疱以及糜烂等皮肤损害的浆液、脓液、血液及脱落坏死组织所致的皮损，干涸后形成浆液痂、脓痂及血痂等（图5-9）。痂的厚薄、颜色、大小可因病变情况而异。

（7）皲裂：深达真皮的条形皮肤裂隙，伴有疼痛和出血（图5-10），多发出现在掌、跖、足跟等关节部位及口角、肛周等处。干燥季节多发，由局部皮肤炎症浸润、角化增厚等，加之外力作用而引发。表浅性皲裂愈后可不留瘢痕，深达真皮的皲裂愈后可留有条形瘢痕。

（8）瘢痕：真皮或真皮以下组织缺损或破坏，由新生结缔组织修复而成（图5-11），表面光滑，无皮纹，亦无毛发等皮肤附属结构，皮损缺乏弹性，分增生性（肥厚性）瘢痕和凹陷性（萎缩性）瘢痕，前者较硬而高出皮面，后者较正常皮肤稍凹陷，表皮薄、柔软而发亮。

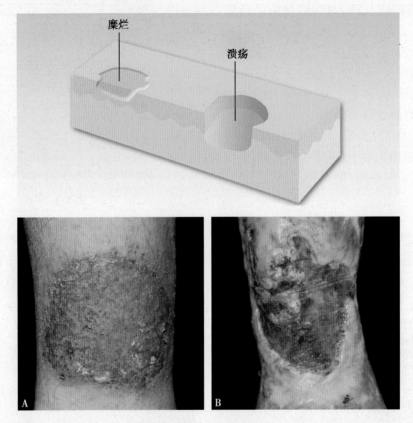

图 5-7　糜烂和溃疡

A:糜烂　B:溃疡

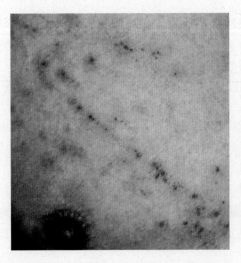

图 5-8　抓痕

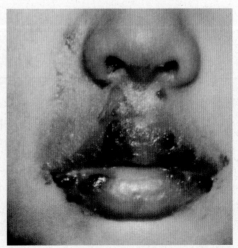

图 5-9　痂皮

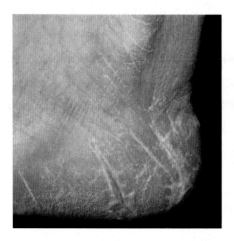

图 5-10　皲裂

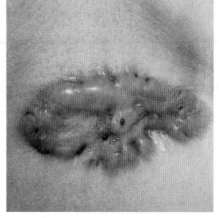

图 5-11　瘢痕

（9）苔藓样变：有些慢性瘙痒性皮肤病，由于长期受到刺激、摩擦、搔抓等的影响，可使皮肤增厚、粗糙，皮沟加深，皮嵴突起，呈多角形片状扁平丘疹，群集或融合成片，似皮革样变，亦称"苔藓化"（图 5-12），如神经性皮炎及慢性湿疹。

（10）萎缩：皮肤组织的一种退行性变所引起的皮肤变薄（图 5-13），可发生于表皮、真皮或皮下组织。

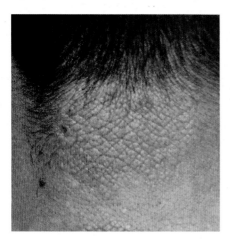

图 5-12　苔藓样变

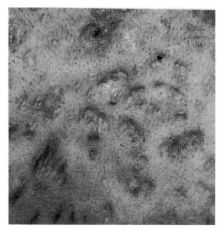

图 5-13　萎缩

1）表皮萎缩：因表皮细胞层数减少变薄而致，呈透明羊皮纸样，表面可有细皱纹，正常皮纹多消失，如老年人表皮变薄，皱纹增多。

2）真皮萎缩：因真皮结缔组织减少所致，常伴有皮肤附属器的萎缩，表现为局部皮肤凹陷、变薄，但皮纹正常。

3）皮下组织萎缩：主要由皮下脂肪组织减少所致，表现为局部皮纹正常，但凹陷明显。疾病引起皮肤萎缩见于盘状红斑狼疮所致的皮肤凹陷，滥用糖皮质激素也可导致皮肤萎缩，既影响人体皮肤的生理功能，又严重破坏人体皮肤的形态美。

上述皮肤损害，往往不是孤立的，经常是先后或同时存在，有时由一种皮损演变

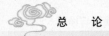

为另一种损害。

(二)自觉伴随症状

皮肤病发病时常伴发一系列患者主观感觉到的症状，即自觉症状，如痒、痛、灼热、麻木、蚁行等，另外某些疾病还可伴随发热、畏寒、肌肉酸痛等全身症状。

1. 瘙痒　最常见的自觉症状，痒的程度轻重不一，有阵发性、持续性、局限性和广泛性，有的夜间明显。瘙痒常见于湿疹、荨麻疹、神经性皮炎、扁平苔癣等。头皮、阴部、耳部及趾缝等处常发生局限性瘙痒。老年瘙痒症常见于冬季，有的与皮肤干燥有关。

2. 疼痛　有学者认为，痛觉和痒觉可能是同种神经传导，当刺激程度小于痛阈时表现为痒感，大于痛阈时表现为疼痛。疼痛的性质各异，可为刺痛、跳痛、割痛、钝痛、剧痛或电击样痛。疼痛常见于急性感染性皮肤病，如疖、丹毒，或病毒性皮肤病，如带状疱疹等。

3. 灼热感　皮肤出现一种烫热的主观感觉，又称烧灼感，可单独出现，亦可与瘙痒或疼痛同时出现，如灼痒或灼痛。中医认为灼热多属热毒或火邪所致。常见于接触性皮炎、丹毒、药疹等皮肤病。

4. 麻木　指机体失去痛、触、热、冷等知觉的表现，主要是由于感觉神经末梢受损、功能减退或丧失所致。感觉的消失顺序是痛觉、冷觉、热觉、最后是触觉。中医认为麻木系气血不通，经络受阻所致。气虚则麻，血虚则木，麻为木之轻，木为麻之甚。麻木可见于股外侧皮神经炎、麻风等。

5. 蚁行感　自觉皮肤表面如虫爬、如蚁行，奇痒难忍，夜间尤甚，见于维生素 B 缺乏症等。

三、临床检查

损美性皮肤病的临床检查包括一般检查、临床辅助检查及实验室检查。一般检查主要是针对皮损的视诊和触诊，是必不可少的，其他检查项目可根据疾病所需进行选择。许多损美性皮肤病常伴有全身性或系统性疾病，应注意行全身体格检查及实验室相关检查，如某患者以皮肤病就医，既往患有糖尿病，需行全身体格检查，同时还要参考患者的尿糖及血糖等实验室检查结果判断病情。

(一)一般检查

主要包括对皮肤局部或全身的视诊及触诊，为准确地反映皮肤、黏膜的损害，检查时应注意以下事项：在充足的自然光线下检查，因人工光线或强烈的日光均可影响皮肤的观察效果；温度应适宜，因过冷可引起毛细血管的收缩，使红斑颜色变浅或发生手足青紫发绀的现象，掩盖原有皮损的表现，甚至使患者受寒而致病。除检查患者主诉部位及相关部位外，还需对全身皮肤、黏膜或指（趾）、甲、毛发等皮肤附属器进行全面检查；检查皮损时需从不同角度和距离进行观察，发现其真实的形态外观；检查皮损常需视诊与触诊并用，有些皮损还需采用特殊的检查方法，如玻片压诊法及皮肤划痕试验等。以下对视诊、触诊内容进行介绍：

1. 视诊　指医师用视觉诊断疾病的方法，包括全身一般情况观察和局部观察所得的一些体征，如年龄、发育、营养、意识状态、面容、表情、体位、步态、姿势等；局部如皮肤、黏膜、舌苔、头颈、胸廓、腹形、四肢、肌肉、骨骼、关节外形等。皮肤视诊是皮肤科特有的，需注意观察以下内容：

（1）分辨部位与分布：皮损的部位与分布常是诊断损美性皮肤病的重要依据之一，也是在检查时需注意的首要问题。分辨皮损的部位在头皮、面部、躯干、上肢或是下肢等处；皮损出现在暴露部位（常为外源性发疹）还是覆盖部位；呈局限性、全身性还是对称性（常为内源性发疹）；损害是否沿血管分布（如血栓性静脉炎）或出现在一定的神经分布区（如带状疱疹）；是否呈线状（如虫爬皮炎）、环状（如环状红斑、体癣等）、多环形、虹膜形（如多形红斑）、蝶形（如红斑狼疮）等；是否分布在伸侧、屈侧或受摩擦部；损害呈孤立（如寻常疣）还是群集（如扁平疣）；是否分布在皮脂腺丰富的部位（如痤疮）或顶泌汗腺丰富的部位（如腋臭）。

（2）明确皮损属性：即原发还是继发，是单发还是多发，如为多种皮损应注意以何种为主，并注意新旧损害的发展过程。

（3）明确排列状态及形态：为散在或融合、孤立或群集，呈线状、带状、弧形或不规则形排列等，其形态是圆形、椭圆形、环形、弧形、地图形、多角形或不规则形等。

（4）辨认皮损的颜色：正常皮色或呈红色、紫色、青色、黑色、棕色等。结合病史，分辨色素增加或减少，是原发还是继发。红色可由充血、血管增生或出血引起，青或紫色血液瘀滞所致，棕、黑色皮肤内色素细胞聚集增加引起。

（5）观察皮损大小及数目：皮损大小常用直径或实物对比描述，如针尖、绿豆、鸡蛋或手掌大小等。皮损数目少者应以具体数字表示，皮损数目多时，可用较多或甚多等来说明。

（6）观察皮损表面与基底：如观察表面呈光滑、粗糙、湿润、干燥、隆起或凹陷；或呈扁平状、乳头状、菜花状、半球形隆起或中央有脐凹等；有无糜烂、溃疡；有无渗出、溢脓、出血、结痂或鳞屑；基底的宽窄，是否有蒂等。

（7）界定边缘与界限：边缘与界限清楚、比较清楚或模糊、整齐或不整齐等。

（8）其他：如溃疡的深浅，是否呈侵蚀；水疱内容物的性状即何种颜色，质地稀稠，是浆液性、脓性还是血性；疱壁的厚薄；挤压时水疱是否易破或向外移动等。

某些皮损用肉眼看不清楚，如隧道损害，可用放大镜观察。

2. 触诊　医师用手触摸或轻压被检查者身体可被触及的部位，通过手的感觉进行判断的一种诊法。触诊前应向患者说明检查目的和配合方式，检查时要温暖轻柔，避免引起患者精神和肌肉紧张，致使不能很好地配合而影响检查效果。触诊内容包括：

（1）皮损的大小、形态、深浅、硬度、弹性感及波动感；有无浸润增厚、萎缩变薄、松弛、凹陷等。

（2）皮损的轮廓是否清楚，与周围及其皮下组织是否粘连或可以推动。

（3）有无触压痛、感觉过敏或减弱。

（4）局部皮温是否正常，有无升高或降低。

（5）表浅淋巴结有无肿大、触痛或粘连。

（6）皮面干燥或湿润，出汗是否正常；皮脂增多还是减少。

（7）棘层细胞松解征（又称"尼氏征"）检查，其阳性表现为：用手指推压水疱可使疱壁移动，稍用力在外观正常皮肤上推擦表皮即剥离。此征在天疱疮及某些大疱性疾病（如大疱性表皮松解型药疹）中呈阳性。

（二）临床辅助检查

指在诊室能够进行的特殊检查，用以辅助临床诊断，也属于皮肤病的特殊检查。

1. 玻片压诊法　用玻片在皮损上按压 10~20 秒后观察皮损变化。红斑时可使红色消退,当玻片松开后红色复现;如为瘀点、瘀斑,则玻片按压后颜色不变;寻常狼疮结节压诊时呈现特有的苹果酱色,有一定的诊断价值。

2. 皮肤划痕试验　用钝器(如压舌板)划压皮肤,在 1~3 分钟内钝器划过的地方可出现三联反应。

(1) 划后 3~15 秒在划痕处出现红色线条,可能由真皮肥大细胞释放组胺引起毛细血管扩张所致。

(2) 划后 15~45 秒后在红色线条两侧出现红晕,为一种神经轴索反应,由小动脉扩张而引起,麻风损害处不产生这种红晕。

(3) 划后 1~3 分钟在划过处隆起苍白色风团性线条,可能是组胺引起水肿所致,此反应可见于皮肤划痕症及某些荨麻疹患者。

3. 感觉检查　检查温度觉、痛觉、触觉是否消失、减退或正常,具体方法如下:

(1) 温觉:取两个玻璃管,一管盛冷水,另一管盛热水,先后分别接触患处,如患者不能区分即温觉消失,反应迟钝即温觉减退。

(2) 痛觉:用针尖刺皮损,如患者不感觉痛或痛较正常皮肤差,即为痛觉消失或减退。

(3) 触觉:用少许棉花纤维做成的细纤维束在皮肤上轻轻擦过,如患者不知或分辨迟钝,即为触觉消失或减退。

4. 斑贴试验　是检测机体迟发型变态反应的一种诊断方法。

(1) 适应证:接触性皮炎、职业性皮炎、手部湿疹、化妆品皮炎等。

(2) 方法:根据受试物的性质配制成适当浓度的浸液、溶液、软膏或用原物作试剂,将受试物置于 4 层 1cm×1cm 大小的纱布上,贴于前臂屈侧或背部健康皮肤上,其上用一稍大的透明玻璃纸覆盖,用橡皮膏固定边缘。24~48 小时后取下试验物并观查结果(试验后一旦出现痒、痛或炎症反应时,应立即取下试验物并用清水洗净及做适当处理),于第 4~5 天时评价试验结果则更为可靠。如同时使用多个不同试验物时,每两个之间的距离至少为 4cm,同时必须设阴性对照。

(3) 结果判定:24~48 小时后观察结果。

阴性反应:"–"表示受试部位无任何反应。

阳性反应:"±"为可疑,皮肤出现痒或轻微发红;"+"为弱阳性,皮肤出现单纯红斑、瘙痒;"++"为中度阳性,皮肤出现水肿性红斑、丘疹;"+++"为强阳性,皮肤出现显著红肿伴丘疹或水疱。

(4) 临床意义:阳性反应表示患者对试验物过敏,也可能是由于原发性刺激或其他因素所致,但后者一旦将试验物除去则反应很快消失,阳性反应在试验后 24~48 小时内反应,一般是增强而不是减弱;阴性反应则表示患者对试验物无敏感性。此外,因斑贴试验与实际接触时的情况不同,或因操作技术不当等,均可出现假阴性反应。

(5) 注意事项

1) 应注意区分过敏反应及刺激反应。

2) 假阴性反应可能与试剂浓度低、斑试物质与皮肤接触时间太短等有关。

3) 不宜在皮肤病急性发作期做试验,不可用高浓度的原发性刺激物做试验。

4) 受试前 2 周和受试期间服糖皮质激素、受试前 3 天或受试期间服用抗组胺类药物均可出现假阴性。

5）如果在试验后 72 小时至 1 周内局部出现红斑、瘙痒等表现,应及时到医院检查。

5. 皮内试验 将待测物直接注入皮内的方法,是测定机体对变应原易敏感性的一种较为敏感的试验,主要用于测试速发型超敏反应。

（1）方法:先配备适当浓度的皮试液（变应原）0.01~0.05ml,于前臂内侧皮内注射,形成 0.2~0.3cm 的皮丘,两个以上变应原检测间距应大于 3cm,同时注射于对侧肢体作对照。

（2）结果判定:15~30 分钟观察结果。

阴性反应:"–"表示为受试部位无任何反应。

阳性反应:" ± "为可疑,皮丘直径无改变,周边有红晕;"+"为阳性,皮丘直径在 0.3~0.5cm 之间,周边有红晕;"++"为中度阳性,皮丘直径在 0.5~1.0cm 之间,周边有较明显的红晕;"+++"为强阳性,皮丘直径在 0.8~1.5cm 之间,周边有红晕和伪足;"++++"为极强阳性,皮丘直径 >1.5cm,周边有明显的红晕和伪足。

（3）临床意义:阳性反应表示患者对试验物过敏,15~30 分钟内呈阳性反应,为Ⅰ型变态反应;24 小时后呈阳性反应,为Ⅲ型变态反应;48 小时后呈阳性反应（Arthus 反应）,为Ⅳ型变态反应（迟发型）。

6. 滤过紫外线检查 也称"伍氏灯"（Wood 灯）检查,在暗室中进行,是由美国物理学家罗伯特·威廉姆斯·伍德（Robert Williams Wood）发明的。应用波长为 320~400nm 的长波紫外线通过含氧化镍的石英玻璃后对损害皮肤、毛发或其他物质进行照射,可使某些被照射物体发出特殊的荧光,从而有助于皮肤病的诊断与鉴别,比如头癣检查:黄癣为黯绿色荧光;白癣为亮绿色荧光等。

7. 皮肤测试仪检查 由紫外线光管和放大镜构成,主要用于测试皮肤性质,以便根据皮肤的特性制订治疗或护肤计划。不同状态的皮肤在皮肤测试仪下的表现见表 5-1。

表 5-1 不同状态的皮肤在皮肤测试仪下的表现

皮肤状态	皮肤测试仪下的表现	皮肤状态	皮肤测试仪下的表现
健康中性皮肤	青白色	粉刺皮脂部位	橙黄色
干性皮肤	青紫色	粉刺化脓部位	淡黄色
超干性皮肤	深紫色	色素沉着部位	褐色、黯褐色
敏感皮肤	紫色	皮表角质老化	悬浮的白色
油性皮肤	青黄色	灰尘或化妆品的痕迹	亮点

8. 光纤显微检测仪检查 利用光纤纤维技术,采用新式的冷光设计,清晰、高效的彩色或黑白电脑显示屏,使被检者可亲眼观察自身皮肤或毛发状况。由于该仪器具有足够的放大倍数（一般为 50 倍或 200 倍以上）,可直观皮肤基底层,微观放大,即时成像。同时,电脑根据收集的皮肤各方面的信息资料,进行综合分析判断,得出较为准确的结论。不同类型皮肤在光纤显微检测仪下的表现见表 5-2。

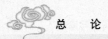
表5-2　不同类型皮肤在光纤显微检测仪下的表现

皮肤类型特点		光纤显微检测仪下的表现
中性皮肤		表皮纹路清晰、紧实,无松弛老化;真皮无脂肪颗粒及褐色斑点
油性皮肤		表皮纹路不清晰,有油光;真皮可见脂肪颗粒,色粗黄
干性皮肤	干性缺水	表皮纹路明显,皮沟浅,细致,无湿润感,皮肤呈咖啡色圆斑点
	干性缺油	表皮纹路较深细致,略有湿润感
混合性皮肤		T字区纹路不清晰,有油光;眼周面颊纹路明显,无油光;鼻周下颌有脂肪颗粒
敏感性皮肤		表皮发炎、红肿,角质层较薄,毛细血管表浅;真皮呈红色
毛细血管扩张皮肤		真皮毛细血管扩张,色素沉积;表皮无光泽、黯沉,皮脂、死细胞阻塞
日晒伤后的皮肤		表皮发炎、红肿;真皮受到伤害部位毛细血管扩张

知识链接

高科技类皮肤测试仪

1. 皮肤水分、油脂、酸碱度测试仪　通过测试皮肤水分的含量,间接了解身体水分的状况,帮助美容医师正确判断顾客皮肤的类型和缺水程度,掌握不同季节的皮肤水分含量;通过测试皮肤表面的脂肪含量,准确地提供皮层油脂的分析数据,帮助美容医师正确了解其皮脂腺的分泌是否正常;测试皮肤酸碱度,可知皮肤表面皮脂膜的pH值和抵抗力的强弱。通过测试仪提供的资料和数据,选择适合皮肤pH值的产品,制订合理的护肤程序。

2. 皮肤水分流失测试仪　定量化测试皮肤水分流失和皮肤水分的保护层,对于锁水、保水、补水化妆品的研发十分重要。

3. 皮肤色素测试仪　可准确测试出人体内黑色素和血红色素的含量,有助于观察瘢痕、色斑及红斑的形成和变化,测出药物的功效与副作用,帮助找到有效的治疗方法。

4. 皮肤弹性测试仪　能正确分析顾客皮肤弹性降低的原因,制订出适当的电脑拉皮紧肤疗程,并检测化妆品等对增加弹性的效果。

5. 皮肤皱纹定量测试仪　可精确量化皮肤皱纹,对皮肤表面进行三维显示和分析,并打印输出分析效果。

知识链接

皮肤镜检查

皮肤镜又名"表皮透光显微镜",皮肤镜检查是根据光学放大原理,通过浸润或偏振技术,观察皮损表面、表皮、真表皮交界处、真皮乳头的颜色和微细结构,为无创性影像诊断方法之一。目前主要应用于色素性、炎症性、血管性疾病、毛发及甲疾病,其中色素性疾病最具有诊断价值。

皮肤镜的分类:根据成像原理,可将皮肤镜分为浸润型和偏振光型:浸润型需要在镜头与皮肤间滴加液体介质。根据镜头是否接触皮肤,可将皮肤镜分为接触式和非接触式:浸润型皮肤镜为接触式;偏振光型皮肤镜既可以是接触式,也可以是非接触式。根据使用便利性,可将皮肤镜分为便携式和工作站式:便携式小巧信息可与手机相连;工作站式皮肤镜与电脑相连,预装大量应用软件。

皮肤镜的术语:为了便于诊断与交流,皮肤镜图像应运用术语进行描述。黑素细胞来源的色素性皮损,皮肤镜术语分为隐喻性(象形性)和描述性两类。隐喻性术语借用形象物比喻,如"球"结构、"脑回样"结构等;描述性术语一般用"线""点""环""团块""伪足"这5种来描述整体图像。

(三)实验室检查

根据病史、临床表现及上述检查,一般可做出初步或最终诊断,但对某些较复杂疾病必须根据不同情况进行各种相应的实验室检查。皮肤病常见实验室检查包括以下几种:

1. 真菌检查

(1)采集标本:浅部真菌病的标本有毛发、皮屑、甲屑和痂等,标本在分离前常先用75%的乙醇或1:1 000的苯扎溴胺处理。深部真菌病的标本有痰、尿液、粪便、脓液、口腔或阴道分泌物、血液、脑脊液、各种穿刺液和活检组织,采集时应注意无菌操作。

(2)检查方法

1)直接涂片检查:为最简单而重要的诊断方法。取标本置玻片上,加1滴10%KOH溶液,盖上盖玻片,在酒精灯上微微加热,使标本溶解,轻轻加压盖玻片使标本透明即可镜检,先在低倍镜下检查有无菌丝或孢子,再用高倍镜证实。主要用于明确真菌感染是否存在,一般不能确定菌种。

2)培养检查:可提高真菌检出率,且能确定菌种。将标本接种于培养基上,置室温下培养1~3周,以鉴定菌种。菌种鉴定常根据菌落的形态及显微镜下形态等判断,对某些真菌有时尚需配合其他生化反应、分子生物学等方法确定。

2. 蠕形螨检查

(1)挤刮法:选取鼻唇沟、颊、颧等皮损区,用刮刀或手挤压,将挤出物置于玻片上,滴一滴生理盐水,盖上盖玻片并轻轻压平后镜检。

(2)透明胶带法:将透明胶带贴于受检部位,数小时或过夜后取下胶带,贴于载玻片上后镜检。

3. 皮肤组织病理检查 皮肤上具有一定特征的不同损害是皮肤疾病病理过程的具体体现,因此,皮肤组织病理检查对诊断损美性皮肤病和其他特殊性皮肤病具有重要意义。

(1)适应证

1)皮肤肿瘤、癌前病变、角化性皮肤病、某些红斑性皮肤病、病毒性皮肤病等有高度诊断价值者。

2)大疱性皮肤病、结缔组织病、肉芽肿性皮肤病、代谢性皮肤病等有诊断价值者。

3)某些深部真菌病等可找到病原微生物者。

(2)皮损的选择

1)选择未经治疗的成熟皮损,且取材时应包括一小部分正常组织以便与病变组织对照。

2)选择早期皮损如水疱及含有病原体的损害,以保持皮损特性,如天疱疮。

3)选择带有活动性边缘的皮损如环状肉芽肿、溃疡性疾病。

4)取材时应包括皮下组织,不宜过浅。

5)同时存在不同的皮损时应各取其一检查。

6)尽量避免在颜面部或关节活动部位取材,以免影响容貌美观和关节功能。

(3)取材方法

1)手术取材:适用于各种要求及大小的皮肤标本,最为常用。常规消毒、局麻(局麻时应避免麻药过量致组织水肿)、铺巾,用手术刀沿皮纹方向做梭形切口,刀应与皮面垂直,以减少手术瘢痕;取材时尽量夹持切下组织的两端,以避免破坏组织,影响观察;取下的标本放入95%的乙醇或10%的甲醛固定液中,并及时送检;缝合切口,用无菌敷料包扎。

2)钻孔取材:适用于较小、表浅、质脆或手术取材有困难的皮损。常规消毒、局麻,根据皮损的大小选择合适孔径的钻孔器,左手固定皮损,右手持钻孔器,边旋转边用力,钻到皮下组织时取出钻孔器,用齿镊轻轻夹起标本边缘,用小剪刀将标本从基底部剪断,将标本放入95%的乙醇或10%的甲醛固定液中,创口压迫止血,创面上覆少许碘仿纱布,加压包扎,若创面较大或在颜面部,则应缝合切口。

扫一扫
测一测

复习思考题

1. 简述损美性皮肤病的病因及发病机制。

2. 简述原发性损害与继发性损害的种类及特点。

3. 损美性皮肤病的常见临床辅助检查方法有哪些?

4. 简述斑贴试验的方法及结果判定。

(王诗晗)

第六章

防治概要

 学习要点

美容皮肤科常用内用药物及应用、外用药物及应用;常用皮肤美容疗法及其适应证;皮肤光老化的美容防护与治疗指导。

本章对损美性皮肤病的防治及护理进行了归纳,主要包括西医内用、外用药物及应用,中医药治法,皮肤美容治疗技术,皮肤光老化的美容防护与治疗等。

第一节　内用药物及应用

采用内服或注射药物治疗损美性皮肤病一直是临床常用的治疗方法。皮肤病的内服及注射药物种类繁多,基本上与内科所用者相同,只是某些适应证方面有所不同,现着重介绍最常见的几类药物。

一、抗组胺类药物

变态反应性皮肤病、神经性皮炎等皮肤病与体内组胺关系密切。组胺可使皮肤毛细血管扩张,血管通透性增加,腺体分泌增加,还可使平滑肌收缩,甚至血压下降,致使出现皮肤异常症状。抗组胺类药物在机体内能与组胺竞争效应细胞上的组胺受体而发挥抗组胺的作用。由于作用的受体不同,可将抗组胺药分为 H_1 受体拮抗剂和 H_2 受体拮抗剂两大类。

抗组胺类药物是美容皮肤科的常用药,正确选择抗组胺类药物对于实现安全、高效的治疗目标非常重要。

(一) H_1 受体拮抗剂

此类药物可以和组胺争夺效应细胞上的 H_1 受体,使组胺不能与之结合,从而减少渗出、减轻炎症和缓解平滑肌痉挛等。此类药物还有镇静及止痒作用,主要用于变态反应性的损美皮肤疾病,如接触性皮炎、化妆品皮炎、荨麻疹、湿疹、药疹及瘙痒性的损美性皮肤病,如神经性皮炎、瘙痒症等。因易于透过血脑屏障,引起中枢抑制,而产生嗜睡、困倦等副作用;其抗胆碱能作用,产生口干、头痛、乏力等;偶有肝肾功能损害。用药期间不宜从事驾驶、机械操作、高空作业等工作,肝肾功能不全者慎用。但

59

新一代 H_1 受体拮抗剂如氯雷他定、咪唑斯汀等不通过血脑屏障,既保留了抗组胺作用又无中枢镇静及极少抗胆碱能作用。另外,本类药物大剂量应用时,可引起癫痫发作,故癫痫患者宜慎用或忌用;初期妊娠患者应用本类药可能导致畸胎,故不宜应用。常用抗组胺药见表 6-1。

表 6-1　常用抗组胺类药物

药名	成人剂量	用法	副作用
H_1 受体拮抗剂			
氯苯那敏(扑尔敏)	4~8mg/ 次,每日 3 次	口服	嗜睡
	10mg/ 次,每日 1~2 次	肌注	
赛庚啶	2~4mg/ 次,每日 3 次	口服	嗜睡,青光眼者禁用。
苯海拉明	25~50mg/ 次,每日 3 次	口服	嗜睡,口干
异丙嗪(非那根)	12.5~25mg/ 次,每日 3 次	口服	嗜睡
	25~50mg/ 次	肌注	最高量不得超 100mg
酮替芬	1mg/ 次,每日 2 次	口服	嗜睡、口干、头痛等
新一代抗组胺药			
氯雷他定(开瑞坦)	10mg/ 次,每日 1 次	口服	嗜睡轻,2 岁以下儿童慎用
盐酸西替利嗪(仙特敏、比特力、西可韦)	10mg/ 次,每日 1 次	口服	嗜睡轻,头痛、胃肠道反应
特非那丁(敏迪)	60mg/ 次,每日 2 次	口服	忌与大环内酯类、唑类等合用,心悸慎用
咪唑斯汀(皿治林)	10mg/ 次,每日 1 次	口服	嗜睡轻,忌与大环内酯类、唑类等合用

(二) H_2 受体拮抗剂

此类药物与 H_2 受体有较强的亲和力,使组胺不能与该受体结合,具有收缩血管、减少炎症及抑制胃酸分泌等作用,如西咪替丁 200mg,每日 2 次,口服;雷尼替丁 150mg,每日 2 次,口服。H_1 受体拮抗剂与 H_2 受体拮抗剂合用,治疗人工荨麻疹、慢性荨麻疹和血管性水肿效果较好。西咪替丁还有增强细胞免疫功能及抗雄性激素作用,临床上可用于治疗带状疱疹和痤疮。常见的副反应是腹泻、腹胀、口干、血清转氨酶升高;大剂量应用时可致男性乳房发育、性欲减退,停药症状可消失;孕妇忌用。

二、皮质类固醇激素

皮质类固醇激素是由肾上腺皮质产生的类固醇衍生物的统称,包括糖皮质类固醇激素、盐皮质类固醇激素和性激素等。其中糖皮质类固醇激素(简称糖皮质激素)临床应用较广,以可的松和氢化可的松为代表,主要影响糖和蛋白质代谢,对水、盐代谢影响较小,具有抗炎、抗过敏等作用。与皮肤有关的作用主要有:

1. 抗炎作用　其抗炎作用是非特异性的,对各种类型(感染、过敏、物理)炎症及不同阶段都有作用。其抗炎作用机制是减少白细胞在炎症部位的积聚;抑制炎症性毛细血管扩张,降低毛细血管壁通透性和水肿形成;抑制溶酶体内的组织蛋白酶和各种酸性水解酶的释放,从而减少组织的损伤;通过对某些炎症物质如激肽、前列腺素等的拮抗作用,抑制炎症反应。

2. 抗过敏及免疫抑制作用　其作用机制是使淋巴细胞萎缩,加速淋巴细胞破坏,阻止 B 淋巴细胞和 T 淋巴细胞参与免疫反应,故具有免疫抑制作用。皮质类固醇激素一般不影响抗原和抗体的结合,但能抑制组织胺及其他介质的形成和释放,使其具有抗过敏作用。

3. 抗毒作用　可缓解机体对各种内毒素的反应,减轻细胞损伤。

4. 抗休克作用　主要在于它的抗炎、抗过敏及缓解毒血症等作用,可用于治疗过敏性休克、中毒性休克及心源性休克等。

（一）适应证及临床应用方法

1. 冲击疗法　急性或危及生命的疾病,如过敏性休克、急性荨麻疹或血管神经性水肿伴有喉头水肿、肾损害或脑损害等,短期内应用大量激素进行突击治疗,使患者顺利度过危险期。常用甲基泼尼松龙 0.5~1.0g 加入 5% 葡萄糖液 500ml 中静滴,持续用药 5~7 天,改用口服泼尼松每天 40~80mg,维持治疗一段时间。

2. 短程用药　用于急性过敏反应,如急性荨麻疹、药疹、接触性皮炎等,待症状明显改善后,可较快减量或停药。

3. 中程用药　用于某些病情较重的疾病,如重症多形红斑、重症药疹、重症过敏性紫癜等,待症状明显改善后,可较快地减量,进而停药,一疗程约 1~2 个月。

4. 长程用药　用于病情属于亚急性或慢性且严重威胁患者生命,需要长期治疗的疾病,如大疱性皮肤病、结缔组织病、淋巴瘤等。应早期、足量、持续用药,待病情控制后逐渐减量,每次减量为 5%~10%,病情稳定后,用泼尼松每天 5~10mg,持续用药 6~12 个月以上。

5. 局部注射法　可用于损美性皮肤病如瘢痕疙瘩、神经性皮炎、结节性痒疹、斑秃等。常用泼尼松龙混悬液和 0.5%~1% 利多卡因混合后,注射于皮损内或距皮损边缘 1cm 处,每周 1 次,4~6 周为一疗程。

（二）副作用及护理要点

1. 长期大剂量应用皮质类固醇激素可并发或加重感染,因此要观察患者是否出现发热、毛囊炎、咳嗽、咯痰等症。

2. 长期大剂量用药时,易发生消化性溃疡或合并出血及穿孔,所以要密切注意是否有腹痛、便血等症状。

3. 皮质类固醇激素能抑制蛋白质合成,加速其分解,故治疗中应给予高蛋白、高钾、低钠饮食,多吃新鲜蔬菜,适当控制饮食热量,以免体重增加。

4. 长期服用皮质类固醇激素患者不可骤然停药,以免病情反复或加重。

（三）禁忌证

有消化性溃疡、糖尿病、活动性肺结核、骨质疏松、严重高血压和肾功能不全、妊娠早期和产褥期等。

（四）种类及用量表

常用皮质类固醇激素种类及用量见表 6-2。

表 6-2　常用皮质类固醇激素种类及用量表

类别	制剂	等效剂量(mg)	规格	成人常用剂量	用法
低效	氢化可的松	20	100mg/ 安瓿	100~400mg/ 次，每日 1 次	静滴
中效	泼尼松	5	5mg/ 片	5~20mg/ 次，每日 2~4 次	口服
	泼尼松龙	5	5mg/ 片	5~20mg/ 次，每日 2~4 次	口服
	可的松	16	25mg/ 安瓿	100~400mg/ 次，每日 1 次	静滴
	甲基泼尼松龙	4	4mg/ 片	4~16mg/ 次，每日 2~4 次	口服
高效	地塞米松	0.75	5mg/ 安瓿	5~10mg/ 次，每日 1 次	静滴
	倍他米松	0.6	0.5~0.6mg/ 片	0.5~1mg/ 次，每日 2~4 次	口服

三、抗生素

主要用于感染性皮肤病，根据致病菌及药物的敏感性不同而选用不同的抗生素，常用的抗生素有以下几类：

（一）青霉素类

主要用于球菌引起的感染，如丹毒、脓疱疮、疖、痈、蜂窝织炎、梅毒、淋病等。青霉素的不良反应是过敏反应，严重者出现过敏性休克，甚至造成死亡。因此应用之前一律需进行过敏试验，皮试阳性者禁用。主要有青霉素 G、广谱青霉素类（阿莫西林、氨苄西林）、苯唑西林、哌拉西林等。

（二）头孢菌素类（先锋霉素类）

作用机制和青霉素相似，主要用于耐青霉素金黄色葡萄球菌与一些革兰氏阴性杆菌所引起的感染。不良反应为肝、肾损害，过敏反应等。主要有先锋霉素Ⅰ~Ⅵ及第 2、3 代先锋霉素如头孢拉定、头孢哌酮、头孢噻肟、头孢克肟等。

（三）氨基糖苷类

主要用于革兰氏阴性杆菌引起的感染。不良反应为肾毒性及耳毒性。常用药物有庆大霉素、阿米卡星、链霉素、丁胺卡那霉素等。

（四）四环素类

广谱抗生素，除对革兰氏阳性菌和革兰氏阴性菌均有效外，对衣原体、支原体、螺旋体也有良效。临床主要用于痤疮，还有支原体、衣原体和淋病等的感染。不良反应有胃肠道反应、二重感染、对骨和牙生长的影响、肝脏毒性等。主要药物有多西环素、米诺环素等。

（五）大环内酯类

抗菌谱与青霉素相似，除对革兰氏阳性菌和某些革兰氏阴性菌有效外，对衣原体、支原体和螺旋体亦有效，且毒性较低，可用于对青霉素过敏的患者。常见药物有红霉素、阿奇霉素、克拉霉素、罗红霉素、螺旋霉素等。

（六）喹诺酮类广谱抗菌药

常用药物有诺氟沙星、左氧氟沙星、环丙沙星、莫西沙星等。

四、抗病毒药

主要从不同环节抑制病毒的复制，治疗各种病毒性皮肤病。

（一）阿昔洛韦（无环鸟苷）

能选择性地与病毒的 DNA 多聚酶结合，从而干扰病毒 DNA 的合成，对正常细胞几乎无影响，尤对疱疹病毒有效。静脉点滴每千克体重 2.5~7.5mg，每 8 小时 1 次，共 5~7 日；成人口服每次 200mg，每日 5 次，10 日为一个疗程。肾功能不全者慎用。

（二）伐昔洛韦

是阿昔洛韦的酯化物，口服生物利用度高于阿昔洛韦。在体内通过首过效应被酯酶转化为阿昔洛韦，起到抗病毒作用。适用于治疗带状疱疹、单纯疱疹、生殖器单纯疱疹病毒感染等。规格每片 500mg，用量 1~2 片不等，具体按说明书服用。

（三）法昔洛韦（泛昔洛韦）

是一种新的抗病毒药，口服吸收好，组织浓度高，半衰期长达 10~20 小时，只要口服 250mg，每日 3 次，即可达到阿昔洛韦 800mg，每日 5 次的疗效。不良反应为偶有头痛、恶心和腹泻。

（四）利巴韦林（病毒唑）

是一种广谱抗病毒药，通过干扰病毒核酸合成而阻止病毒复制。每日每千克体重 10~15mg，加入 5% 葡萄糖注射液中静滴，也可肌注；成人口服 0.2g，每日 3 次。不良反应有贫血、白细胞减少、胃肠道反应等，孕妇忌用。

五、抗真菌药

（一）多烯类

主要有制霉菌素、两性霉素 B 等。这类药物水溶性及稳定性差，口服吸收差且毒性大。

（二）唑类

是人工合成的广谱抗真菌药，可口服，副作用小，目前已成为治疗系统性真菌病和浅表真菌病的主要药物。

1. 克霉唑 本品毒性大，目前主要用于外用药。

2. 酮康唑 内服副作用较多，现多作外用药使用。

3. 伊曲康唑 是一种广谱抗真菌药，对皮肤癣菌、酵母菌、曲霉菌属等有较强的抑制作用。口服吸收后，在皮肤浓度可持续数周，甲浓度可持续 6~9 个月。成人口服量为每日 100~400mg，饭后立即服用可增进吸收。偶有皮疹、恶心、头痛等不良反应，长期服用应注意检查肝功能。

（三）丙烯胺类

主要为特比萘芬和萘替芬，后者仅作为外用药。特比萘芬对皮肤癣菌杀菌力强，临床主要用于治疗皮肤癣菌病。成人口服剂量为每日 250mg。不良反应轻微，偶有胃肠道反应和皮疹。

六、免疫抑制剂

此类药物对机体有非特异性免疫抑制作用，能抑制体液免疫和细胞免疫，阻止细胞增殖，有非特异性抗炎作用，多用于红斑狼疮、天疱疮、皮肌炎、难治性银屑病等。副作用较大，可引起骨髓抑制、肝损害，能诱发肿瘤和感染，并引起不育和畸胎，用药期间需定期查血象、肝功能。以下是常用的免疫抑制剂：

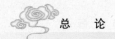

（一）氨甲蝶呤

每次 2.5mg，每日 2 次口服，连服 3 日，7~10 日后再重复上述用法；或 7.25~25mg 肌注，7~10 日 1 次。

（二）环磷酰胺

每次 2~4mg/（kg·d），分次口服；或 4mg/kg 静注，每日或隔日 1 次，总量 6~8g 为一个疗程。

（三）环孢素

能显著抑制 T 细胞功能，是非细胞毒性免疫制剂，对多种抗原引起的迟发型变态反应均有抑制作用，主要用于治疗严重难治性银屑病、寻常型鱼鳞病等。一般 5~10mg/（kg·d），分次口服。不良反应主要为肝、肾损害。

（四）硫唑嘌呤

一般 1~3mg/（kg·d），分 3 次口服。

七、其他

（一）氨甲环酸（止血环酸）

为止血促凝药，近来发现有干扰酪氨酸酶活性或减少色素合成作用，可用于黄褐斑的治疗，有一定效果。每次 0.25g，每日 2~3 次口服，6 周后出现疗效。

（二）维 A 酸类

是一组与天然维生素 A 结构类似的药物，具有溶解角质、纠正表皮角化过度、抑制皮脂分泌及抗细胞增生的作用，可调节免疫功能并有抗炎作用。常用药物有 13- 顺维 A 酸，口服每日每千克体重 0.5~2mg，治疗囊肿性痤疮、酒渣鼻；阿维 A 酯，口服每日每千克体重 0.75~1.0mg，用于治疗严重的银屑病、鱼鳞病、毛发红糠疹、掌跖角化病等。此类药物的主要副作用是致畸、唇炎、血脂升高、肝损害等。

（三）维生素类

皮肤科常用的维生素主要有维生素 C、维生素 A、维生素 E、维生素 B_6、维生素 B_{12} 等。维生素 C 是较强的抗氧化剂，对色素沉着有促进消退功能，并能降低血管通透性。具体用法是每日 3 次，口服，每次 200mg，或 0.5~1g 注射剂加入 5%~20% 葡萄糖注射液中，静脉滴注或缓慢推注，每日 1 次。维生素 A 促进表皮正常角化，维持上皮细胞功能，每次 2.5 万 U，每日 2~3 次，口服。维生素 E 维持血管通透性，抗氧化、抗衰老，每日 100mg，口服。

（四）钙剂

能降低毛细血管通透性，有抗过敏、抗炎作用。10% 葡萄糖酸钙或溴化钙注射液 10ml，静脉缓慢注射，每日 1 次。钙剂能增强洋地黄的毒性，因此应用洋地黄期间禁用钙剂。注射时速度要慢，以防引起心律不齐。老年人慎用。

（五）氯喹

能降低皮肤对紫外光的敏感性，有抑制细胞免疫的功能。可用于红斑狼疮、光敏性皮炎、荨麻疹、酒渣鼻等的治疗。每日 0.25~0.5g，饭后服，可减少胃肠道的反应。用药期间定期检查血象和眼底。

（六）甲硝唑

有杀灭滴虫及抗炎作用，对毛囊蠕型螨感染的酒渣鼻样损害疗效较好。每次

200mg,每日2~3次,口服,10~15天为一疗程。副作用有恶心、口干,有时有粒细胞减少。

(七)氨苯砜

有抗炎及抑制溶酶体酶释放的作用。用于治疗痤疮、疱疹样皮炎、麻风等。每日50~150mg,口服。不良反应有肝肾功能损害,白细胞减少、溶血性贫血等。

(八)沙利度胺(反应停)

有减轻炎症反应及稳定溶酶体膜的作用。用于盘状红斑狼疮、麻风等。每日200~400mg,分2~4次,口服。孕妇忌用,可致畸。

(九)左旋咪唑

原为驱虫剂,后发现有提高或恢复机体细胞免疫的功能,调节抗体的产生。可用于带状疱疹、复发性单纯疱疹、寻常疣等。通常每2周连服3天,每天150mg,分3次服,连续5~6周左右。不良反应有恶心、呕吐、皮疹、瘙痒等。

(十)雷公藤

具有抗炎、抗过敏、抗肿瘤、抗生育及免疫调节等作用。适用于结缔组织病、皮炎、湿疹、银屑病等。不良反应有肝脏损害、消化道症状、白细胞减少、精子活动力降低、月经量减少或闭经等。

(十一)干扰素

是一种高效抗病毒生物活性物质,能干扰细胞内病毒的复制,有抗病毒的作用。此外,又是一种广泛免疫调节作用的淋巴因子,具有抗肿瘤及调节免疫作用。

 知识链接

药品与化妆品

药品:指用于预防、诊断、治疗疾病,有目的地调节人的生理功能,且有规定的适应证或者主治、用法和用量的物质,包括中药材、中药饮片、中成药、化学原料药及其制剂、抗生素、生化药品、放射性药品、血清、疫苗等。

化妆品:以涂擦、喷洒或者其他类似的方法,散布于人体表面任何部位(皮肤、毛发、指甲、口唇等),以达到清洁、消除不良气味、护肤、美容和修饰目的的日用化学工业产品。

药品与化妆品区别点:在包装上,药品要标明国药准字号,化妆品要标明卫妆准字号;化妆品不具有预防和治疗疾病的功能,这是它们的本质区别。目前,我国法规定义的化妆品不包括牙膏和其他与口腔黏膜接触的产品。以口服、注射等方式达到美容目的的产品也不属化妆品范畴。

药妆:又称医学护肤品,是指从医学的角度来解决皮肤美容问题,由医生配伍应用的化妆品。起源于夏商时期,后在国外流行,在国外称cosmeceuticals,即介于药品与化妆品之间的产品,相当于中国的功效性化妆品。在我国并没有药妆的界定,只在行业中运用此概念。对于药妆概念的认识分为三派:一是药物化妆品,二是医学护肤品,三是功效性化妆品如祛斑、祛痘类产品。随着护肤品市场的开放,国外药妆也随之进入国内市场,中国药妆行业开始萌芽。

第二节　外用药物及应用

外用药物在损美性皮肤病的治疗中占有重要的地位,因此要了解、掌握药物和剂型的性质、作用和用法。

一、外用药物及性能

1. 清洁剂　用来清洁皮肤的渗出物、鳞屑、痂皮及残留物的药物。常用的有生理盐水、2%~4% 的硼酸溶液、1:5 000~1:8 000 的高锰酸钾溶液、0.02% 呋喃西林溶液、温肥皂水、植物油或矿物油等。较厚的痂需用凡士林涂布软化后用植物油或水清洗,鳞屑多或头上附有较多软膏时用温水或肥皂水洗,糊剂清洗用植物油,硬膏清洗用乙醇。

2. 止痒剂　使局部有清凉感或起表面麻醉作用而达到止痒效果。常用的有5%~10% 樟脑、0.5%~1% 薄荷脑、1%~2% 冰片、0.25%~2% 盐酸达克罗宁、0.5%~2% 苯酚等。此外,抗组胺药、各种焦油制剂也有止痒作用。

3. 保护剂　保护皮肤减少摩擦,起到润滑、收敛的作用,本身无刺激性。常用的有 10%~20% 炉甘石、氧化锌、滑石粉、植物油等。

4. 收敛剂　有减少渗出、消除水肿、消除炎症、促进上皮恢复等作用。常用的有0.5%~1% 硫酸铜、0.1%~0.5% 醋酸铅、5% 明矾、0.1%~0.2% 硫酸锌等。

5. 抗菌剂　具有抑制和杀灭细菌的作用。常用的有 2% 氯霉素、0.5%~1% 硫酸新霉素、1:8 000 高锰酸钾、0.2%~1% 呋喃西林、0.5%~3% 红霉素、2% 莫匹罗星、2% 甲紫溶液等。

6. 抗真菌剂　有抑制和杀灭真菌的作用。常用的有 5%~10% 水杨酸、6%~12% 苯甲酸、10%~30% 冰醋酸、1%~4% 十一烯酸、3%~5% 克霉唑、2% 咪康唑、2% 酮康唑、1% 联苯苄唑、1% 萘替芬。

7. 抗病毒剂　能抑制病毒复制。常用的有 3%~5% 阿昔洛韦、0.1%~3% 酞丁胺、0.5%~1% 碘苷、干扰素、足叶草酯等。

8. 角质促成剂　促进真皮血管收缩,减少炎性渗出,使表皮角质层恢复正常。常用的有 1%~5% 煤焦油、5%~10% 黑豆馏油、2.5%~5% 糠馏油、0.1%~1% 蒽林、3%~5% 硫磺、1%~3% 水杨酸、钙泊三醇等。

9. 角质松解剂(角质剥脱剂)　松解角质细胞,使过度角化的角质层细胞剥脱。常用的有 5%~10% 水杨酸、10% 乳酸、10%~15% 雷锁辛、30%~40% 尿素、10%~30% 冰醋酸、0.1%~1% 维 A 酸、10% 硫磺等。

10. 外用细胞毒性药物　用于治疗脂溢性角化、日光性角化、疣等。常用的有 1%~5% 氟尿嘧啶、0.05% 氮芥、0.5% 鬼臼毒素、0.5%~1% 秋水仙碱。

11. 腐蚀剂　去除局部增生的药物。常用的有纯硝酸银、纯石炭酸、10%~20% 水杨酸、30%~50% 三氯乙酸。

12. 遮光剂　防止紫外光透入,起到遮光、防晒的作用,使皮肤免受紫外线损伤。常用的有 4% 二氧化钛、5%~15% 对氨基苯甲酸、3% 喹啉、10%~15% 鞣酸,较新的遮光剂还有 N- 乙酰半胱氨酸、绿茶多酚、二羟丙酮、硒化钠、维生素 E 等。

13. 脱色剂　能使色素沉着减轻,用于治疗黄褐斑等。常用的有 3%~5% 氢醌、20% 壬二酸、3%~5% 过氧化氢溶液、1%~2% 曲酸及内皮素拮抗剂等。

14. 润肤剂　羊毛脂、丙二醇、凡士林、5%~10% 尿素、尿囊素、玻璃酸酶等。

15. 抗衰老剂　胶原蛋白、透明质酸、硫酸软骨素、胎盘蛋白提取液、维生素 E、维生素 C;中草药人参、灵芝、当归等。

16. 糖皮质激素制剂　具有抗炎、抗免疫、止痒等作用。按其作用的强弱大致分为弱、中、强效三类。弱效有 0.5%~1% 氢化可的松、0.25%~1% 甲基泼尼松龙;中效有 0.05% 醋酸地塞米松、0.025%~0.1% 曲安奈德、0.01% 氟轻松、0.5% 醋酸氢化泼尼松等;强效有 0.1% 丁酸氢化可的松、0.05% 戊酸倍他米松、0.1% 氯氟舒松、0.05% 卤美他松等。

17. 杀虫剂　杀灭疥螨、蠕型螨等寄生虫。常用的有 5%~10% 克罗米通、5%~10% 硫磺、50% 百部酊、5% 过氧化苯甲酰等。

二、外用药物的常用剂型

药物不同剂型是为了充分发挥药物的治疗作用,使其适用于不同皮损情况和不同的部位。

1. 溶液　由水及水溶性药物所组成,应用于局部皮损洗涤、涂擦、沐浴、湿敷等,具有散热、收敛、止痒、消炎及清洁作用。适用于急性皮炎伴渗出者、二度烫伤后疱溃破的渗液面。

常用的溶液有 3% 硼酸溶液、0.1% 利凡诺尔溶液等。常用作湿敷,使用比创面略大的消毒纱布 6~8 层(普通消毒口罩也可代用),浸透溶液拧半干,以不滴水为度,放在创面上,平均每隔 15~30 分钟更换一次纱布,需保持纱布的清洁和湿润。大面积湿敷要考虑到药物吸收中毒的可能性。

2. 粉剂　是一种或多种干燥粉末状药物均匀混合制成,对局部皮损具有干燥、保护及散热的作用。适用于急性或亚急性皮炎无糜烂渗出者。

常用药物有氧化锌、滑石粉、淀粉等。用镊子夹棉球蘸粉撒布,或用纱布包粉剂外扑。外用粉剂因附着性差,作用时间短,需一日数次用药。注意,粉剂不要撒布于开放性创口内,以免形成异物,影响伤口愈合。

3. 洗剂　是由水和适量不溶于水的粉剂(30%~50%)混合而成,用时需摇匀,然后用毛笔或棉签涂用。具有消炎、杀菌、收敛、保护及清洁等作用。适用于急性皮炎无渗液者,毛发部位不宜用。

常用药物有炉甘石洗剂、氧化锌洗剂、滑石粉洗剂等。除洗剂中所加的消炎、杀菌、止痒成分外,主要是通过洗剂外用后,蒸发水分,降低皮肤温度,达到治疗作用。涂用洗剂的次数,每天最好 10 次以上,这样才能使局部温度不断降低。

4. 酊剂　由乙醇和溶于乙醇的药物组成,有消炎、杀菌及止痒的作用。适用于慢性皮炎、瘙痒症等,禁用于急性炎症或渗出糜烂者。

常用的有止痒酊剂、癣药水等。药物涂用后由于乙醇蒸发较快,加上乙醇制剂中含有止痒、脱皮的药物,从而达到较好的治疗效果,但有一定刺激性,故面部、黏膜部位及婴幼儿不宜应用,特别是癣药水,由于有强烈的刺激、脱皮作用,故必须在医生指导下进行。

5. 乳剂　是油和水经乳化而成的剂型,分为油包水型(脂)和水包油型(霜)乳剂,具有滋润、保护、清凉、消炎、止痒等作用,较油剂清洁舒适、不污染衣服,但渗透性较差、作用比较浅。水溶性和脂溶性药物均能加入乳剂中使用。适用于亚急性或慢性皮炎而无渗出者。外用的皮质类固醇激素制剂,大多数使用乳剂作为基质。

6. 糊剂　是粉剂(主要为氧化锌、20%~50%滑石粉)与凡士林(或加适量羊毛脂)混合而成,具有消炎、保护创面、干燥等作用,药物透入皮肤比软膏弱但刺激性低。适用于亚急性皮炎有少量渗出时,毛发部位不宜使用。

7. 软膏　是基质(羊毛脂、凡士林等)和药物混合而成,具有消炎、止痒、保护、滋润、软化痂皮等作用,比乳剂透皮作用强。适用于慢性皮炎无渗出者。由于软膏比较油腻,涂用后能使皮肤软化,药物易于深入吸收,对某些角化、慢性皮肤病(重度皲裂等)效果佳。

常用的软膏如复方苯甲酸软膏、硫软膏、芥子气软膏等。使用时先将双层纱布放在软膏板上,然后将软膏用软膏刀或压舌板均匀地涂在纱布上贴敷于患部,外用绷带包扎。

8. 油剂　主要是药物加入植物油、动物油或矿物油混合而成,具有消炎、止痒、滋润、保护等作用。适用于亚急性皮炎无糜烂、渗出者。

9. 凝胶　是药物加入有机聚合物丙二醇凝胶和聚乙二醇中制成,局部涂用后形成一层透明薄膜,具有清凉、润滑、舒适的作用,无刺激性,易水洗,不油腻。适用于亚急性或慢性皮炎,可护肤、润肤。

10. 硬膏　是药物加入黏着性基质(如氧化锌橡皮膏、树脂等)而成的剂型,具有软化皮肤、促进药物吸收、阻止水分蒸发、药效持久的作用。适用于慢性皮炎皮损肥厚者。

11. 涂膜剂　是药物和成膜材料加入挥发性溶剂中而制成的液体涂剂,具有保护皮肤、减少摩擦、防止感染的作用。适用于慢性皮炎无渗出者。

12. 气雾剂　是借助压缩气体或液化气体的压力,将药物从特制的容器中呈雾状喷出的制剂,作用同涂膜剂,使用简便、局部清爽。多用于寻常疣及跖疣等无渗出者。

13. 皮肤渗透促进剂　是一种溶剂,常用的有10%~70%二甲基亚砜溶液、1%~5%氮酮溶液、30%~70%丙二醇溶液、30%~100%甘油等,能溶解药物,促进药物的透皮吸收。适用于慢性皮炎无渗出者。

三、外用药物的选择和注意事项

(一) 种类的选择

皮肤病外用药的种类很多,患者在使用时应根据皮肤损伤类型及部位来选择,如细菌性皮肤病选用抗菌药物;真菌性皮肤病选择抗真菌药物;变态反应性皮肤病选用糖皮质激素或止痒剂;角化不全性皮肤病选用角质促成剂;角化过度性皮肤病选用角质松解剂;有渗出者选用收敛剂。

(二) 剂型的选择

1. 急性皮炎　若伴有有糜烂、渗出者,选用溶液湿敷;若表现为红色斑疹、丘疹、未破的水疱、风团等无渗出者,选用粉剂、洗剂。

2. 亚急性皮炎　若红斑、丘疹伴有少量渗出者,选用油剂或糊剂;若无渗出伴有鳞屑者,选用乳剂或糊剂。

3. 慢性皮炎 表现为皮损增厚、苔藓样变、角化过度,选用软膏、酊剂、硬膏、乳剂、涂膜剂。

4. 单纯瘙痒而无皮损者 可选用酊剂、乳剂。

（三）注意事项

1. 用法适当 告知患者用药的次数、用量、方法及用药部位、可能出现的不良反应等,以免影响治疗效果。

2. 用量适宜、浓度得当 用药量应根据患者性别、年龄、皮损部位而选择。婴幼儿、妇女皮肤薄嫩处用量不宜过多;药物的浓度要适当,刺激性强的药物,从低浓度开始,根据患者的耐受情况,逐渐增加浓度;用药不宜过于复杂,以免发生不良反应时不易确定由何药所致。

3. 科学使用外用皮质类固醇激素类药物 皮质类固醇激素不宜长期和大面积使用,否则可致局部皮肤敏感、抵抗力降低,表皮萎缩及老化、毛细血管扩张、痤疮样皮炎及色素沉着等改变,此外通过皮肤吸收可引起全身性副作用。因此,外用皮质激素时,一定要注意适应证,只适应于过敏性皮肤病、免疫性皮肤病。禁止把皮质激素当化妆品使用,以防引起激素依赖性皮炎,严重影响面部美容。

第三节 常用中医药治法

中医学是以整体观念为主导思想,以脏腑经络的生理和病理为基础,以辨证论治为诊疗特点的医学理论体系。辨证是将望、闻、问、切四诊所收集到的资料,加以归纳、综合、分析而作出诊断的过程。中医治疗损美性皮肤病在重视局部治疗的同时,更强调整体治疗,即通过调理全身脏腑功能,使气血运行舒畅、经络疏通、肌肤得以滋养,从而达到局部与全身的美容治疗作用。

一、辨证要点

损美性皮肤病的基本辨证方法与内科疾病基本相同,有脏腑辨证、八纲辨证、气血辨证、经络辨证和症状辨证等。皮肤病有其特殊性,既有全身症状及舌脉变化,又有明显的皮肤损害。因此,应注意局部皮损和整体的关系,皮损辨证在皮肤病辨证中起重要作用。

（一）脏腑辨证

脏腑辨证是根据脏腑功能失常和病理变化所表现的特点,来判断皮肤病病症与脏腑的关系。

1. 心与小肠辨证

（1）心火炽盛证:皮损面积广泛、颜色鲜红伴有局部肿胀或出血,伴身热面赤,心烦不寐,口舌糜烂肿痛,小便短赤,舌红苔黄,脉数有力。病情发展较快,严重时可出现神志不清、谵妄等。

（2）心阴不足证:心悸而烦,失眠多梦,五心烦热,口干咽燥,潮热盗汗,舌红少津,脉细数。心阴不足,导致心火偏亢,可致口腔黏膜及舌部糜烂。

（3）小肠实热证:口舌生疮,心烦口渴,小便短赤涩痛,舌红苔黄,脉数。

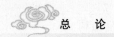

2. 肺与大肠辨证

（1）风热犯肺证：皮肤病以面部为主，可见红斑、丘疹、脓疱等，如面部过敏性皮炎、痤疮、酒渣鼻等。伴口干咽燥，咳嗽，舌边尖红，苔薄黄，脉浮数。

（2）肺气虚弱证：皮损表现为淡红色或肤色，受冷受风后诱发，眼睑、唇部等处皮肤水肿，如寒冷性荨麻疹、血管性水肿等。伴气短懒言，周身乏力，畏寒喜暖，舌淡苔白，脉细弱。

（3）大肠闭结证：腹部胀满，疼痛拒按，呕吐不食，苔厚腻，脉弦有力。

3. 脾与胃病辨证

（1）脾蕴湿热证：皮损可见红斑、水疱、糜烂等，如湿疹（急性期）、唇部单纯疱疹等。伴口苦不思饮食，脘腹胀满，大便干结或溏泄不爽，小便少而黄，舌苔黄腻，脉濡数。

（2）脾气不运证：皮损表现为糜烂、渗出、肿胀，皮肤肌肉萎缩，如四肢湿疹、皮肌炎等。伴面色苍白或萎黄，疲乏无力，食欲减退，大便溏薄，小便不利，舌淡苔白，脉缓。

（3）脾不统血证：可见鼻衄、齿衄、肌衄、尿血、便血、吐血、崩漏等出血症状，伴有神疲乏力，面色无华，舌淡苔白，脉细弱。皮肤出血性疾病可见，如过敏性紫癜。

（4）胃火炽盛证：皮肤病损多发于面部口、鼻周围，如痤疮、唇炎、单纯疱疹、酒渣鼻等。伴见胃脘灼痛，口渴喜冷饮，口臭，牙龈肿痛，便秘，尿短赤，舌红苔黄，脉滑数。

（5）胃阴不足证：皮肤病多见于急性热症后期，如药疹、红皮病、系统性红斑狼疮等。常因高热后胃热不清，伤阴耗津所致，可见咽干口渴，大便干燥，色红苔少，脉细数。

4. 肝与胆病辨证

（1）肝郁气滞证：皮损表现为结节或肿块，有痛感，且与精神抑郁或急躁有关。伴胸胁胀痛，易怒，喜太息，或见妇女经前乳房胀痛，月经不调，舌苔薄白，脉弦。

（2）肝胆湿热证：皮损可见红斑、糜烂、渗出，有灼痛感，如阴囊湿疹、带状疱疹等。伴胸闷作胀，口苦口干，不思饮食，小便短赤，舌红苔黄腻，脉弦数。

5. 肾与膀胱辨证

（1）肾阴不足证：皮肤可见面色黧黑，如黄褐斑、黑病变等；亦可见双颧红斑，如系统性红斑狼疮。可伴头晕耳鸣，五心烦热，午后颧红，失眠多梦，腰膝酸痛，舌红少苔，脉细数。

（2）膀胱湿热证：尿频、尿急、尿痛，小便混浊不清或点滴不畅，小腹胀满而痛或腰痛，苔黄腻，脉滑数。

（二）八纲辨证

八纲即表、里、寒、热、虚、实、阴、阳八个辨证的纲领，其中阴阳两纲又可以总括其他六纲，即表、实、热为阳；里、虚、寒为阴。

1. 表里辨证 是辨别病位外内浅深的一对纲领，皮毛覆于体表，常先受邪毒侵袭而发病。

（1）表证：皮损可见风寒或风热所致的荨麻疹、风疹等。可伴见恶寒（或恶风）发热，头身酸痛，苔白，脉浮。表寒证恶寒重，发热轻；表热证发热重，恶寒轻；伤风证恶风，微发热，出汗。

（2）里证：可因表证不解，内传入里，侵犯脏腑，或病邪直接侵犯脏腑而发病，如疖、痈未及时治疗，致热毒侵入营血，为疔疮走黄（相当于西医的脓毒血症）。全身可出现壮热,神昏谵语,尿赤便结,舌红苔黄,脉洪数。

2. 寒热辨证

(1) 寒证:皮损色白或青紫,多在冬季发病,如冻疮等。全身多伴有畏寒喜暖,面色㿠白,口淡不渴,肢冷蜷卧,小便清长,大便稀溏,舌淡苔白而润滑。

(2) 热证:皮损色泽鲜红,灼热,焮肿,如丹毒等。全身可见发热,恶热喜凉,口渴喜冷饮,面红目赤,小便短黄,大便干结,舌红苔黄,脉洪数。

3. 虚实辨证

(1) 虚证:多指气血阴阳的不足。一般病程长,体质多虚弱,神疲乏力,长期低热或畏寒,舌淡苔少,脉无力,如系统性红斑狼疮等。

(2) 实证:病程较短,皮疹色红,或有脓疱,如丹毒、痤疮等。伴有身热烦躁,大便秘结,小便短赤,舌红苔厚腻,脉实有力等症。

4. 阴阳辨证

(1) 阳证:具"阳"的一般属性的证候。皮损色泽鲜红、灼热,发病快。临床上急性泛发全身,变化快和自觉痒痛明显的皮肤病,伴有发热,面红,烦躁,口干渴,大便干,小便黄,脉浮,滑数者,如急性泛发性湿疹、接触性皮炎、银屑病进行期、药疹、急性荨麻疹等。

(2) 阴证:具"阴"的一般属性的证候。皮损色白或紫黯,慢性、渗出性、肥厚性以及自觉症状较轻微的皮肤病,同时伴有口淡,口腻,饮食欠佳,不思饮食,胸腹胀满,大便不成形或先干后稀,脉沉细、沉缓或迟,舌质淡,舌体胖嫩或边缘有齿痕、舌苔腻或干而苔少,如寒冷性荨麻疹、冻疮、硬皮病、慢性溃疡等。

(三) 气血辨证

气血辨证是分析、判断疾病气血亏损或运行障碍的证候,是对脏腑辨证的补充。皮肤病中常见有气虚、气滞、血虚、血热、血瘀等证。"气为血帅","血为气母",两者之间互存、互用,病理上气血常相互影响,交互为病,如气滞可致血瘀,血瘀亦可导致气滞;气虚可引起血虚,血虚亦可引起气虚等。

1. 病在气分

(1) 气滞证:人体的气机运行不畅,受到阻滞。皮肤症状以疼痛、肿胀、斑块为主,局部或全身胀满、痞闷、胀痛等症状时轻时重,游走不定,随情绪变化而加重。

(2) 气虚证:脏腑功能不足的表现。皮损呈浅色或肤色,红肿不明显,一般见于慢性皮肤病,伴神疲乏力,少气懒言,头晕目眩,面色少华,舌质淡嫩,脉虚弱等。

2. 病在血分

(1) 血热证:脏腑火热炽盛,热迫血分所表现的实热证候,常表现为灼热潮红、肿胀、红斑、紫癜、瘀斑等。

(2) 血瘀证:血瘀是由于血脉运行不畅引起。皮肤常表现为肌肤甲错、斑块、硬结、痛有定处等,舌质多黯红或紫黯。

(3) 血虚证:指血液亏少,不能濡养脏腑、经络、组织而表现的虚弱证候。常表现为皮肤干燥、脱屑、皲裂等。

(四) 经络辨证

经络是人体内经脉和络脉的总称,是气血运行的通道。它内属脏腑,外络肢节,把人体连接为一个有机的整体。根据皮肤病病变部位,联系经络的循行分布,可指导临床治疗用药或针灸选穴。

1. 头部　正中属督脉经,两旁属足太阳膀胱经。

2. 面部　面颊部属足阳明胃经;眼睑部属足太阴脾经;鼻部属手太阴肺经;耳部属足厥阴肝经、足少阳胆经和手少阳三焦经;唇部属足太阴脾经和足阳明胃经。

3. 颈项部　颈部正中属任脉经,项部正中属督脉经。

4. 胸腹部　胁部属足厥阴肝经和足少阳胆经;乳房属足阳明胃经,乳头属足厥阴肝经;腋部属足太阴脾经;阴部属足厥阴肝经。

5. 四肢　上肢伸侧及手臂以手三阳经为主,屈侧及手掌以手三阴经为主;下肢外侧及足背以足三阳经为主,内侧及足心以足三阴经为主。

(五) 症状辨证

皮肤病具有自觉症状和他觉症状,综合分析其病因和病机可为治疗提供可靠的依据。

1. 自觉症状　是患者的自我感觉,皮肤病最常见的自觉症状是瘙痒,其次是疼痛、麻木、灼热、肿胀、蚁行感等。

(1) 瘙痒:多由风、湿、热、虫等所致。

1) 风痒:发病急,游走性强,变化快,痒无定处,遍身作痒,时作时休。

2) 湿痒:有水疱、糜烂、渗出,缠绵不断,舌苔白腻,脉多沉缓或滑。

3) 热痒:皮肤潮红,肿胀,灼热;舌红苔黄,脉弦滑或数。

4) 虫痒:痒若虫行,多数部位固定,遇热或夜间更甚。

5) 血虚痒:泛发全身,皮肤干燥,脱屑或肥厚;舌质淡或有齿痕,脉沉细或缓。

(2) 疼痛:所谓"痛则不通,不通则痛",疼痛主要是营卫不和,脉络阻滞,气血不通所致。痛有定处为血瘀,皮损多为结节、肿块、色红;痛无定处为气滞,疼痛多为胀痛,且随情志而改变;寒证疼痛为皮色苍白或黯紫,得热则缓,遇寒加重;热证疼痛为皮损红肿灼热,得冷则轻,遇热加重;痛时喜按为虚痛;痛时拒按为实痛;皮色不变的痛,多为酸痛。

(3) 麻木:多为气血运行不畅所致,血不运则麻,气不通则木。实证的麻木多伴有肿胀,虚证的麻木多为知觉减退,而非麻木不知痛痒。

(4) 灼热:是热毒或火邪炽灼肌肤所致,多见于急性皮肤病。

2. 他觉症状　是可以看到或可以触摸到的皮肤及黏膜损害,也称"皮损"。

(1) 原发性皮损:是皮肤病在发病过程中首先出现的原始性损害,有斑疹、丘疹、疱疹、风团、结节等。

1) 斑疹:有红斑、紫斑、白斑及黑斑等。红斑多为热邪所致,压之褪色;紫斑多为血瘀所致,压之不褪色。红斑稀疏为热轻,红斑密集为热重,红斑带紫为热毒炽盛;白斑为气滞或气血不和所致;黑斑多为气滞血瘀或脾肾亏虚所致。

2) 丘疹:急性者丘疹色红,瘙痒明显,多属风热或血热;慢性者丘疹近肤色或深黯色,多为气滞或血瘀;丘疹瘙痒有渗出者多属湿热蕴结。

3) 疱疹:包括水疱、大疱及脓疱。水疱清亮为湿邪侵袭;水疱浑浊,周围有红晕或呈大疱则为湿热;脓疱疱壁饱满,疱内脓液浑浊,周围红肿,多为热毒炽盛所致。

4) 风团:一般为风邪引起,游走不定,时隐时现。色红者属风热;色白者属风寒或血虚;色深红者为血热;色紫黯者为血瘀。此外,风团还与卫表不固、脾胃湿热、冲任失调等因素有关。

5）结节：红色结节、按之疼痛者，或为血热蕴结，或为血瘀；皮色不变、质地柔软者，属气滞，或寒湿凝滞，或痰核结聚。

（2）继发性皮损：是由原发性皮损演变或因搔抓、感染所致的皮肤损害。包括鳞屑、糜烂、溃疡、痂、抓痕、皲裂、苔藓样变、色素沉着、皮肤萎缩、瘢痕等。

1）鳞屑：急性病后见之多为余热未清；慢性病中见之多为血虚生风；干性鳞屑属于血虚风燥或阴虚血燥，脂性鳞屑则为湿热所致。

2）糜烂：若疮面色红且渗出多者属湿热；若结有脓痂属湿热夹毒；若糜烂渗液淋漓则为脾虚湿盛或寒湿之证。

3）溃疡：急性溃疡伴红肿热痛者为热毒；慢性溃疡伴脓水浸淫者为湿毒；若溃疡经久不愈，肉色灰黯则属气血两虚。

4）痂：浆痂为湿热；脓痂为热毒结聚；血痂为血热所致。

5）抓痕：多因风盛、内热、血燥而致。抓后留白线者为风盛，抓后结血痂者为内热。

6）皲裂：可因皮肤干燥，复感风寒外侵所致，或血虚风燥而成。

7）苔藓样变：多为血虚风燥，或气滞血瘀致肌肤失养而成。

8）色素沉着：多属肾虚或脾肾阳虚，本色显露于外；或见于急慢性皮肤损伤后期，多由气虚失和所致。

9）萎缩、瘢痕：皮肤萎缩多为脉络闭塞气血不运所致。瘢痕多为局部气血凝滞不散或气血不足所为。

二、常用治法与方药

中医对损美性皮肤病的治疗有悠久的历史和丰富的经验，它以人体的整体观念为前提，采取辨证与辨病相结合，局部与整体并重的方法，以达到美容治疗目的。

（一）内治法

皮肤病的治疗法则与中医内科基本一致，通过审明病因、分析病机、辨清证候之后，方可有针对性地采取治疗方法。以下归纳一些常用的内治法则与方药：

1. 祛风法　多用于风邪客于肌表的皮肤病，有疏风清热、疏风散寒、祛风固表等方法。风邪善行而数变，具有开发、向上、向外的特性，常侵犯人的头面及肢体上部，导致各种损美性疾病。因此风邪是六淫外邪中对美容影响最大的一种邪气。

（1）疏风清热法：用于风热客于肌肤者，皮损色红，发病快，病程短，或兼有发热、咽痛。方选消风散、银翘散。常用药物有荆芥、防风、蝉蜕、苦参、生地、知母、牛蒡子、生石膏、金银花、连翘、薄荷、浮萍、黄芩等。

（2）疏风散寒法：适用于风寒侵入肌肤者，皮损色淡或苍白，遇冷加重，得热则缓，或伴有恶寒、发热、头痛、咽部不适等症，舌苔薄白，脉浮。方选麻黄汤、荆防败毒散。常用药物有麻黄、桂枝、杏仁、荆芥、防风、柴胡、川芎、羌活、茯苓等。

（3）祛风固表法：适用于表虚易受风邪侵袭者，症见体虚自汗，皮疹反复发作者，方选玉屏风散。常用药物有黄芪、白术、防风、荆芥、党参、蝉蜕、独活等。

2. 清热法　多用于火热之邪引起的皮肤病。火有虚实之分，清实火有两种，火热炽盛当清热解毒，热在血分当清热凉血，清虚火用清热养阴之法。

（1）清热解毒法：适用于热毒炽盛者，如局部皮肤红肿灼热痒痛的疮疡、酒渣鼻、日光性皮炎、丹毒、脓疱疮等。方选黄连解毒汤、五味消毒饮、清瘟败毒饮。常用药物有黄连、黄芩、山栀、蒲公英、紫花地丁、金银花、菊花、生石膏、知母、淡竹叶等。

（2）清热凉血法：用于血热证，皮损多呈鲜红色斑或紫癜，有灼热感，方选犀角地黄汤、清营汤。常用药物有水牛角、生地、丹皮、赤芍、玄参、麦冬、黄芩、黄连、知母、金银花、连翘等。

（3）养阴清热法：用于虚火上炎所致黧黑斑、雀斑等，方选知柏地黄汤。常用药物有生地、赤芍、丹皮、玄参、天冬、龟甲、黄柏、知母等。

3. 祛湿法　多用于内湿或外湿引起的皮肤病。因湿性黏滞，所致的皮肤病多缠绵难愈，病程持久。临床可见皮肤水疱、糜烂、渗出，或皮肤肥厚、苔藓样变。治疗有祛风除湿、清热利湿、健脾化湿、滋阴除湿等。

（1）祛风除湿法：适用于风湿阻伏肌肤者，皮损浸润肥厚，瘙痒无度，方选二妙散、五虎追风散。常用药物有苍术、黄柏、全蝎、蝉蜕、僵蚕、威灵仙等。

（2）清热利湿法：适用于湿热蕴结肌肤者，皮损可见红斑、水疱、糜烂、渗液等，方选龙胆泻肝汤、萆薢渗湿汤。常用药物有龙胆草、山栀、黄芩、车前草、萆薢、薏苡仁、滑石等。

（3）健脾化湿法：适用于脾失健运，水湿泛于肌表者，皮损表现有水疱、糜烂、肿胀、渗液，四肢多见，伴有疲乏无力、肢体浮肿等，方选除湿胃苓汤、参苓白术散。常用药物有白术、茯苓、猪苓、苍术、薏苡仁、泽泻、车前子、白扁豆、茵陈、桔梗、厚朴、枳壳等。

（4）滋阴除湿法：适用于湿热伤阴者，症见皮肤干燥、抓痕、结痂，伴口渴饮水，小便不利等，方选猪苓汤。常用药物有猪苓、茯苓、泽泻、滑石、生地、玄参、黄柏等。

4. 化瘀法　用于因血液运行迟滞，肌肤失去濡养而引起的皮肤病。治疗上常用理气活血化瘀的方法，因气滞、血瘀的程度不同，治疗上各有侧重。

（1）理气活血法：适用于气滞血瘀者，症见面色黧黑，舌质紫黯，方选桃红四物汤。常用药物有桃仁、红花、当归、赤芍、香附、青皮、生地等。

（2）活血化瘀法：用于瘀血阻滞者，皮损表现为瘀斑、结节、浸润、瘢痕，局部肿胀、疼痛，方选血府逐瘀汤、通窍活血汤。常用药物有桃仁、红花、三棱、莪术、川芎、赤芍、丹参、当归、生地等。

5. 润燥法　用于风燥或血燥引起的皮肤病。治疗上宜养血润燥和滋阴润燥。

（1）养血润燥法：适用于血虚风燥者，皮损表现为皮肤干燥、脱屑、肥厚、皲裂，毛发枯落，爪甲混浊，伴面色萎黄，方选四物汤、当归饮子。常用药物有当归、生地、熟地、黄芪、天门冬、麦门冬、桃仁、红花等。

（2）滋阴润燥法：适用于血热风燥者，症见皮肤潮红、干燥、脱屑等，方选增液汤。常用药物有生地、当归、玄参、麦冬、天冬、石斛等。

6. 温通法　用于寒邪阻滞经络而致的各种皮肤病。治疗上宜温阳祛寒和温经通络。

（1）温阳祛寒法：适用于阴寒之邪侵袭肌表者，皮损色苍白或青紫，局部温度偏低，有麻木、疼痛感，如冻疮等，方选当归四逆汤。常用药物有当归、芍药、桂枝、附子、细辛、红花等。

（2）温经通络法：适用于阳气衰微，寒凝气滞者，症见四肢厥冷，皮肤冷硬或疮疡破溃，色黯而淡，久不收口或形成窦道、瘘管，方选阳和汤。常用药物有熟地、附子、肉桂、麻黄、白芥子、炮姜等。

7. 补益法　是治疗损容性疾病和美容保健常用的方法。因各种原因引起的气虚、血虚、阴虚、阳虚均可进补,通常有益气补血法、温补肾阳法、滋肾养阴法。

(1) 益气补血法:用于气血不足者。皮损色淡无光,反复发作,溃口久不愈合,伴有面色无华,神疲乏力,毛发稀疏,方选八珍汤、十全大补汤。常用药物有党参、黄芪、当归、白术、熟地、川芎、黄精、茯苓、肉桂、丹参等。

(2) 温补肾阳法:用于肾阳不足,阳气衰微者。见皮肤黧黑,皮温降低,溃口久不愈合,方选金匮肾气丸。常用药物有附子、肉桂、仙茅、仙灵脾、巴戟天、肉苁蓉、杜仲、鹿角等。

(3) 滋肾养阴法:用于肾阴不足,阴虚火旺者,皮损肾色显露而呈黧黑色,伴咽干口燥,形体消瘦,方选六味地黄丸、知柏地黄丸。常用药物有生地、熟地黄、知母、黄柏、女贞子、墨旱莲、玄参、麦门冬、沙参等。

(二) 外治法

1. 外用药物疗法

(1) 常用药物

1) 祛风止痒药:荆芥、防风、苍耳子、地肤子、蛇床子、白鲜皮、威灵仙、薄荷、樟脑、冰片、羊蹄根、川椒、当归、何首乌等。

2) 清热解毒药:大黄、黄芩、黄连、黄柏、青黛、马齿苋、野菊花、生地榆、紫花地丁、蒲公英、寒水石、牛黄、儿茶等。

3) 收敛燥湿药:熟石膏、炉甘石、滑石、赤石脂、煅龙骨、煅牡蛎、海螵蛸、苍术、鱼石脂、枯矾、儿茶等。

4) 养血润肤药:当归、生地、紫草、杏仁、蜂蜜、蜂蜡、猪脂、羊脂、麻油等。

5) 褪黑祛斑药:桃仁、红花、当归、川芎、白芍、珍珠、白茯苓、白附子、白芷、白僵蚕、防风、柴胡、冬瓜仁、柿叶、菟丝子等。

6) 生肌活血药:乳香、没药、血竭、红花、三棱、莪术等。

7) 腐肌蚀肤药:鸦胆子、石灰、乌梅、木鳖子等。

(2) 常用剂型

1) 浸渍剂:是将单味或复方药物加水煎煮后成一定浓度,滤去药渣所得的溶液,有清洁、止痒、消肿、收敛、改善皮肤血液循环、增强机体代谢的作用,供外擦、湿敷、熏洗及药浴等应用。

2) 粉剂:将不同的药物研成粉末,按其不同的作用配制而成,具有吸湿、止痒、收敛、抑菌、消炎等作用。常用药物有青黛散、三石散、三七粉、生肌散等。

3) 洗剂:由水和按一定比例不溶于水的药粉混合组成,具有消炎、止痒、保护、干燥的作用。常用药物有三黄洗剂、炉甘石洗剂、颠倒散洗剂等。

4) 酊剂:是将各种不同的药物浸泡于乙醇溶液内,按制方规律,滤过去渣而成,具有活血、消肿、祛风、止痒、杀虫等作用。常用药物有复方土槿皮酊、百部酊、复方补骨脂酊等。

5) 油剂:是将药物浸在植物油中煎熬后去渣而成,或将中药粉与植物油混合制成,具有润肌防裂、生肌止痒、解毒收敛的作用。常用有紫草油、青黛油等。

6) 软膏:是将中药细末或中药萃取物与适当的基质混合调制而成,随着主药的不

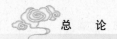

同而有保护皮肤、润肤防裂、止痒、去痂、活血养肤、清热解毒、软坚散结等作用。常用药物有硫软膏、青黛膏等。

7）糊剂：将中药加工成细末，需时用液体调制成泥糊状半固体的剂型，中医美容临床常作为面膜用。因药物和调和液体不同而具有养颜增白、活血化瘀、清热解毒等不同的作用，如玉容散、颠倒散等。

2. 针灸疗法　包括针法和灸法。

（1）针法：利用毫针、皮肤针、三棱针、电针、水针等根据不同的皮肤病辨证配穴，刺激人体一定部位或腧穴，以调和阴阳，扶正祛邪，起到畅通局部气血、清热、祛瘀、解毒、通络、止痒等作用。

1）皮肤针法：以多支短针浅刺的一种治疗方法，有梅花针、七星针等。多适用于牛皮癣、白驳风、油风等。

2）三棱针刺血法：利用三棱针刺破患者身体的一定穴位或浅表血络，放出少量血液以治疗疾病的一种方法。

3）耳针：针刺耳部耳尖穴可治粉刺，点刺足三里可治湿疮，酒渣鼻可在鼻两侧变赤处散刺。

4）电针法：具有针和电刺激的双重效应，可治疗肥胖症、皱纹和较顽固的皮肤病。

5）水针法：将中西药物注入人体的有关穴位或一定病变部位的一种治疗方法。可用于油风、黧黑斑、粉刺、瘾疹、瘙痒症等的治疗。

（2）灸法：活血通络、扶正祛邪的作用，施灸方法主要有艾炷灸、艾条灸、温针灸。临床上多用于脾肾阳虚型黧黑斑、牛皮癣、慢性湿疮、扁瘊、油风、白驳风等的治疗。

（三）中医药膳食疗

药膳食疗方法是以中医药学基本理论为指导，采用食物或药食两用的中药，通过日常饮食而达到防治常见损美性皮肤病的的一种方法。依据药食两用中药的性味、归经、功效、成分等，辨质辨证施膳，日常服食，如地龙桃花饼治疗瘀证等。通过调理脏腑、气血、经络，调整体质状态，改善皮肤功能，辅助药物治疗，预防疾病发生，以内而养外。当今药膳食疗法对各类疾病的辅助治疗日益得到青睐。

知识链接

记载皮肤美容知识的部分中医古籍

《周礼》《山海经》《黄帝内经》《伤寒杂病论》《神农本草经》《备急千金要方》《外台秘要》《五十二病方》《太平御览》《黄帝明堂经》《妆台记》《肘后备急方》《抱朴子》《本草经集注》《诸病源候论》《刘涓子鬼遗方》《太平圣惠方》《经史证类备急本草》《本草纲目》《普济方》《外科正宗》《针灸大成》《景岳全书》《医宗金鉴》《外科大成》《外科证治全生集》《疡医大全》等。

第四节　常用皮肤美容疗法

皮肤美容疗法是美容皮肤科学的重要组成部分，在人们日益增强的美容需求中应用越来越广泛，尤其在医院美容皮肤科、美容院等得到充分应用。下面介绍在美容治疗中常见的一些疗法。

一、物理性皮肤美容疗法

(一)冷冻治疗

利用制冷剂产生的低温作用于病变组织,使之坏死或诱发生物学效应,达到治疗目的。常用的制冷剂有液氮($-196℃$)、二氧化碳($-78.9℃$)、氟利昂-12($-29.8℃$)、氟利昂-22($-40.8℃$)、液体空气($-186℃$)等。其中液态氮具有温度低、无色、无味、无毒、不易燃、不易爆、来源广、价格便宜等特点,因此液氮是目前皮肤美容冷冻术中最常用的制冷剂。

冷冻的方法有喷射冷冻和接触冷冻,前者是将冷冻剂喷射到病变组织表面,后者是按皮损情况选择适当大小的冷冻头进行接触冷冻,还有一种最简便的方法是用棉签浸蘸液氮涂于皮损上进行冷冻。冷冻时组织有不同程度的结霜及变硬,表现为局部组织变霜白及苍白反应,数分钟后组织解冻,呈现轻重不同的水肿反应,甚至发生水疱或大疱,并有渗液、糜烂、溃疡。此时应辅以必要的创面保护,如无菌纱布、凡士林纱布外敷或消炎药膏涂抹等处理。1~2周内创面可干燥、结痂,约2~3周痂皮脱落而愈,局部留有暂时性的色素沉着或色素减退斑,一般可逐渐恢复。冷冻对组织的破坏程度与制冷剂的温度、冷冻时间、冻融(冷冻使组织结成冰块后自然融解)次数及同时施压,减少局部血流有关。

冷冻治疗适用于寻常疣、扁平疣、尖锐湿疣、雀斑、结节性痒疹、血管瘤、脂溢性角化、化脓性肉芽肿及浅表良性肿瘤等。临床应用时需注意,寒冷性荨麻疹、冷球蛋白血症、冷纤维蛋白原血症、雷诺现象以及年老、体弱和对冷冻不能耐受者,均不宜进行冷冻治疗。

(二)激光治疗

激光是受激辐射而放大的光,它具有一般光所没有的特性,即单色性、相干性、平行性、高能量和易于聚焦几个特性。利用这些特性,可以将激光束高度聚焦,对靶组织做准确、细致的切割和焊接,因高能量易将组织凝固、气化和炭化而达到治疗目的。运用美容激光器精确地、准确地、高选择性地破坏和清除病变组织,达到最好的美容效果的同时,并发症和副作用几乎没有或很少发生。多用于治疗色素性皮肤病和血管性皮肤病。

根据激光腔内所填充的介质可分为固体、气体、液体、半导体激光。固体激光有红宝石激光器、翠绿宝石激光器、倍频Nd:YAG激光器等,其功率大,耗材小;气体激光有CO_2激光器、铜蒸气激光器、氩离子激光器及氦离子激光器等,此类激光器作用快速,穿透力较小,安全性高;液体激光包括各种染料激光器,输出功率大,临床效果明显,但耗材大;半导体激光体积小、效率高,使用寿命长,是目前激光的一个发展趋势。

根据释放能量的方式可分为连续、半连续和脉冲激光。连续激光是以稳定、连续的光束释放能量,如CO_2激光、氩离子激光及氦离子染料激光;半连续激光也是以脉冲的形式释放能量,所不同点是每个脉冲之间的间隔时间非常短,且不可调节,其临床效果和连续激光效果相似,如铜蒸气激光;脉冲激光的能量以脉冲的形式释放,即治疗剂量的激光能量在一个固定时间内释放出来就称为一个脉冲,而每个脉冲之间的时间是可控的,根据脉冲的宽度又可分为长脉冲激光(脉冲宽度为毫秒级),如CO_2

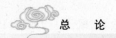

激光、长倍频 Nd：YAG 激光；短脉冲激光(脉冲宽度为纳秒级)，如各种 Q 开关激光。

激光治疗有如下适应证：

1. **皮肤表面增生物**　主要用 CO_2 激光，是临床上应用最广泛的一种激光器，通过热效应的原理发挥作用。对组织的破坏和切割可精确地局限在照射部位，这是 CO_2 激光最大的优点。利用这一优点，可治疗的病种有寻常疣、尖锐湿疣、丝状疣、睑黄疣、皮赘、汗管瘤、脂溢性角化、色素痣、面部肉芽肿、血管角皮瘤、基底细胞癌等。CO_2 激光治疗必须按无菌操作，操作者和患者均应注意对眼的保护。

2. **色素性皮肤病**　常用的色素类美容激光器包括 Q 开关的红宝石激光(波长694nm)、Q 开关的 Nd：YAG 激光(波长 1 064nm)、铜蒸气激光(波长 511nm)、倍频 Nd：YAG 激光(波长 532nm)、Q 开关紫翠宝石激光(波长 755nm)、非相关性强脉冲光(IPL)(波长 500~900nm) 等。所有这些波长的激光都能有效地治疗色素性皮损而不损伤其周围的正常组织，它的治疗原理是选择性的光热作用。在色素性皮肤病的激光治疗中，黑色素是吸收能量最主要的基团，根据黑色素的多少和位置深浅来选择不同波长和不同治疗参数的激光治疗。其中脉冲激光能选择性地作用于色素颗粒，对周围邻近组织没有破坏，能达到既治疗色素又不留瘢痕的美容治疗效果。波长为 511nm、532nm、500~900nm 的激光，适合治疗表皮层的色素性皮肤病，如雀斑、咖啡斑、单纯性雀斑样痣、色素性表皮痣、脂溢性角化、日光角化病等；波长为 694nm、755nm 的激光，适合治疗表皮及真皮交界的皮肤病；波长为 1 064nm 的激光，适合治疗真皮层色素性皮肤病，如太田痣、蓝痣、伊藤痣、颧部褐青色痣、外源性色素沉着症(文身、金属性色素沉着症、爆物沉着症)等。

3. **血管性皮肤病**　其治疗机制是选择性光热作用，特定波长的激光被血液中的血红蛋白选择性吸收，瞬间吸收的高能量使血管凝固或破坏，从而达到治疗目的。临床比较常用的血管类美容激光器有：连续 Nd：YAG 激光(1 064nm)，适用于小面积的毛细血管扩张症、结节状或疣状增殖的血管瘤，该激光穿透力强，治疗时皮肤血管瞬间消失和皮肤变白即可，注意激光流量和治疗时间过量会形成深在损害及瘢痕；可变脉宽倍频 Nd：YAG 激光(532nm)，适用于鲜红斑痣、大面积毛细血管扩张症等；585nm 脉冲染料激光，适用于各种血管性皮肤病尤其是管径较细的血管性皮肤病；595nm 可调宽染料激光，适合于各种血管性皮肤病；PhotoDerm 强脉冲光，适合于各种血管性皮肤病尤其是深部血管性疾病，该激光器副作用少，是临床上比较安全的激光器之一。

4. **多毛症**　根据选择性光热作用原理，选择适合的波长、脉宽和能量密度，使激光精确地破坏毛囊而不引起周围组织的损伤。常用的美容脱毛激光器有：①半导体激光，是目前比较理想的激光脱毛器之一，可以治疗各部位的多毛；②翠绿宝石激光，对肤色很浅而毛干色素很深的患者，临床效果更好；③强脉冲光(IPL)，又称强光，脱毛效果确切，也是目前比较理想的脱毛器之一。脱毛的疗效是积累性的，治疗的次数越多，最终的效果会越好。

5. **糜烂、溃疡皮肤**　用氦氖激光(波长为 632.8nm)，对组织有较深的穿透性，可改善皮肤微循环，增强机体免疫功能，促进炎症的吸收和创面的修复，对皮肤神经末梢是一种温和的热刺激，可止痛。适用于表面糜烂、溃疡、斑秃、带状疱疹、玫瑰糠疹等。

(三) 电疗

1. **电解术**　用电解针作用于局部病变组织，从而引起组织破坏。主要用于色素痣、蜘蛛痣、毛细血管扩张症、局限性多毛症等。

2. 电灼术(电干燥法)　使用高电压、低电流对病变组织进行烧灼破坏。主要适用于寻常疣、化脓性肉芽肿等。

3. 电凝固术　利用高频电在组织产生的热能,使组织蛋白发生凝固而无炭化。适用于较大范围的病灶及血管性损害。

4. 电烙术　用电热丝烧灼破坏、去除病变组织的方法。适用于化脓性肉芽肿、寻常疣、皮赘等较小的皮肤良性肿瘤。

（四）光疗

利用光线的生物学效能治疗疾病的一种方法,常见的有:

1. 紫外光疗法　紫外光治疗可调节内分泌,提高机体免疫功能,促进血液循环,改善局部营养,刺激上皮生长,并有杀菌、镇痛、止痒、促进色素形成的作用。紫外线的波长范围为180~400nm,皮肤科常用长波紫外线 UVA(320~400nm)和中波紫外线 UVB(280~320nm),治疗玫瑰糠疹、银屑病、白癜风、毛囊炎、丹毒、慢性溃疡、斑秃、痤疮、带状疱疹、冻疮和局限性皮肤瘙痒症等。有活动性肺结核、甲状腺功能亢进、红斑狼疮、心肝肾功能不全者及光敏感者均禁用紫外线照射。紫外线治疗应根据病情的需要给予不同强度的照射,照射强度一般分为亚红斑量、红斑量、超红斑量,红斑量,治疗每周2~3次,剂量每次增加20%~30%,10次为一个疗程,照射时需戴防护眼镜。

2. 光化学疗法　以内服和外用结合光敏剂紫外线照射皮肤引起光化学反应来治疗疾病的一种方法。常用的光敏剂是8-甲氧补骨脂素(8-MOP)或三甲基补骨脂素(TMP),口服或外涂后,在长波紫外线的照射下可产生光敏反应,抑制表皮细胞合成,抑制全身免疫反应。用于治疗银屑病、白癜风、斑秃、过敏性皮炎、扁平苔藓、掌跖脓疱病等。使用本疗法前,测定最小光毒剂量,测定前2小时口服8-甲氧补骨脂素,剂量按每千克体重0.5mg计算,也可外涂8-甲氧补骨脂素溶液。开始用最小光毒量,以后逐渐加大剂量,每周2~3次,口服药后患者12小时内应戴墨镜保护眼睛,避免日晒,避免食用光敏食物。治疗期间可有胃肠反应和局部皮肤干燥、瘙痒、色素沉着、红斑等反应,长期使用可引起白内障、皮肤老化和诱发皮肤肿瘤。有严重器质性疾病、光感性疾病、白内障、年老者、12岁以下儿童及孕妇等禁用。

3. 光动力学疗法　利用光敏剂(血卟啉等)注入体内,在光的作用下使机体组织发生变化而达到治疗目的的一种方法,临床用于治疗鲜红斑痣效果较好,亦可用于皮肤恶性肿瘤的治疗。近年来,光动力治疗中重度痤疮疗效显著,这种新方法、新途径引起了世界皮肤科界的广泛关注。

（五）水浴及药浴疗法

水浴是美容皮肤科重要的辅助治疗手段,恰当运用能加速疾病的痊愈。冷水浴(25~32℃)能振奋精神,提高全身新陈代谢;温水浴(36~38℃)有镇静和良好的清洁作用;热水浴(38~42℃)能促进全身血液循环,起到祛除外邪的作用。在浴水中加入不同的药物还可发挥不同的治疗作用。常用的水浴和药浴有以下几种:

1. 米糠浴　将200~300g米糠装入小布袋中,加水煮沸,倒出米糠汁,待温热用于浸泡,每次15分钟,可改善皮肤瘙痒症状。因米糠中含有脂肪及蛋白质,可使肌肤光洁嫩滑;其中焦油成分对皮炎、湿疹有止痒效果。

2. 矿泉浴　指用一定温度、压力和不同成分的矿泉水沐浴,因沐浴的矿泉水多有

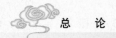

一定的温度,故又称温泉浴。由于矿泉水的性质多样、类型复杂,其分类方法尚不一致,目前主要是按成分、温度、渗透压和酸碱度的不同来分类。矿泉浴有促进机体免疫功能、健身祛病的作用。矿泉所含的化学成分差别较大,使用时应根据病情不同有所选择。对于急性发热性疾病、急性传染病、出血性疾病、活动性结核、严重的心肾疾病者等应慎用。

3. 盐浴或醋浴　将盐、白酒或醋等日用品加入浴水中,同样可起到疗伤治病的功效。盐水浴对神经系统有镇静作用,亦能使皮肤有弹性。

4. 中药洗浴熏蒸　按辨证论治原则,选择适当功效的中药进行组方,煎水洗浴或熏蒸,达到治疗目的。药浴的中药配方有多种,因病、因人而异,如用白檀、木香等药材制成香汤沐浴,具有解毒止痒、振奋精神的功效,且能产生解痉、降压、抗菌效果;用枸杞煎汤沐浴,可使肌肤光滑,防病抗衰老,还有消炎去肿的作用;用菖蒲、菊花、艾叶制汤沐浴,则有明目、醒脑、清热、解暑之效,并可预防皮肤病等。

药浴后不宜用清水冲洗,以延长作用时间;严重心血管疾病者不宜采用热水浴;严格浴盆消毒,防止交叉感染。

知识链接

清洁水质的选择

水有硬水和软水之分。硬水含钙镁离子较多,可使皮肤干燥、易发生湿疹和皮炎;软水含钙镁离子较少,性质温和,对皮肤无刺激。清洁皮肤选择软水,硬水需要加工才能使用。纯净水、自来水、蒸馏水、雨水等都是软水;井水、泉水、海水等多是硬水。

(六) X线疗法

X线对生长及分裂较快的细胞有抑制作用,能减少汗腺及皮脂腺的分泌、闭塞微血管,并有止痒和镇痛作用。可用于治疗慢性湿疹、神经性皮炎、瘢痕疙瘩、草莓状血管瘤、海绵状血管瘤、局限性多毛症和臭汗症、慢性丹毒、皮肤癌等。临床上常用的有浅层X线治疗机、软X线治疗机和接触治疗机等。照射的剂量可根据病种、病情、发病部位及皮损面积大小而定。浅层X射线一般每次剂量为 $0.75 \sim 1Gy(75 \sim 100rd)$,每周 $1 \sim 2$ 次,$6 \sim 8$ 次为一个疗程,瘢痕疙瘩剂量要大些。治疗中要避免剂量过大,注意副作用的发生。

二、常见皮肤美容治疗术

(一) 美容文刺术

美容文刺术是一种创伤性皮肤着色术,目前在美容机构很流行。它的原理是在皮肤原有的形态基础上,用文饰器械将色料植染于表皮内,使表皮形成一定的色块,即长期不易褪色的颜色标记或各种图形,达到美化修饰目的。美容文刺术包括美容文饰和标记文饰,前者作用是改善外观,掩饰缺陷,常用的有文眉、眼线、唇线、眼影、腮红、乳晕、美人痣等;后者是根据人们的意愿爱好,在体表的一定部位文刺出文字、花、鸟、兽、刀等各种图案。

美容文刺技术操作中要注意无菌操作,遵守宁浅勿深、宁短勿长、宁细勿宽、宁轻勿重的基本原则。对于有瘢痕体质、过敏体质、皮肤病、肝炎、糖尿病、心血管疾病者及精神不正常者均不宜施行此手术。对于文刺失败者,可用激光扫描洗眉、高频率电针洗眉、洗眉剂洗眉、空针密文褪色法、遮盖疗法等方法洗脱,如洗眉、洗眼线、洗唇线与洗文身等。

（二）超声波美容术

超声波在皮肤美容方面的作用有:清除色素沉着;防皱除皱、去瘀散血;消除眼袋和黑眼圈;治疗炎性硬结、痤疮等。

超声波用于皮肤病及美容治疗时,一般选用的振荡频率为800~1 000kHz,强度0.1~1.5W/cm^2,多采用连续超声波,也可用脉冲超声波。治疗方式有直接接触法和间接接触法。常用于以下皮肤病的治疗:

1. 黄褐斑及炎症后色素沉着　采用连续输出直接接触法,每次10~15分钟,每日或隔日1次,10次为一疗程,可将维生素C、维生素E、氢醌、当归浸液、抗生素等加入接触剂中,借助超声波的弥散和组织渗透作用,使药物渗入体内,增强治疗效果。

2. 黑眼圈及眼袋　多采用小剂量超声波治疗,每次3~5分钟,每日或隔日1次,10次为一疗程。

3. 去除细微皱纹　治疗前面部外涂营养霜或抗皱霜,每周1~2次,每次10~15分钟,10次为一疗程。

（三）美容化学剥脱术

又称药物腐蚀术、换肤术,是使用化学制剂去除和损伤皮肤外层,通过皮肤组织的修复和再生,以达到改进皮肤质地,使其平滑的目的,对面部皮肤瑕疵、皱纹和不均匀的色素沉着有效。

浅表化学剥脱剂适用于治疗浅表的角化性疾病、轻度的表皮色素异常、黑头粉刺和极细小的皱纹;中度剥脱剂适用于治疗光线性角化病、炎症后色素沉着、文身、雀斑样痣、色素痣和细小的皱纹;深度剥脱剂适用于治疗慢性光损伤的各种损害、脂溢性角化、疣、痤疮瘢痕、浅表瘢痕、皮脂腺增生、睑黄疣等。

化学剥脱术的本质是人为控制的化学烧伤,一般根据其腐蚀程度深浅,将剥脱剂分为3类。①浅度剥脱剂:剥脱深度约为0.06mm,可达表皮颗粒层及真皮乳头上层,常用的剥脱剂有10%~25%三氯乙酸、Jessner液（内含间苯二酚14g、水杨酸14g、85%乳酸14ml、95%乙醇100ml）等。②中度剥脱剂:剥脱深度约为0.45mm,可达真皮乳头层及网状层上部,常用的剥脱剂有88%苯酚、35%~50%三氯乙酸等。③深度剥脱剂:剥脱深度约为0.6mm,可达真皮网状层中部,常用的剥脱剂有Baker-Gordon换肤液（88%的酚、液体皂、巴豆油和蒸馏水）等。实际上,剥脱剂渗透的深度是受多种因素影响的,如剥脱剂的种类、浓度、用量、使用次数、是否联合使用、表皮屏障的完整性、治疗前用药情况及皮肤的清洁度和解剖厚度等。

对于有心肝肾严重疾病患者,瘢痕体质者,局部皮肤感染者,精神病患者或情绪不稳定者,接受放射治疗者,近期接受雌、孕激素治疗者或进行异维A酸治疗者等,均不宜施行化学剥脱术。

进行化学剥脱术前,应了解患者的一般状况及皮肤分型,向患者说明术中及术后的反应,取得患者合作。具体的操作顺序是:先消毒皮肤;铺手术单,留出手术视野;再视病变大小用专用毛刷、棉签蘸取适量药液,涂于选定区域。涂药要均匀,见皮肤

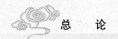

发白时,用纱布擦去药液。治疗好一个区域,盖好纱布再治疗下一个部位。术后给予抗感染治疗,以预防感染和减轻水肿,创面的痂皮应让其自行脱落;为防止术后色素沉着,可予维生素 C 和维生素 E 口服,术后 3 个月要避免日晒,避免任何刺激。

术后的并发症有色素沉着、红斑、痤疮、慢性皮炎、毛细血管扩张等,若发生要及早给予对症处理。

(四) 皮肤磨削术

又称"擦皮术"或"皮肤病变磨削术"。利用电动磨削器来消除皮肤凹凸性病变的一种治疗方法,分为机械磨削术、微晶磨削术、激光磨削术。多用于痤疮、水痘或炎症性皮肤病遗留的点状凹陷性瘢痕、雀斑、皮肤皱纹、小面积烧伤瘢痕、文身等。

有瘢痕体质、感染性皮肤病、大面积烧伤瘢痕、放射性皮炎、着色性干皮病及萎缩性瘢痕等禁用。

知识链接

其他美容术

粉刺挤压术:借助痤疮针治疗粉刺的方法。闭合粉刺治疗时,局部常规消毒后用针头端倾斜皮肤表面15°左右轻轻挑破顶部皮肤,再用环状端在粉刺周围挤压,将颗粒状或白色丝状皮脂完全挤出,用消毒纱布擦净。开放性粉刺不需挑破皮肤,直接挤压即可。

光子嫩肤术:是近年来发展起来的一种美容治疗技术,其功能是消除、减淡皮肤各种色素斑,增强皮肤弹性,消除细小皱纹、改善面部毛细血管扩张、改善面部毛孔粗大和皮肤粗糙,也能改善发黄的肤色等。

修眉术:首用眉梳把眉毛沿着眉头至眉尾的方向梳理整齐,再用眉毛刮刀将眉毛上部的杂毛剃掉,注意双眉的平衡和对称。把稍长的眉毛和斜着生长的眉毛用眉剪剪短一点,使眉毛整体看起来一样长。

美甲术:是指用于保护指甲、赋予指甲色彩及光泽、表现指甲美的各种方法。

第五节　皮肤光老化的美容防护与治疗指导

人体皮肤的老化,是指皮肤在外源性或内源性因素的影响下引起皮肤外部形态、内部结构和功能衰退等现象。内源性老化即自然老化,主要由遗传因素引起;外源性老化主要由紫外线、吸烟、化学物质等环境因素引起。

皮肤光老化是外源性老化中最常见的,是指皮肤衰老过程中由光线特别是紫外线(UV/UVR)照射所造成的损伤。临床主要表现为皮肤干燥、粗糙、毛细血管扩张、弹性降低、不规则色素沉着等。不但严重影响美观,也会增加皮肤疾病的风险,如何预防和治疗皮肤光老化已经成为皮肤科的研究热点。

紫外线可分为长波(UVA,波长为 320~400nm)、中波(UVB,波长为 290~320nm)和短波(UVC,波长为 200~290nm)。其中,UVC 紫外线对细胞的伤害最为强烈,但大部分的 UVC 被臭氧层吸收散射,不能到达地面。UVA 穿透力强,30%~50% 能深达真皮层,也不受季节、云层、玻璃、水等影响,以损伤真皮为主,引起真皮胶原蛋白含量减少,胶原纤维退化,弹力纤维结构退行性改变,是造成皮肤松弛、皱纹增多等光老化的主要原因。UVA 也能增强 UVB 对皮肤的损伤,可使皮肤出现色素沉着而引发皮肤癌。UVA 引起大家重视的另一个原因,是其终身积累的作用,即年轻时过度 UVA 照射会加重年老时的老化症状,十字形皱纹就是一种典型的紫外线损伤性皮肤皱纹。

知识链接

紫外线损害皮肤的病理改变

(1) 紫外线能激活潜在的病毒,暂时降低机体的抵抗力。

(2) 长期烈日曝晒,可造成皮肤的胶原纤维链断裂,弹性降低,出现早衰。

(3) 紫外线可刺激表皮基底层黑素细胞加速黑素分泌,使原有色素斑加重或出现新斑。UVB 对皮肤照射后会引起皮肤发红,红的程度在 8 小时后达到高峰,以后慢慢减弱。红斑大约在 3 天后会逐渐变黑,致使黑素细胞功能亢进而产生大量黑色素。

(4) 紫外线可导致光感性皮肤病的发生和诱发结缔组织病变,使皮肤癌的发病率增高。

(5) 光辐射累积量过大,一些光敏物质会与之产生一系列的生物效应,诱发或加重某些皮肤病,如:①光老化;②光敏性皮肤病,如日光性皮炎等;③光线加剧性皮肤病,如雀斑、黄褐斑、痤疮、酒渣鼻等。

(6) 紫外线能改变单个细胞组分(如蛋白、脂质及 DNA 分子)的结构或功能,大剂量的紫外线会使细胞丧失与周围细胞的沟通能力。

目前,预防光老化最重要最有效的措施是紫外线防护,具有不可替代性。治疗方法主要有药物治疗,激光、强脉冲光、射频等物理疗法、注射填充治疗和手术治疗。

一、紫外线预防

体表长时间接受紫外线曝晒会引起皮肤红斑反应、皮肤黑化、皮肤老化、免疫功能异常,甚至诱发光致癌等。因此,有效的防晒措施对于皮肤的保护尤为重要。

按照 WHO 建议,当紫外线辐射(UVI)<2 时,不需要防晒。一般室外活动,使用衣帽、伞、太阳镜等遮盖防晒,尽量避免体表直接暴露于阳光下,防晒类化妆品是最常用最有效的方法。合理地选择和使用防晒产品,利用其对光的吸收、反射或散射作用,可以保护皮肤免受 UV 的伤害。防晒霜常用剂量为 $2mg/cm^2$,日光暴露前 15~30 分钟涂抹,间隔 2~3 小时后重复涂抹,汗多或者游泳时间隔时间可缩短。

二、化妆品防护

通过应用具有抗氧化、抑斑美白、延缓衰老功效的化妆品,促进皮肤新陈代谢,调整皮脂腺分泌,保持皮肤滋润和弹性,补充水分、油分、生长因子等,紧实面部肌肤,激发活力,延缓衰老。

主要有以下几种类型:广谱防晒化妆品、滋润型化妆品、修护型化妆品、新型抗衰老化妆品等。

(一)广谱防晒化妆品

防晒剂有两类。一类为物理防晒剂,能反射和散射紫外线,主要成分有二氧化铁、

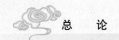

氧化锌及滑石粉等;另一类为化学防晒剂,可吸收紫外线,主要为对氨基苯甲酸等。大多数防晒产品都同时含有这两种成分。

评价防晒品的防晒效果指标有防晒系数(SPF)和防晒指标(PA)两种。SPF 表明防晒产品对 UVB 的防晒能力,PA 表明其对 UVA 的防晒能力。SPF 后面是数值,PA 后面是 +。PA+ 表示有效防护约 4 小时,PA++ 表示有效防护约 8 小时,PA+++ 表示强度防护。

一般情况下,防晒品的 SPF 值为 15 及 PA+ 即可满足普通皮肤的防晒要求,对光敏感者可选用 SPF 值为 12~20 的防晒化妆品。如果在野外作业,如海滨游泳、雪地登山等情形下,宜选用 SPF 值大于 20 且防水性较强的防晒化妆品。但要注意 SPF 值不是越高越好。

防晒品最好在出门前 10 分钟涂于裸露部位。为减少对皮肤造成压力,使用前先涂搽同剂型,即水包油型(O/W)或油包水型(W/O)的护肤用品。

（二）滋润型化妆品

滋润型化妆品是通过加入优质保湿剂来改善皮肤的角化代谢过程,使皮肤滋润光滑以延缓衰老。滋润型化妆品的添加剂有:果酸(AHA)、透明质酸、壳聚糖、类神经酰胺等。

果酸刺激表皮细胞增殖,促进皮肤细胞新陈代谢,改善皮肤质地,干燥皮肤使用后特别滋润、光滑;透明质酸能使皮肤保持光泽和润滑,软化真皮的角蛋白和减少皮肤表面弹性蛋白分子间的交联度,从而减少皱纹,延缓皮肤老化;壳聚糖具有优良的保湿性能;类神经酰胺是高效保湿剂,易吸收,并能促进其他营养物质渗透,适用于粗糙、干燥、多屑皮肤,尤其对老年干性皮肤保湿效果好,化妆品中加入量在 0.4% 左右。

（三）修护型化妆品

修护型化妆品是针对自由基对皮肤的损害而选用能清除自由基的抗氧化剂配制。

1. 酶类抗氧化剂　超氧化物歧化酶(SOD)可使色斑淡化,对皮肤瘙痒、日光性皮炎等症也具有一定作用。

2. 非酶类抗氧化剂　植物提取物如人参皂苷是人参的主要成分,易渗透皮肤为真皮吸收,能扩张末梢血管,增加血流量,促进皮肤组织再生并增强皮肤的免疫功能。人参皂苷通过激活人体内的氧化还原酶活性而呈抗氧化性,可防止皮肤老化。

（四）新型抗衰老化妆品

酰化糖精、脂肽、黄烷酮、花色素苷均能有效抑制弹性蛋白酶,改善老化弹性纤维。

细胞分裂因子(HRG)能显著促进衰老的上皮细胞递转成具有增殖分化能力的年轻细胞,因为 HRG 可激活衰老细胞内的生长基因,将衰老的成纤维细胞、表皮细胞递转为年轻细胞。

三、外用药物治疗

（一）维 A 酸

目前最多的用于皮肤光老化治疗的药。晚上睡前用温和的肥皂清洁皮肤,并待皮肤干燥 30 分钟后使用外用药物外涂,同时平时应用润肤剂和广谱防晒剂。

(二)维生素类

由于光老化与活性氧、自由基的作用有关,减少它们的生成能延缓皮肤光老化。一些小分子物质如维生素 C、维生素 E、β- 胡萝卜素等可以阻断表皮生长因子受体磷酸化,以及 UVB 辐射后产生的活性氧、自由基参与的化学反应,达到清除自由基和活性氧的目的。

(三)化学剥脱剂

目前化学剥脱术中使用的药物有多种。较轻的损害如色斑可应用剥脱的谷物清洁剂、羟基酸和含维生素 A 的洗剂,可刺激胶原新生,逆转早期老化的表现;当光老化指数增加时,应用浅表剥脱剂和微型皮肤磨削术。

四、物理疗法与美容治疗术运用

(一)物理疗法

可选择的物理疗法有激光、强脉冲光、射频等。各种不同激光和强脉冲光治疗光老化都有一定效果。根据治疗区域的不同、老化皮肤特点进行选择,各种光电治疗设备的原理和适应证也不尽不同。

(二)注射填充治疗

1. 肉毒素注射 皱纹增多是皮肤光老化的主要表现之一。肉毒杆菌毒素是肉毒杆菌产生的含有高分子蛋白的神经毒素,是目前已知的毒性最强的生物毒素,能够抑制神经末梢释放乙酰胆碱,引起肌肉松弛麻痹,从而抑制肌肉的收缩,以达到去除皱纹的目的。目前肉毒杆菌毒素有 A 和 B 两型。用于美容目的的肉毒素注射剂量极低,一般肉毒素注射后 1 个月效果最佳,4 个月后效果基本消失。

2. 填充物注射 软组织填充物注射可以用来改善光老化引起的粗糙皱纹和组织容量减少,用于治疗深度皱褶和非动力性皱纹。生物降解材料、永久填充物和自体脂肪移植等均可作为软组织填充物,目前最常用的皮肤填充物质是透明质酸(又称玻尿酸),它可以改善皮肤营养代谢,增加皮肤弹性,减少皮肤皱纹,使皮肤柔嫩光滑,防止皮肤衰老。人体皮肤衰老的过程也伴随着玻尿酸含量的下降,而且玻尿酸会被人体吸收变少,需定期补充。

(三)手术治疗

光老化引起的皱纹和皮肤松弛等可以通过手术改善,但对于光老化的色斑、丘疹、毛细血管扩张和皮肤弹性下降等效果不佳。手术本身也是一种损伤,术后需要较长恢复时间,有一定手术风险,是光老化治疗的最后选择。

光老化目前仍是皮肤科学领域需要攻克的一大难题,治疗疗效不甚满意。尤其是皱纹一旦形成,极难去除,因此应重点放在预防和保养上。皮肤光老化的治疗需紧密结合患者的临床表现和各种治疗技术的特点疗效,运用个性化及综合治疗手段,才可能取得比较理想的效果。

老化皮肤的日常养护

清洗:老化皮肤的油脂分泌已不足,因此清洗的时间应稍短,力度要轻柔,水温不宜过高或过低。洁面乳应选用保湿且油脂成分较多的乳剂,洗面次数不宜过多。

护肤:老化皮肤的油分、水分都不足,洗面后需立即用双重保湿水滋润。由于老化皮肤的胶原蛋白开始变硬,结缔组织逐渐失去储水功能,细胞再生速度变慢,油脂分泌不足,所以在选择护肤品时可考虑一些功效性化妆品,同时还应特别注意防晒。

饮食:多食用抗衰老食品,如富含维生素 A、维生素 E、维生素 C 及胶原蛋白等营养成分的食物;保持正常体重,保持皮肤足够的脂肪;加强锻炼,增强身体新陈代谢功能;保持心情舒畅,睡眠充足。

第六节　损美性皮肤病的预防措施及护理原则

皮肤是机体的重要组成部分,许多皮肤病的局部表现与全身情况有密切关系。皮肤病的预防,应根据各个疾病的发病原因、疾病性质以及预后等不同情况而采取不同的措施。皮肤护理是皮肤病治疗的重要组成部分,优质的护理能起到事半功倍的效果。因此认真做好皮肤病的预防及护理,对减轻患者痛苦、缩短疗程、提高疗效、保障健康有很重要的意义,对树立求美者自信心、重塑皮肤健美、增强美感信息有重要的辅助作用。

一、预防措施

(一) 保持正常皮肤的清洁卫生,加强皮肤保健

注意皮肤卫生及保健对预防皮肤病的发生有重要意义。皮肤皱褶处最好常用温水清洗,尤其在夏天汗出过多或皮肤上尘埃附着及污垢过多时,更要注意卫生。皮脂排泄是皮肤的生理功能之一,皮脂可以滋润皮肤,过多的排泄常可引起脂溢性皮炎、酒渣鼻、痤疮等发生,对于此类患者,要经常用中性肥皂和温水清洗多脂的皮肤。但对于皮肤干燥少脂者,则不宜多用肥皂,在寒冷、干燥季节,宜常用润肤霜外擦皮肤,以保持皮肤的柔软弹性,减少皲裂的产生。要避免日光的过度照射,防止皮肤老化。

(二) 针对病因进行预防

各类皮肤病的病因和性质不同,防护也有所不同。对化脓性皮肤病如脓疱疮、疖肿及真菌病的预防,最重要的措施是经常保持皮肤、毛发的清洁卫生,适当进行隔离,防止接触传染。对变态反应性疾病,尽可能查明过敏原,避免再接触,发病期间或疾病刚痊愈时,应限制或禁食鱼、虾、海鲜等发物,鸡、鹅等禽类食物及辛辣刺激性食物。对瘙痒性皮肤病,要积极去除病因,及时进行合理治疗,防止过度烫洗和搔抓而继发感染,避免乱用刺激性外用药。对色素加深的皮肤病,要减少紫外光的照射,不宜长期使用对皮肤有害的剥脱剂、激素制剂。对化妆品皮肤病,要避免使用有过敏成分的

化妆品,用斑贴试验帮助选择,勿用低劣或过期的化妆品。对皮肤肿瘤,亦应以预防为主,定期体检、早发现、早治疗,若发现色素痣突然增大、颜色加深、瘙痒、疼痛和出血等异常改变,要及早切除并做病理检查。对职业性皮肤病要改善劳动条件,做好劳动防护,寻找病因,避免再接触。

(三)重视精神因素的作用

大部分皮肤病与精神创伤、情绪急躁、思想紧张、神经衰弱有关,如斑秃、神经性皮炎等。若患者顾虑重重,消极悲观,则影响皮肤病的治疗效果。因此要帮助患者树立战胜疾病的信心,争取早日康复。

(四)锻炼身体、增强体质

要保持良好的生活习惯,包括:①睡眠充足;②饮食营养,摄纳有序;③七情六欲,应无过勿泛;④皮肤有疾,要及时就医。

二、护理原则

(一)一般护理

1. 心理调护 皮肤病的发病常影响患者的心理变化,患者常因病情反复发作缠绵难愈,就诊的过程中不同程度地出现一些心理问题,如急躁、忧郁、悲观等变化。针对此问题,需给予科学合理的解释,提高其适应和解决面临的心理困境能力。护理时应富有同情心,做到关心体贴、服务周到,有的放矢进行劝慰、开导,设法缓解患者的紧张情绪,与患者建立良好的医患关系,增强其战胜疾病的信心。

2. 饮食起居 饮食是人体赖以生存的主要物质,但饮食须有节,调理应得当。不同的疾病应选择不同的食品。对于变态反应性疾病,食物致敏是其发病原因之一,因此嘱其避免食用有关的致敏食物,如鱼、虾、高蛋白食物。发病时,食用鱼虾等食物可加重病情,需嘱其避免进食腥、辛等刺激性食物。怀疑药物致敏者,应立即停药,避免使用与致敏药物化学结构相似的药物,并发放致敏卡;对于细菌感染性疾病者,应嘱其避免食用高脂肪、高蛋白食品,饮食宜清淡。

生活起居是促进疾病早日康复的原因之一,要做到夏防伤暑,冬防感寒,居室保持温度、湿度适宜,空气流通,指导患者调整精神和情绪,增强抗病能力。

3. 洁净肌肤 加强皮肤护理、保持皮肤清洁,是提供和巩固疗效的关键。皮肤病患者清洁皮肤时,指导其选择含矿物质较少的软水,如自来水、温开水,忌用井水、河水;平时床单衣被要勤换,以保持清洁,特别是有水疱、渗出、脱屑、结痂患者,建议每天更换;勤剪指甲,防止搔抓引起皮肤破损造成感染;避免穿化纤类衣物或毛织品;避免用肥皂或过热的水烫洗皮肤;对传染性疾病,如手足癣、疥疮等,应注意个人卫生、注意衣物消毒和隔离治疗,对密切接触者予以防治,以免疾病传播。

(二)对症护理

可分为美容院护理和医疗护理两方面。

1. 美容院护理

(1) 皮肤清洁:在美容院的护理中,洁肤是第一步工作,也是非常重要的一个基本环节。清洁皮肤可分为浅层清洁、深层清洁。浅层洁肤品多有香皂、洗面奶和清洁霜,主要是除去皮肤表面的污垢、油脂及化妆品等;深层洁肤品有磨砂膏和去死皮水、去死皮膏,主要是去除坏死的皮肤角质层,清除毛孔内污垢。在洁肤的同时,判断皮肤

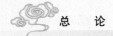

性质,制订护理方案。

(2) 蒸气美容:蒸气美容是一种彻底清洁毛囊、皮脂腺开口,对皮肤进行滋养而达到美容的方法。常用的蒸气美容种类有:毛巾蒸面法、自然蒸气蒸面、药熏美容法、蒸汽喷雾美容、离子蒸气喷雾美容、药物离子蒸气喷雾美容、负氧离子冷喷美容等。蒸气美容的作用是:深层清洁皮肤、补充皮肤表层水分、促进皮肤的血液循环及代谢作用、改善皮肤的酸碱度与性质、促进营养物或药物的吸收、有利于保持皮肤的弹性状态。对于皮肤处于过敏状态者、皮炎湿疹者、日晒伤者、化学损伤者、面红及毛细血管扩张者要慎用或禁用蒸气美容。

(3) 面部按摩:按摩是面部美容术中最重要的一环,也是面部保健最有效的方法之一。正确的面部按摩一方面可促进皮肤组织的血液循环,增加局部组织的养分和营养供给,促进皮脂腺、汗腺的分泌,改善新陈代谢,预防衰老;另一方面能使人神经松弛、精神放松、心理平静及消除疲劳。按摩时不同的皮肤选用不同的按摩膏,青瓜、柠檬系列适用于中、油性皮肤;维生素 E、羊胎素按摩膏适用于中、干性皮肤;防敏按摩膏适用于敏感皮肤;中药按摩膏可用于祛斑、祛痘。按摩的基本方法有仪器按摩(如超声波按摩)和人工按摩。人工按摩的手法大致有:按抚法、打圈法、揉捏法、提弹法、叩拍法、抹法、按法等。按摩要严格遵守四大基本原则:一是按摩方向要由下向上,二是按摩方向要从里向外、从中间向两边,三是按摩方向要与肌肉走向一致,与皮肤皱纹方向垂直,四是按摩时尽量要减少肌肤的位移。按摩过程中,要熟悉面部解剖、体表标志及常用穴位,穴位按摩要准,用力要稳,综合穴位按摩时间约为 15 分钟,按摩频率可每月 4~6 次,过于频繁的面部按摩可能会加快皮肤松弛、皱纹和早衰。对于有皮肤过敏、皮肤急性炎症、皮肤外伤、严重痤疮、哮喘发作期等患者,不宜进行面部按摩。

(4) 倒膜面膜:面膜一般用于改善肤质,增强皮肤新陈代谢,促进血液循环,延缓皮肤衰老,治疗各种损美性皮肤病等。面膜的种类从化学性质上可分为凝结性、非凝结性、电离面膜及胶原面膜;从功能上可分为深层清洁、保湿、美白、紧肤、祛痘面膜及专用于眼、鼻、唇、颈等部位的面膜;从成分上可分为中草药面膜、矿物质面膜、植物面膜、生物面膜等。常见的凝结性面膜包括硬膜、软膜、蜜蜡面膜、可干啫喱面膜等;非凝结性面膜包括保湿啫喱面膜、膏状面膜、矿泥面膜、自制面膜、中草药面膜、蛋奶面膜等。在倒膜面膜操作中要注意根据患者皮肤状况正确选用面膜,明确各种面膜的适应证和禁忌证;动作熟练,部位准确,勿使面膜进入眼、口、鼻内;注意面膜的温度,以免烫伤皮肤;去除面膜时操作要轻柔,以免损伤皮肤。

2. 医疗护理

(1) 瘙痒:加强情志护理,关心劝慰患者,以稳定情绪,转移分散其注意力,细心观察,耐心询问患者的瘙痒性质、部位、程度、时间及诱发因素,采取相应护理措施,做详细记录。告诫患者忌搔抓,忌热水洗烫,忌碱性溶液、肥皂洗烫,避免皮损加重,继发炎症病变;内衣宜穿宽松、柔软之棉织品,不宜穿化纤类及羊绒毛类制品;勤沐浴更衣;床单需要干燥平整,以减少皮肤摩擦。

(2) 创面护理:加强基础护理,搞好环境及个人卫生,保持床单衣被整洁,有污染需及时更换,病室温度应保持在 20~24℃,湿度适宜,每天紫外线照射 30~60 分钟进行空气消毒,以防病毒、霉菌、细菌交叉感染。用药方法有以下几种:

1）湿敷：分冷湿敷和热湿敷两种。冷湿敷适用于急性期皮损，有红肿、渗出、糜烂等。它有冷却和促进血管、淋巴管收缩，减少渗液的作用，达到消炎、止痒、收敛、保护创面的功效。湿敷时注意药液需冷却；保持创面清洁；敷料大小适度，超过创伤2~3cm；敷料湿润度以不滴水为度，及时更换，每日4次，每次30分钟。冬季药液可稍加温，以患者不感冷凉为度，防止受凉。热湿敷是使局部温热、充血，有促进吸收、消炎和镇痛作用。其做法是将敷料放在容器中加适量水煮开，在病损周围涂凡士林，盖一层干纱布以防烫伤，用竹镊子将敷料水拧至不滴水，晾至50℃左右，放在干纱布上，再在热敷料上盖一层干纱布以保持温度。

2）搽药：①洗剂：用时将液体摇匀，用毛刷蘸取药液均匀涂在皮肤表面，每日数次，适用于急性皮炎无破损者，有渗出糜烂者不宜用；②粉剂：将药粉扑在皮损上，每日数次，但不能扑在有糜烂、渗出的皮损上，以防创面结痂，加重炎症，影响愈合；③油剂：将药剂均匀涂于皮损表面，适用于干燥、脱屑性皮肤损害，注意毛发部不宜使用；④软膏、糊剂：将药膏直接均匀涂于皮损处，可稍加按摩或外用塑料薄膜封包，每日1次，禁用于毛发部位。

3）熏洗、药浴：掌握药液温度防烫伤，熏洗药温度一般为50~70℃，反应迟钝、老年及儿童患者温度不宜超过50℃。浸渍温度35~40℃，温水药浴36~37℃，热水药浴38~40℃。操作过程中注意室温保持在20~22℃，所用物件需清洁消毒，执行一人一具一用一消毒，防止交叉感染。

（3）外治法的护理要求：熟悉掌握外治法的适应证及禁忌证、操作步骤和注意事项，操作前向患者说明目的及要求，消除其心理障碍，取得其配合。严密观察皮损的形态、大小、色泽、范围、分布等，判断属于原发性损害还是继发性损害，识别皮损的变化规律。根据皮损特点及部位差异，选择使用不同剂型的药物。

知识链接

皮肤、毛发及甲的日常养护

皮肤、毛发及甲的养护是指以医学的手段或方法，或在医学理论指导下，采用非医学的手段、方法如运动、饮食、养生等，达到预防疾病、增进健康、保持人体自然健美的目的。正确使用化妆品是皮肤养护的重要手段；充足的睡眠可使皮肤细胞维持正常的生理功能，使皮肤红润、光泽、健康；坚持运动，劳逸结合，有益皮肤的健康；皮肤需要蛋白质、脂肪和糖类的营养，合理的营养、平衡的膳食，是健康皮肤的基本要求。

毛发的养护既要注意精神调摄，保持心情舒畅，亦要注意饮食调养，饮食合理；注意保持毛发的清洁，选用各种适宜洗护用品；经常梳头能刺激头皮，促进局部血液循环，有助于毛发的新陈代谢。

甲的养护首先从卫生做起，要注意甲的清洁，甲需1~2周修剪一次，但不宜剪得太短，不要人为刮削指（趾）甲；从事体力劳动或接触脏物、碱、酸性物质时，应注意进行防护。

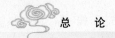

第七节　皮肤美容心理与咨询

一、意义与概念

(一) 学习皮肤美容心理与咨询的意义

皮肤美容患者与求美者不仅是生物学人,也是社会学人,他们有着复杂的皮肤美容心理和各种各样的审美需求。随着美容业的迅速发展及人们求美理念的更新,对专业医疗美容工作者提出了更高的要求,既要满足患者的身体健康,又要使其达到心理、社会一体化的健美效果。因此,学习和了解皮肤美容心理与咨询知识是皮肤科美容医师必要的知识储备,是做好心理美容的关键所在,也是完成皮肤美容工作的职责要求。本节仅简要介绍一下相关知识,要真正掌握心理咨询技能还需深入研究和学习有关的美容心理学等专业课程。

(二) 皮肤美容心理与皮肤心理美容概念

皮肤美容心理是指皮肤美容患者的人格心理、审美心理、缺陷心理、病理心理等心理状态。皮肤心理美容则是皮肤美容工作者对求美者实施心理调治的方式方法。通过研究皮肤美容患者和求美者的人格心理、审美心理、缺陷心理、病理心理等心理状态,对其进行心理咨询、心理诊断、心理治疗、心理疏导,并研究皮肤美容实践中所涉及的审美心理学问题。

(三) 皮肤美容的心理状态

包括人格心理状态、审美心理状态、缺陷心理状态和病理心理状态等。人格心理主要有忧虑型、依赖型、情感型、偏执型、分裂型等。皮肤美容的审美心理主要是以人体皮肤为审美对象,用人体皮肤的美学观,进行审美判断、审美评价和审美感受。有身体、皮肤缺陷的患者可引起人格心理障碍,产生心理压力和易受挫折,出现对自我体型不满意,认为自身的容貌和皮肤存在缺陷;就诊时经常夸大缺陷,自认病情严重,如肤色偏深的认为自己太黑,而肤色偏白的认为自己雀斑太多,这种过度的心理自卫,往往导致心身疾病。

二、美容心理咨询

(一) 美容心理咨询的概念

美容心理咨询不同于传统医学的接诊顺序(问诊、查体、诊断等),是美容就诊者在接受治疗前必须经历的一个过程,目的是使美容就诊者了解医学美容的基本知识,确认自身容貌、形体的缺陷与不足,明确治疗的方法、预期的效果,建立治疗信心的医者与求美者的交流过程。美容咨询的内容十分广泛,但主要包括美学、医学和心理学三个方面。通过美容心理咨询过程,使就诊者的认识、情感、态度及行为有所变化,解决其在美容方面出现的一些心理问题,从而使美容取得预期效果。

(二) 美容心理咨询的原则

咨询关系是人与人之间的平等关系,美容师首先要尊重心理美容患者的人格,只有满足其人格自尊的需要、被重视的需要,才会被美容患者接纳和亲近,才能被美容患者信任和尊重。尊重心理美容患者的隐私权,是美容医师的良好医德,也是美容医师职业美德的需要。患者希望得到同情和理解,希望得到尊重与隐私的保密。尊重心理美容患者的审美心理需要,正确引导心理美容患者循序渐进的自我领悟,不断完善自己,以达到满足自己的审美需要的目的。

(三)美容心理咨询的注意事项

在心理美容咨询的过程中,美容师首先要有礼貌地接待心理美容咨询患者,取得其信任,询问病史要详细周到,掌握真实资料。注意观察心理美容咨询患者,包括面部表情、目光、衣着、服饰、行为方式、生活习惯等;注意语言的准确性、规范性、针对性、科学性和艺术性,禁用忌语,以便了解心理美容咨询患者的情感状态、审美素养和心态。在收集获取咨询信息过程中,建立心理相容的医患关系,做到正确的心理疏导、耐性细致的心理护理,以达到良好的咨询效果。最后,美容医师对已获取的咨询信息,要认真而审慎地分析、整理、综合、比较、概括,从而系统、具体地反映患者的心理美容问题,达到分析整合信息的目的。

在传授咨询信息过程中,美容医师必须具有较强的感知能力、分析能力、理解能力、推理能力、判断能力和敏锐的观察能力;要引导教育,因为心理美容咨询的过程,就是一个讲清问题与解决问题的过程,是引导心理美容患者领悟、吸纳、完善自我的过程;还要启发帮助,美容医师应针对心理美容患者的特征,进行较系统的医学、医学美学、医学美容学理论基础知识的教育和疏导,不断提高他们对医学审美的认知力、鉴赏力和判断力。

 复习思考题

扫一扫
测一测

1. 皮质类固醇激素在美容皮肤科的主要适应证、应用方法和主要副作用是什么?

2. 试述皮肤科外用药物的选择原则。

3. 冷冻治疗和激光治疗的适应证及注意事项有哪些?

4. 超声波在皮肤美容方面的作用有哪些?

5. 面部美容按摩中应注意遵守哪些原则?

(罗红柳)

各　论

第七章

敏感性皮肤与化妆品皮肤病

学习要点

敏感性皮肤的类型、皮损特点、与过敏性皮肤的鉴别及美容养护指导；化妆品皮炎的类型及其特点、治疗指导；换肤综合征的皮损特点、鉴别诊断及治疗指导要点。

第一节　敏感性皮肤

敏感性皮肤指皮肤在受到外界刺激时，易出现红斑、丘疹、毛细血管扩张等客观症状，伴瘙痒、刺痛、灼热、紧绷感等主观症状的一种状态，是一种特殊的皮肤类型。敏感性皮肤已成为普遍的皮肤问题，目前在全世界有 25%~50% 的人呈现为敏感性皮肤。流行病学调查结果显示，认为自己是敏感性皮肤的人群几乎占成年人的 1/4。敏感性皮肤在中医古籍中并无专门记载，类似症状描述多散见于"面油风""粉花疮""风瘙痒""面热"等条文中（图 7-1）。

【病因病理】

敏感性皮肤的病因及发生机制目前尚未完全清楚，可能是机体内在因素和外界因素相互作用，引起皮肤屏障功能受损、水脂膜的完整性破坏。当皮肤受到刺激后，感觉神经信号输入增加，免疫反应增强导致皮肤敏感性增强而呈现敏感症状。

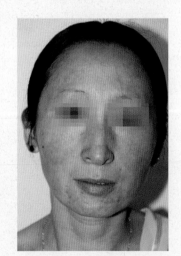

图 7-1　敏感性皮肤

（一）内在因素

引起皮肤敏感的内在因素主要包括遗传、种族、性别、年龄及某些皮肤病。

1. 遗传　敏感性皮肤有一定家族史。

2. 种族　研究显示白人和亚洲人的皮肤易敏感，而在亚洲人中，又以日本人皮肤敏感者最多。目前认为皮肤敏感程度的不同可能与肤色有关，肤色较浅者血管反应性强，较易发生皮肤敏感，也有学者认为皮肤敏感程度没有种族差异。对于肤色、人种与皮肤敏感程度的关系，可能与敏感性皮肤的影响因素较多，不单纯受肤色、人种影响有关。

3. 性别 女性较男性更易出现皮肤敏感,这可能与男女皮肤结构不同有关,男性表皮显著厚于女性,同时由于男女激素水平的差异,使女性易对外界刺激及炎症反应发生敏感。

4. 年龄 年轻人比老年人更易出现皮肤敏感,可能与老年人皮肤感觉神经功能减退、神经分布减少有关。

5. 皮肤病 某些皮肤病可使皮肤敏感性增高,例如激素依赖性皮炎、化妆品皮炎、痤疮、酒渣鼻、接触性皮炎、特应性皮炎、日光性皮炎等,可致皮肤屏障功能受损,皮肤抵御外界刺激能力下降,引起皮肤敏感,反过来,皮肤敏感又可加重这些皮肤病。

(二)外在因素

大部分敏感性皮肤在外搽普通化妆品及季节变化、日光或食物等影响下出现症状。

1. 化妆品 敏感性皮肤的人容易出现对化妆品不耐受,某些化妆品中所含的香料、色素、防腐剂等原料可致皮肤敏感。

2. 季节 季节变化会影响皮肤状态,如冬天气温、空气湿度较低,角质层含水量降低,皮肤易敏感;春季花粉较多,气温升高都易引起皮肤敏感。

3. 日光 有学者研究表明,日光可引起皮肤敏感。紫外线可致皮肤损伤,使血清和表皮中白介素增加,激活细胞黏附因子,局部炎性细胞浸润,各种炎症介质释放,特别是组胺、前列腺素和激酶,使皮肤产生炎症反应,而一氧化氮可以引起面部毛细血管扩张。

4. 食物及外界环境 皮内试验阳性率最高的六种食物分别为牛肉、羊肉、虾、牛奶、螃蟹、海鱼,提示蛋白质食物易引起皮肤敏感;灰尘、羽毛、早春花粉等外界环境因素也可诱发皮肤敏感。

中医学认为,素体禀赋不耐,腠理不密、过度护肤或其他旧疾,导致腠理空虚,玄府失固,风、热、湿毒之邪侵犯肤表而病;外邪毒物久滞面部,风毒合而为患,郁而化热,致热毒浸淫血脉,风热壅肤;或热毒兼夹湿邪,湿毒蕴肤皮肤;或外邪侵袭,营卫失调,反复发作,阴血耗伤,肌肤失养。中医将本病分为血热风盛证、湿热蕴结证、血虚风燥证。

【诊断】

(一)发病部位

敏感性皮肤主要发生在颜面部。

(二)损美体现

1. 皮损特点 以红斑、丘疹、毛细血管扩张,皮肤潮红等为表现。

敏感性皮肤一般有四种类型:①皮肤外表正常,但容易出现红斑、丘疹及瘙痒等症状者;②患有皮肤疾病,并有明显的临床表现者;③有皮肤疾病史,但无临床表现,处于亚临床期者;④皮肤屏障曾受过损伤,但目前尚无明显症状者。

2. 伴随症状及病程 可伴瘙痒、刺痛、灼热、紧绷感等自觉症状,持续数分钟至数天不等;可伴有交感神经兴奋,加重敏感性皮肤皮损,易使疾病反复发作,病程较长;还可伴有某些皮肤病,如激素依赖性皮炎、化妆品皮炎、接触性皮炎等可致皮肤敏感的原发病。

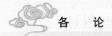

（三）相关辅助检查

可运用滤过紫外线检查和皮肤测试仪检查，分析皮肤类型和皮肤状态，为指导养护和治疗提供依据。

（四）美学分析与审美评价

敏感性皮肤的皮损发生于颜面部，以红斑、丘疹为主要表现，造成肤色不均匀，出现病理性雕刻度，影响容貌视觉审美。敏感性皮肤症状易反复，对多种化妆品不耐受，使患者精神紧张，情绪低落、焦虑、烦躁，影响患者心理健康。

【鉴别诊断】

与过敏性皮肤鉴别

相同点：皮肤受到各种刺激如不良反应的化妆品、化学制剂、花粉、某些食品、污染的空气等，均可导致皮肤出现红肿、发痒、脱皮等异常现象。

不同点：过敏性皮肤是指已经产生过敏（皮肤炎症）症状的皮肤，是因外界致敏物质与体内抗体结合的Ⅳ型变态反应引起的以皮炎症状为主要表现的一种皮肤状态。敏感性皮肤是指皮肤脆弱、敏感，比正常皮肤容易过敏，而未见炎症性症状，是过敏性皮肤的前期。

【治疗指导】

（一）西医治疗

1. 一般治疗　嘱患者尽量避免接触诱发因素，如日晒、花粉等；多吃新鲜蔬菜、水果、富含维生素的食物；用温水洗脸；保持心情舒畅，不熬夜，保证充足的睡眠；化妆品最好选用医学护肤品。

2. 药物治疗　症状严重的敏感性皮肤，可使用药物治疗。

（1）全身治疗：抗组胺药可减轻炎症反应及瘙痒症状；对紫外线照射后皮疹加重的患者，可加服羟氯喹片 0.1mg，每日 2 次，起到抗光敏作用；非甾体抗炎药，如阿司匹林片，可减轻四烯酸的释放，由于阿司匹林片有一定的胃肠道副作用，因此尽量选用肠溶制剂；症状严重时可配合小剂量、短时程糖皮质激素治疗。

（2）局部治疗：3% 硼酸溶液湿敷有一定的收敛作用；还可选用不含氟的糖皮质激素外用，但应注意当症状减轻时，需要尽快减少糖皮质激素使用，以免形成激素依赖性皮炎；外用他克莫司软膏可替代糖皮质激素，症状重时可短时程外用。

（二）中医治疗

1. 血热风盛证　可见于敏感性皮肤的急性期。面部皮肤潮红、焮热、刺痒等，舌红，苔白，脉浮而数。治宜清热疏风止痒，方选凉血消风散加减。

2. 湿热蕴结证　多见于病程中期。皮肤受到刺激后，出现潮红、丘疹、肿胀、瘙痒难耐、皮肤油腻，舌红，苔腻或黄腻，脉滑数。治宜清热祛湿止痒，方选除湿胃苓汤加减。

3. 血虚风燥证　皮肤症状反复发作日久，面色不荣，皮肤晦暗、干燥、瘙痒脱屑等，舌淡红，少苔，脉细或细数。治宜养血活血，滋阴润燥，方选当归饮子加减。

【美容养护指导】

1. 家居工作日常皮肤养护　敏感性皮肤又分为干性敏感性皮肤及油性敏感性皮肤，需要根据不同的皮肤类型分别进行护理。

（1）湿敷：面部症状重，可先用湿敷贴膜进行湿敷，以镇静、舒缓皮肤。

（2）抗敏保湿：干性敏感性皮肤应选用抗敏保湿乳或保湿霜,每日 2 次,缓解皮肤敏感的同时为皮肤提供应有的水分和脂质,修复受损皮肤屏障。

（3）控油保湿：油性敏感性皮肤应选用控油保湿乳或控油保湿凝胶,每日 2 次,控制油脂过度分泌的同时又为皮肤提供必要的水分,修复受损皮肤屏障。

（4）防晒：阳光中紫外线较强,可加重敏感性皮肤的皮损,外出应当外搽防晒剂。

2. 美容会所皮肤美容调治　有冷喷、激光设备的美容院,急性期可用冷喷镇静皮肤;有毛细血管扩张的敏感性皮肤,在纠正皮肤敏感状态,皮肤屏障得到一定的修复后,可选用脉冲染料激光或光子去除毛细血管扩张现象;皮肤护理避免使用刺激性产品,如果酸、角质剥脱剂、含乙醇类化妆水等刺激性产品,而选用安全性高、具有抗敏功效性的医学护肤品以恢复皮肤屏障功能,是治疗敏感性皮肤的主要方法。

【预防指导】

1. 减少各种刺激,加强保湿。

2. 日常用温水洁面,使用无刺激性洗面奶,每天洗脸不超过 2 次;禁止使用去角质类产品,待肌肤恢复正常后再考虑使用;不使用含乙醇类、刺激类,如果酸、水杨酸、维生素 Λ 酸类产品的护肤品。

3. 尽量减少暴冷、暴热。

4. 饮食方面少食辛辣刺激性食物,如酒、咖啡、浓茶,多食蔬菜、水果。

5. 注意规律作息,避免过劳、熬夜,保证睡眠。

知识链接

敏感性皮肤护肤品的正确选择

敏感性皮肤的人容易出现对化妆品不耐受,某些化妆品中所含的香料、色素、防腐剂等原料可致皮肤敏感。护肤品成分中以下专有名词是容易引起敏感的化学物质:alcohol(酒精)、bronopol(溴硝丙二醇)、Sorbic acid(山梨酸)、bens(防腐剂)、fragrance(香料)。酒精在蒸发过程中会带走皮肤上的水分,让皮肤变得更干,会提高过敏系数;防腐剂和香料刺激性较强,可直接导致皮肤过敏。

尽量选择温和的药妆品牌和植物成分的产品,比如含天然香花成分如洋甘菊、薰衣草的爽肤水有舒缓作用。洁面用品选择弱酸性的,避免使用碱性成分及清洁力强的产品,尤其是以低泡的洁面产品为佳。不能使用渗透性强的精油类产品,减少去角质的次数,1~2 个月一次为宜。尽量选择黏土状的深层清洁类产品,颗粒状的磨砂产品慎用。

第二节　化妆品皮炎

化妆品是用于体表,达到清洁、消除不良气味、护肤、美容和修饰目的的日常化学工业用品。随着化妆品的广泛使用,化妆品新原料的不断涌现,皮肤不良反应也随之增多,甚至出现化妆品皮肤病。使用化妆品引起的皮肤黏膜及其附属器多形性炎症性的损害统称为"化妆品皮肤病",包括化妆品接触性皮炎、化妆品光感性皮炎、化妆品皮肤色素异常、化妆品痤疮、化妆品毛发损害、化妆品甲损害、化妆品接触性荨麻疹、化妆品不耐受等。化妆品皮炎狭义是指由于化妆品使用不当或误用含有激素或刺激性、化学性物质的化妆护肤品引发的颜面、头皮部位皮肤、黏膜及其附属器的多形性炎症性皮肤病。多发于中青年女性。中医未见具体描述,散见于"粉刺""黧黑斑""面游风"等病症中。

【病因病理】

引起化妆品皮炎的物质种类很多,因物质不同而表现出不同的发病类型。

(一) 引发化妆品皮炎的物质

1. 防腐杀菌剂 如对位酚、氯氟苯脲、三氯碳酰替苯胺、三氯二苯脲、六氯酚、双硫酚醇等,其中双硫酚醇有光过敏作用。

2. 色素 多由焦油色素引起,常见为红219(苏丹苯偶氮基-萘酚)、红505(苏丹Ⅱ)、红221(甲苯胺红)、黄204(喹宁黄)。

3. 香料 有化学合成剂和天然制剂两大类,常见有苯甲基柳酸盐、依兰油、纯茉莉、佛手柑油等。

4. 化妆品基质 羊毛脂、丙二醇、界面活性剂、两面活性剂等。

5. 染发剂 主要含对苯二酚,是一种强烈致敏物;冷烫液主要含硫甘醇酸、硫基乙酸、稀氨溶液、火碱等。

6. 含有药物或中草药的化妆品 其中化学药物和中草药本身就是半抗原。发病机制与接触性皮炎相同,多数系变态反应性,属Ⅳ型变态反应,少数为Ⅰ型和光变态反应。刺激性包括伪造、劣质和变性化妆品的刺激,一些伪劣化妆品中含铅、汞等超标,引起致敏或刺激作用。

(二) 发病类型

1. 化妆品接触性皮炎 化妆品接触性皮炎是化妆品皮肤病的主要类型,占化妆品皮肤病的70%~80%以上,分为刺激性和变应性两种(图7-2)。

(1) 刺激性皮炎:对刺激的反应可能与遗传、种族有关。在化妆品中存留的多为温和刺激物,长期反复应用产生累积刺激效应,破坏皮肤屏障,对外界环境的耐受性降低,出现刺激性皮炎的临床表现。

(2) 变应性接触性皮炎:由淋巴细胞介导的迟发型超敏反应。首发部位一般是接触部位,也可扩至周围及远隔部位。某种特定化妆品变态反应的发生影响因素包括配方组成、原料的浓度及纯度、使用部位及状态、接触时间、频率等。化妆品变应原中香料最为常见,防腐剂居第二位,表面活性剂也是常见致敏原,对皮肤产生的刺激或致敏主要由表面活性剂的溶出性、渗入性、反应性引起。

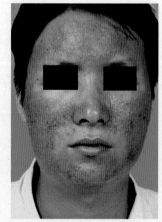

图7-2 化妆品接触性皮炎

2. 化妆品光感性皮炎 化妆品光感性皮炎是指用化妆品后,经日光照射而引起的皮肤炎症,占化妆品皮肤病的1%~1.5%。由化妆品中的光感物质引起皮肤黏膜的光毒性或光变态反应。

3. 化妆品皮肤色素异常 指应用化妆品引起的皮肤色素沉着或色素脱失,以色素沉着较为常见,占化妆品皮肤病中的10%~30%。长期反复接触小剂量变应原如香料、煤焦油染料引起的化妆品过敏或化妆品中的铅、汞、砷、染料通过干扰色素代谢，出现皮肤色素异常（图 7-3）。皮肤病理检查可见基底层细胞液化变性，色素失禁和轻微炎症。

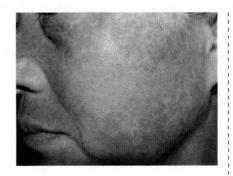

图 7-3　化妆品皮肤色素异常

4. 化妆品痤疮　化妆品痤疮占化妆品皮肤病的 3.5%~10%。化妆品痤疮可因化妆品对毛囊口的机械性堵塞引起；化妆品中的润滑剂、豆蔻酸异丙基及其类似物、羊毛脂及其衍生物、某些清洁剂和颜料等可引起黑头粉刺、毛囊炎症或加重已存在的痤疮。

5. 化妆品毛发损害　美发、染发、护发等引起的毛发损害占化妆品皮肤病的 10%~15%。损伤机制既有物理因素也有化学性损伤，引起毛发损害的化妆品包括洗发剂、染发剂、发胶、发乳、生发水等，化学成分包括染料、去污剂、表面活性物质均可造成毛发损伤；碱性强的洗发剂使头发失去光泽和弹性、变脆；冷烫剂中的硫巯基乙酸可使头发脱色、易折断。

6. 化妆品甲损害　化妆品甲损害包括甲板损伤和甲周软组织损伤，占化妆品皮肤病的 0.5%~1%。甲可继发真菌感染；甲周围软组织损伤可表现原发性刺激性皮炎、变态反应性接触性皮炎、光感性皮炎等。

7. 化妆品接触性荨麻疹　可分为免疫性和非免疫性接触性荨麻疹。免疫性接触性荨麻疹是由特异性免疫球蛋白 IgE 介导的速发型超敏反应，而非免疫性接触性荨麻疹的机制未完全阐明，可能与直接刺激皮肤血管、非免疫介导的组胺、前列腺素、白三烯、P 物质等炎症介质的释放有关。引起免疫性接触性荨麻疹包括间苯二胺、对羟基苯甲酸甲酯和乙酯等；引起非免疫性接触性荨麻疹的物质包括苯甲酸、肉桂酸、肉桂醛、秘鲁香脂等。

8. 化妆品不耐受　以主观不耐受为主，目前认为化妆品不耐受是一种或多种外源性和（或）内源性因素综合引起的一种临床状况。一些患者有隐性的过敏性接触性皮炎、光接触过敏性皮炎或接触性荨麻疹；一些患者因皮脂分泌旺盛，过度使用清洁剂使皮肤干燥，破坏了正常的皮脂膜；过多使用或过度频繁地更换化妆品也可能导致屏障功能减退，造成化妆品不耐受。

【诊断】

（一）发病部位

多见于颜面、头皮、颈部，也可发生于其他任何部位。

（二）损美体现

1. 皮损特点　60%~70% 患者表现为红斑、丘疹、丘疱疹，严重者出现局部红肿、水疱或糜烂，停用化妆品并适当处理，1 周左右可逐渐消退，重者约 2 周才能恢复。15%~20% 的患者可出现淡褐色、褐色沉着斑，以额、颞部多见，常对称弥漫分布，境界不清。病程呈慢性，可持续多年，可能与治疗不当、化妆品中某些超标金属元素（如铅、汞等）反复刺激有关。5%~10% 患者以粉刺为主，有时可见脓疱或结节等。另有一部分患者皮肤变薄、潮红、肿胀，伴有毛细血管扩张，呈典型"红脸人"，继而可出现粟丘疹、丘疱疹，对冷热温度变化适应能力差，最后肤色灰黯，色素加深，不易恢复。若化妆品内含有激素,停用后皮损会反弹性突然加重。

2. 伴随症状及病程　早期肿胀明显,后期皮肤干燥、萎缩、变薄,伴瘙痒、灼热或疼痛。不同类型病变程度不同,若机体高度敏感或皮疹广泛者可出现发热、畏寒、头痛等全身症状,经适当治疗后,多数在 5~7 天皮疹消退;若反复接触刺激物或处理不当,病情迁延而转变为亚急性或慢性,表现为轻度红斑、丘疹、境界不清或为皮肤轻度增厚及苔藓样变。

（三）美学分析与审美评价

化妆品皮炎的发病原因复杂,皮损主要发生于颜面部,表现为多形性损害,以红斑、丘疹为主,十分影响容貌,常常给患者的工作生活带来很大的困扰。因对多种化妆品不耐受,使患者精神紧张,情绪低落、焦虑、烦躁,严重影响患者的身心健康。

【鉴别诊断】

与接触性皮炎鉴别

相同点:化妆品皮炎的发生规律与一般接触性皮炎相同,故其诊断要点相同。其一,均好发于接触或使用化妆品的部位;其二,皮炎范围和接触部位一致;其三,皮炎的境界清楚;其四,除去或停用有害物质之后可较快治愈;其五,再次接触或使用该物质可再发。

不同点:其一,化妆品皮炎属于接触性皮炎;其二,病因不同。化妆品皮炎是因接触化妆品引起的变应性接触性炎症。接触性皮炎的发病因素中接触物范围更广泛。

【治疗指导】

（一）西医治疗

1. 已经确诊为化妆品不良反应后,应该立即停止使用致敏产品并不再接触含有同类原料的其他产品。对急性炎症,应避免搔抓、烫洗、肥皂洗涤等。禁用一切不利于皮肤屏障修复的化妆品,可选择专为敏感皮肤配制的医学护肤品。

2. 治疗方法　用抗组胺药、维生素 C、钙剂抗过敏,严重者可酌情系统使用糖皮质激素;化脓性炎症如痤疮感染,可考虑抗生素治疗,局部可视情况采用冷敷、炉甘石洗剂或氧化锌油;对于有色素改变或粉刺发生时按皮肤科同类疾病对症处理;化妆品不耐受者应停用对皮肤有刺激的清洁剂,暂时仅用橄榄油。

（二）中医治疗

以清热、凉血、利湿、解毒为主。局部皮损根据不同类证候选用清热解毒、燥湿止痒的中药湿渍。常用中药有马齿苋、白鲜皮、苦参、金银花、大黄等。

【美容养护指导】

1. 家居工作日常皮肤养护

（1）避免接触可能致敏的化妆品。

（2）正确选择和使用护肤品,切忌乱用化妆品及频繁更换化妆品。敏感性皮肤者,初次使用化妆品前应先做斑贴试验,最好选用不含或少含香精、乙醇、防腐剂、磨面剂等成分并具有安抚、镇静功效的化妆品,以减少对皮肤的刺激,预防及缓解皮肤敏感现象。

（3）皮肤出现过敏后,立即停用任何化妆品,观察皮肤的变化,可用生理盐水湿敷后,使用抗过敏的霜剂外用。

2. 美容会所皮肤美容调治　用防敏洁面乳或生理盐水清洁皮肤,然后用防敏保湿水棉片爽肤。将防敏霜涂敷于脸上，皮肤未破溃者可用超声导入仪导入 5~8 分钟，用脱敏面膜外敷 15~20 分钟，同时用冷喷仪冷喷，时间不超过 5 分钟，冷喷距离不可近于 35cm，起到防敏，镇静，收缩血管，减轻肿胀、渗出的作用。一般不作皮肤按摩治疗。

【预防指导】

1. 停用一切可疑化妆品，尤其功效类的，改用成分相对单一的护肤品。
2. 避免热水洗脸。建议患者用冷水洗脸，冬季可用温凉水。
3. 饮食应清淡，保证睡眠，避免熬夜，加强锻炼。
4. 注意防晒。避免外出活动，如若外出建议进行物理防晒。
5. 放松心情，保持积极乐观的心态。

第三节 换肤综合征

采用物理或化学方法使表皮角质层强行剥脱，以促进新的细胞更替，使皮肤光滑细腻并富有光泽，治疗前后皮肤看起来焕然一新，因此称这类美容技术为"换肤术"。过度换肤术、术后护理不当导致皮肤敏感，出现色素沉着、痤疮、粟丘疹，甚至毛细血管扩张、皮肤老化、瘢痕等后遗症，称为"换肤综合征"（图 7-4）。

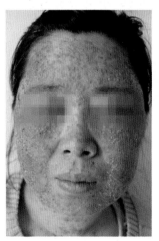

图 7-4 换肤综合征

【病因病理】

发生换肤综合征的机制尚未完全清楚，目前多认为不正确的美容术是导致换肤综合征产生的直接病因，主要见于：

1. 过度剥脱表皮 皮肤的表皮通过时间为 28 天，频繁"去死皮""美白""做脸"，使皮肤角质层过度剥脱，表皮基底层细胞更新周期节律打乱，不断刺激使得表皮更新功能失代偿，角质层剥脱的损伤难以弥补，角质层结构遭到破坏，皮肤屏障受损，对外界抵御能力减小。各种外界环境因素如灰尘、日光、微生物等抗原侵入皮肤，产生红斑、毛细血管扩张，甚至炎症反应及色素沉着等。

2. 使用不合格美容产品 一些不合格的美容产品中除了掺入大剂量的剥脱剂外，还掺有糖皮质激素、铅、汞等成分，具有暂时性美白效果，一段时间后，皮肤屏障受损，出现色素沉着、老化等表现，对皮肤造成极大伤害。

3. 不正确的美容操作 目前美容从业人员水平参差不齐，对皮肤的基本结构、皮肤类型、皮肤疾病等未接受专业教育，对各种皮肤病缺乏诊治技能，换肤术操作不规范。

4. 换肤术后处理不当 换肤术后不注意修复受损皮肤屏障及防晒，皮肤抵御外界刺激的能力下降，在外界环境的影响下，易出现红斑、毛细血管扩张等症状。

【诊断】

（一）发病部位

以颜面部换肤为主，少见于其他部位。

（二）损美体现

1. 皮损特点

（1）敏感性皮肤型：表现为皮肤对外界环境的抵抗力降低,轻微的日晒、风吹、遇热、接触花粉后皮肤会出现红斑、丘疹、瘙痒。

（2）激素依赖性皮炎型：主要表现为痤疮样皮炎型、面部皮炎型、皮肤老化型、色素沉着型、毳毛增生型。

（3）色素异常型：可表现为色素沉着或色素减退,主要是长期刺激或者是祛斑类产品的反复使用,颜面部皮肤出现深浅不一的色素沉着或色素减退。

（4）接触性皮炎型：表现为红斑、丘疹、瘙痒、结痂,首发部位为接触部位,后可扩展至周围皮肤。接触物的性质、浓度、频率、时间长短均对皮损的严重程度有影响。

2. 伴随症状及病程　因皮损特点不同,可出现色素沉着、痤疮、粟丘疹,甚至毛细血管扩张、皮肤老化、瘢痕症状,一般瘙痒不明显。换肤综合征破坏了皮肤正常生理结构,使皮肤变得敏感,易受外界环境影响,如不及时修复受损皮肤屏障,则会进一步加重病情,造成反复发作,经久不愈。

（三）美学分析与审美评价

换肤综合征颜面出现红斑、毛细血管扩张,严重影响患者容貌,再者由于不正规美容术后,破坏皮肤正常生理结构,皮肤变得敏感,易受外界环境影响,且反复发作,影响容貌,患者多伴焦虑、烦躁等心理症状,影响其心理健康。

【鉴别诊断】

（一）与激素依赖性皮炎鉴别

相同点：皮损相似,均有红斑、毛细血管扩张、色素沉着等,反复发作,经久不愈。

不同点：激素依赖性皮炎有明确外用糖皮质激素病史,皮损表现为多形性损害,如红斑、毛细血管扩张、痤疮样皮损、色素沉着等;换肤综合征虽也有类似皮损,但有明确的不正规美容史,且以红斑、毛细血管扩张为主要的临床表现。

（二）与接触性皮炎鉴别

相同点：皮损相似,均有红斑、毛细血管扩张、色素沉着等。

不同点：接触性皮炎有明确的接触史,瘙痒明显,治疗后皮损易消退;而换肤综合征虽有接触性皮炎样的皮损表现,但瘙痒不明显,病程较长,反复发作。

【治疗指导】

（一）西医治疗

1. 一般治疗　立即停用导致皮肤损害的可疑化妆品及频繁表皮剥脱,针对不同的临床表现进行治疗,辅以医学护肤品缓解皮肤敏感状态。

2. 药物治疗

（1）敏感性皮肤型：口服抗组胺药,如光敏试验阳性的患者,可同时口服羟氯喹等抗敏药物;皮疹较重时,可外用不含氟糖皮质激素或他克莫司乳膏。

（2）痤疮样皮炎型：口服四环素,可采用“4、3、2、1”疗法,即 0.25g/ 次,每日 4 次,连服 20 天,改为 0.25g/ 次,每日 3 次,连服 20 天,再改为 0.25g/ 次,每日 2 次,20 天后改为 0.25g/ 次,每日 1 次,辅以丹参、维生素 B_6 等;可外用阿达帕林凝胶或过氧苯甲酰凝胶等药物。

（3）色素沉着或减退型：应在改善皮肤敏感状态后再治疗色素沉着或色素减退。

色素沉着可静滴还原型谷胱甘肽,1.2g/次,每周2次;维生素C针,3g/次,每周2次;口服维生素E胶丸,0.1g/日;外用氢醌霜等。色素减退外用他克莫司乳膏或其他增加黑素生成的药物。

(4)接触性皮炎型:按接触性皮炎处理。

（二）中医治疗

以修复皮肤屏障,保湿抗敏为主,如可选用含有地黄、当归、桃仁、薏苡仁的中药复方护肤品或单味中药湿渍疗法。

【美容养护指导】

1. 家居工作日常皮肤养护

(1)日常避免日晒、风吹、环境和温度的骤然剧变等对皮肤的刺激。

(2)若出现毛细血管扩张,应注意不要在高温或严寒的环境中工作,以免加重。

(3)清洁皮肤时宜使用水温略低的温凉水及防敏类型洗面奶,用柔软毛巾轻轻擦拭,洁面后选用防敏系列护肤品。

(4)如轻拍防敏润肤水,涂搽防敏润肤霜(或乳),外用柔和隔离霜等;尽量少用彩妆,减少对皮肤的刺激。

2. 美容会所皮肤美容调治 可使用相应医学护肤品;或通过物理治疗(LED光照),红光具有抗炎修复作用,黄光具有降低皮肤敏感性的作用;在急性期可冷喷、冷膜配合红黄光治疗。

【预防指导】

加强宣传教育,让消费者了解化妆品基本知识,对不科学的皮肤美容及化妆品虚假宣传广告有识别能力,接受科学、规范的皮肤美容技术服务,同时需要树立患者信心,积极配合医师的治疗。

 案例分析

宋某,女,35岁。主诉:颜面部红肿、瘙痒1周。现病史:1周前曾去当地某美容院做面部护理并使用该院护肤品。3天后晨起发现鼻两侧皮肤出现红斑、肿胀,自觉瘙痒,无其他不适。查体:两侧颜面部可见境界清楚的红斑,未见水疱,肿胀明显。

诊断:化妆品皮炎

治疗指导:急性炎症期,首先应避免搔抓、烫洗,禁用肥皂、香皂、洗面奶;其次用抗组胺药、维生素C、钙剂抗过敏;局部采用炉甘石洗剂湿敷或中药白藓皮汁、马齿苋汁湿渍。

美容指导:1.立即停用任何化妆品,可选择专为敏感皮肤配制的医学护肤品,观察皮肤的变化。2.用防敏洁面乳或用生理盐水清洁皮肤,然后用防敏保湿水棉片爽肤;将防敏霜涂敷于脸上,皮肤未破溃者可用超声导入仪导入5~8分钟,用脱敏面膜外敷15~20分钟,同时用冷喷仪冷喷,时间不超过5分钟,冷喷距离不可近于35cm,起到防敏、镇静、收缩血管,减轻肿胀、渗出的作用;一般不作皮肤按摩治疗。

预防指导:1.停用一切可疑化妆品,尤其功效类的,改用成分相对单一的护肤品。2.避免热水洗脸,建议患者用冷水洗脸或温凉水。3.饮食应清淡,忌食辛辣,腥膻发物;保证睡眠,避免熬夜,加强锻炼。4.注意防晒,避免外出活动,如若外出建议进行物理防晒。5.放松心情,保持积极乐观的心态。

复习思考题

1. 敏感性皮肤的中医辨证分型及特点如何？
2. 试述敏感性皮肤与过敏性皮肤的鉴别要点。
3. 化妆品皮炎有哪些发病类型？
4. 换肤综合征的皮损特点有哪些？

（刘　波）

第八章

色素障碍性皮肤病

课件
08章PPT

 学习要点

扫一扫
知重点

> 黄褐斑概念、分类、鉴别诊断、治疗指导;白癜风的概念、诊断、分型分类分期、治疗指导、美容养护指导;继发性色素沉着症、雀斑、太田痣、特发性色素减退症的概念、皮损特点、美容养护指导。

色素障碍性皮肤病是指因各种因素影响而引起的皮肤黏膜色素代谢异常的一类疾病。临床常见而多发,严重影响人们的容貌美和身心健康。黑素是决定皮肤的主要色素,其生成、转移与降解过程中,任何一个环节发生障碍均可影响其代谢,引起皮肤黏膜颜色的改变。色素障碍发生的主要机制有黑素及胡萝卜素含量增多或减少,超出正常范围以外致色素沉着或脱失,如黄褐斑;黑素细胞不能移行至表皮,如蓝痣;酪氨酸酶障碍导致的黑素颗粒合成减少,如苯丙酮尿症、白化病;内分泌疾病影响黑素合成,如原发性慢性肾上腺皮质功能减退症(Addision病);表皮黑素细胞缺失,如白癜风;黑素细胞增殖过多,良性如雀斑,恶性如恶性黑素瘤;炎症后色素沉着,如扁平苔藓、湿疹等;黑素小体的生成、降解缓慢,青色色素异常,如蒙古斑、太田痣等。

本章主要介绍黑素细胞功能异常、黑素代谢异常所致的皮肤黏膜病,根据临床表现,一般将其分为色素增加性皮肤病和色素减退性皮肤病两大类。

第一节　色素增加性皮肤病

色素增加性皮肤病是皮肤黑素过度沉着,使色素增加,导致皮肤颜色改变的一类皮肤病,以皮肤或黏膜局部着色异常或色泽加深为主要表现。黑素沉着于皮肤时,因位于皮肤各层的深浅不同,可引起视觉上的差异。黑素沉着于表皮时,局部皮肤呈黑色、褐色;沉着在真皮上层,呈灰蓝色;沉着在真皮深层,呈青色。黄褐斑、雀斑、太田痣均在正常皮肤上发生,继发性色素沉着症常见于炎症区、植入区。本节主要介绍黄褐斑、雀斑等几种常见疾病。

一、黄褐斑

黄褐斑为面部常见的局限性淡褐色或黄褐色色素沉着斑。成年女性多见,好发于育龄期妇女，男性也可发生。本病相当于中医的"黧黑斑""肝斑""面尘"等。清代《外科证治全书·面部证治》中说："面尘，面色如尘垢，日久煤黑，形枯不泽。或起大小黑斑，与面肤相平。"由于该病好发于颜面部位，严重影响容貌美，并常导致患者产生审美心理障碍，所以随着人们生活水平的提高，黄褐斑成为美容皮肤科最常见的病种之一（图 8-1）。

【病因病理】

黄褐斑发生的病因尚不清楚，可能与下列因素有关。

（一）生理性因素

一般认为与体内孕激素、雌激素和垂体黑素细胞刺激素水平增加有关。常见于女性尤其是妊娠妇女，一般于妊娠 2~5 个月发病，分娩后随月经恢复可逐渐消失。

（二）药物因素

在应用口服避孕药的妇女中，常于口服 1~20 个月

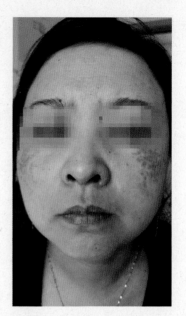

图 8-1　黄褐斑

之后发生，是由于雌激素和孕激素的联合作用所致：雌激素能刺激黑素细胞分泌黑素体，孕激素促进黑素体的转运和扩散；长期应用药物如苯妥英钠、冬眠灵等可诱发本病。

（三）症状性反应

可见于女性生殖系统疾病如月经失调、痛经、子宫附件炎、不孕症；全身慢性疾病如慢性酒精中毒、慢性肝脏疾病、甲亢、结核病、内脏肿瘤等患者，认为与卵巢、垂体、甲状腺等内分泌有关。

（四）化妆品因素

化妆品的质量不良或使用不当会引起黑素的沉着而致病。化妆品中含有的香料、脱色剂、防腐剂等对皮肤有直接刺激作用或致敏作用，会使局部皮肤产生皮炎、色素沉着，如化妆品中的铜、锌、铅、汞含量超标，经皮肤吸收后可增强酪氨酸酶活性，从而加速色素合成。

（五）营养因素

食物中缺少维生素 A、维生素 C、维生素 E、烟酸或氨基酸为黄褐斑常见诱因。

（六）黑素合成增加

紧张焦虑、工作劳累、睡眠不足等应激反应时，人体副交感神经兴奋，刺激垂体分泌大量促黑素细胞激素，增强酪氨酸酶活性，增加黑素合成。

（七）皮肤屏障受损

皮肤屏障受损后角质层变薄、水分减少、皮脂腺分泌量少，导致角质形成细胞功能障碍，不能将黑素及时均匀运送到表皮，皮肤对外界敏感、耐晒性降低，产生色素沉着。

（八）血管因素

血管脆性增加，内皮细胞因子释放，血管通透性增加，红细胞漏出，含褐色铁血黄素沉积，如肝脏疾病、内脏肿瘤、妇科疾病等。国外学者研究发现黄褐斑皮损真皮层

血管数量及管径较正常皮肤增加,且血管内皮生长因子(VEGF)表达增加,提示血管因素参与黄褐斑的发病。

（九）炎症反应

紫外线、糖皮质激素等可导致皮肤产生恶质素(TNF-α)、碱性成纤维细胞生长因子(bFGF)、内皮素、白三烯等炎症介质,这些炎症介质通过刺激表皮层的黑素细胞改变黑素细胞活性,致黑色素增加。

（十）其他因素

遗传因素、日光照射、皮肤微生态失衡等也与本病有密切联系。资料显示,30%黄褐斑患者有家族史;日光紫外线照射可提高黑素细胞活性,诱发黄褐斑;研究还发现黄褐斑皮损区有菌群改变,推测黄褐斑发病与皮肤微生态失衡有关。

中医学认为黄褐斑发生是因肝、肾、脾三脏功能失常导致,气血不能上荣于面为主要病机。《医宗金鉴·外科心法要诀》曰:"原于忧思抑郁,血弱不华,火燥结滞而生于面上,妇女多有之"。情志不调,忧思抑郁或急躁多怒,肝失条达,肝气郁结,血运不畅,以致气滞血瘀,瘀血上积于面;或房劳过度,久病体弱,肝肾阴亏,冲任不调,水亏不能制火,阴虚火旺,脉络空虚,肌肤失养;肾气不足,肾水不能上承,面色无华;虚火上炎,燥热内结,上熏颜面,以致面燥失养;或饮食不节,劳倦过度,损伤脾胃,脾失健运,清不升,浊不降,浊气上犯于面;肾纳不佳,脾失健运,气血生化不足,气血两虚,肌肤失养;或月经不畅,二便秘结,清阳不升,浊阴不降,以致精微难生,废浊内积,停于面部而生黄褐之斑。

【诊断】

（一）发病部位

对称分布于曝光露出的面部,以颧部、前额、颊部多见,呈蝶翼状,偶见于颏和上唇部,一般不累及眼睑、口腔黏膜及其他部位。

（二）损美体现

1. 皮损特点　皮疹为大小不等、形状不规则片状淡褐色或黄褐色斑,边缘清楚或不清楚,表面光滑,局部无炎症及鳞屑。

2. 伴随症状及病程　无自觉症状。大部分患者病程难以预估,可持续数月或数年,日晒后加重,部分患者分娩后或停用避孕药后皮肤可消退。夏季加深,冬季减轻。

（三）黄褐斑的分类

1. 按皮损面积分轻重两类　轻者占面部皮肤的 1/3 以下,色素沉着较浅淡;重者占面部皮肤的 1/3 以上,色素沉着较深、较浓。

2. 按皮损发生部位分为四型

(1) 蝶形型:皮损主要分布在两侧面颊部,呈蝶形对称性分布。

(2) 面上部型:皮损主要分布在前额、鼻部和颊部。

(3) 面下部型:皮损主要分布颊下部、口周和唇部。

(4) 泛发型:皮损泛发在面部大部分区域。

3. 现最常用的分类是按皮肤颜色深浅分类,即滤过紫外线灯(即长波紫外线灯,又称"伍氏灯")照射,观察皮肤颜色深浅分为四型。

(1) 表皮型:黑色素主要位于表皮层内,呈浅褐色,用伍氏灯照射,表皮黑色加深。伍氏灯下皮肤与正常皮肤颜色反差较为强烈。

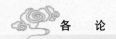

（2）真皮型：黑色素主要在真皮浅层，呈蓝灰色，用伍氏灯照射后，色素并不加深。

（3）混合型：黑色素既在表皮内，又在真皮浅层，临床上呈深褐色，用伍氏灯照射两者均有。

（4）不确定型：少部分褐色或黑色斑患者，在伍氏灯下不能较准确地分类。

（四）相关辅助检查

1. 滤过紫外灯（伍氏灯）照射检查，分类同上。对指导治疗有意义，表皮型使用脱色剂效果佳，真皮型使用脱色剂效果差。

2. 原发病相关检查及内分泌激素检查。

（五）美学分析与审美评价

黄褐斑皮损表现为淡褐色、褐色色素沉着，与正常皮肤形成了强烈的对比，改变了皮肤的亮度、色相及彩度，破坏了微红稍黄的整体健康肤色的美感。皮损位于面部且多发于女性，易造成患者不同程度的心理的障碍，如自卑、消极、绝望等，直接影响心身健康。

【鉴别诊断】

（一）与雀斑鉴别

相似点：雀斑与黄褐斑均为色素增加性皮肤病，好发于颜面部，夏季明显，冬季变淡或消失。

不同点：雀斑有家族遗传因素，黄褐斑的病因尚不清楚；雀斑好发于青少年女性颜面部，黄褐斑好发于中年女性；黄褐斑皮疹为片状淡褐色或黄褐色斑，雀斑色素斑点较小，分布散在而互不融合。

（二）与太田痣鉴别

相似点：太田痣与黄褐斑均为色素增加性皮肤病，好发于颜面部。

不同点：太田痣为常染色体显性遗传病，黄褐斑的病因尚不清楚；太田痣自幼发病，黄褐斑发病人群为中年女性；太田痣常沿三叉神经的一、二支分布，单侧发病；黄褐斑对称分布于曝光露出的面部，以颧部、前额、颊部多见；太田痣部分患者伴有结膜、巩膜蓝染，黄褐斑部分患者分娩后或停用避孕药后皮肤可消退。

【治疗指导】

（一）西医治疗

治疗原则：去除病因，积极治疗原发疾病；避免日晒，抑制黑色素形成。

1. 全身治疗

（1）一般治疗：避免日晒，外出使用宽光谱防晒霜；选择正确、优质的化妆品；有慢性肝炎、肝硬化等疾患应积极治疗原发病；停用口服避孕药、苯妥英钠等药物；做好情绪调整，保证足够的睡眠；缺乏营养应补充相应的营养物质，如维生素、微量元素，饮食规律，少食刺激性食物。

（2）维生素 C：口服每日 1g，分 2~3 次服用，1~3 个月为一疗程；或 1~2g 加入 25%~50% 葡萄糖溶液中静脉滴注，每日 1 次，连续 4 周为一疗程。维生素 C 能使深色氧化型色素还原成浅色还原型色素，阻止黑素代谢过程，抑制黑素形成。

（3）维生素 E：每次 100mg，每日 3 次，与维生素 C 合用有协同作用。

（4）氨甲环酸：每次 0.25~0.5g，每日 3 次，连用 1~2 个月，年龄大者慎用。

知识链接

氨甲环酸治疗黄褐斑

氨甲环酸单独或联合其他药物通过口服和(或)局部给药治疗黄褐斑效果较好,不良反应小。研究表明氨甲环酸治疗黄褐斑的最低有效剂量每次 0.25g,每日 2 次或 3 次,至少使用 1 个月。治疗的效果与服药时间长短有关,而与每日总量关系不大。通常用药后 1~2 个月起效,轻、中度患者通常服药 6~12 个月基本可以痊愈。

目前临床研究表明,氨甲环酸治疗黄褐斑的作用机制尚未彻底阐明,可能直接与酪氨酸酶竞争,干扰酪氨酸酶对酪氨酸代谢的催化作用;也可能通过抑制纤溶酶原 - 纤溶酶系统干扰黑素细胞和角质形成细胞的相互作用,降低酪氨酸酶的活性,从而抑制黑素细胞黑素的合成。可见,氨甲环酸不仅能减少黄褐斑的形成,而且能减轻其他方法所导致的黄褐斑的复发率。

不过应用氨甲环酸,可以影响月经量,导致月经量减少,但一般在停止服药之后可恢复,使用者不必担心会影响生育。

2. 局部治疗

(1) 氢醌制剂:2%~3% 氢醌霜外用,可抑制酪氨酸转化为黑素而阻碍黑素的生物的形成或增加其降解;抑制黑素细胞 DNA 和 RNA 的合成。

(2) 维甲酸制剂:0.05%~0.1% 维甲酸霜外用,有减轻色素沉着的作用;可抑制体外培养的黑素瘤细胞的酪氨酸酶诱导作用;阻止黑素向角质形成细胞的转运,同时减少角质细胞黏合度,增加药物渗透。

(3) 酪氨酸酶抑制剂:15%~20% 壬二酸霜或 1%~2% 曲酸霜外用,早晚各搽 1 次,连用 2~4 周;为酪氨酸酶的竞争抑制剂,减少黑素形成。

(4) 超氧化物歧化酶(SOD):常用 0.1%SOD 霜,主要通过阻抑和清除活性氧基的作用来减少黑素的生成,对日晒诱发的黄褐斑疗效较好。

(5) 遮光剂:常用的有 5% 二氧化钛霜、5% 奎宁霜,有预防作用,也能减少紫外线对皮肤的刺激,减少色素形成。

(6) 激光治疗:可采用 Q- 调频红宝石激光、Q- 调频 Nd:YAG 激光治疗黄褐斑,前者对真皮黑素小体的清除更好,也可用脉冲 CO_2 激光、Q- 调频绿宝石激光治疗。激光治疗后部分患者可产生一过性炎症后色素沉着。

(7) 水光针治疗:通过高压喷射(透皮速度接近音速)将氨甲环酸、谷胱甘肽等药物注入表皮和真皮中去,药物直接作用于肌肤细胞,达到淡化色素、促进胶原合成、美白、抗氧化等功效。通过无针注射送入皮下的营养物质吸收率是普通涂抹的 10 倍以上。

(二) 中医治疗

1. 内治法

(1) 肝郁气滞证:以女性患者多见,皮损呈浅褐色至深褐色,边缘清晰,多见于面颊及眼周,伴胸胁胀满、烦躁易怒,或伴月经不调;男性多患肝脏疾病,舌质黯红苔薄,脉弦。治宜疏肝理气,活血消斑,方选逍遥散加减。

(2) 肝旺血虚证:颜面部边缘清楚的淡褐色或深褐色大小不等的色素斑片,伴月

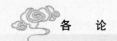

经量少色红,经前乳头痛,急躁易怒,舌红,苔薄白,脉弦或弦细。治宜疏肝理气,养血消斑,方选丹栀逍遥散加减。

(3)脾虚湿蕴证:颜面淡褐色斑片,多分布在前额、口鼻四周,伴神疲乏力,腹胀,纳少,或宿有痰饮内停,或带下清稀,舌体胖,舌质淡苔白,脉濡。治宜健脾化湿,活血悦色,方选参苓白术散加减。

(4)肾阴亏虚证:颜面黧黑斑片,状如尘染,伴五心烦热,失眠健忘,月经不调,舌红苔少,脉细。治宜滋阴补肾,祛风化斑,方选六味地黄丸。

(5)肾阳亏虚证:颜面黄褐或灰褐色斑片,伴形寒肢冷,夜尿清频,女子不孕,男子遗精,舌淡苔白,脉沉缓。治宜温阳补肾,化斑退斑,方选金匮肾气丸加减。

(6)气滞血瘀证:颜面部深褐色斑片,边缘清晰,伴月经量少或量正常、有黑块,经前乳房、下腹胀痛,经停或经后诸症渐消,舌质紫黯或有瘀斑,少苔,脉弦涩或细涩。治宜行气活血,化瘀消斑,方选桃红四物汤合柴胡疏肝散加减。

(7)冲任不调证:颜面对称分布的黑褐色的斑片,伴头晕耳鸣,腰膝酸软,失眠多梦,月经失调,舌质红,少苔,脉细。治宜滋养肝肾,调和冲任,方选六味地黄丸合二至丸。

2. 外治法

(1)白附子 30g,白薇、白芷、密陀僧、赤茯苓各 12g,上药研细末,每用前以热水洗面,临用时以牛奶调和擦面。

(2)冬瓜仁 30g,天门冬 10g,上药研细末,炼蜜搓丸,备用。先用温水洗净脸部皮肤,然后用药丸敷面,保留约 3~5 分钟,继用温水洗净。

(3)甘松、山奈、丁香各 15g,白僵蚕、白及、白蔹、白附子、天花粉、绿豆粉各 30g,防风、藁本各 9g,白芷 30g,上药研细末,每天早晚蘸末擦面。

3. 其他疗法

(1)经穴按摩:按摩足太阳膀胱经、足厥阴肝经,可达到防止和淡化黄褐斑的效果。

(2)针灸毫针法

1)辨证取穴

肝郁证

主穴:肝俞、三阴交、足三里、太冲。

配穴:阴陵泉、行间、血海。

针法:泻法。

脾虚证

主穴:胃俞、中脘、脾俞、足三里。

配穴:上脘、下脘、血海。

针法:补法。

肾虚证

主穴:太溪、肾俞、照海。

配穴:血海、阴陵泉、足三里。

针法:补法。

2)经验取穴:迎香、四白、下关、颊车、合谷。配穴:肝郁气滞配内关、太冲;脾虚气弱配足三里、公孙;气血不足配足三里、气海。

(3)耳针疗法:取耳部皮质下、内分泌、脾、疖肿穴,消毒后用三棱针点刺出血少许,消毒干棉球压迫数分钟,3日一次,15日为一个疗程。

(4)刮痧疗法:用水牛角刮痧板,部位同针刺穴位。

(5)药膳食疗

1)粳米100g,生薏苡仁10g,生芡实10g,生山药25g,赤小豆15g,莲子12g,扁豆10g,大枣7枚,适量冰糖(后放),清水煮粥,服食,健脾祛湿除斑。

2)山楂、橘皮各适量,水煎取汁,纱布过滤,加蜂蜜调服。

【美容养护指导】

1. 家居工作日常皮肤养护 皮损发生于面部,建议用清水洗脸,水温适中,浴后外搽柔和护肤品,宜使用防晒系数合适的护肤品。避免频繁去角质及其他破坏皮肤屏障的行为;避免皮肤发生物理性、化学性外伤,避免搔抓,以免发生同形反应;不宜使用刺激性强的化妆品以及疗效不确切的外用药。

2. 美容会所皮肤美容调治

(1)专业美容师进行皮肤基础护理:用棉片或棉棒取卸妆液进行卸妆,动作小而轻,棉片、棉棒一次性使用;选择美白保湿洁面乳洁面,时间1分钟左右;用棉片蘸取双重保湿水,轻轻擦拭2遍;用棉片盖住眼睛,喷雾仪蒸面8分钟,距离36cm,不开臭氧灯。

(2)仪器祛斑:用超声波美容仪,采用低挡位导入美白祛斑精华素,时间不超过10分钟,色斑部位时间2分钟;选用滋润按摩膏+美白精华素,徒手按摩。按抚法可促进皮脂腺分泌,扣抚震颤法可激活维生素C,重点是色斑部位,时间15分钟左右。

(3)面膜祛斑:美白面膜热敷15分钟左右。用美白水爽肤;再用祛斑霜、美白霜涂于面部,加强防晒。

(4)激光祛斑。

【预防指导】

1. 起居规律,保证足够的睡眠。

2. 补充营养物质如维生素C丰富食物:如大枣、菠菜、番茄、橘子、香蕉等。

3. 情绪调整,避免忧思恼怒,保证乐观的心态。

4. 避免日晒,外出使用帽子、面纱等遮光,外搽宽光谱防晒霜。

 知识链接

化学换肤治疗黄褐斑

化学换肤术又叫"化学剥脱术",即针对皮肤缺陷,通过化学试剂破坏一定深度的皮肤,借助人体自身的修复和自我塑形能力,使相应层次皮肤组织重新修复,达到调整肤质、恢复皮肤正常外观的目的。化学换肤应用于治疗黄褐斑的机制是移除黑色素,而不是抑制黑色素细胞或黑色素的合成。较浅肤色患者通常能耐受换肤,深肤色患者换肤可出现PIH(post-inflammatory hyperpigmentation),即炎症后色素沉着和黄褐斑加重,应慎重选择。换肤的并发症随换肤深度的增加而增加,表皮换肤副反应最轻,但仍有色素沉着的风险。常见副反应有持续的换肤后红斑、感染,感染很少见。经过研究治疗黄褐斑的换肤试剂有水杨酸、三氯乙酸、维A酸、间苯二酚和果酸,其中以果酸最流行,这可能是因为果酸容易操作,一般较安全,几乎不需要停止工作,很少出现瘢痕,罕见换肤后色素沉着或持续性红斑。

二、雀斑

雀斑是发生在面、颈等暴露部位的棕色点状色素沉着斑，又称"夏日斑"，属中医"雀子""雀子斑"的范畴(图 8-2)。隋代巢元方《诸病源候论·面体病诸候·面皯候》曰："人面皮上，或有如乌麻，或如雀卵上之色是也"。

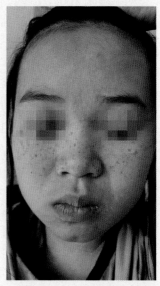

图 8-2　雀斑

【病因病理】

有遗传倾向，显著的雀斑可能是常染色体显性特征遗传。日光曝晒、紫外线、X 线的照射，可促使细胞内的酪氨酸酶活性增加，产生大量的黑素，形成雀斑。

中医学认为多因禀赋素虚，肾水不足而发。明《外科正宗·雀斑第八十二》曰："雀斑乃肾水不能荣华于上，火滞结而为斑……"或阴液亏虚，阴不敛阳，水亏虚火上炎于面，面失荣养而生斑。

【诊断】

(一) 发病部位

本病常发生在暴露部位，尤其是面部，特别是鼻、两颊最为常见，也见于手背、颈、肩部者。

(二) 损美体现

1. 皮损特点　首先见于 5 岁左右的儿童，青春期可增多，女性多于男性。皮损为点状色素沉着斑，直径一般在 0.5cm 以下，棕色、浅褐或褐黑色斑，以圆形、卵圆形或不规则多见，呈散在分布，境界清楚，也可见几个或数百个密集成群分布。

2. 伴随症状及病程　一般无自觉症状。雀斑与日晒关系显著，其色素斑点的数目、大小、颜色取决于吸收阳光的量及个体对阳光的耐受性，如夏季雀斑的数目多、形状大、为深褐色，冬季则相反。

(三) 美学分析与审美评价

面颊部棕褐色色素沉着斑，与正常皮肤形成强烈对比，改变了皮肤的色相及彩度，破坏了健康肤色的美感。它影响着美容者的视觉审美，患者常表现为不同程度的羞愧、自卑和绝望等美容心理障碍，从而影响心身健康。

【鉴别诊断】

(一) 与色素痣鉴别

相似点：色素痣与雀斑均表现为局部色素增加，一般无自觉症状。

不同点：病因、发病情况、皮损特点、预后有差异。其一，雀斑为常染色体遗传病，色素痣是由于黑色素细胞数目增加引起的。其二，雀斑多在 5 岁左右出现皮损，青春期可增多，女性多于男性；色素痣多在出生时或出生后若干年出现。其三，雀斑为点状色素沉着斑，不高出皮面；色素痣可高出皮面，变为色素性丘疹或结节。其四，雀斑愈后良好，色素痣有恶变倾向。

(二) 与雀斑样痣鉴别

相似点：多发生于幼年，为少数散在分布的针尖至粟粒大小褐色至黑褐色的斑疹或丘疹。

不同点:雀斑样痣可发生于身体各处,雀斑发于面部;雀斑样痣日晒后皮疹颜色不加深,雀斑日晒后加深。

【治疗指导】

(一)西医治疗

1. 全身治疗

(1)口服维生素 C,成人每日 1g,分 2~4 次口服。

(2)口服维生素 E,成人每日 300mg,口服,每日 3 次。

2. 局部治疗

(1)遮光剂外用:5% 二氧化钛霜外涂,每日 2~3 次,夏季外出需用。

(2)脱色疗法:可选用 3% 氢醌霜、10%~20% 白降汞软膏、20%~30% 过氧化氢、10% 次硝酸铋软膏、20% 对苯二酚单苯醚等制剂。

(3)腐蚀疗法:液态氮喷涂局部。该法治疗时应谨慎,如破坏过度,会形成瘢痕及新的色素沉着。

(4)激光治疗:①脉冲染料(510nm)激光:治疗的参考能量密度值为 2.0~3.0J/cm²,光斑大小 5mm,光斑间不重叠。治疗的即刻反应应是组织立刻呈灰白色改变。重复治疗应间隔 6~8 周。②Q 开关红宝石激光(694nm):治疗的参考能量密度值为 2.0~6.0J/cm²,1~2 次治疗可以很有效地清除。治疗的即刻反应为皮肤立刻的灰白变;Q 开关翠绿宝石激光(694nm):治疗的参考能量密度值为 4.0~6.0J/cm²,1~2 次治疗可以很有效地清除。治疗的即刻反应为皮肤立刻的灰白变。③可调脉宽 532nm 激光:治疗的参考能量密度值为 8~12J/cm²,脉冲宽度 2ms,光斑 2nm。

(二)中医治疗

1. 内治法

(1)肾水不足证:自幼发病,多有遗传,皮损呈黳褐色或黑色,以鼻为中心,散在分布,多少不定,舌体瘦,舌红少苔,脉沉。治宜滋补肝肾,方选六味地黄丸加减。

(2)阴虚火旺证:皮损呈黄褐色或咖啡色,伴烦躁易怒,午后五心潮热,盗汗,失眠,舌红少苔,脉细数。治宜滋阴泻火,方选知柏地黄丸加减。

2. 外治法

(1)中药面膜:白茯苓、白术、白及、白芷各等量,研极细末,与适量面粉混合,加基质调成稀膏,清水洁面后,取 15~20ml 敷于面上,15~20 分钟后清洗面部,涂收缩水,每周 2~3 次。

(2)猪牙皂角、紫背浮萍、白梅肉、甜樱桃各 30g,上药烘干研末,每天早晚用少许,调浓敷面上,良久温水洗面。

(3)黑牵牛子研极细末,用鸡子清调浓敷面上,15~20 分钟后,温水洗面。

3. 其他疗法

(1)针灸毫针:主穴迎香、印堂、神庭,配穴合谷、足三里、三阴交,针法平补平泻。温针烧灼疗法:局部消毒,将美容针置酒精灯烧热,迅速点在雀斑上,即逐渐脱落。

(2)耳针:选穴内分泌、面颊、交感、肾上腺、肺、肾,以上每次选 2~3 个穴位,双耳压豆,隔周 1 次。

(3)药膳食疗:

1)粳米 30g,百合 10g,冰糖适量。百合、粳米洗净入锅,加适量水煎煮,熟烂后加

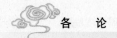

入适量冰糖,每天早晚服食,可祛雀斑。

2) 山楂、橘皮各适量,加水共煮,纱布滤汁,加蜂蜜饮用。

【美容养护指导】

1. 家居工作日常皮肤养护　温水清洁,使用富含维生素 C、维生素 E 及美白活性成分的护肤品;避免刺激和过度去角质;保护皮肤角质层,增强屏障作用。

2. 美容会所皮肤美容调治　专业美容师进行皮肤祛斑护理项目,也可采用激光、按摩、祛斑面膜等治疗或养护。

【预防指导】

1. 避免日晒,特别是夏秋季节尽量减少户外活动或使用遮光剂。

2. 谨慎选择化妆品,忌用疗效不确切的外用药。

3. 注意饮食起居,情绪调节。

三、太田痣

太田痣,又称"眼上腭部褐青色痣""眼真皮黑素细胞增多症""眼皮肤黑变病""眼黏膜与皮肤的黑素细胞增多症"。此病是波及巩膜及受三叉神经支配的面部皮肤的蓝褐色斑状损害,1938年日本太田正雄首先报道并命名(图 8-3)。

【病因病理】

太田痣可能为常染色体显性遗传。太田痣皮损多分布在三叉神经第一、二支区域,提示黑素细胞可能来源于局部的神经组织。病理检查发现,在真皮网状层上部的胶原纤维束之间聚集大量菱形、树枝状和星状黑素细胞,也可扩展到乳头层或皮下组织。

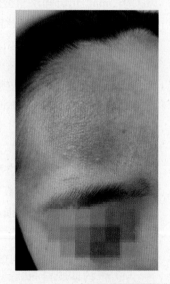

图 8-3　太田痣

【诊断】

(一)发病部位

本病皮损限于三叉神经第一、二分支分布的区域,发生在颜面一侧的上下眼睑、颧部、颞部,偶可波及巩膜、睑结膜、颊、鼻翼、额、头皮及耳朵,少数色素斑发生于躯干。

(二)损美体现

1. 皮损特点　单侧分布,偶见双侧分布。皮损常见为褐色、青灰色、黑色、紫色的斑点或斑片。

根据组织学分类为:浅在型(黑色素细胞位于真皮浅层,多呈褐色);深在型(黑色素细胞位于真皮深层,呈青紫色);弥漫型(黑色素细胞位于真皮全层,呈紫青色)。根据年龄分为早发型(出生后)和迟发型(青春期后)。根据颜色分为褐色型、青色型。

2. 伴随症状及病程　太田痣好发于黄种人及黑种人。约50%色素斑为先天发生,其余多在 10 岁以后出现,偶有晚发或妊娠时发生。早发者病情较重,晚发者较轻,一旦发生,终身存在,无自觉症状。皮损颜色可因劳累、日晒、月经期、妊娠而加重,恶变机会较少。

(三)美学分析与审美评价

发生在颜面单侧的色斑,波及上下眼睑、颧、颞部,甚至巩膜、结膜,呈斑状、网状或地图状,破坏了面部的均衡对称美;病变颜色的高反差,破坏了整体肤色和谐健康的形式美感。大多数患者产生较为严重的审美心理障碍,早发型病例对儿童心理发育有较大的影响。

【鉴别诊断】

与色素痣鉴别

相似点:均由黑色素细胞数目增加引起,表面光滑,无明显自觉症状。

不同点:从发病病因、部位、预后相鉴别。其一,色素痣多发生在面、颈、背等部位皮肤,偶见于黏膜表面,如口腔、阴唇、睑结膜等。根据组织病理学特点分为交界痣、皮内痣和混合痣三种。其二,色素痣较常见,多在出生时或出生后若干年出现,随着年龄增长,数目逐渐增加,一般青春期达高峰。其三,色素痣多数增长缓慢,可高出皮面,表现为色素性丘疹或结节。其四,有恶变倾向,一旦恶变,其恶性程度极高,转移率也较高。

【治疗指导】

太田痣发生于面部影响美容,治疗以局部治疗为主。

常用的方法有:表面干冰压迫法、皮内干冰压迫法、液氮冷冻法、皮肤磨削术、植皮术、皮肤剥脱法等,这些方法有缺陷,现采取激光治疗取得较好的美容效果。用于治疗太田痣的激光主要有Q开关红宝石激光、Q开关翠绿宝石激光、Q开关Nd:YAG激光。

Q-开关红宝石激光(波长694nm,脉冲宽度20~40ns)治疗参考参数:能量密度5.0~8.0J/cm²,光斑直径3~5mm。治疗时皮肤的即刻反应是皮肤灰白变。

Q-开关翠绿宝石激光(波长755nm,脉冲宽度50~100ns)治疗参考参数:能量密度5.0~8.0J/cm²,光斑直径3~4mm。治疗时皮肤的即刻反应是皮肤灰白变。

Q-开关Nd:YAG激光(1 064nm)治疗参考参数:能量密度5.0~8.0J/cm²,光斑直径3~4mm。治疗时皮肤的即刻反应是治疗出现轻度针尖大小的皮肤渗血和水肿。

治疗一般需要3~5次或更多,每次治疗间隔10~12周。

治疗中可在极短时间内选择性地作用于皮肤中的色素颗粒,使色素颗粒瞬间气化碎裂,而不损伤周围的正常组织细胞结构。在其后的验证反应过程中,破裂的色素颗粒被巨噬细胞处理后排出体外,从而达到治愈色素而不留瘢痕的目的。

【美容养护指导】

1. 家居工作日常皮肤养护 温水清洁,使用富含维生素C、维生素E及美白活性成分的护肤品;避免刺激和过度去角质;保护皮肤角质层,增强屏障作用;避免使用疗效不确切的化妆品及外用药。

2. 美容会所皮肤美容调治 专业美容师进行皮肤祛斑护理项目,也可采用激光、按摩、祛斑面膜等治疗或养护。激光治疗后应尽量避光,外用抗生素软膏预防感染,皮肤反应的急性期过后,皮肤脱痂时仍需避光并适当使用避光剂。

【预防指导】

1. 皮肤应防晒,外出使用遮阳用具(伞、帽子、面纱)或遮光剂。

2. 避免局部物理、化学性损伤。

3. 注意饮食起居,情绪调节。

太田痣样斑

太田痣样斑是近 20 年来才被皮肤科医生认识的一种面部色素性疾病,以往常与太田痣、雀斑或黄褐斑等疾病混淆。1984 年由 Hori 首先报道和命名,1987 年台湾学者 Sun 又将其称为颧部褐青色痣。

太田痣样斑对称分布于颧部、前额、鼻翼、鼻根、颞侧、眼睑的黄褐色、褐青色、蓝灰色斑点及斑片。该病的好发年龄多在 35~59 岁,发病相关因素为长期无保护日晒,有 15.2% 的患者具有家族史,提示该疾病可能有遗传倾向。

太田痣样斑对健康没有影响,治疗目的是解决皮损对面部外观的影响,达到美容要求,解除患者内心的烦恼。以往使用的皮肤磨削、冷冻疗法、干冰压迫法等由于会出现不同程度的色素脱失、瘢痕等,现已较少使用。近年来激光技术的发展使太田痣样斑的治疗进入了一个新的时期。激光能选择性损伤真皮中的黑素细胞,最终被巨噬细胞吞噬分解而排出体外,取得了较好的疗效。

四、继发性色素沉着症

继发性色素沉着症是指由于使用化妆品不当、文饰术或炎症消退等因素,导致的局部皮肤色素沉着,包括皮肤黑变病、炎症后色素沉着症、植入性色素沉着症,属于中医学"黧黑斑"范畴(图 8-4、图 8-5)。清代《医宗金鉴·外科心法要诀·黧黑黶》曰:"此证一名黧黑斑,初起色如尘垢,日久黑似煤形。枯暗不泽,大小不一。"

【病因病理】

（一）化妆品的因素

化妆品中的防腐剂、颜料、香料和乳化剂是引起色素沉着的过敏原,尤其是焦油系的颜料与发病有密切关系,有人认为发病原因 60% 与光敏有关。皮肤黑变病即是由于化妆品接触过敏或化妆品中的香料引起的光敏性接触性皮炎而导致的皮肤黑素代谢紊乱而致色素沉着,颜料、燃料、药物亦是可疑致病物。

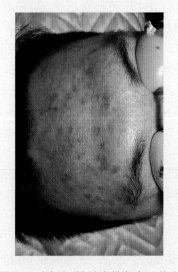

图 8-4　（炎症后）继发性色素沉着症

（二）营养失衡

食物不均衡及维生素缺乏使体内产生毒性物质,引起皮肤对于光线产生敏感反应,导致色素沉着。

（三）炎症后色素沉着

各种物理化学因素、药物及原发性刺激等引起的急、慢性炎症;某些皮肤病如脓疱疮、带状疱疹、固定性药疹、湿疹、丘疹性荨麻疹等,治愈后可产生不同程度色素沉着;在许多炎症性皮肤病组织中组织学检查示黑素细胞活性增加,可能是炎症反应使皮肤中疏基还原或部分去除,而酪氨酸酶活性增高引起色素沉着。

（四）各种色素植入

由于化妆、文眉、文眼线、文身等人工将色素植入人皮肤黏膜组织后,引起人工色素斑。含色素的物质主要有:胭脂、氧化铁、硫化汞、甲

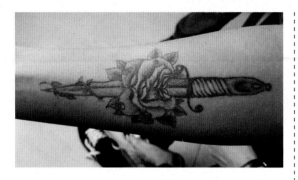

图 8-5 植入性色素沉着症

基蓝甲紫、墨汁、碳末、姜黄等。日常诊疗操作中,不慎将有色消毒剂或药物外涂于皮肤破损处或渗漏到皮肤组织中,也可引起色素异常。

（五）爆物沉着

因职业及各种意外事故使泥沙、煤渣、石末等物质的微小颗粒进入皮肤后引起色素皮肤异常性疾病。根据粉末的性质和颜色以及进入皮肤的深浅不同引起的临床表现有所不同。

中医学认为本病或因情志不遂,肝气郁结,气血不荣润肌肤,变生黑斑;或因脾胃失和,运化不利,水湿内停于肌肤,郁而至斑;或纵欲过度,损伤肾精,阳虚则水液蒸腾无力,肾之本色显露于外,外发黑斑。

【诊断】

（一）发病部位

皮肤黑变病多见于暴露部位,主要累及面颈部以前额、颞颧、耳后部。炎症后色素沉着症发生部位多与原有皮肤病皮损部位一致,界限清楚;植入性色素沉着症皮损局限于植入区域。

（二）损美体现

1. 皮损特征

（1）皮肤黑变病:女性多见,基本损害为网状排列的色素沉着斑,灰紫、紫褐到黑褐色,逐渐融合成片,与正常皮肤境界不鲜明。典型病例损害大致分为三期。

1）炎症期:局部轻度潮红肿胀,可有瘙痒灼热感。

2）色素沉着期:随着炎症消退,出现色素沉着,初起局限在毛孔周围,呈网状,后融合成片状,为淡褐、灰紫色或黑褐色,其上弥漫性覆盖细碎鳞屑,呈特征性的"粉尘"外观。

3）萎缩期:与色素沉着部位相一致的皮肤轻度凹陷萎缩。

（2）炎症后色素沉着症:色素沉着局限于皮肤炎症区,发生于炎症时或炎症消退后;颜色可为浅褐色、深褐色,散在或片状分布;病程日久,可伴有皮肤粗糙、苔藓样变、毛细血管扩张。

（3）植入性色素沉着症:根据粉末的性质和颜色以及进入皮肤的深浅不同引起的色素沉着不同,可伴有过敏反应,继发感染及瘢痕形成。

2. 伴随症状及病程 炎症后色素沉着症一般无自觉症状。黑变病初期,局部有痒感或灼热感,一般无全身症状,病程缓慢;植入性色素沉着症可伴痒感或无症状。

（三）美学分析与审美评价

本病发生后皮肤暴露部位局部较快时间内出现淡褐色、褐色、深黑色色素沉着，伴有鳞屑、苔藓样变、毛细血管扩张等，病变颜色与正常肤色的高反差，会损害人体健康皮肤的自然美及和谐美。患者审美承受能力降低，内心产生迫切的美容要求，造成严重美容心理障碍及社交障碍，影响身心健康。

【鉴别诊断】

与黄褐斑鉴别

相似点：黄褐斑与继发性色素沉着症均表现为局部色素增加，病因复杂，女性多见，暴露部位发病。

不同点：发病原因、部位、皮损特征有差异。其一，黄褐斑妊娠期多见，妊娠结束后可消退；继发性色素沉着症多由炎症、色素植入等因素诱发。其二，黄褐斑为淡褐色或黄褐色斑，局部无炎症及鳞屑；继发性色素沉着症可局限于皮肤炎症区，可以呈现浅褐色、深褐色或黑褐色。其三，黄褐斑无自觉症状；继发性色素沉着症可有局部有痒感、灼热感等自觉症状。

【治疗指导】

（一）西医治疗

1. 全身治疗

（1）维生素治疗：维生素 C 口服，成人每日 1~3g，分 2~4 次口服；也可维生素 C 2g 每日静注；维生素 E 口服，成人 100mg 口服，每日 3 次。连续服用能促进色素减退。

（2）抗放射治疗：黑变病可用 25% 葡萄糖 20~40ml 加入 β- 巯乙胺（酶络合剂）0.2~0.4g，缓慢静注，3 周为一疗程，隔周行下一疗程，连用 3 个疗程。

（3）氨甲环酸（止血环酸）：每次 0.25g 口服，每日 2~3 次，连用 2~3 个月。

2. 局部治疗

（1）脱色剂：3% 氢醌霜、15% 壬二酸霜以及 SOD 霜外涂，每日 2~3 次，可促进色素减退或祛除色素沉着。

（2）手术切除：可按植入深浅、面积酌情采取手术方法切除。

（3）皮肤磨削术：小面积色素沉着可考虑治疗。

（4）激光退色法：广泛而弥漫的色素沉着以美容激光治疗为首选。

（二）中医治疗

内治法

（1）肝郁证：病变初期，面色黯，自觉刺痒，伴烦躁易怒，胸胁胀满不适，失眠，舌质红，苔薄，脉弦数。治宜疏肝解郁，清热解毒，方选丹栀逍遥散。

（2）痰湿证：面色灰黯，如蒙灰尘，主要分布于鼻梁区，伴食少纳呆，身疲乏力，大便稀溏，舌淡胖，边有齿痕，苔薄白，脉濡数。治宜健脾化湿，方选参苓白术散加减。

（3）肾亏证：病程较长，皮损黑如炭，伴腰膝酸软，头昏眼花，舌淡红，苔少，脉沉。治宜补肾填精，方选六味地黄丸或金匮肾气丸加减。

【美容养护指导】

1. 家居工作日常皮肤养护　继发性色素沉着症属于色素增加造成的皮肤损害，因此在日常养护时，应避免日晒，外出使用防晒值 SPF>15 的护肤品，如 SOD 霜、5% 二氧化肽霜或 5% 对氨基苯甲酸霜等遮光剂；选用的面膜（药膜），应具有促进血液循环、促进营养物质及药物吸收,使毛孔收缩,令皮肤光滑、细腻而富有弹性的作用,常用的有:维生素 C 面膜、珍珠面膜、矿物泥、火山泥、海泥面膜及含白芷、白僵蚕、白茯苓、当归等药物活性成分的中药面膜,使黄褐斑尽快淡化,皮肤恢复白净柔嫩;在护肤品方面,选用曲酸祛斑霜、维 A 酸霜(0.01%、0.5%、0.1%),有护肤美白功效。

2. 美容会所皮肤美容调治　美容治疗可采用激光美容治疗、美容化学剥脱术、美容超声波技术等,具体操作方法参照第六章防治概要及美容实用技术课程。

【预防指导】

1. 避免化妆品因素、各种皮肤炎症、药物因素等诱因。

2. 避免日晒。日照较强季节应尽量避免接触和应用光敏物质,停止使用可疑化妆品及其他含有光感物质的护肤品,外出时使用遮光伞。

3. 注意营养,加强维生素的摄入,尤其适量摄入维生素 C 有预防作用。

4. 尽量避免"三文术"。选择天然护肤品有助于预防色素沉着。

5. 保证睡眠,调节情绪,保持心情舒畅。

第二节　色素减退性皮肤病

色素减退性皮肤病是指由于黑素细胞的缺乏或黑素代谢的缺陷,使黑素细胞形成黑素的能力下降,导致皮肤色素减退而引起的一类损美性疾病。主要表现为皮肤呈白色或肤色较淡,常发生在颜面暴露部位,严重影响容貌美,给患者造成沉重的心理负担。

一、白癜风

白癜风是一种常见的后天性色素脱失性皮肤黏膜疾病,以表皮、黏膜和其他组织内色素细胞丧失为其特点,主要是由于皮肤和毛囊的黑素细胞减少或丧失引起的一种局限性或泛发性色素脱失(图 8-6)。本病一般无自觉症状,但有遗传倾向,发生在暴露部位的白癜风会影响容貌美感,给患者造成心理上的负担和精神上的痛苦。肤色深的人群比肤色浅的人群发病率高,我国人群患病率为 0.1%~2%。本病可累及所有种族,男女发病率大致相同,从初生婴儿到老年均可发病,但以青少年为最多。10~30岁患者占总数 62.65%。在我国,部分资料表明,女性发病年龄较男性提早 5 年左右。

本病属中医"白癜""白驳风""斑白""斑驳"等范畴。《医宗金鉴·外科心法要诀·白驳风》中有"白驳风生面颈间,风邪相搏白点斑,甚延遍身无痛痒,治宜消风涂脂痊"的记载。

【病因病理】

本病确切的发病原因不甚清晰,可能是诸多因素作用的结果,精神因素、局

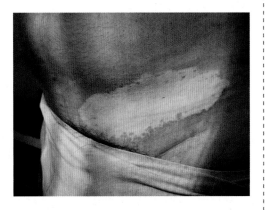

图 8-6　白癜风

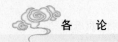

部损伤、日晒、系统疾病、手术等为常见诱因。其病理改变是确定的,即诸多因素使黑素细胞产生黑素的能力减退或消失,致使皮肤色素减退。目前公认的病因学说如下:

（一）自身免疫学说

根据研究发现,本病有以下特点:患者多伴有其他自身免疫性疾病,血清中可测到多种自身抗体,进行细胞免疫及体液检查时发现免疫异常。此外病程迁延、对治疗抵抗、有时能自行消退的特点,符合一般自身免疫病规律,皮质类固醇激素治疗有效。综上,提出白癜风发病与免疫因素有关。

（二）黑色素细胞自身破坏学说

认为本病发生时由于其表皮黑素细胞功能亢进,促使其耗损而早期衰退,也可能是由于细胞本身合成黑素的中间产物(如多巴胺、5,6-二羟吲哚等)过度产生或积聚造成黑素细胞损失或破坏。

（三）遗传学说

国内外报道有 3%~4% 患者有阳性家族史,可能属常染色体显性遗传。白癜风可能是一种多基因遗传病。

（四）精神神经化学学说

约有 2/3 的病例在起病或皮损发展阶段有精神创伤或精神过度紧张等情况,精神因素可影响下丘脑 - 垂体 - 肾上腺轴的色素代谢功能。黑素细胞起源于神经嵴,有些白癜风沿神经节节段分布,常伴发自主神经功能紊乱,白斑部皮肤出汗异常。有的患者神经末梢可释放出某些神经因子对黑素细胞有损害作用。

（五）其他

有些学者发现白癜风患者的血清铜离子减少、内分泌紊乱、酪氨酸及锌离子相对缺乏、黑素细胞生长因子缺乏和毒性化合物蓄积等因素可能与发病有关。

中医学认为本病可由七情内伤,气机紊乱,气血失和,外感风邪,搏结于肌肤而成;或久病失养,肝肾亏损,不能化血生精,营卫不得畅达,皮毛腠理失养;或局部外来伤害,经络阻滞,气滞血瘀,肌肤失养。

【诊断】

（一）发病部位

皮损可发生在任何部位,以暴露部位及易受摩擦损伤的部位好发,如面部、手背、颈部、系腰带部;分布可局限于某一部位,也可沿皮节分布;黏膜部位可受侵犯,如唇黏膜、龟头及包皮内侧黏膜。

（二）损美体现

1. 皮损特点　本病男女均可发生,各年龄组均可发病,以 10~30 岁居多。皮损为边界清楚的色素脱失斑,大小不一,形状不定;边界周围可见着色较深的色素带,白斑中心有岛屿状色素点。在进展期,受机械性刺激如压力、摩擦、烧伤、外伤等影响,白斑向正常皮肤移形,诱发白癜风病灶,即出现“同形反应”。

白癜风可分为两型、两类、两期。

两型即寻常型和节段型。寻常型分为局限性、散在性、泛发性、肢端性;节段型白斑沿某一皮神经节段支配的皮肤区域走向分布,一般为单侧。

两类即完全性白斑和不完全性白斑。完全性白斑为纯白色或瓷白色,白斑中心没有色素再生现象,白斑组织内黑素细胞消失;不完全性白斑中心可见色素点,白斑组织内黑素细胞减少,多巴反应阳性。

两期即进展期、稳定期。进展期白斑增多,原有白斑逐渐向正常皮肤移行扩大,边界不清,有新发皮损,可出现同性反应;稳定期白斑停止发展,边界清楚,白斑边缘色素加深,无新发皮损和同性反应。

2. 伴随症状及病程 本病一般夏季发生快,冬季减慢或停止蔓延。病期较短的儿童患者较易恢复,肢端型及节段型较难治愈。多数患者病程缓慢,可逐渐向四周扩大,达一定程度后常可停止发展,很少变化,但完全自愈者较少,有的甚至持续终生。大多数患者无任何自觉症状,个别可有日晒、手术等诱发史。

知识链接

同形反应

同形反应是正常皮肤在受到非特异性损伤后,诱发出现与已存在的某种皮肤病皮损相同表现的一种现象。白癜风的同形反应是白癜风患者外观正常皮肤在受到切割伤、晒伤、划伤、擦伤、烫伤、外伤及治疗白癜风的外用刺激性药物等后出现的脱色斑,是判断白癜风病情处于进展期的重要依据。国内有关研究报告,其阳性率为12%~68%。泛发型白癜风同形反应发生率约为80%,病程中约28% 成人和35%~45% 儿童白癜风患者可发生同形反应。

同形反应还可见于银屑病、扁平疣、扁平苔藓、湿疹的急性期等。

(三)美学分析与审美评价

发生在颜面及暴露部位的白癜风皮损,与正常红润光泽的皮肤形成了强烈的视觉反差,破坏了人体健康皮肤的色相、彩度。白癜风较正常肤色浅,呈苍白色,周围人群可联想到遗传缺陷或代谢障碍,给患者造成社交恐惧,身心健康受到严重影响。

【鉴别诊断】

(一)与花斑癣鉴别

相似点:白癜风与花斑癣都可表现为局部色素减退。

不同点:其一,花斑癣好发于胸、背、肩等部位;白癜风以暴露部位及易受摩擦损伤的部位好发。其二,花斑癣为灰白、灰褐色色素减退斑;白癜风为边界清楚的色素脱失斑,边界周围可见着色较深的色素带。其三,花斑癣皮损表面覆盖细小鳞屑,易刮剥;白癜风上无鳞屑。其四,花斑癣冬轻夏重,青壮年好发;白癜风无季节因素,各年龄组均可发病,以10~30岁居多。其五,花斑癣真菌检查阳性;白癜风真菌检查阴性。

(二)与单纯糠疹鉴别

相似点:白癜风与单纯糠疹都可表现局部色素减退。

不同点:其一,多发生在面部,为大小不等、圆形或椭圆形、边缘不太鲜明的浅色斑。其二,损害上覆有灰白色糠状鳞屑。其三,多见于儿童。

【治疗指导】

本病影响容貌美和社交,给患者造成精神压力,这对疾病的康复很不利,应注意心理治疗。尽管治疗方式多样,但缺乏特效药物。治疗要有耐心,切忌急躁情绪,需长期治疗。一般皮损面积小,发生在暴露部位,外涂药物为主或行表皮移植术。对泛发型白斑,或白斑在短期内迅速蔓延者,应加用内服药物治疗,以控制病情。

（一）西医治疗

1. 全身治疗

（1）皮质类固醇激素治疗：适用于活动期、泛发型患者或由炎症、免疫反应引起的白癜风，尤其对应激状态下皮损迅速发展的患者疗效较好，如泼尼松，每次 5mg，每日 3 次，口服，连续服药 6~8 周，见效后每 2~4 周递减 1 片，至隔日服 1 片时，维持 3~6 个月；如服药 2 个月无效，则中止治疗。

（2）光化学综合疗法：服用光敏剂加长波紫外线照射治疗疾病的方法。补骨脂素是常用光敏剂，成人每日内服 1 次，每次 20~40mg。服药 2 小时后照射日光或长波紫外线，一般每次 20~30 分钟，每周 2~3 次，以后逐渐增加时间。治疗期间应注意眼睛防护，定期检查肝功能。药物副作用有食欲减退、贫血、白细胞减少及中毒性肝炎等。

上述药物内服、外用或内外结合再加光照的治疗，色素开始再生的时间一般在治疗 3 周以后，多从毛囊周围或白斑周围的色素点开始，治疗 2~3 个月后未见色素再生者，终止治疗，改用他法。虽然其疗程较长，色素沉着时间也不那么持久，且有一定副反应，但在目前仍不失为一种有效的药物。

2. 局部治疗

（1）皮质类固醇激素制剂外用：皮质类固醇激素可以增强对黑素细胞的保护，或是抑制局部的免疫反应，阻抑病情的发展，激活黑素细胞，使色素再生。

常用制剂有 0.2% 倍他米松火棉胶、0.2% 倍他米松霜、0.025% 地塞米松丙二醇液、0.025% 地塞米松等，每日外涂白斑 2~3 次。局部涂用皮质类固醇激素软膏，更适用于小面积白斑，尤以进行期白斑疗效更好。

白斑内注射皮质类固醇激素亦是局部用药的一种疗法。常用的有醋酸曲安奈德混悬液（每 1ml 含 10mg），与 1% 普鲁卡因液等量混合后行白斑外皮内注射，每周 1 次。与皮质类固醇激素外用相比，局部注射比较麻烦，疗效并无明显差异，但更易导致皮肤萎缩，因此每片白斑局部注射不超过 4~6 次为宜，倘若无效，应放弃这一治疗。

（2）补骨脂素：补骨脂素属于呋喃香豆素类药物，目前可供使用的有 8- 甲氧基补骨脂素（8-MOP）和 4,5′,8- 三甲基补骨脂素。8-MOP 并不能直接产生黑素，但能加强紫外线的作用。0.1%8-MOP 溶液涂于白斑处，1 小时后照射阳光或长波紫外线，每日或隔日照射 1 次，照射时间因人而异，一般每次 30 分钟，根据其耐受性逐渐增加照射时间，可持续数月。由于本类外用药物刺激性较大，因此进行期白斑忌用，以免诱发同形反应使皮损扩大甚至泛发全身，一般适用于静止期和消退期的白癜风患者。

（3）皮肤磨削术：局限性白癜风可用皮肤磨削术，术后外涂糖皮质激素。

（4）人工色素掩饰法：白斑处用新鲜核桃皮取汁法外涂，适用于暴露部位久治不愈的小面积白斑。

（5）自体表皮移植法：自体表皮移植术是将患者的正常表皮移植到白癜风皮损上，对顽固难治而稳定期的小片白斑可用该法治疗。采用负压吸引、液氮冷冻法使白斑处和供皮区正常皮肤处形成水疱，将白斑区疱顶剪除，暴露创面，继而剪下供皮区疱顶同样大小的皮肤移植到受区，包扎结束，保持 1~2 周。人工培养的黑素细胞移植法，是借用细胞培养技术来增强黑素细胞数量，然后将其移植到白斑处的一种手术，有效率可达 70%~80%。

（6）自血疗法：皮损范围较小者，可用针筒从静脉抽血后，立即注射到白斑片下，使皮损处出现青紫为止,每周 2 次,10 次为一疗程。

（二）中医治疗

1. 内治法

（1）气血不和证:病变初期,皮损呈灰白色,圆形或不规则形,边界欠清,伴身疲乏力,头晕目眩,舌质淡,苔薄,脉细无力。治宜调和气血通络,方选桂枝加当归汤加减。

（2）肝肾不足证:病程较长,皮损局限或泛发,静止而不扩大,边界清楚,伴有月经不调,腰膝酸软,舌淡,苔薄,脉沉。治宜养阴填精,滋补肝肾,方选六味地黄丸加减。

（3）气滞血瘀证:皮损散在分布或局限于一处,常伴有思虑过度、精神抑郁,性情烦躁不安,胸胁胀满,舌黯,苔薄,脉弦。治宜理气活血,方选逍遥散合桃红四物汤加减。

（4）中药内服验方

白驳丸改进方:紫草、龙胆草、女贞子各 15g,重楼、苍术、海螵蛸、白薇、桃仁、香薷各 9g,白蒺藜 46g,降香、红花各 3g,甘草 6g。每日 1 剂,同时配合日晒。

白癜风丸:白蒺藜 2 500g,黄芪 5 000g,当归 2 000g,川芎 1 500g,丹参 2 500g,红花 2 500g,淮山药 1 500g,首乌 5 000g,熟地 2 500g,五味子 2 500g,白鲜皮 2 500g,补骨脂 2 500g,菟丝子 2 500g,旱莲草 2 500g,女贞子 2 500g,共研细末,炼蜜为丸,每丸 6g,每次 1 丸,每日 3 次。

2. 外治法

（1）25%~30% 补骨脂酊,每天 1 次,同时配合日光照射 2~3 分钟。

（2）白附子、硫黄各 9g,研细末,姜汁调匀,搽患处。

（3）细辛 6g,雄黄、白芷各 3g,研细末,醋调搽患处。

3. 其他疗法

（1）毫针法

1）气血不和证:选穴:血海、三阴交、足三里、曲池、风池。针法:平补平泻。

2）肝肾不足证:选穴:肝俞、肾俞、命门、太冲、太溪、三阴交。针法:补法。

3）气滞血瘀证:选穴:三阴交、血海、行间、风市、膈俞。针法:补法。

以上均留针 15~30 分钟,1~2 天一次。

（2）灸法

选穴:侠下穴(肱二头肌外侧缘中 1/3 处与 1/3 交界稍上方陷中);癜风穴(中指末节腹下缘正中指间关节横纹稍上方陷中)。

方法:先用三棱针点刺出血,然后灸单侧癜风穴 3 壮,每日 1 次,不发泡为度。

（3）耳针法:选穴:肺、枕、内分泌、肾上腺、皮疹相应区域。方法:每选 2~3 穴,刺后埋针,交替进行,每周轮换 1 次

（4）梅花针法:选穴:皮疹区。方法:常规消毒后,采用从外向内,以同心圆方式,轻巧叩刺,以不出血或少出血为度,2 日 1 次。

（5）刺络拔罐法:皮疹区,采用三棱针在皮疹中心点刺,呈梅花状,然后以火罐拔除污血,每周 1~2 次。适用于瘀血阻滞证。

【美容养护指导】

1. 家居工作日常皮肤养护 对于白癜风、特发性色素减退症等以色素减退为特

征的疾病,建议适当增加日晒,但切忌过度,以防皮肤晒伤;避免皮肤发生物理性、化学性外伤,避免搔抓,以免发生同形反应;若皮损发生于面部,建议用清水洗脸,水温宜适中,浴后外搽柔和护肤品,不宜使用刺激性强的化妆品以及疗效不确切的外用药;若皮损局限,可用生姜一块,切片外擦患处,使皮肤发红、微痛为度,每日1次。

2. 美容会所皮肤美容调治　在皮损局限、较少的情况下,也可到医疗美容院进行相应美容治疗;若皮损泛发,在进行期则需到医院皮肤科治疗;色素减退性皮肤病常用的美容措施有冷冻美容术、光化学美容技术等。

【预防指导】

1. 规律生活,避免长期处于紧张和焦虑的精神状态。

2. 适当增加日晒,切忌过度,以防皮肤晒伤。

3. 避免皮肤外伤,避免各类皮肤炎症和溃疡,以免引发疾病。

4. 锻炼身体,提高机体免疫力。

二、特发性点状色素减少症

特发性点状色素减少症与老年性白斑为同一疾病,随年龄增加,发病人数增多,显然与皮肤的老化有关(图8-7)。中医学对本病无明确记载。

【病因病理】

病因不明,常见于多阳光地区及经常日晒的人们,发生于暴露部位,推测日光可能是一个重要致病因素。另外,某些地区在同一环境中发病人数较多,可能与当地水源污染有关,不一定在暴露部发病。因此本病与老龄、日光或环境污染均有一定关系。

【诊断】

(一)发病部位

多分布在躯干、四肢或面部等暴露部位,其他部位少见。

(二)损美体现

1. 皮损特点　发病年龄在10~63岁,大部分在30岁后发病。皮损为点状色素脱失的白

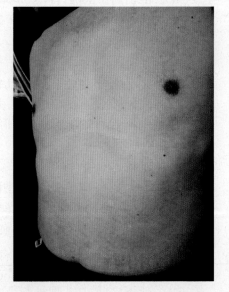

图8-7　特发性点状色素减少症

斑点,圆形或不规则形,边界清楚,直径约2~6mm,不超过1cm。发病率随年龄增长而升高。

2. 伴随症状及病程　一般无自觉症状。白斑一旦发生,长期存在,不会自然消失。

(三)美学分析与审美评价

多见于颜面、四肢、躯干等暴露部位,为点状白点,影响了人体容貌美和形体美;病患为成年人,社交活动频繁,会影响社交心理甚至产生心理障碍。

【鉴别诊断】

与白癜风鉴别

相似点:白癜风与特发性点状色素减少症均是以色素减退斑为特征的皮肤病,常

发生于暴露部位。

不同点:其一,白癜风各年龄组均可发病,以 10~30 岁居多;特发性点状色素减少症发病年龄在 10~60 岁,大部分在 30 岁后发病。其二,白癜风为边界清楚的色素脱失斑,边界周围可见着色较深的色素带;特发性点状色素减少症皮损为点状色素脱失的白斑点,边界清楚,直径约 2.0~6.0mm,不超过 1.0cm。

【治疗指导】

对健康无妨碍,一般不需处理,也无特殊疗法,可局部外涂糖皮质激素霜剂。

【美容养护指导】

同白癜风。

【预防指导】

皮肤应防晒,外出使用遮阳用具(伞、帽子、面纱)或遮光剂;饮食起居规律,清淡饮食。

知识链接

其他几种常见色素障碍性皮肤病

蒙古斑:出生即有,随年龄增长而消退,不累及巩膜、睑结膜、黏膜,皮肤色较淡;真皮内黑素细胞数量较少,位置较深。

蓝痣:蓝色的丘疹和小结节,好发于手足背及面部、臀部,组织病理检查可见青色色素细胞聚集成团。

颧颞部点状色素斑:育龄期妇女多见,发生在颧部,呈点状、散在、不融合、边界清楚、簇集成团、对称分布的褐色或黑褐色斑疹。

焦油黑变病:主要见于长期接触煤焦沥青的工人。初期为炎性反应,多见于面部、颈部,数周后见特征的座疮样炎性反应,之后发展为弥漫性或网状色素沉着。若脱离接触,炎症反应可于数周内消退,色素沉着 1~2 年消失。

单纯糠疹:常见于儿童、青少年,颜面部好发,圆形、类椭圆形色素减退斑,边缘不清楚,表面有细碎糠状鳞屑。真菌检查阴性。

炎症后色素减退:有原发病史,色素减退局限在原发疾病皮损部位。一般为暂时性,可自行恢复。

案例分析

刘某,女,37 岁。主诉:两颊部黄褐色斑块 2 年余。现病史:患者 2 年前无明显诱因在两侧脸颊部出现淡褐色及黄褐色斑块,曾自购维生素 E 乳外涂局部,疗效欠佳。检查:两面颊部见约 4cm×5cm,3cm×2cm 大小淡褐色斑,不高出皮面,边界尚清。素性抑郁,月经周期 45 天左右,经少,色黯,有块,经期乳胁胀痛,舌质黯,少苔,脉弦涩。

诊断:黄褐斑 中医诊断:黧黑斑

治疗指导:①维生素 C 口服,每次 300mg,每日 3 次,连续服用 30 日。②维生素 E 口服,每次 100mg,每日 3 次。③局部外涂 3% 氢醌霜,每日 2 次。中医治拟理气活血,化瘀祛斑,方选逍遥散合桃红四物汤加减。

美容指导:①增白洗面奶清洁面部,每次 15mg,每日 2 次。②选用曲酸祛斑霜进行日常面部皮肤护理面部。③蒸汽美容仪内加入脱色精华素(内含维生素 C、维生素 E),每次约 15 分钟,每周 2 次。

预防指导:①食用富含维生素 C 的果蔬如樱桃、大枣、番茄等。②保证睡眠。③调节情志,保持乐观。④注意防晒。⑤避免食用光感性食物,如香菜、芹菜等。

 复习思考题

1. 色素障碍性皮肤病分为哪几类?

2. 黄褐斑常见致病因素有哪些?

3. 黄褐斑的全身治疗及局部治疗方法有哪些?

4. 雀斑有哪些损美表现?

5. 白癜风如何进行分型、分类、分期?

（王海燕）

第九章

皮肤附属器疾病

学习要点

痤疮、酒渣鼻、脂溢性皮炎、白发、脱发、甲沟炎的诊断、鉴别诊断、治疗指导；多汗症、臭汗症、发育不良性甲病的诊断；皮肤附属器疾病的美容养护指导。

皮肤附属器是人体皮肤的重要组成部分，包括皮脂腺、顶泌汗腺、小汗腺、毛发、毛囊、指（趾）甲，正常生理状态下主要实现皮肤的分泌、吸收和排泄等功能，出现病理改变时，易发生皮脂腺疾病、汗腺疾病、毛发疾病及甲病，影响皮肤相应的生理功能及求美者的美感和生活质量。

第一节　皮脂腺疾病

皮脂腺属于全浆分泌腺，生理状态下可合成和分泌皮脂，具有润滑皮肤和毛发的功能。当其出现病理改变或其他因素作用于腺体，影响其分泌和排泄时，即导致皮脂腺疾病，如痤疮、酒渣鼻、脂溢性皮炎等。

一、痤疮

痤疮是青春期常见的一种毛囊皮脂腺慢性炎症性皮肤病，好发于颜面、胸背等皮脂腺分泌较多部位，青少年多见，俗称"青春痘"（图9-1）。临床上以粉刺、丘疹、脓疱、结节、囊肿或瘢痕为特征，易反复发作。本病相当于中医的"肺风粉刺"，此病名最早见于《医宗金鉴·外科心法要诀·肺风粉刺》。

【病因病理】

痤疮是一种多因素引起的的皮肤附属器疾病。其发生主要与内分泌失调、雄性激素水平过高、皮脂分泌增多、毛囊口角化过度及细菌感染有关，遗传因素、药物或化妆品使用不当及饮食不慎等可影响、诱发或加重痤疮的发生。由于内分泌失调，雄性激素水平过高，导致皮脂腺分泌功能亢

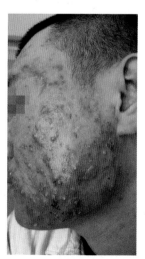

图 9-1　痤疮

127

进,过多的皮脂分泌引起毛囊皮脂腺导管角化增生,皮脂排泄不畅,毛孔皮脂腺导管开口阻塞,皮脂淤积,出现粉刺和丘疹;皮脂腺管口角化、皮质排泄不畅导致痤疮丙酸杆菌、白色葡萄球菌和糠秕孢子菌的感染,出现红色炎症性丘疹、脓疱以及结节囊肿;若反复发作,会继发增生性或萎缩性瘢痕以及色素沉着。此外,在遗传因素的影响下,食入过多辛辣、糖类、脂肪类食物;不恰当使用化妆品及溴、碘和激素类药物等均可诱发或加重痤疮的发生。

中医学认为,本病多由素体阳热偏盛,肺经蕴热,复受风邪,熏蒸面部而发;或过食辛辣肥甘厚味,助湿化热,湿热互结,上蒸颜面而致;或脾气不足,运化失常,湿浊内停,郁久化热,热灼津液,煎炼成痰,湿热痰瘀,凝滞肌肤而发。其病位在肌肤,与肺、脾胃、肝、肾有关。

【诊断】

(一) 发病部位

皮损主要发生在面部,尤以面部中央的额部、鼻部、双颊部及颏部较多,也见于背部、胸部或肩部,还有极少数侵犯四肢和臀部的泛发性痤疮。

(二) 损美体现

1. 皮损特点　皮损呈多形性,有炎性和非炎性两种。前者包括丘疹、脓疱、结节、囊肿等,后者包括皮脂溢出、开放性粉刺、闭合性粉刺,严重者皮肤可留下炎症后色素沉着与瘢痕等。

典型皮损为毛囊性丘疹,周围色红,可挤出小米或米粒样皮脂,以炎性丘疹为主,中央有黑头粉刺;亦有初起为皮色小丘疹,以后色红,顶部发生小脓疱,破溃后痊愈,遗留暂时色素沉着或有轻度凹陷的瘢痕。继发感染者,丘疹顶端有脓疱,破溃流脓,也可形成大小不等的皮脂囊肿,常感染流脓,形成瘢痕,或呈圆锥形红色炎症结节,可自行吸收或化脓,部分损害破坏腺体形成凹陷性瘢痕。聚合型痤疮病情重,有结节、囊肿、脓肿、瘢痕等多种损害,甚至破溃后形成多个窦道和瘢痕,穿透性脓肿和不规则的瘢痕同时存在是其特征。根据痤疮皮损特点一般分为以下临床类型:

(1) 寻常型痤疮:皮损以粉刺、炎性丘疹、脓疱为主,其中以炎性丘疹最为多见。皮损对称分布,数目可多可少,治愈后可遗留色素沉着斑或瘢痕。

(2) 结节型痤疮:皮损以花生至指头大小红色或黯红色结节为主,伴有疼痛或小脓疱。

(3) 囊肿型痤疮:皮损以大小不一的皮脂腺囊肿为主,伴有结节,颜色呈黯红色,常继发感染化脓,破溃流脓后形成窦道及瘢痕。

(4) 聚合型痤疮:属于痤疮的重型,皮损表现为多形聚集损害,可于颜面部位见到密集分布的粉刺、丘疹、脓疱、结节、囊肿及其形成的窦道、瘢痕等多形性皮损,且整个面部表现为凹凸不平、红肿明显。

2. 伴随症状及病程　常伴有皮脂溢出,或红斑、油腻、瘙痒等脂溢性皮炎的表现,反复发作者可伴有瘢痕和色素沉着。女性常伴有月经不调或经前经后皮疹增多加重现象,部分女性还可伴有四肢或乳晕多毛症,严重者要注意观察防止卵巢和性腺器质性病变。病程缠绵,往往此起彼伏,新皮疹不断继发,有的可迁延数年或十余年,一般到 30 岁以后可逐渐痊愈。

（三）相关辅助检查

1. 细菌学检查　可分离出痤疮棒状杆菌和表皮葡萄球菌。

2. 螨虫检查　取求美者皮损部位皮脂或分泌物直接镜检,即可查出螨虫。

3. 糠秕孢子菌检查　取求美者皮损部位皮脂或分泌物,通过直接涂片镜检或培养,可查出糠秕孢子菌。

（四）美学分析与审美评价

痤疮属于多形损害性皮肤病,因其皮损高出皮面、凹凸不平,形成了病理性的雕刻度,发出病理信息;炎症后的紫色或黯红色斑及瘢痕等,与正常肤色形成强烈的对比,破坏了整体皮肤和谐美感,严重影响皮肤的视觉审美和触觉审美,患者常表现为不同程度的羞愧、自卑和绝望,甚至产生心理障碍等。

【鉴别诊断】

（一）与痤疮样药疹鉴别

相似点:痤疮样药疹与痤疮都具有红斑、丘疹、结节等炎性损害,后期也均会出现瘢痕和色素沉着等非炎性表现。

不同点:一是病史不同。痤疮样药疹有明确的服药史,符合药疹的发病机制和规律特点。二是发病部位不同。痤疮发病部位是以头面部为主;痤疮样药疹发病从局部转变为全身性。三是皮损差异。痤疮有粉刺、毛囊性丘疹等病程演变过程;痤疮样药疹没有粉刺病程损害。四是发病年龄差异。痤疮多见于青春期;痤疮样药疹任何年龄均可发病,无发病年龄限制。

（二）与酒渣鼻鉴别

相似点:酒渣鼻同痤疮均属于皮肤附属器功能障碍引发的疾病,具有皮肤油腻、瘙痒、红斑、结节等皮肤损害。

不同点:其一,部位不同。酒渣鼻皮损多局限于鼻部,鲜少累及颈部及前胸、后背部位。其二,皮损不同。酒渣鼻早期皮损形态除弥漫性红斑、丘疹外,还伴有毛细血管扩张,中后期会伴有结节增生,鼻赘形成。其三,发病人群有差异。酒渣鼻多见于中年以后的男女或嗜酒之人。

【治疗指导】

治疗痤疮总的原则是:抑制皮脂腺过度分泌;改善异常的毛囊、皮脂腺导管角化现象;消除毛囊内的细菌和炎症;修复炎症后色素沉着与瘢痕。

（一）西医治疗

1. 全身治疗

（1）抗菌消炎:罗红霉素 0.15g,每日 2 次,口服;或盐酸米诺环素 0.5g,每日 2 次,口服;或甲硝唑 0.2g,每日 3 次,口服。

（2）雄激素拮抗剂:己烯雌酚:口服 1mg/d,在月经周期的第 5 天开始服用,10~14 天为一个疗程,可间歇性服用 2~3 个疗程;或复方炔诺酮口服,每次 0.625g,女性月经来潮第 5 天开始,连服 22 天,男性每日 1 次;或西咪替丁 200mg,每日 3 次,口服;或丹参酮胶囊,口服每次 4 粒,每日 3~4 次。

（3）纠正毛囊口异常角化:口服 13- 顺维 A 酸,0.5~1mg/（kg·d）,疗程 16~20 周;维胺酯 25mg,每日 3 次。适用于泛发型痤疮和常规治疗无效的中、重度痤疮以及聚合型痤疮。

（4）皮质类固醇激素：通常短期口服泼尼松 20~30mg/d，1~2 周。或泼尼松龙悬浮液加利多卡因注入皮损内，每周 1 次，2~4 次为一疗程。

（5）维生素：辅助治疗作用。常用的有维生素 A、维生素 B₂、维生素 B₆、维生素 C 和维生素 E。

（6）严重的囊肿型和结节型痤疮患者，可加用氨苯砜 50mg，口服，每日 2 次，4~8 周为一疗程；或硫酸锌片 0.2g，口服，每日 1 次，对部分痤疮也有一定疗效。

2. 局部治疗

（1）消炎杀菌：1% 红霉素乙醇溶液、1% 磷酸克林霉素醇水溶液、5% 过氧化苯甲酰等。

（2）溶解、剥脱角质：0.05% 维 A 酸霜或凝胶、0.1% 阿达帕林凝胶、0.05%~0.1% 他扎罗丁凝胶，低浓度开始使用，隔日一次或每日一次。

（3）去脂：硫黄雷锁辛洗剂、2.5% 硫化硒洗剂。

（二）中医治疗

1. 内治法

（1）肺经风热证：皮损以粟粒样丘疹为主，丘疹色红，可伴痒痛，舌红，苔薄黄，脉浮数。治宜宣肺清热，方选枇杷清肺饮加减。

（2）湿热蕴结证：皮损除丘疹外，可见脓疱和结节，皮疹红肿疼痛，伴口臭、便秘、尿黄，舌红，苔黄腻，脉滑数。治宜清热化湿通腑，方选茵陈蒿汤加减。

（3）痰湿凝结证：皮疹以结节、囊肿为主，丘疹、脓疱也有出现，伴纳呆、便溏，舌淡胖，苔薄，脉滑。治宜化痰散结，活血化瘀，方选海藻玉壶汤加减。

2. 外治法

（1）药物贴敷及外搽：颠倒散，用凉开水或茶水调和贴敷，每日 1~2 次。

（2）中药倒膜：加味颠倒散，盐水洁面后，以硬膜粉或优质医用石膏调成糊，敷于面上，15~20 分钟后揭去，每隔 7~10 日倒膜一次，3 次为一疗程，痤疮炎症明显者不宜用。

3. 其他疗法

（1）针灸

1）毫针刺：取穴百会、曲池、四白、颧髎、病变局部四周穴等，施平补平泻法，留针 30 分钟，视病情每日或隔日 1 次。

2）耳针：取穴耳尖、内分泌等，毫针刺、耳针埋针或耳穴压豆。

（2）刺络拔罐：取大椎穴。常规消毒后，三棱针或梅花针点刺出血，配合拔罐疗法，10~15 分钟，出血 1~3ml，3 日一次，10 次为一疗程。

（3）药膳食疗：薏苡仁 30g，海藻、昆布、甜杏仁各 9g，与薏苡仁煮粥食用，每日 1 次，3 周为一疗程；粳米 60g，山楂、桃仁各 9g，与粳米煮粥食用。

［美容养护指导］

1. 家居工作日常皮肤养护 日常养护时，以清除面部多余油脂及保持洁净为主，洗脸时建议使用中性偏酸香皂或清爽型洗面奶，以清洗皮脂分泌较多的"T"型部位为主，水温以 36~38℃为宜；洁面后用爽肤水或平衡调理水抑制皮脂分泌，收敛扩张毛孔；日常护肤品可选用具有清爽、消炎作用的面膜或适合油性皮肤的水质、油脂含量少及酸性护肤品进行养护，切忌使用油性或粉质的护肤品，以免堵塞毛孔。

2. 美容会所皮肤美容调治 常用的美容治疗措施有:奥桑机冷喷、磨砂、真空吸附仪吸出黑白头、局部按摩、疏通毛孔、药物倒模、皮内注射、激光仪治疗、磨削术等,若皮损严重则需到医院皮肤科进行综合治疗。

【预防指导】

1. 常用温水洗涤患处,避免用力挤压和搔抓,避免使用含油脂和粉质过多的化妆品及糖皮质激素制剂。

2. 日常生活规律,保证充足睡眠,保持精神和情绪稳定。

3. 工作注意劳逸结合,避免学习、工作压力过大,避免过于紧张。

4. 少食甜食和油脂类食物、忌食辛辣煎炸食品,多食蔬菜、水果。

5. 养成良好的排便习惯,保持大便通畅。

6. 及时排解压力,保持心情舒畅。

 知识链接

果酸换肤治疗痤疮

近年国内外文献报道,果酸换肤可通过降低角质形成细胞的粘连性和避免角质层过度堆积,清除堆积在皮脂腺开口处的角质形成细胞,使皮脂腺排泄通畅,从而有效治疗痤疮;另外,果酸可以使真皮厚度、弹性增加,直接加速成纤维细胞合成胶原,促进胶原蛋白增生,对痤疮瘢痕有效。

果酸是一种天然有机酸,是从植物中提炼的一组化学结构相似的化合物,在皮肤科应用广泛。根据果酸分子结构式不同,可分为三大类:即 AHA(α-羟基酸)、BHA(β-羟基酸)和 PHA(多聚羟基酸)。

甘醇酸在果酸中分子量最小,易透过皮肤表层,吸收效果明显,可通过抑制和杀灭痤疮丙酸杆菌产生抗炎作用。

水杨酸是一种亲脂剂,可用来降低角质细胞凝聚力和促进皮肤脱屑,可以更好地渗透皮脂腺,在减少黑头和预防痤疮方面效果较好,且具有美白效果。

二、酒渣鼻

酒渣鼻是一种发生于鼻部和面中部的以红斑、丘疹、毛细血管扩张为主要特征的慢性皮肤病(图9-2)。本病多见于中年以后的男女或嗜酒之人。清代《外科大成·酒兹鼻》曰:"酒兹鼻者,先由肺经血热内蒸,次遇冷风寒外束,血瘀凝滞而成,故先紫而后黑也"。

【病因病理】

本病病因尚不明确,与嗜酒、喜辛辣刺激性食物、毛囊虫感染、内分泌失调、情志激动、冷热刺激、胃肠功能障碍、病灶感染等有关。现代研究表明本病具有家族遗传因素。从发病机制看多是皮脂溢出基础上,皮肤血管运动神经功能失调引起毛细血管充血扩张

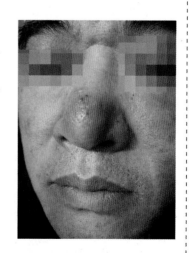

图 9-2 酒渣鼻

所致。

中医学认为人到中年,肺经阳气偏盛,郁而化热,热与血相搏,血热入肺窍,使鼻渐红而生病;或脾胃素有积热,复因嗜食辛辣之品,生热化火,湿热蕴结,循经熏蒸,使鼻部潮红,络脉充盈;热灼血瘀,湿聚成痰,湿热痰瘀互结,凝滞肌肤而致。

【诊断】

(一) 发病部位

皮损初发于鼻头、鼻翼两侧,日久可延及两颊、前额两眉间及下颏等颜面中部,常对称分布。

(二) 损美体现

1. 皮损特点　皮损以红斑为主,继而有丘疹、脓疱和鼻赘。临床上分为三期,分别是红斑期、丘疹期、鼻赘期,三期间无明显界限。

(1) 红斑期:局部皮肤初起为暂时性弥漫性红斑,寒冷刺激、食辛辣刺激性食物或情绪紧张激动时潮红,反复发作后,逐渐转为持久性红斑,且伴有鼻尖、鼻翼及两颊出现细丝样毛细血管扩张,鼻尖部毛囊口扩大,数年后可发展到丘疹期。

(2) 丘疹期:在红斑上出现散在绿豆大小红色丘疹或脓疱,可形成结节或囊肿,毛细血管扩张明显,形如红丝缠绕,皮色由鲜红变成紫褐,皮疹时轻时重,此起彼伏,历经数年或更久。

(3) 鼻赘期:多见于 40 岁以上男性患者,鼻部皮脂腺和结缔组织增生肥厚,鼻尖、鼻翼部的丘疹增大融合,高出皮面,最后呈结节状或草莓状隆起,表面凹凸不平形成鼻赘。

2. 伴随症状及病程　患者常伴有面部皮脂溢出、毛囊扩大,少数病例可并发结膜炎、睑缘炎。酒渣鼻病程缓慢,常迁延数年、数十年不愈。

(三) 相关辅助检查

1. 毛囊蠕形螨检查　取皮损处皮脂及分泌物直接镜检可查到毛囊螨虫。

2. 组织病理学检查　真皮毛细血管扩张,血管周围有非特异性炎症浸润,在浸润中央可见成团集簇的上皮样细胞,脓疱的组织象为嗜中性粒细胞聚集于毛囊内。严重者可见表皮增殖,皮脂腺增多且极度肥大,结缔组织增生肥厚。

(四) 美学分析与审美评价

以鼻部为中心的面中部红斑、毛细血管扩张、丘疹和脓疱,特别是鼻尖部紫红而肥大的草莓样鼻赘的出现,破坏了面部的比例、对称与和谐,传递着人体皮肤病理信息的同时,常给患者带来沉重的心理压力。

【鉴别诊断】

与痤疮鉴别

相似点:酒渣鼻同痤疮发病机制相同,都是皮脂分泌较多或排出不畅导致的慢性炎症反应,均有皮肤油腻、瘙痒、丘疹、脓疱等症状。

不同点:其一,发病年龄不同。痤疮好发于青春发育期;酒渣鼻好发于中年以后及嗜酒之人。其二,部位与皮损特点不同。痤疮皮损多分布在面部外侧缘、颈胸、后背等皮脂腺分布较多的部位;酒渣鼻多发于鼻头、鼻翼两侧。痤疮患者多伴有黑头、白头粉刺,可挤出白色粉汁物不伴鼻部症状;酒渣鼻以红斑为主,继而出现丘疹、脓疱和鼻赘,伴毛细血管扩张。

【治疗指导】

（一）西医治疗

1. 全身治疗

（1）抗菌消炎：甲硝唑 0.2g，每日 3 次，口服，连服 2 周后减为 0.2g，每日 2 次；或替硝唑 0.5g，每日 2 次；或盐酸米诺环素 0.5g，每日 2 次，口服；严重时可用氯喹 0.25g，每日 2 次，口服，连服 2 周后减为每日 1 次，连续服用 6 周，用药期间应注意视力变化。

（2）补充维生素：主要为 B 族维生素，如维生素 B_1、维生素 B_6、复合维生素 B 等。

（3）调节神经：主要用于自主神经紊乱患者，特别是女性，在月经前或月经期间易发生阵发性潮红者，可服用谷维素。

2. 局部治疗

（1）祛脂：5% 硫黄霜、复方硫黄洗剂等。

（2）抗菌消炎：1% 甲硝唑霜、5%~10% 过氧苯甲酰凝胶等。

（3）冷冻：对毛细血管扩张明显者，可用液氮冷冻治疗。

（4）激光：脉冲染料激光可祛除扩张的毛细血管。

（5）手术治疗：对于鼻赘期的损害可采用美容外科手术治疗。

（二）中医治疗

1. 内治法

（1）肺热证：皮疹以红斑为主，伴有面部潮红，舌红，苔薄，脉细数。治宜润肺清热，方选枇杷清肺饮加减。

（2）湿热证：红斑基础上多有脓疱，伴有便干，舌红，苔黄，脉滑数等症状。治宜清热利湿解毒，方选五味消毒饮或黄连解毒汤加减。

（3）血瘀痰结证：皮损以结节为主，舌紫，苔薄，脉弦。治宜活血化痰软坚，方选桃红四物汤或通窍活血汤加减。

2. 外治法

（1）用颠倒散清水调敷，每日 1~2 次，晚上涂搽，次日晨起洗掉。

（2）红斑、红丘疹者，用大枫子油调珍珠散外敷。

（3）药物四黄膏外涂，每日 2~3 次。

3. 其他疗法

（1）针灸

1）毫针法：取穴合谷、列缺等，施泻法，留针 20~30 分钟，每 2~3 日针刺 1 次，10 次为一疗程。

2）水针法：取两侧迎香穴，每穴注 0.25% 普鲁卡因注射液 0.5ml，每周 2~3 次，10 次为一疗程。

3）梅花针法：患处可用梅花针轻刺，每日 1 次。

4）三棱针法取穴：大椎、脊柱两侧反应点。点刺放血，配合闪火法拔罐，隔日 1 次，或每周 2 次。

（2）推拿按摩

1）素髎穴位按摩：配合按揉合谷、外关、列缺各 2~3 分钟，以有酸胀感为佳。沿足阳明胃经在下肢循经部位进行推擦，并按揉足三里 2~3 分钟。

2）推抹法：患者仰卧，术者立于其头后，用两大拇指指腹从睛明穴开始，沿鼻梁向下推抹至迎香穴，反复推抹 10 次左右，以拇指点按印堂约 1 分钟。

（3）药膳食疗

1）粳米 60g、鲜芦根 150g、竹茹 20g，同粳米煮粥，每日服 2 次，15 天为一疗程。适用于酒渣鼻红斑期。

2）薏苡仁、马齿苋各 30g，金银花 15g 煮粥，每日 1 剂，连服 15 天。适用于酒渣鼻丘疹脓疱期。

【美容养护指导】

1. 家居工作日常皮肤养护　酒渣鼻红斑期及丘疹期家居日常养护大致与痤疮养护相同；红斑期患者注意避免冷热水刺激，防止温度骤然变化导致血管被动收缩、舒张，加重红斑症状。

2. 美容会所皮肤美容调治　常用的美容治疗措施有：局部按摩、疏通毛孔、药物倒模、皮内注射、激光仪治疗等。若皮损严重则需到医院皮肤科进行综合治疗。

【预防指导】

1. 平时宜温水洗脸，避免冷热刺激及不洁之物接触鼻面。

2. 涂搽外用药物前，应先用温水洗净擦干。

3. 保持大便通畅。若便干者，宜服药调理。

4. 饮食宜清淡，忌食辛辣、酒类等刺激食物，少饮浓茶。

5. 冬季外出注意口鼻的保暖，避免局部受到冷、热刺激。

6. 本病发生在鼻面，影响面容，尤其是鼻赘期患者，精神上有负担，医者及家属应予以关心体贴，开导安慰。

三、脂溢性皮炎

脂溢性皮炎是发生于头皮、面部及躯干等皮脂溢出部位的慢性炎症性皮肤病（图 9-3）。中医称"面油风"，最早论述见于《医宗金鉴·外科心法要诀》。

【病因病理】

具体病因不确定，可能与免疫、遗传、激素、神经和环境因素等有关。近来有人认为该病是在皮脂增多基础上发生的继发性炎症。推测由于皮脂分泌增多及化学成分的改变，使原存于皮肤表面的正常菌群如马拉色菌大量生长繁殖，成为机会致病菌，原发或继发侵犯皮肤而致。此外，精神因素、饮食习惯、维生素 B 族缺乏、嗜酒等对本病的发生发展均可能有一定的影响。

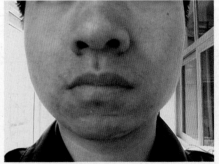

图 9-3　脂溢性皮炎

中医学认为其发病可因素体肺经有热，恣食肥甘油腻、辛辣之品，脾胃积热，复感风邪，发于肌肤而致；或由于脾胃运化失常，化湿生热，湿热蕴阻肌肤而成；或素体湿热内蕴，风热之邪外袭，郁久耗伤阴血，阴伤血燥；或平素血燥之体，复感风热之邪，血虚生风，风热燥邪郁阻肌肤，血虚风燥肌肤失于濡养而致。

【诊断】

(一) 发病部位

多发于皮脂腺分布较多的部位,如头皮、面部、胸背及腋窝、会阴等皱襞部。

(二) 损美体现

1. 皮损特点　初发皮损为毛囊性红色丘疹,相互融合成大小不等的黄红色斑片,上覆油腻性鳞屑或痂皮,边界清楚,伴有不同程度的瘙痒。除上述共同表现外,由于损害部位和损害程度不同,临床亦有差别。

(1) 面部:以鼻翼、鼻唇沟和眉弓部较为明显,基底潮红,上覆油腻性黄红色鳞屑或薄痂;耳后部可有糜烂、黄厚痂和皲裂。

(2) 头部:轻者表现为较多的糠状鳞屑,基底无明显炎症;较重者基底潮红,上覆油腻性鳞屑或伴有渗出和结痂;严重者全头部被覆油腻性厚痂,有臭味,头发干燥、细软、稀疏或脱落。

(3) 躯干:损害为圆形、椭圆形或不规则形淡红色、黄红色斑片,边界清楚,可散在或相互融合;严重者皮疹扩展全身,呈弥漫性潮红脱屑,称为脂溢性红皮病。

2. 伴随症状及病程　可伴有不同程度的瘙痒、皮脂分泌增多,病程慢性。

(三) 美学分析与审美评价

皮损以油腻性鳞屑和痂皮为主,给人一种污秽、沉重的感觉,也破坏了皮肤和毛发的色相、彩度及明亮度。在视觉审美过程中,严重影响了和谐的形式美感。美容患者常表现出不同程度的羞愧和自卑心理,直接影响身心健康。

【鉴别诊断】

(一) 与头部银屑病鉴别

相似点:都表现为头部覆有较多白色鳞屑、基地部潮红,伴有瘙痒的症状。

不同点:其一,头部银屑病基本损害为红色斑丘疹和斑块,表面覆有较厚的白色鳞屑,刮后易出血,躯干和四肢存在同样皮损。其二,头部银屑病头发呈束状,但无脱落现象。其三,病理组织学有明显区别。

(二) 与湿疹鉴别

相似点:均可表现为皮肤潮红斑片,有糜烂渗出倾向。

不同点:其一,湿疹皮损除红斑外还可见丘疹及水疱。其二,湿疹虽有渗出倾向,无油腻性鳞屑。其三,湿疹有明显的复发倾向。

(三) 与玫瑰糠疹鉴别

相似点:两病均可表现为红色斑丘疹,上覆鳞屑的症状。

不同点:其一,玫瑰糠疹皮损多在躯干部,一般不累及头部。其二,玫瑰糠疹基本损害为椭圆形鲜红色或淡红色斑片,有母斑,长轴与皮纹走行一致。其三,玫瑰糠疹表面鳞屑呈细碎糠皮样、无油腻性。

【治疗指导】

(一) 西医治疗

1. 全身治疗

(1) 维生素:维生素 B_1 5~10mg,每日 2 次,口服;维生素 B_6 10~20mg,每日 3 次,口服。

(2) 抗生素:用于重症脂溢性皮炎或有明显渗出时。罗红霉素 0.15g,每日 2 次,口服;或盐酸米诺环素 0.5g,每日 2 次,口服,6 周为一个疗程。

(3) 皮质类固醇激素:用于炎症明显或皮疹广泛且其他治疗不能控制病情时可短期应用。泼尼松 10mg,每日 2~3 次,口服;同时每日加服雷公藤多苷片,每次 2 片,每日 3 次。

(4) 抗组胺剂:瘙痒严重者口服,达到止痒目的。可口服盐酸西替利嗪 5mg,每日 1 次;或氯雷他定 10mg,每日 1 次,口服。

2. 局部治疗

(1) 去脂:常用 5% 的硫软膏,硫黄雷锁锌洗剂等。

(2) 杀菌:1% 金霉素、0.2% 呋喃西林软膏等。

(3) 消炎:2%~5% 的煤焦油洗剂、糊剂,严重病例可短期使用皮质类固醇霜或膏,但症状控制后应尽快停用,防止其出现副作用。

(二) 中医治疗

1. 内治法

(1) 肺胃热盛证:皮损潮红、瘙痒,伴有便秘溲赤,舌红,苔黄腻,脉数。治宜疏风清肺泄热,方选清胃散和消风散加减。

(2) 脾虚湿困证:皮损糜烂、滋水,伴有胸闷、纳呆、便秘溲赤等,舌胖,苔腻,脉滑。治宜健脾利湿,方选除湿胃苓汤加减。

(3) 血虚风燥证:皮损瘙痒,脱屑,伴有脱发,头昏乏力,舌红,苔薄,脉细。治则宜疏风润燥,清热凉血,方选凉血清风散加减。

2. 外治法

(1) 头皮部用侧柏叶酊外搽皮损处,每日 3~4 次;或选用苦参、白鲜皮、土茯苓、大黄、龙胆草、硫黄水煎后外涂患处,每日 3 次。

(2) 面部用痤疮洗剂或颠倒散洗剂外搽,每日 2 次。

(3) 干性脂溢性皮炎可选用具有润肤紧肤、杀菌消炎作用的芦荟凝胶外涂,每日 3 次。

(4) 局部伴有潮红者可选用三黄洗剂外涂,每日 3 次;有渗出者可选用马齿苋、透骨草、龙葵、苦参、黄柏煎汤外洗或湿敷,每日 2~3 次,每次 20~30 分钟。

3. 其他疗法

(1) 针灸:取穴风池、百会、四神聪等,每日或隔日 1 次,10 次为一疗程。

(2) 药膳食疗:绿豆、薏苡仁各 25g,山楂 10g,洗净加水,煎煮取汁,代茶饮,每天 3~5 次。

【美容养护指导】

1. 家居工作日常皮肤养护　脂溢性皮炎日常养护与痤疮、酒渣鼻大致相同。此外,切勿频繁使用祛油纸等养护用品,易造成皮肤代偿性油脂分泌,从而加重临床症状。

2. 美容会所皮肤美容调治　常用的美容治疗措施有:奥桑机冷喷、局部按摩、疏通毛孔、药物倒模等。若皮损严重则需到医院皮肤科进行综合治疗。

【预防指导】

1. 保证睡眠时间,提高睡眠质量,使皮肤代谢得到充分调整。

2. 饮食宜清淡,少食甜食、多脂及辛辣刺激性食物,多食新鲜蔬菜、水果;避免饮酒,宜多喝水,保持大便通畅。

3. 宜用温水洗脸,避免过冷、过热及不洁净物品的刺激,避免用力挤压和搔抓。

4. 避免适用含油脂和粉质过多的化妆品及糖皮质激素制剂。

5. 日常生活规律,及时排解压力,保持心情舒畅,避免过激的情绪波动。

6. 正确对待疾病损美现象,建立自信心,积极配合治疗调整,保持平衡心理状态。

第二节 汗腺疾病

汗腺属于局部分泌腺,生理状态下合成和分泌汗液,可调节体温,有助于机体代谢产物的排泄,并可与皮脂混合成乳状脂膜,起到保护和润泽皮肤的作用。当其受到某些内外因素刺激时,可造成汗腺的异常分泌和排泄障碍,致使分泌增多,颜色或气味异常,引起汗腺疾病。

一、多汗症

由于交感神经过度兴奋引起小汗腺过多分泌的一种疾病,可分为全身性和局限性两种。本病与中医文献中记载的"腋漏"相似。《古今医统》卷七中记载:"两腋下并手足心、阴股及阴囊,常如汗湿污衣,名曰腋漏"。

【病因病理】

全身性多汗症病因一般可因器质性疾病和功能性失调引起。器质性疾病如内分泌失调(糖尿病、甲状腺功能亢进等)、部分感染性疾病(疟疾、结核等)、神经系统疾病或体质虚弱等。功能性失调主要指交感神经失调所致,如精神紧张、情绪刺激等。局限性多汗症病因一般认为是由于交感神经损伤或异常反应引起,交感神经损伤使冲动增加,乙酰胆碱分泌增多产生多汗。正常人在剧烈活动、天气炎热、吃某些刺激性的食物情况下大量出汗属于正常生理现象,不属于多汗症。

中医学认为,本病多因脾胃湿热蕴蒸肌肤,或由表虚不固,津液外溢所致。

【诊断】

(一) 全身性多汗症

1. 发病部位 可见于全身各处皮肤。

2. 损美体现 任何年龄均可发病。多见于环境湿热、某些系统性疾病、神经系统病变、周围神经损伤造成全身广泛性多汗。患者全身皮肤表面潮湿,且有阵发性汗出,轻者可见点滴汗珠;重者汗水湿透衣服、裤子、甚至床单、被单。

3. 美学分析与审美评价 皮损表现为全身广泛性汗出,破坏了皮肤的质感,给人一种不卫生的感觉,造成审美心理障碍,严重影响患者的人际交往、工作及生活。

(二) 局限性多汗症

1. 发病部位 好发于手掌、足跖、腋下,其次为前额、鼻尖、胸部和会阴部。

2. 损美体现 皮损局部潮湿,可见针头至米粒大汗珠,或成片潮湿,甚至可呈滴状不停地滴流。发生于皱褶部位常伴有擦烂性红斑,发生于足部常伴有足臭,严重者出现水疱、糜烂、感染,致行走困难。患者常伴有末梢血液循环功能障碍,手足湿冷、青紫或苍白,易生冻疮。初发于青少年,男女无明显差别,部分患者有家族史。

3. 美学分析与审美评价 局限性汗出尤其是手足多汗者,给从事文秘、精密仪

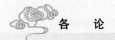

器、科研等工作者带来不便,导致部分患者自信心缺失,造成人际交往困难。

【治疗指导】

(一)西医治疗

1. 全身治疗

(1)抗胆碱剂:普鲁本辛 15mg,每日 3 次,口服;或阿托品、颠茄等内服,可减少汗液分泌的剂量,对精神性多汗有暂时性疗效。

(2)镇静剂:谷维素 20mg,每日 3 次,口服;也可用地西泮、苯巴比妥等,对情绪性多汗者有效。

(3)抗组胺剂:氯雷他定 10mg,每日 1 次,口服;赛庚啶 2mg,每日 3 次,口服。

2. 局部治疗

(1)外用收敛止汗药物

1)5% 明矾溶液、0.5% 醋酸铅溶液浸泡,每次 15~20 分钟。

2)20% 氯化铝酊外涂,适用于发生于掌跖部位者;6.25% 氯化铝酊外涂,适用于发生于腋下者。

(2)电离子透入疗法:适用于手足多汗症。

(3)手术疗法

1)交感神经切除:适用于同时有手掌及腋下多汗症的患者。

2)汗腺切除:适用于腋下多汗症。

3)抽脂法除汗腺:近年改良的腋下汗腺切除新方法。

(二)中医治疗

1. 内治法

(1)湿热蕴阻证:患者伴口渴不欲饮,口淡乏味,四肢沉重或关节疼痛,小便短少,舌淡红,苔黄腻,脉弦滑或沉缓。治宜健脾、除湿、止汗,方选萆薢渗湿汤加减。

(2)表虚不固证:多属全身性多汗症,患者伴畏寒,肢冷,自汗不止,舌淡,苔薄白,脉沉细而缓。治宜固表止汗,方选玉屏风散加减。

2. 外治法　黄芪、葛根、荆芥或麻黄根、牡蛎等煎汤,热熏或温洗,尤适于手足多汗症。

3. 其他疗法　针刺治疗:取鱼际、复溜、合谷等穴位施平补法,留针 30 分钟,每日 1 次。

【美容养护指导】

1. 家居工作日常皮肤养护　多汗症日常养护要注意清洁卫生,病变局部勤用温水擦洗,可选用一些弱碱性、不油腻的洗护产品;切忌过度揉擦刺激,以免局部皮肤被破坏,导致细菌或真菌感染。

2. 美容会所皮肤养护调治　常用的美容治疗方法有腺体切除、交感神经切除、电离子透入疗法、高频电疗法及二氧化碳激光疗法。

【预防指导】

放松心情,注意个人卫生,勤洗澡勤换衣。

二、臭汗症

指汗腺分泌液带有特殊的臭味,或汗液被分解后散发出的臭味而导致的一种汗腺疾病。临床上分为全身性和局限性臭汗症两种。本病夏季或汗出时尤甚，多见于青年男女，女性多于男性，老年以后可逐渐减轻，也有遗传倾向。中医称之为"狐臭"。《诸病源候论·瘿瘤等病诸候·狐臭候》中有记载："人腋下臭，如葱豉之气者，亦言如狐狸之气者，故谓之狐臭。此皆血气不和蕴积，故气臭"。

【病因病理】

臭汗症所分泌的汗液可以是顶泌汗腺所分泌，也可以是小汗腺所分泌，常与多汗症并发。顶泌汗腺分布在腋窝、乳晕、脐窝、外耳道、肛周、外阴等处，相对寄生菌较多，其腺体可分解汗液中的有机成分，产生短链脂肪酸及氨而发生特殊臭味，一般引起局部臭汗症。顶泌汗腺的分泌受内分泌影响，故多在青春期开始，青壮年期最明显，至老年后逐渐减轻或消失；小汗腺分泌的汗液 99% 以上为水分，伴有少量离子和黏蛋白，当汗液大量分泌未能及时清洗时，皮肤表面的角质蛋白、脂质和秽物被皮肤寄生菌分解产生异臭；另外进食某些有刺激性气味食品（如葱、蒜及某些调味品），其代谢物可从汗腺排出产生臭味，通常表现为全身性臭汗症。此外，臭汗症的发生还有明显的种族和遗传倾向。

中医学认为本病是因湿邪内郁，浊气随汗从毛孔溢出所致。

【诊断】

臭汗症可分为全身性臭汗症与局部性臭汗症两种。

（一）全身性臭汗症

通常情况下属于生理现象，有种族和遗传倾向，也与个人卫生习惯有关。

（二）局限性臭汗症

1. 发病部位 主要发生在腋下、足部或阴部、脐窝肛周等顶泌汗腺分布较多的部位。

2. 损美体现 患处多汗，嗅之有刺激性臭味。腋部臭汗症又称"腋臭"，俗称"狐臭"，为腋窝部发出特殊的刺鼻臭味，天热汗多或运动后最为明显，可同时伴有色汗（以黄色多见）；足部臭汗症表现为足底和脚趾间发出臭味，穿透气性能差的鞋时气味更为明显，常与足部多汗症伴发。本病好发于青年女性。

3. 美学分析与审美评价 无论全身性或局限性臭汗症，由于病理性体味的释放，均会给人一种不卫生和厌恶的感觉，严重影响其与他人交往，给求职、工作和婚姻带来较大困难；日久患者自信心下降，亦不愿与人交往，造成性格孤僻，形成自闭或美容心理障碍。

【治疗指导】

臭汗症的治疗主要遵循三方面原则：一是抑制汗腺分泌；二是杀菌收敛除臭；三是减少汗腺密度。临床治疗时以局部治疗为主。

（一）西医治疗

1. 全身治疗

（1）抗胆碱剂：首选普鲁本辛 15mg，每日 3 次，口服；或阿托品 0.3~0.6mg，每日 3 次，口服。

（2）镇静剂：首选谷维素 20mg，每日 3 次，口服；维生素 B_{12} 1 片，每日 2~3 次，口服；也可选用地西泮、苯巴比妥等。

（3）抗组胺剂：视患者整体情况，酌情给予苯海拉明 1~2 片，每日 3~4 次，饭后服用。

2. 局部治疗

(1) 药物外用：收敛、止汗、消毒、杀菌。常用的有 0.1% 新洁尔灭溶液、20% 氯化铝酊等。腋臭者可用中药密陀僧散、枯矾散或腋臭粉；足臭者可用 1 : 5 000 高锰酸钾溶液浸泡，每天 30 分钟。

(2) 物理治疗

1) 高频电疗法：采用高频电干燥法，沿毛根刺入电极烧灼破坏顶泌汗腺。

2) 二氧化碳激光疗法：破坏毛根及顶泌汗腺腺体，或者使顶泌汗腺出口闭塞从而达到治疗目的。

(3) 注射疗法："消痔灵"注射液于腋下毛际内侧真皮深层及浅筋膜内注射，每侧用量 20~30ml。

(4) 手术治疗：病情严重者可将腋部有毛区皮肤切除或 Z 字切开，行全切术、部分切除加剥离术或剥离术等方法，彻底破坏或切除顶泌汗腺达到治疗目的。

知识链接

黄金微针治疗腋臭

黄金微针治疗腋臭最主要的优点在于其治疗后局部皮肤无明显损伤、无瘢痕增生、无需换药、疼痛感轻、恢复快，几乎避免了皮瓣法微创手术后所有并发症，而且其术后护理方便，减少了手术换药的麻烦，患者易接受，后期调查显示患者自觉症状明显得到改善。

黄金微针不仅可用于腋臭的治疗，还可刺激真皮层中胶原蛋白变性、增生，可用于改善面部皮肤年轻化、毛孔粗大、痤疮萎缩性瘢痕、妊娠纹等方面，效果显著。

(二) 中医治疗

1. 内治法　治宜清热利湿。药用藿香、金银花、苍术、佩兰、萆薢、土茯苓、黄柏、生薏苡仁、白花蛇舌草、车前子、泽泻等。

2. 外治法

(1) 枯矾 30g，樟脑 15g，蛤蜊壳粉 15g，共研细末，外搽患处，每日早晚各 1 次。

(2) 八二丹粉外擦，每日数次。

(3) 密陀僧散或加枯矾粉外搽，每日数次。

【美容养护指导】

1. 家居工作日常皮肤养护　臭汗症日常养护同多汗症。

2. 美容会所皮肤养护调治　常用的美容治疗方法有腺体切除、高频电疗法等。

【预防指导】

1. 注意个人卫生，勤沐浴，勤换衣，足臭者穿透气的鞋。

2. 衣着要透气凉爽，出汗后及时擦干，并外用爽身粉、外用药物。

3. 少吃或不吃有强烈刺激性的食物，戒烟、酒。

4. 注意皮肤清洁，每天用肥皂水清洗几次，破坏细菌生长环境。

5. 保持心情开朗，不宜做剧烈运动。

三、色汗症

临床上极为少见的一类汗腺疾病,以汗腺分泌着色汗液为主要临床特征,其中黄色最常见。《诸病源候论·黄病诸候·黄汗候》记载:"黄汗之为病,身体洪肿,发热,汗出而渴,壮如风水,汗染衣,正黄如蘖汁"。

【病因病理】

色汗症的发生主要与顶泌汗腺功能失调有关,常由产生色素的细菌引起,当无色汗液排泄到达皮肤表面后由产生色素的细菌分解汗液而使汗液着色。另外,顶泌汗腺可分泌一种脂褐质使汗液着色。约10%的正常人中顶泌汗腺的色素为黄色、蓝色或绿色。小汗腺极少排出色汗,偶然食入某种药物或染料也可引起色汗。

中医学认为,本病多由脾胃湿热,汗出兼感邪毒,致腠理毛孔汗渍变色所致。

【诊断】

(一)发病部位

多见面部,其次为腋窝、外阴部及脐部。

(二)损美体现

1. 皮损特点　出现着色汗液,皮肤及衣物可被着色。因顶泌汗腺功能失调引起的色汗症,其颜色以黄色为多见,也可为黑色、青色、紫色、棕色或蓝色等;由药物或染料引起的小汗腺性色汗症可见特异性颜色;亦有伴发血色者称为血汗;蓝汗、绿汗可见于从事制铜业的工人。

2. 伴随症状及病程　全身无明显伴随症状,腋窝黄色汗常合并有腋臭或多汗症。此病可在情绪激动如恐惧、愤怒、焦虑常促发或加重。

(三)美学分析与审美评价

色汗症最常发生于面部且伴有颜色或气味改变,破坏了皮肤正常色相、彩度、透明度和气味,影响了皮肤的视觉审美和触觉审美,给患者日常生活带来障碍,使多数患者产生审美心理障碍,直接影响其身心健康。

【治疗指导】

对于色汗症,目前尚无特效疗法。一般针对病因采取措施,若因药物引起者,应避免再次接触该药或与其化学结构相似的药物;若伴有臭汗症或多汗症,应先治疗多汗和臭汗;伴有腋臭患者,可将腋毛刮去,以减少局部寄生菌的数量,剃毛后再搽药,可外用抗菌药物。

【美容养护指导】

1. 家居工作日常皮肤养护　色汗症日常养护同多汗症。

2. 美容会所皮肤养护调治　常用的美容治疗方法有腺体切除、高频电疗法及二氧化碳激光疗法等。

【预防指导】

1. 注意清洁卫生,勤换衣服。

2. 重视情绪和心理变化,生活规律,避免精神过于紧张。

3. 积极治疗原发病。

第三节　毛发疾病

毛发疾病是指某些内外因素作用下,造成毛发外形、色泽、长短出现异常的一种疾病。临床以脱发和白发为多见。

一、斑秃

斑秃又称"圆形脱发",是一种突然发生的局限性斑块脱发,患处皮肤正常,无自觉症状,俗称"鬼剃头"(图9-4)。若整个头皮头发全部脱落称为"全秃",全身毛发均脱落称为"普秃"。中医称本病为"油风"。《外科正宗·油风第八十三》曰:"油风乃血虚不能随气荣养肌肤,故毛发根空,脱落成片,皮肤光亮"。

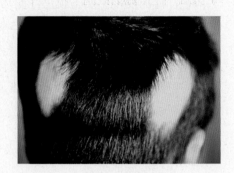

图9-4　斑秃

【病因病理】

西医学对斑秃的发病原因迄今尚未明确。大量研究显示与下列因素有关:

(一)自身免疫因素

早期斑秃患者在脱发部位毛囊下部可见以淋巴细胞为主的浸润,毛基质细胞变性,毛细血管有血栓形成。临床发现常合并有自身免疫疾病,部分患者血清中发现抗自身组织的抗体,并可见循环T辅助细胞与抑制细胞比率(TH/TS细胞)异常,T淋巴细胞数与对照组相比有明显减少,尤其是有自身抗体的患者减少得更多。

(二)精神因素

部分患者在发病前有长期焦虑、忧愁或悲伤史,或在精神紧张、情绪不安时发病,也有的是在受到精神刺激或创伤之后迅速发生斑秃。

(三)遗传因素

约10%~20%的斑秃病例有家族遗传史,表现为常染色体显性遗传,可能与免疫缺陷有关。

(四)其他因素

1. 内分泌失调　斑秃易出现于更年期,妇女妊娠时斑秃往往会自愈,分娩后又可复发,可见其发生与体内激素水平有关。临床上可发现糖尿病、白癜风、甲状腺疾患人群中斑秃发生率增高。

2. 感染、中毒　细菌感染可导致血管发生血栓或小血管发炎,使其支配范围的毛发由于血液供应受阻而脱发;另外,有毒物质可使头发脱落;其他如真菌、病毒、体外寄生虫也与本病发生有关。

3. 血管功能紊乱　约80%斑秃患者可见脑血流图异常,头皮局部供应不良。

4. 生理反映　正常情况下,由于一定范围的毛囊可同步进入退行期或休止期,也可出现片状脱发,大多数在3~6个月后,头发会重新生长。

中医学认为该病病变在毛发,病位在脏腑,与肝、脾、肾三脏关系密切。病机不外乎虚实:虚指气血虚或肝肾虚,气虚温煦无力,血虚不能濡养,毛发失去营养而脱落;

肝肾不足,精不化血,血不养发导致脱发。实多因过食辛热炙煿厚味,或情志抑郁化火,血热生风,或血瘀毛窍,导致毛发脱落而成。

【诊断】

(一)发病部位

主要发生于头皮部,严重者可累及眉毛、胡须、腋毛、阴毛、毳毛等,后者称为"普秃"。

(二)损美体现

1. 皮损特点　全部病程可分为三期,即进行期、静止期和恢复期。

进行期:头皮突然出现大小不等圆形或椭圆形斑状脱发,单发或多发;脱发斑呈逐渐扩展之势,直径 1~5cm,无任何自觉症状;脱发区无炎症浸润、鳞屑及瘢痕,毛囊口无改变,其边缘毛发松动易于拔下(轻拉试验阳性);显微镜下观察病变毛发,可见毛干近端萎缩,呈上粗下细的感叹号样外观。

静止期:此时脱发斑不再扩大,边缘毛发不再松动。

恢复期:有新的毛发长出,新生发往往纤细柔软,色呈黄白色,类似毳毛,日久逐渐变粗黑,直至恢复正常。

2. 伴随症状及病程

(1)伴随症状

1)甲畸变:一般见于全秃或普秃患者,临床以甲板上出现点状凹陷或点状白甲多见,也可见甲纵嵴、甲横沟、不规则增厚或混浊、匙甲、脆甲,甚至甲脱落。

2)白癜风或白发:约 4% 患者伴有白癜风,新生发为白发。

3)眼部病变:约 50% 患者伴有晶状体改变,如散光、后侧囊下白内障;约 1/3 患者伴有视网膜变化,但均不影响视力。

4)部分患者伴有精神异常、甲状腺疾病和糖尿病等系统性疾病。

(2)病程:呈慢性经过,有自愈倾向,但易复发。发生于儿童者痊愈困难,全秃和普秃患者恢复困难。

(三)相关辅助检查

1. 头皮病理切片　早期可见发育不良的生长期毛发,毛囊下端有淋巴细胞炎性浸润;晚期见毛囊体积大大缩小,并向上移行至真皮上部,真皮乳头底下的结缔组织呈血管周围变性。

2. 机体免疫功能检测　IL-2(白介素 -2)及其受体水平测定、T 淋巴细胞及其亚群测定、NK 细胞(自然杀伤细胞)水平测定等。

3. 头部皮肤微循环检测　微循环灌注在毛发的生长和再生过程中发挥重要作用,斑秃皮损的血流量明显减少,直接导致患部毛细血管持久性收缩,毛乳头供血障碍,发失营养而脱落。

4. 内分泌检测　毛发的生长受内分泌直接或间接控制调节,甲状腺、甲状旁腺、脑下垂体等功能亦在斑秃的病程中起着重要的作用。

5. 头发微量元素测定　研究表明 Cu(铜)、Zn(锌)等元素能调节机体免疫功能,从而影响斑秃的病程。

(四)美学分析与审美评价

斑秃严重影响了人的形体美,给患者的学习、求职、社交、婚恋等诸多方面带来不便,大多数患者均有不同程度审美心理障碍,羞于见人,孤独自闭。

【鉴别诊断】

（一）与假性斑秃鉴别

相似点:患处均表现为头发片状脱落。

不同点:其一,假性斑秃患处头皮萎缩,不光亮,且光滑如薄纸,毛囊口不明显。其二,假性斑秃秃发区边缘不规则,毛发不松动,轻拉试验阴性。其三,发病原因不同,假性斑秃常继发于扁平苔癣、头皮红斑狼疮等炎症性皮肤病。

（二）与头癣性脱发鉴别

相似点:均表现为头发片状脱落。

不同点:其一,发病年龄有差异,头癣性脱发是从幼年即开始发病。其二,病情发展态势不同,头癣性脱发呈渐进性发展,并不突然。其三,皮损形态不同,头癣性脱发除患处完全或不完全脱发、断发外,皮肤可见明显鳞屑,且头发或鳞屑中可检出真菌孢子或菌丝。

【治疗指导】

（一）西医治疗

1. 全身治疗

(1) 维生素:口服或肌内注射维生素 B 族;胱氨酸片 50mg,每日 2~3 次,口服。

(2) 镇静剂:可给予谷维素 10mg,每日 3 次,口服。

(3) 糖皮质激素:适用于全秃、普秃的患者或其他疗法无效时。泼尼松 15mg/ 次,每日 3 次,见效后逐渐减量维持 2~3 个月。

2. 局部治疗　原则为改善局部血液循环,促进毛发生长。

(1) 局部刺激剂:常用的有 10% 辣椒酊或 0.05% 盐酸氮芥等外涂。

(2) 扩张血管药物:1%~3% 米诺地尔溶液,每次约 1ml,每日 2~3 次,外用。

(3) 皮质类固醇激素制剂:皮质激素霜剂外搽或皮下注射。

(4) 光化学疗法:脱发区外用 0.1%~0.3% 8- 甲氧补骨脂素酊,1 小时后配合长波紫外线照射的 PUVA(补骨脂素),每周 2~3 次。

(5) 划痕疗法:在斑秃皮损区划痕,以可见到少量血液渗出为度;划痕后用明矾细末撒布创面,并以消毒纱布覆盖;再次划痕时,刀痕方向与前次刀痕垂直,间隔 5 日进行一次,连续 6 次为一疗程。

(6) 其他疗法:共鸣火花、音频电疗、氦氖激光等均可达到一定疗效。

（二）中医治疗

1. 内治法

(1) 气血两虚证:全秃或普秃患者,伴有面色萎黄,头晕目眩,心悸失眠,脉细弱。治宜气血双补,方选八珍汤加减。

(2) 肝肾不足证:全秃或普秃患者,伴有头昏眼花,神疲乏力,腰膝酸软,舌胖,苔薄,脉濡细。治宜滋补肝肾,方选七宝美髯丹加减。

(3) 血热生风证:全秃或普秃患者,伴有心烦口渴,便秘溲赤,舌红,苔薄黄,脉弦滑或滑数。治宜凉血息风,佐以养阴,方选四物汤合六味地黄汤加减。

(4) 血瘀毛窍证:全秃或普秃患者,舌紫黯,脉沉细。治宜通窍活血散瘀,方选通窍活血汤加减。

2. 外治法　中药外搽:鲜生姜块外搽,川乌粉调醋外搽,半夏蘸醋外涂等。

3. 针灸疗法

(1) 毫针局部围刺法:斑秃区常规消毒后,用毫针斜刺于皮损区四周,留针 15~30 分钟,每隔 5 分钟捻转 1 次,间日针刺 1 次。

(2) 梅花针法:常规消毒后,用梅花针叩刺皮损区,至皮肤轻度发红,或有少许渗血为宜,间日叩刺 1 次。

(3) 梅花针加灸法:局部消毒,梅花针叩刺后用艾条灸,温度以能忍受为度,灸 2~3 分钟,每日 1 次。

4. 其他疗法

(1) 割耳疗法:耳郭、耳轮常规消毒,取尖手术刀割双耳内分泌区,其深度以不超过耳软骨为限,割后包扎,每周 1 次,连割 4 次为一疗程。

(2) 药膳食疗:贡菊 15g、旱莲草 10g,煎汤代茶饮。

【美容养护指导】

1. 家居工作日常养护　斑秃家居日常养护时需注意正确选择洗发护发用品,慎重烫发和染发,脱发区禁用刺激性强的养护用品刺激,并注重勤于梳头,经常进行头部按摩。

2. 美容会所美容调治　斑秃大多数属于可以自愈性脱发,无需进行植发类美容调治措施;中医美容养护配合传统的针灸技术,促进局部血液循环,加速毛发再生。

【预防指导】

1. 饮食要多样化,克服和改正偏食的不良习惯。

2. 讲究头发卫生,不要用碱性太强的肥皂洗发,平素理发后尽可能少用电吹风。

3. 生活规律,注意劳逸结合,保持心情舒畅,切忌烦恼、悲观、忧愁和动怒。

4. 解除思想负担,在调治中要有信心和耐心。

5. 对脱发广泛或全秃、普秃患者鼓励佩戴假发以减轻心理负担。

二、脱发

脱发是头发脱落的现象,有生理性及病理性之分。正常人每天也要脱落一定数量的头发,称为生理性脱发。病理性脱发是指头发异常或过度的脱落,其原因复杂,主要包括男性型脱发和女性弥漫性脱发(图 9-5、图 9-6)。

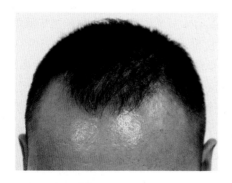

图 9-5　男性型脱发

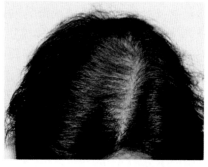

图 9-6　女性弥漫性脱发

（一）男性型脱发

男性型脱发，又称为"早秃"，是以额部及头顶部渐进性脱发过程为特征的疾病。多见于壮年男性，属于染色体显性遗传病。

【病因病理】

病因尚不明确，可能与遗传和雄性激素有关。研究发现，有遗传倾向的男性头顶及顶前部脱发部位的头皮内双氢睾酮（简称为 DHT）的浓度水平很高，DHT 能促使头发毛囊萎缩，缩短头发的生长周期，导致头发细软、稀疏、脱落。同时发现体内 5α- 还原酶的蛋白酶可以将睾酮向 DHT 转化，先天性 5α- 还原酶缺乏的男性较少发生脱发。

中医学认为本病是因脾胃湿热内蕴或湿热之邪外侵，郁于肌肤而发；或素体阴虚血热；或外感及内生湿热之邪入里，致血虚风燥、发失所养所致。

【诊断】

1. 发病部位　脱发常从前额两侧鬓角处开始逐渐向后延伸，累及额部和顶部；亦可从顶部开始，数年或数十年后两者融合成片，仅保留颞部及枕部头发，形成环状发圈。眉、须、腋毛、阴毛不受侵犯。

2. 损美体现

（1）皮损特点：脱发区头发稀少细软，皮肤光滑，毛孔缩小或遗留少许毳毛。

（2）伴随症状及病程：一般无自觉症状，少数患者伴有轻度瘙痒和皮脂溢出。病程呈慢性经过。

3. 美学分析与审美评价：由于脱发造成衰老外表，破坏了人体的容貌美，影响患者社交、婚配、工作等，日久会造成自卑等审美心理障碍。

【鉴别诊断】

需与其他原因如营养不良、药物、内分泌疾病及缺铁性贫血等引起的脱发相鉴别。男性型脱发无自觉症状和其他不适表现，只是单纯头发脱落，且具有遗传倾向。

【治疗指导】

本病尚无有效方法。可试用以下方式：

（一）西医治疗

1. 全身治疗

（1）抗雄性激素药物：安体舒通 20~30mg，每日 2 次，口服；或非那雄胺片 5mg，每日 1 次，口服。

（2）胱氨酸及维生素 B 族按常规剂量口服。

2. 局部治疗

（1）药物：2% 米诺地尔溶液或霜剂外用、2%~4% 黄体酮酊或 0.05% 乙二烯雌酚酊剂。

（2）毛发移植：手术方法包括移植胚（后枕部毛囊）、头皮减张术、皮瓣转移等。但目前普遍认为效果较好的是自体毛囊移植，也就是从后脑部切下头皮，将毛囊单位分离出来，分别移植到额颞部发际和头顶脱发区，移植过去的毛囊会持续产生正常的头发，达到美容的效果。但移植术后的患者为保证原头顶部的头发不再脱落，使移植后的效果得到保持，仍需联合应用以上介绍的药物治疗。

（二）中医治疗

1. 内治法

（1）脾胃湿热证：平素喜食肥甘厚味，头发黏腻，鳞屑较多，呈橘黄色，伴有瘙痒，舌红,苔黄腻,脉细数。治宜健脾除湿,合营生发,方选草薢渗湿汤加减。

(2) 血热风燥证:头发干燥、焦黄、稀疏脱落,抓之有白屑迭起,落之又生,自觉瘙痒或有烘热感,舌红,苔薄黄,脉细数。治宜凉血消风,润燥生发,方选凉血消风散加减。

2. 外治法　可选用侧柏叶酊外擦,每日2~3次。

3. 其他疗法　可选用针灸疗法。主穴选用风池、百会、四神聪;脾胃湿热者配血海、足三里、大肠俞;血热风燥者配大椎、膈俞。用平补平泻法,留针30分钟。

【美容养护指导】

1. 家居工作日常养护　脱发家居日常养护时以正确养发护发为主,选择柔和洗发护发用品,慎重烫发和染发,并注重勤于梳头,经常进行头部按摩。

2. 美容会所美容调治　脱发较为直接、有效的美容治疗方法为植发,包括移植胚(后枕部毛囊)、头皮减张术、皮瓣转移等。对于部分脱发的患者西医方面采用光化学疗法较多,中医可采用刺络、刮痧、经络按摩等中医美容方法。

【预防指导】

1. 忌食油腻、辛辣刺激性食物及酒类,多食新鲜蔬菜和水果。

2. 不宜频繁洗头,不用碱性肥皂等刺激性洗发用品洗头,不乱用生发药水。

3. 保持心情舒畅,解除思想负担。

4. 生活规律,劳逸结合。

(二) 女性弥漫性脱发

女性弥漫性脱发是指以女性头顶部头发从长毛变为毳毛及脱落的渐进过程为特征的疾病。

【病因病理】

其病因尚不清楚,大致与男性型脱发相同,可能与雄激素过量和遗传因素有关。女性卵巢及肾上腺分泌少量雄激素,当分泌雄激素功能增强时,作用于毛囊引起脱发。另外,女性突然发生弥漫性脱发,应考虑内分泌疾病。某些恶性肿瘤的女性患者给与睾酮治疗时可促使病情加重。

【诊断】

1. 发病部位　主要发生于头顶部,眉毛、腋毛、阴毛及毳毛不受累及。

2. 损美体现

(1) 皮损特点:表现为头顶部毛发稀疏,很少完全脱落;两颞侧毛发也有脱落,但较轻;头发稀疏到一定程度后脱发数量也逐渐减少。

(2) 伴随症状及病程:一般无伴随症状。本病病程较长,进展缓慢,但很难恢复到正常。

3. 美学分析与审美评价　弥漫性脱发破坏了女性形体美,给患者的学习、求职、社交和婚恋等带来诸多不便,最重要的是造成女性患者心理障碍,自闭、自卑,甚至产生厌世心理。因此此病的治疗必须引起足够重视。

【鉴别诊断】

应注意与因营养不良、贫血、内分泌疾患引起的脱发相鉴别。本病表现为弥漫性脱发,无自觉症状及其他指征,且有遗传倾向。

【治疗指导】

目前无理想的治疗方法。口服以雌激素和孕酮为主要成分的避孕药,常用来治疗女性因雄激素增多引起的脱发,治疗同男性型脱发。

【美容养护指导】

同男性型脱发。

【预防指导】

同男性型脱发。

知识链接

毛囊单位提取技术

毛囊单位提取技术是指直接从供区获得单个毛囊单位移植体的技术,即采用环钻对供区单个毛囊单位进行环切,在真皮的中层切断毛囊单位与周围组织的连接,然后将毛囊单位完整取出。该方法有创伤小、无需缝合及术后愈合快的优点,尤其适用于瘢痕体质或头皮张力较大的患者。随着该技术的不断摸索和提取设备的发展,毛囊提取速度和效率大大提高。

三、白发

白发是指头发部分或全部变白的现象,可分为先天性和后天性。先天性白发往往有家族史,以局限性白发较常见,多见于前头发际部。后天性白发有老年性白发和少年白发两种。少年白发发生于儿童及青少年,常有家族史,除白发增多外,不影响身体健康,老年白发属于正常生理现象。中医对本病也有所记载,《诸病源候论·毛发病诸候·白发候》说:"血气盛,则肾气强,肾气强,则骨髓充满,故润而黑;若血气虚,则肾气弱,肾气弱,则骨髓竭,故发变白也"。

【病因病理】

一般认为白发发生与下列几种因素有关:

(一)精神因素

不良的精神刺激造成供应毛发营养的血管发生痉挛,从而使毛乳头、毛球部的色素细胞分泌黑素功能发生障碍,影响黑素颗粒的形成和运送。因而精神紧张、焦虑不安、忧愁伤感、恐慌惊吓等均可造成白发。

(二)营养因素

现代研究显示黑头发中的色素颗粒含有铜、钴、铁等元素,假如缺少这些元素,往往出现白发。尤其铜的缺乏是造成发白的重要因素。此外,缺少蛋白质、严重营养不良等也可长白发。

(三)系统性疾病

系统性疾病可破坏或干扰毛乳头、毛球色素细胞的生长发育,使其失去分泌黑素能力,从而阻碍黑素颗粒的形成,造成白发。

(四)遗传因素

(五)其他

炎症及 X 线的破坏可使局部毛发永久性色素脱失。

中医学认为下列因素与白发有关:一是肝肾亏损,阴血亏虚,毛发失其濡养而花白。二是阴虚血热,肝旺血燥,毛根失养,故发早白。三是情志不遂,烦劳忧思,损及心脾,气血生化不足,而生白发。

【诊断】

（一）发病部位

少年白发大多数首先出现在头后部或顶部,逐渐发展到整个头部;老年性白发开始出现在双鬓,而后发展到顶部及整个头部。

（二）损美体现

1. 皮损特点　最初于发间出现稀疏散在少许白发,夹杂于黑发中呈花白状。随后白发逐渐增多,范围不断扩大,速度快慢不一,骤然发生者,可能与营养障碍有关。

2. 伴随症状及病程　通常无自觉症状,病程呈慢性。

（三）相关辅助检查

1. 患者尿中可检出大量苯丙氨酸和苯丙酮酸,血清中苯丙氨酸也显示异常。

2. 其他内分泌疾病引起的白发,结合疾病相关检查。

（四）美学分析与审美评价

白发使人看起来苍老,而且给人不健康的感觉,严重影响了患者的工作、学习、社交,尤其是婚恋等社会活动,同时造成患者自身的审美心理障碍,而且大多数患者会选择染发来改善个人外在形象,长期染发还影响患者的身体健康。

【治疗指导】

（一）西医治疗

1. 全身治疗　治疗原则是积极治疗原发病,使白发好转或恢复。通常选择外用药物治疗,内服药物较少。

2. 局部治疗

（1）补骨脂类药物:小片白发可试用 0.1%~0.25% 的 8- 甲氧补骨脂素溶液外搽,每日或隔日 1 次。

（2）染发:最直接治疗白发的方法,但经常用化学染料染发,会带来一定的毒副作用。

（二）中医治疗

目前,中医治疗白发,尤其是针灸、按摩等技术均得到了广泛应用。

1. 内治法

（1）肝肾亏损证:多发生于中老年人,亦可见于少数青少年,伴头昏眼花,视物不清,腰膝酸软等,舌红,苔少或舌有裂纹,脉细弱。治宜补肾益精,方选七宝美髯丹加减。

（2）阴虚血热证:头发干焦易断,花白或灰白,手足心热,盗汗潮红,伴烦躁易怒,头部时有烘热感,舌红,苔少,脉细数。治宜滋阴凉血,润发乌发,方选草还丹加减。

（3）情志烦劳证:头发在较短时间内花白或银白,多从两鬓开始,精神抑郁,胸闷腹胀,口干咽燥,舌红微绛,苔薄黄或微腻,脉弦。治宜疏肝解郁,佐以养心健脾,方选越鞠汤合归脾汤加减。

2. 针灸疗法　取穴风池、胆俞、太冲,或肝俞、支沟、足三里。两组交替使用,施补法,留针 30 分钟,每日 1 次,10 次为一疗程。

3. 推拿按摩疗法　先以一手示指、中指、无名指、小指并拢,自印堂开始,沿头部正中线向后按压至项部,或用双手交替按压;两手分别自阳白穴开始向上按压,经过络却,直至风池;左手四指贴附在左侧发际处,右手四指贴附在右侧发际处,两手指腹用力,同时按压头部,按压1次向上移动一点,按压到头顶正中时,指尖相对。

4. 药膳食疗　粳米50g,首乌粉30g,红枣2枚,白糖适量。粳米、红枣加水砂锅内煮粥,加入白糖、首乌粉,文火烧至粥汤稠黏,盖焖5分钟即可。每天早晚,温热顿服。

【美容养护指导】

1. 家居工作日常养护　白发的家居日常养护主要注意以下几个方面:正确选择洗发护发用品;注意发丝护理并定期修剪发丝;慎重烫发和染发;勤于梳头,并进行头部按摩。

2. 美容会所美容调治　截至目前,除积极治疗原发病外,只能选择染发方式。

【预防指导】

1. 注意充分休息,劳逸结合。

2. 性情开朗,心情舒畅,克服悲观失望的消极情绪。

3. 加强体育锻炼,提高机体抗病能力,积极治疗原发病。

4. 讲究饮食质量,多吃一些富含优质蛋白、微量元素和维生素的食物。

5. 勤于梳头,按摩头皮,既能保持头皮和头发的清洁,又能加速血液循环,增加毛孔头的营养,从而达到防止头发变白的效果。

四、多毛症

多毛症是指自身毛发比正常年龄和性别的人长得较多、较粗和较长(图9-7)。临床一般分为先天性与后天性,全身性与局限性。

【病因病理】

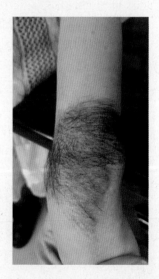

先天性多毛症,无论全身性或是局限性均与遗传有关,属于常染色体隐性遗传;后天性全身多毛症可由药物引起,但大多数与内分泌功能紊乱相关。药物引起的多毛症又称为医源性多毛症,造成内分泌功能紊乱的原因复杂,如内分泌腺肿瘤、库欣综合征等。后天性局部多毛症是由于各种原因导致皮肤真皮发生炎症,造成血流加快而致,如外搽糖皮质激素霜剂引起多毛。

中医学未见相关记载。

图9-7　多毛症

【诊断】

(一) 发病部位

一般出现在上下肢、面部;分布形式有男性倾向,下颌、嘴唇上方、耳前、前额、后颈部、乳头周围、脐孔下正中线、阴毛都有累及。

(二) 损美体现

1. 先天性全身多毛症　俗称"毛孩",见于10岁以下儿童。患儿出生后即表现胎毛过多,呈细丝状,面颈部毳毛浓而长,眉毛粗而长,头发长,躯干、四肢毛发密而长,长度可达数厘米,患儿多伴有齿发育不良(恒齿少或缺如)。

2. 先天性局部多毛症　呈小片状或大面积,其毛的长度、粗细和颜色均与其部位不相称,可在出生时或出生不久发现,单独存在,也可与痣伴生。如腰骶部出现一簇粗或细的黑毛,属于脊柱裂和骶骨毛增多症;外耳道的毳毛长而黑,伸出耳郭属于毛耳;出生后双肘部多毛为肘毛增多症。大多数属染色体遗传。

3. 后天性全身多毛症

(1) 医源性多毛症:表现为躯干、四肢、面部及广泛皮肤部位毛发生长,较毳毛粗长。一般停药半年至 1 年可恢复正常。引起该病的药物包括糖皮质激素、苯妥英钠、链霉素、米诺地尔、青霉胺及补骨脂类药物等。

(2) 症状性多毛症:是一组内分泌功能紊乱的结果或临床表现,主要表现为形态各异的多毛现象。常见疾病大致包含多囊卵巢综合征、卵巢肿瘤、先天性肾上腺增生、甲状腺功能亢进、甲状腺功能减退、皮肌炎及营养不良等。

4. 后天获得性局部多毛症 摩擦、搔抓、咬伤、烧灼等机械性或物理性刺激均可引起局部毛发过度生长;长期慢性皮肤充血也可引起多毛。

(三) 美学分析与审美评价

多毛症破坏了人体皮肤的质感和动感,面部等暴露部位的多毛严重破坏了人体的形象美,尤其是女性患者发生于上唇及下颏部位者令人非常尴尬,造成女性心理负担,严重影响患者的学习、生活和婚配。

【治疗指导】

(一) 全身治疗

1. 一般治疗 查找致病因素,停止使用可诱发本品的药物,积极治疗原发病。

2. 抑制肾上腺皮质增生药物 泼尼松每晚 2.5mg 口服,或用地塞米松 0.25~0.5mg,每晚睡前口服,但副作用较大,不可过量多服。

3. 抑制卵巢雄激素分泌药物 炔雌醇 0.35μg 加炔诺酮 0.5mg,每日 1 次,21 日为一个周期,疗程约半年至 1 年。

4. 其他拮抗雄激素作用的药物 安体舒通 20~30mg,每日 2 次,口服。

(二) 局部治疗

1. 机械脱毛 用剃刀刮除或剪刀剪除是一种简单方便措施,但效果是暂时性的,患者再长的毛发会变得更加粗、硬、黑,同时此法有继发感染的可能。不提倡长久使用。

2. 物理脱毛

(1) 电解除毛法:最有效的永久性除毛方法之一,属于医学美容范畴,需要专业皮肤科医师或美容医师操作。

(2) 激光除毛法:近年来发展起来的一种新型的永久性脱发法,简便效优,需要专业皮肤科医师操作。

(3) 此外现在常用的方法还有短波透热拔毛法、电灼拔毛法或电子脱毛法。

3. 化学脱毛 可去除皮肤表面的柔软细毛,无痛觉,刺激性低。按其形态不同可分为液状、膏霜状和粉状。使用化学脱毛剂前最好先做皮肤斑贴试验或试用试验,特别是皮肤敏感者。经常使用化学脱毛剂者使用频率不宜太高,最多每 2 周使用一次。

4. 手术治疗 肿瘤引发多毛症患者,手术切除肿瘤后,多毛症即可消失。

【美容养护指导】

1. 家居工作日常养护 多毛症家居日常养护主要注意个人卫生,勤洗澡;注意皮

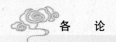

肤清洁护理;头发浓密者正确选择洗发护发用品,注意发丝护理并定期修剪。

2. 美容会所美容调治　多毛症常用美容调治方法包括电解除毛法、激光除毛法、短波透热拔毛法、电灼拔毛法或电子脱毛法。

【预防指导】

查找病因予以清除,选择安全温和的方法脱毛,避免各种刺激。

第四节　甲　病

甲病可为原发性,也可由先天性、后天性全身疾病或局部皮肤病继发产生。

一、发育不良性甲病

发育不良性甲病是因先天发育缺陷或不良引起的一类甲疾病。

(一)甲肥厚

甲肥厚是指甲板本身增厚或甲下角质增殖,可由于甲母质功能异常导致,也可由于甲床病理改变继发。

【病因病理】

先天性厚甲属于甲发育缺陷性疾病,为显性遗传伴不完全外显率;甲肥大也常见于一些先天性疾病,如鱼鳞病、毛囊角化症等;某些疾病(如银屑病、毛发红糠疹等)、外伤、甲真菌感染等均可引起甲床的变化,表现为甲肥厚。另外,杵状指或黄甲综合征也可伴甲肥厚的发生。

【诊断】

1. 发病部位　指甲、趾甲均可发生,甲床角质也有累及,最常见于小指(趾)甲。

2. 损美体现

(1) 厚甲症:甲板、甲床均增厚,轻者增厚不明显,重者可达数倍,甲远端翘起,形态发生改变,并可见沟纹。甲板颜色表现为轻度不透明的黄白色。甲质变硬,甲下角质增殖使甲横轴隆起,弧度增加,呈凸圆状,两侧边缘下陷嵌入甲床。常伴有甲沟炎、甲床炎。

(2) 钩甲:常见于老年人。表现为甲板增厚延长、弯曲,呈鸟爪状或牛角状,表面粗糙不平,有纵横沟纹,光泽消失,颜色呈灰褐色。常伴有掌跖角化及手足多汗等。

3. 美学分析与审美评价　甲肥厚使甲失去了红润、光泽和透明的美感,致使患者在人际交往中或需用肢体语言表达感情时羞于伸出双手,甚至在炎炎夏日戴手套,不能穿着露脚趾甲的凉鞋,给患者的生活、社交带来了诸多不便。

【治疗指导】

本病尚无较理想的治疗方法。首先要积极治疗原发病,避免长期接触酸碱类物质,加强营养,改善末梢循环;可服用维生素 A、维生素 B 及烟酸片等;局部对症处理,引起较重刺激症状时可行拔甲治疗。

【预防保健】

1. 积极治疗全身疾病。

2. 妥善修甲,不宜修剪过短,建议穿宽松鞋袜。

(二)甲萎缩

甲萎缩是指先天性或后天性因素引起的甲发育不良,甲板薄小,部分或全部萎缩。

【病因病理】

先天性因素包括先天性外胚叶发育不良症、大疱性表皮松解症等,属显性遗传方式。后天因素多见于外伤、溃疡、感染及某些全身性疾病,如内分泌功能紊乱、心脏病、风湿热等。

【诊断】

1. 发病部位 主要发生于指(趾)甲板,严重时甲根及甲床亦有萎缩表现。

2. 损美体现 首先表现为单个、数个或全部指(趾)甲停止生长,甲板变薄呈透明白色,表面尚有光泽,体积缩小,长度缩短,少数患者甲板完全消失。

3. 美学分析与审美评价 甲萎缩破坏了甲的正常结构,失去了正常的质感,从而也就缺失了美感,进而影响患者的心理状态,尤其是处于中青年的人群。

【治疗指导】

先天性因素引起者现无特殊有效治疗方法;后天因素引起者应积极防治有关发病因素,局部对症治疗,促进指(趾)甲的生长。

【预防指导】

1. 积极治疗全身疾病。

2. 保护指(趾)甲,防止外伤及感染。

(三) 其他类型甲发育不良性疾病

除甲肥厚、甲萎缩外甲发育不良病还包括匙状甲、软甲、甲纵裂、甲脆裂、甲松离和球拍状甲,这里一并介绍。

【病因病理】

1. 匙状甲 属于常染色体显性遗传,后天性见于营养不良、系统性疾病或接触性皮炎、扁平苔藓等某些皮肤病。

2. 软甲 多见于营养不良、慢性胃肠道疾患、内分泌障碍、慢性关节炎患者,或与长期接触碱类和丙酮类化学物质、酗酒、长期水浸、多汗有关。

3. 甲纵裂 个别病例具有遗传性,但多数与身体健康状况、甲外伤和有机溶媒浸渍有关。

4. 甲脆裂 与先天性因素有关,亦可见于营养障碍性疾病、甲状腺功能低下等系统性疾病、末梢神经障碍、碱性物质长期刺激者。

5. 甲松离 常因甲母、甲周及甲床炎症所致,也见于外伤、甲沟炎、真菌感染、湿疹、银屑病以及长期接触化学物质者。

6. 球拍状甲 多为常染色体显性遗传。

【诊断】

1. 匙状甲 甲板变薄萎缩,中央凹陷,边缘上翘如匙状,质脆易裂。

2. 软甲 甲板变软而薄白,易于弯曲或碎裂。

3. 甲纵裂 甲板从游离缘向根部成层状分裂,一般为2~3层或多层,局部变白,易剥离。

4. 甲脆裂 甲板失去光泽,变薄质脆,发生纵裂或层状分裂。

5. 甲松离 甲板光滑、坚硬、形状正常,也有甲板呈灰白色或黄褐色、质地变脆者,游离缘疏松,甲板与甲床从游离缘向甲根部分离,可呈半月状部分分离,亦可全部分离,一般由根部开始分离者较少。

6. **球拍状甲**　甲板宽短而平,上有交叉割线,形似网球拍上线条,甲的正常弯曲度消失。

【治疗指导】

此类疾病治疗尚无切实有效的方法,治疗方案可参照甲肥厚及甲萎缩。

【美容养护指导】

1. **家居日常皮肤养护**　发育不良性甲病家居日常注重指甲的养护,减少接触各种刺激物,勿使用含有甲苯或者甲醛的指甲美护产品;必须接触刺激物(如洗碗、打扫房间等家务劳动中)时戴保护性的手套。

2. **美容会所美容调治**　遵循指甲的常规养护,但只可完成甲按摩,不建议外涂甲油或其他用品。

【预防指导】

1. 保护指(趾)甲,防止外伤及感染。

2. 积极治疗全身疾病。

3. 避免损伤。

二、甲变色

甲变色又称"色甲症",指的是甲颜色发生改变(图9-8)。中医学未见相关记载。

【病因病理】

(一)遗传因素

可由先天性外胚叶发育缺陷所致,多见于白甲、线状白甲、银屑病性黄褐甲等。

(二)药物因素

长期服用四环素可使甲黄染;慢性汞中毒可使甲呈金属灰色;长期服用乙亚胺、羟基脲甲呈褐色;服用抗疟药甲床呈现蓝褐色。

(三)疾病因素

如慢性心肺功能不全者可出现蓝甲;毛囊角化

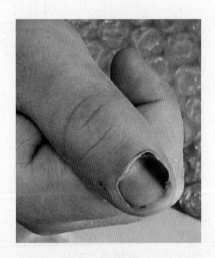

图 9-8　甲变色

症的患者可在甲板上出现纵白线。

(四)甲感染

真菌感染可呈现白色或黄褐色;铜绿假单胞菌可使甲呈现绿色;慢性甲沟炎患者甲边缘可呈褐色或黑色。

(五)甲染色

指(趾)甲接触某种含色素物质后可被染色,如染料、尼古丁、染发水可将指甲染为黑色或黄褐色;碘仿、氢醌可将指甲染为黄色;浸泡高锰酸钾溶液可使甲呈褐色。

【诊断】

(一)发病部位

主要侵犯指(趾)甲板,其他部位一般不受累及。

（二）损美体现

根据临床发生原因不同，甲板可呈现不同色泽，大致包括以下几种：

1. 白甲 可表现为点状、条纹状、部分白甲、完全白甲四种表现形式。点状白甲指甲板上有大小不等、形态不一的白色小点，横行排列；条纹状甲指甲板上有横纵条纹损害；部分白甲近端为白色，远端半甲为红色、粉红色或褐色、棕色，两者之间有明显的分界线；完全白甲大多数具有家族性，属于染色体显性遗传。

2. 黑甲 甲表面无改变，可单发或多发，与甲母质部黑素细胞活跃有关。此外，交界痣、库欣综合征及肾上腺切除后患者均可出现黑甲。

3. 黄甲 首先侵犯拇指及示指，对称性出现，表现为甲板增厚，呈黄色或黄绿色，生长缓慢或停止，横径曲度增加，同时伴有甲分离、四肢及颜面淋巴性水肿、低蛋白血症、胸膜炎及慢性支气管炎等。

4. 褐甲 表现为甲板呈现褐色外观。

5. 绿甲 表现为甲板呈绿色，常侵犯一个或数个手指，若甲板上呈现绿色横行条纹则成为绿色条纹甲。

6. 蓝甲 甲板呈蓝色。

7. 灰甲 甲板呈现金属灰色。

（三）美学分析与审美评价

甲变色不但提示机体偏离健康水平，同时破坏了人的形态和容貌美，因此，从审美角度对待甲病的治疗和修饰，使甲病治疗赋予新的内涵。

【治疗指导】

积极治疗原发疾病，去除发病原因；原因不明的甲变色治疗效果不佳；从美容角度治疗，可使用指甲油外涂或修饰。

【美容养护指导】

1. 家居日常皮肤养护 同发育不良性甲病。

2. 美容会所美容调治 遵循指甲的常规养护，可外涂甲油或其他用品。

【预防指导】

1. 妥善修甲，防止外伤及感染。

2. 积极治疗原发病。

三、甲沟炎

甲沟炎是指（趾）甲周围软组织的化脓感染，是细菌通过甲旁皮肤的微创破损袭至皮下并生长繁殖引起（图9-9）。本病与中医学中的"代指""蛇眼疔"相类似。

【病因病理】

指（趾）部的微小损伤后，导致细菌或真菌感染所致，最常见的致病菌为常存于皮肤表面的金黄色葡萄球菌。微小损伤可由以下几种因素引起：各种轻伤、指（趾）甲修剪太短、穿不合适的鞋子或双手足浸水时间过长等；感染真菌、

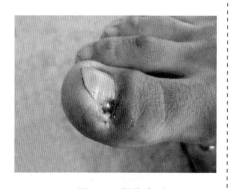

图 9-9 甲沟炎

身体过胖等也是诱发因素;周围循环障碍可加速其发生;肠病性肢端皮炎、银屑病及肿瘤患者可伴发;此外,嵌甲者最易发生甲沟炎。

中医学认为此病多由湿热火毒外侵所致。

【诊断】

（一）发病部位

损害常先发生于一侧甲沟皮下,逐渐蔓延到甲根部皮下及对侧甲沟皮下,治疗不及时或方法不当,损害可向甲下蔓延。

（二）损美体现

表现为甲沟和甲根表面皮肤轻微的红肿热痛,轻轻按压触痛明显,轻者可以自行消退;如感染严重或身体抵抗能力差,就会在2~3天内化脓,指(趾)甲旁皮下出现黄白脓点,绕甲根皮下向下蔓延,形成指(趾)甲周围或甲下脓肿,局部感到跳痛,但一般无全身症状。如不及时处理,甲沟旁即出现小脓窦口,有肉芽组织向外突出,发展成为慢性甲沟炎或慢性指骨骨髓炎,日久则伴有甲板凹凸不平和甲松动。

（三）美学分析与审美评价

甲沟炎常与甲病伴发,其美学评价与甲病相同。

【鉴别诊断】

应与甲真菌病相鉴别。

【治疗指导】

（一）西医治疗

1. 全身治疗　炎症表现明显时,应用抗生素达到消炎止痛的目的。以青霉素类药物为主,可用阿莫西林0.5g,每日3次,口服。

2. 局部治疗

（1）药物疗法:早期可用3%碘酊反复涂搽,常可控制感染;未成脓时,局部可用鱼石脂软膏。

（2）物理疗法:可选用短波紫外线、超短波、红外线等治疗方法。

（3）手术切开疗法:成脓者应手术切开引流。

（二）中医疗法

1. 内治法　治宜凉血清热解毒,药用生地、赤芍、金银花、连翘、黄芩、蒲公英、大青叶、野蔷薇、生甘草等。

2. 外治法

（1）新鲜仙人掌50g,除刺后捣为糊状,加入食盐2g,正红花油6~8滴,调匀外敷,以纱布包扎,每日早、晚各换药1次,4日为一疗程。

（2）黄连、大黄各等份,捡净、烘干、研末,醋调外敷于患处,每日清洗后更换。

（3）金黄散糊、三黄散等敷贴。

【美容养护指导】

1. 家居日常皮肤养护　洗手后、睡觉前用凡士林或护肤膏养护手指;勿使用含有甲苯或者甲醛的指甲美护产品;减少接触各种刺激物,如肥皂、有机溶剂等;家务劳动或工作接触可戴保护性的手套;不要用指甲拆信件,用指甲用力敲打键盘等;勤剪指(趾)甲,但不能过短,避免感染;平时注意不要暴力撕扯指甲旁的逆刺皮,用指甲刀轻轻剪去;经常按摩指甲和手,做手指运动。

2. 美容会所美容调治 遵循指甲的常规养护,但只可完成甲按摩,不建议外涂甲油或其他用品;对有特殊要求的患者,如选择拔甲等方式治疗甲病的,严格按照无菌操作进行或建议到正规医院治疗。

【预防指导】

1. 养成良好的卫生习惯,不要随意拔除倒刺,一般用剪刀修剪,尤忌硬性拔除。

2. 注意营养的均衡,适当食用杂粮、动物肝脏、水产品,多吃蔬菜、水果,以保证指(趾)甲生长所需的维生素 A、维生素 C、维生素 E 及微量元素锌、铁等摄入。

3. 剪指(趾)甲不宜过短,剪成弧形,甲沟两侧不留指(趾)甲尖,不随便剪甲沟,有微小伤口时可涂碘酊后,用无菌纱布包扎保护,以免发生感染。

4. 穿鞋选择大小肥瘦适当、合适轻便的鞋。发现脚趾相互挤压应用适量消毒棉、软物放入趾缝中隔开,使脚趾正常发育,防止压迫趾甲扎入甲沟。一旦出现发炎应立即涂抹抗菌药物。

5. 注意手脚的保暖,勤用热水泡脚,水温以 50~60℃为宜,以免烫伤。

案例分析

案例一 金某,女,23 岁。主诉:颜面出现丘疹、粉刺伴少许脓疱 4 年余。现病史:4 年前额部、面颊部陆续出现丘疹、粉刺,时有脓疱出现,时轻时重,反复发作,自觉瘙痒并伴油性皮脂溢出。检查:额部、面颊部、颏部见散在红丘疹、少许脓疱,皮肤油腻,舌红,苔黄腻,脉滑数。

诊断:痤疮 中医诊断:肺风粉刺(湿热蕴结)

治疗指导:口服盐酸米诺环素 0.5g,每日 2 次,口服,6 周为一个疗程;加服常用剂量的维生素 A 和维生素 C;局部皮损外搽 5% 过氧化苯甲酰凝胶。中医治以清热化湿通腑,方选茵陈蒿汤加减。

美容指导:选用清爽型洁面奶清洁面部,每日早晚 2 次;离子喷雾 2~3 分钟,根据皮肤类型选择冷喷;疏通毛孔处理,选择清爽按摩膏按摩 10~20 分钟后,将有丘疹部位按摩膏清洗,外搽同系列的霜剂,超声波导入 10 分钟;之后选用具有消炎杀菌、清爽功效的药膜外涂或贴敷;清爽类护肤品日常养护。

预防指导:禁食辛辣、助阳、酿湿之品。注意调整睡眠和情绪。

案例二 刘某,女,45 岁。主诉:后颈项部分头发片状脱落 3 天。现病史:患者近日情绪悲伤后突然出现后颈项部头发片状脱落,伴腰膝酸软,倦怠乏力,少气懒言,头晕,眼干涩,皮损部位无疼痛、瘙痒等自觉症状,睡眠欠佳,饮食尚可,二便正常。检查:后颈项部位可见一2cm×3cm 片状脱发区,脱发部位头皮正常,无鳞屑、丘疹,舌胖,苔薄,脉濡细。

诊断:斑秃 中医诊断:油风(肝肾不足)

治疗指导:口服胱氨酸片 50mg,每日 2 次,口服,4 周为一个疗程;加服谷维素 10mg;局部皮损外搽 1%~3% 米诺地尔溶液,每次约 1ml,每日 2~3 次外用,坚持用药 8 周;中医治以滋补肝肾,方选七宝美髯丹加减。

美容指导:家居日常养护选择柔和洗发护发用品,患病期间禁烫发或染发;脱发区禁用刺激性强的养护用品刺激,可用电梅花针叩打斑秃局部和风池穴,致皮肤微红或微出血为度,由上至下叩脊柱正中,各椎体间横叩刺三下,每次叩打 10~15 分钟,每日 1 次或隔日 1 次,14 日为一疗程,疗程间隔 7~10 日,刺激局部血液循环,促进毛发再生。

　　预防指导:多食富含维生素、蛋白质食物,禁辛辣刺激;注意起居,调整睡眠和情绪;加强锻炼;注意洗染烫发产品的选择与使用。

复习思考题

1. 治疗痤疮总的原则是什么?如何进行美容调护?
2. 酒渣鼻的临床分期及表现是什么?如何进行预防保健?
3. 头部脂溢性皮炎与头部银屑病如何鉴别?
4. 白发如何进行中医辨证论治?
5. 甲沟炎的临床表现是什么?日常生活中应注意些什么?

（赵　晶）

第十章

变态反应性皮肤病

 学习要点

> 变态反应性皮肤病的常见病种、各病定义;接触性皮炎、激素依赖性皮炎、湿疹、荨麻疹、药疹等重点病的诊断、鉴别诊断、治疗指导;其他变态反应性皮肤病的定义、皮损特点、鉴别;变态反应性皮肤病的美容养护指导。

变态反应性皮肤病是由变态反应引起的一组炎症性皮肤病,又称过敏性皮肤病,是临床最常见的皮肤病之一。主要有接触性皮炎、激素依赖性皮炎、湿疹、荨麻疹、药疹等。变应原可通过食入、注射、吸入、与皮肤黏膜的直接接触等途径而引起机体过敏,导致炎症反应的发生。轻症出现各种损容性皮疹,影响人体外在美;重症可反复发作,瘙痒难忍,甚至危及生命。

第一节　接触性皮炎

接触性皮炎是指皮肤或黏膜接触了某些刺激性、毒性或致敏性物质后,在接触部位出现的急性或慢性炎症反应(图 10-1)。
本病属中医"漆疮""马桶癣""膏药风"等范畴。

【病因病理】

能引起接触性皮炎的物质很多,一般可分为植物性、动物性、化学性三大类。按发病机制分为原发性刺激反应和接触性变态反应两种。少数患者表现为光变态反应或光毒性反应。

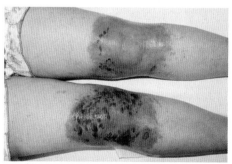

图 10-1　接触性皮炎

(一)原发性刺激反应

原发性刺激反应由两类物质引起,一类刺激性较强,一类刺激性较弱。当接触刺激性或毒性较强的物质如强酸、强碱、斑蝥等,局部皮肤组织会直接损伤,少则几分钟,多则数小时内,即可出现炎性反应。皮损的形态、范围、严重程度取决于接触物质种类、性质、浓度、接触时间的长短、接触部位和面积大小以及机体对刺激物的反应程度。某些刺激性弱的物质如肥皂、洗涤剂、汽油、机油等，一般要经过长期反复接触，才可产生慢性原发刺激性皮炎，出现局部皮疹。

(二) 接触性变态反应

由致敏物引起，本身无刺激性和毒性，只发生于少数过敏素质者。常见的致敏物有：植物性的如漆树、荨麻、芒果、无花果、银杏等；动物性的如动物的皮、毛和羽毛，毛虫、隐翅虫等动物的毒素；化学性的如铬、镍、汞等重金属及化工原料如盐类、橡胶、塑料等，某些外用药如红花油、中药药膏、抗生素软膏等，化妆护肤品、香皂、唇膏、染发剂及某些香料油彩等，农药如敌敌畏、乐果等。

接触性变态反应性皮炎的发病机制属典型的Ⅳ型迟发型变态反应，其接触致敏原中有些本身具有抗原性，而多数为低分子化学物质，属半抗原。进入人体后与皮肤表皮细胞膜载体蛋白以及表皮内朗格汉斯细胞(抗原递呈细胞)表面的 HLA-DR 抗原(人类白细胞抗原-DR 位点)结合后，即形成完全抗原复合物。由朗格汉斯细胞携带此抗原复合物向表皮真皮交界处移动，将抗原信息传递给 T 淋巴细胞，使 T 淋巴细胞致敏，后者移向局部淋巴结副皮质区转化为淋巴母细胞，增殖分化为记忆性 T 淋巴细胞和效应 T 淋巴细胞，再经血液播及全身。此过程称"初次反应阶段"，即诱导期，约需 4 天时间完成。当致敏后的个体再次接触同类抗原时，转化为全抗原后，与已致敏的效应 T 淋巴细胞作用，产生多种淋巴因子，约 24~48 小时内出现一系列明显的炎症反应。这个过程称为"二次反应阶段"，即激发阶段或反应期。因此已致敏的皮肤黏膜再次接触该种致敏源后即可引起炎性反应。

中医学认为本病的发生，是由于机体禀赋不足，皮肤腠理不密，接触某些物质(如化妆品、皮革、橡胶制品、花草等)后，使毒邪侵入皮肤，蕴郁化热，邪热与气血相搏而发病；若反复发作，耗伤气阴，表现为肺脾气虚为主。

【诊断】

(一) 发病部位

多发生于暴露部位和接触部位，如头面、颈部、手背、腕、前臂等，其范围、形态、排列与接触物的大小形状多一致；如接触物为气体、挥发性物质或粉尘，皮炎先在暴露部位，易扩散全身；如发生在眼睑、阴囊等组织疏松部位，常有明显的肿胀。

(二) 损美体现

1. 皮损特点

(1) 原发刺激性接触性皮炎：急性期表现为红肿、大疱、糜烂、坏死、溃疡，皮疹边界清楚，形状各异，与接触物特征表现相一致；长期反复接触低浓度或刺激性较弱的物品后，呈慢性湿疹样改变，如干燥、粗糙、脱屑、肥厚等。

(2) 变态反应性接触性皮炎：皮损常局限于接触致敏物的部位，皮疹边界清楚，可有水肿性红斑、丘疹，重者可出现水疱、大疱，损害破溃后形成糜烂、渗液、结痂；若反复接触或处理不当，可转化为慢性皮炎，出现皮肤浸润、肥厚、苔藓样变等损害。

2. 伴随症状及病程 伴瘙痒、灼热或疼痛，若机体高度敏感或皮疹广泛者，可出现发热、畏寒、头痛等全身症状。病程有自限性，若及时脱离接触物，未经治疗约 2 周自然消退，经适当治疗后，多数在 5~7 天皮疹消退；若反复接触刺激物或处理不当，病情迁延而转变为亚急性或慢性,表现为轻度红斑、丘疹、边界不清,或为皮肤轻度增厚及苔藓样变。

（三）相关辅助检查

斑贴试验:根据受试物的性质配制适当浓度的浸液、溶液、软膏或原物作为试剂,置于 4 层 1cm×1cm 的纱布上,贴于背部或前臂屈侧的健康皮肤,其上用一稍大的透明玻璃纸覆盖,再用橡皮膏固定边缘,24~48 小时后观察。受试部位无反应为(-),出现痒或轻度发红为(±),出现单纯红斑、瘙痒为(+),出现水肿性红斑、丘疹为(++),出现显著红肿、伴丘疹或水疱为(+++)。阳性反应说明患者对受试物过敏,但应排除原发性刺激或其他因素所致的假阳性反应。

（四）美学分析与审美评价

接触性皮炎皮损大都发生在头面、手等暴露部位,因而对皮肤外观的影响较大。轻者出现红斑、丘疹、色素沉着,破坏了皮肤的形式美;重者出现糜烂、溃疡,影响了皮肤的结构和功能美,使人的心理和行为受到无形的损伤。

【鉴别诊断】

本病需与急性湿疹、癣鉴别。

（一）与急性湿疹鉴别

接触性皮炎与急性湿疹鉴别要点见表 10-1。

表 10-1 接触性皮炎与急性湿疹鉴别

类别	接触性皮炎	急性湿疹
接触史	常可找到明显致病外因	常不明显
发病情况	常突然急性发作	急性发作,但不突然,呈渐进性
皮损特点	皮疹可为红斑、肿胀、丘疹、水疱、糜烂,但在一个时期常以一两种为主,形态常与接触物一致	皮疹为多形性,形态多无特殊
部位	接触部位,以暴露部位为多见	部位不定,常对称分布
边界	清楚	不清
伴随症状	瘙痒或灼热感	瘙痒剧烈
病程	去除病因后较快痊愈	常迁延不愈
复发	如不再接触过敏物质即不再复发	有复发倾向

（二）与癣鉴别

接触性皮炎与癣鉴别要点见表 10-2。

表 10-2 接触性皮炎与癣鉴别

类别	接触性皮炎	癣
接触史	常可找到明显致病外因	常不明显
发病情况	常突然急性发作	缓慢出现
皮损特点	皮疹可为红斑、肿胀、丘疹、水疱、糜烂,形态常与接触物一致	皮下水疱、脱屑、浸渍等

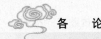

续表

类别	接触性皮炎	癣
部位	接触部位,以暴露部位为多见	好发于头、手足,单侧起病
病程	去除病因后较快痊愈	较长
复发	如不再接触过敏物质即不再复发	易反复发作
镜检	无	可见菌丝或孢子

【治疗指导】

（一）西医治疗

脱离接触物,对症处理,防止再次接触致敏物。

1. 全身治疗

（1）抗组胺药物:以 H_1 拮抗剂为主,如盐酸西替利嗪、扑尔敏、赛庚啶等,严重者可用二联使用。

（2）非特异性抗过敏药:可静脉推注维生素 C、10% 葡萄糖酸钙、10% 硫代硫酸钠等。

（3）重症患者加用糖皮质激素短程治疗,如泼尼松,每日 30~45mg,口服;或氢化可的松,每日 100~200mg,静脉滴注,病情控制后较快减量至停用。

2. 局部治疗　原则:用药宜简单、温和,避免用热水烫洗,不宜用刺激性的药物。

（1）接触物为强酸,立即大量水冲洗,然后用 2% 苏打水洗涤中和,再用纯净水冲洗。

（2）接触物为强碱,先用大量水冲洗,再用 2% 醋酸溶液洗涤中和,再用纯净水冲洗。

（3）急性皮炎有明显糜烂、渗出者,可用 3% 硼酸液、1∶8 000 高锰酸钾冷湿敷,每次 25~30 分钟,每日 2 次,连用 3~5 天。

（4）急性皮炎以红斑、丘疹为主,渗出较少者,可用氧化锌油或糖皮质激素霜。

（5）呈慢性改变者,可用焦油类软膏,如松馏油软膏、黑豆馏油软膏或激素类软膏。

（二）中医治疗

1. 内治法

（1）风热血燥证:皮肤红斑、丘疹、风团、干燥作痒,搔之其痒更盛且皮肤起痕隆起,或有抓痕、血痂。可伴有轻度发热、口干、尿赤、心烦,皮损遇热加剧,大便干结,舌质红,苔薄黄,脉弦数。治宜清热消风,养阴润燥,方选消风散加减。

（2）热毒夹湿证:突然皮肤出现焮红肿胀,水疱、大疱,或丘疹和丘疱疹与水疱并发,剧烈瘙痒,抓破渗水,露出潮红的糜烂面,严重时甚至发生浅表皮肤溃疡。伴有发热,胸闷,腹胀,心烦,口渴等,舌质红,舌苔黄或黄腻,脉滑数。治宜清热利湿,解毒消肿,方选化斑解毒汤加减。

（3）肺脾气虚证:经常接触某物就迅速发病,表现为淡红斑、风团、肿胀,除去接触物后,皮损消退亦缓慢;反复发作可致皮肤增厚,失去弹性,甚至苔藓样变,舌质淡,舌苔白,脉细。治宜补气固表,解毒和营,方选玉屏风散加减。

2. 外治法

（1）红斑、渗出、肿胀为主的皮损,应用皮炎外洗Ⅰ号方,煎水冷湿敷,继之外搽三黄洗剂。

（2）以水疱、大疱、糜烂为主的皮损,应用皮炎外洗Ⅰ号方,同时应用消毒针刺破疱壁放出疱液,再用青蛤散或青黛散油调糊外搽。

3. 其他治疗

（1）毫针治疗:取穴曲池、合谷、尺泽、委中、足三里,取双侧穴位用泻法,留针20分钟,每日或隔日1次。

（2）药膳食疗:荸荠200g,去皮切碎搅汁,鲜薄荷叶10g,白糖10g捣烂,加入荸荠汁中,加凉开水至200ml,每日1剂,顿服。适用于风热证。

【美容养护指导】

1. 家居工作日常皮肤养护

（1）注意化妆品的安全性,正确使用化妆品。根据皮肤类型及季节选用化妆品,如油性皮肤选用粉质少油型,干性皮肤选用保湿油润型,秋冬干燥季节宜冷霜、润肤霜,少用或不用雪花膏;不宜浓妆艳抹,切忌同时使用多种化妆品,不能频繁更换化妆品,不宜用含香料过多及过酸过碱的护肤品;不用过期或被微生物污染的化妆品。

（2）晚上睡前,应清除面部化妆品,使用生理盐水或凉白开水湿敷后使用抗过敏的霜剂外搽,并用干毛巾吸干脸上的水分,洗完脸后最好不涂护肤品。

（3）皮肤出现过敏后,立即停止使用任何化妆品,对皮肤进行观察和保养护理;温水洗脸,以避免刺激皮肤,不宜使用肥皂、香皂和洗面奶。

2. 美容会所皮肤美容调治

（1）温水洗脸,然后用3%硼酸液或生理盐水湿敷。

（2）用冷喷机喷15~30分钟。

（3）将防敏霜涂敷于脸上,再用超声导入机导入20分钟。

（4）用脱敏水膜敷30分钟。

【预防指导】

1. 尽可能寻找到致敏物,斑贴试验可帮助寻找。

2. 避免再接触刺激物或致敏物,如因职业关系,应注意防护,必要时调换工种。

3. 治疗期间,不宜用热水或肥皂洗涤局部;避免摩擦、搔抓等刺激;禁止用刺激性强的外用药物。

4. 在饮食方面,要注意营养平衡,可多吃一些牛奶、豆制品及新鲜的蔬菜、水果;避免吃鱼、虾、蟹等易引起过敏的食物;忌食辛辣、烟酒等刺激之物。

第二节　糖皮质激素依赖性皮炎

糖皮质激素依赖性皮炎是指局部长期、反复滥用,或误用皮质激素制剂外搽,或因使用含有皮质激素的护肤品治疗某些皮肤病后,对激素产生依赖而引起的急性、亚急性皮炎(图10-2)。其特征是停药后出现"反跳"现象,使原皮疹恶化,再用皮质激素制剂又可好转,若再停药皮炎再发,并可逐渐加重。

本病在中医学中曾有记载,散见于"中药毒""面游风毒""粉花疮""风毒""黧黑斑"等。明代《外科准绳·面疮》记载:"此积热在内,或多食辛辣厚味,或服金石刚剂太过,以致热壅上焦,气血沸腾而作,属阳明经。初觉微痒,如虫蚁行,搔损则成疮,痛楚难禁。"

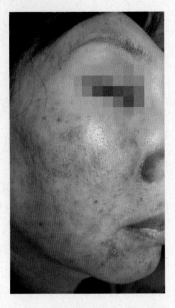

图 10-2 糖皮质激素依赖性皮炎

【病因病理】

主要病因是糖皮质类固醇激素,尤其多见于糖皮质激素用不当,诱使患者激素使用过度。自 20 世纪 50 年代皮质类固醇激素推广应用至今,因其疗效较高而被广泛使用于皮肤科领域,外用激素软膏的使用率更是超过其他任何药物,导致激素依赖性皮炎的发生。其病因复杂,可能与以下原因有关。

（一）未能掌握好适应证

患者不了解激素的应用范围和不良反应,不能准确掌握外用激素的适应证,将激素用于不应该采用激素治疗的疾病如体股癣、酒渣鼻、痤疮等,也有为了美容祛斑、增白嫩肤而长期错误地使用含激素的化妆品。

（二）选择激素品种不当

不能正确选择外用激素的品种。面部皮肤比较薄嫩、血管丰富,激素的穿透力比在其他部位大得多,尽量不使用,使用时应该选择弱效激素,而不应选用强效激素短期使用。

（三）用药剂量大或时间过长

患者为了治疗原发疾病,如脂溢性皮炎、湿疹、银屑病、红斑狼疮等而长期使用激素。激素的效能越强,使用时间越长,越易发生该病。

本病发病机制尚不明确,与变态性接触性皮炎发生机制形似。长期外用激素可导致以下病理改变:

1. 表皮与真皮变薄　局部长期外用激素,激素通过干扰表皮分化,诱导皮肤结构和功能发生变化,角质形成细胞增殖受抑制,导致透明角质层颗粒形成减少,最终使角质层变薄。真皮变薄是由于糖蛋白和蛋白聚糖的黏弹性变化,使胶原的原纤维间黏附力减弱,胶原合成减少。

2. 色素减退或沉着　由于角质层的层数减少,迁移到角质形成细胞的黑素减少,引起色素减退。色素沉着可能与糖皮质激素激活黑素细胞再生色素有关。

3. 血管显露　由于血管壁的胶原纤维间黏附力减弱可导致血管变宽;真皮胶原的消失而导致表面的血管显露。

4. 酒渣样、痤疮样皮炎　在激素诱导的酒渣鼻样皮损中,毛囊蠕形螨的密度显著增高,蠕形螨封闭毛囊皮脂腺出口,充当带菌者,引起炎症反应或变态反应;强效激素还可使皮脂腺增生,导致特有的酒渣鼻样皮疹;激素能使毛囊上皮退化变性,导致出口被堵塞,出现痤疮样皮疹或使原有的痤疮加重。

中医学认为本病初起以热毒、湿毒为患,实邪为主;后期以阴虚为主。

【诊断】

（一）发病部位

任何部位均可发病，以面部多见，亦见于阴囊及女性外阴部。

（二）损美体现

1. 皮损特点　多形性损害是本病的特点之一，损害不一，一般以 1~2 种为主。常见的表现：①皮肤敏感性增高：对冷热变化、日光等环境因素、外用药物、各种化妆品等敏感性增强。②皮炎表现：弥漫性潮红、红斑、脱屑、皮肤干燥、皲裂等；酒渣样、痤疮样皮炎，粉刺、炎性丘疹、脓疱、结节样损害等。③黑变病：弥漫性或局限性淡棕色、灰褐色或青褐色色素沉着斑，重者可呈黑色、紫色或蓝黑色。④其他：常见有毛细血管扩张、多毛或表皮萎缩等。

2. 伴随症状及病程　伴有轻度不适、干燥紧缩感、烧灼感、刺痛、强烈的瘙痒等。病程 3 个月至半年。

（三）美学分析与审美评价

由于皮肤粗糙、干燥、红斑、脱屑等多形性损害，与正常肤色肤质形成强烈对比，严重破坏了皮肤的外观形式美感，给患者带来巨大的痛苦。还有些患者明知所用的药品或护肤品含激素，而又不得不继续使用，结果导致毛细血管扩张、色素沉着甚至萎缩，严重影响容貌美，甚至产生自卑、绝望心理。

【鉴别诊断】

（一）与接触性皮炎鉴别

糖皮质激素依赖性皮炎与接触性皮炎鉴别要点见表 10-3。

表 10-3　糖皮质激素依赖性皮炎与接触性皮炎鉴别

类别	糖皮质激素依赖性皮炎	接触性皮炎
接触史	长期外用药物或含激素的化妆品史	有明确接触史
发病情况	缓慢，常加重和缓解交替出现	常突然急性发作
皮损特点	潮红、脱屑、干燥、皮肤敏感性增高，甚至毛细血管扩张，多毛、萎缩等	红斑、肿胀、丘疹、水疱、糜烂，形态常与接触物一致
部位	任何部位，以面部为主	接触部位，以暴露部位为多见
病程	较长	去除病因后较快痊愈
复发	易反复发作	不再接触过敏物质即不再复发
依赖性	有	无

（二）与酒渣鼻鉴别

糖皮质激素依赖性皮炎与酒渣鼻鉴别要点见表 10-4。

表 10-4　糖皮质激素依赖性皮炎与酒渣鼻鉴别

类别	糖皮质激素依赖性皮炎	酒渣鼻
病史	长期外用药物或含激素的化妆品史	无
好发部位	面部	鼻中部
好发年龄	任何年龄均可发	中年以上的男性

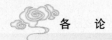

类别	糖皮质激素依赖性皮炎	酒渣鼻
皮疹特点	潮红、丘疹、脱屑、干燥、皮肤敏感性增高，甚至出现毛细血管扩张，多毛、萎缩等	先有潮红、红斑，而后出现丘疹脓疱，最后出现鼻赘
毛囊蠕形螨检查	可查到毛囊螨虫	无

【治疗指导】

（一）西医治疗

1. 全身治疗

（1）逐步撤停激素：逐步撤停外用皮质激素制剂和所有可能引起刺激的含激素的洗护化妆品。作用较强的糖皮质激素要逐步撤停，如倍他米松开始每日 2 次，症状控制后减为每日 1 次，1 周后减为隔日 1 次，再用 1 周后减为每隔 2 日 1 次，连续 3 次后停药；作用较弱的糖皮质激素制剂可立即停用。

（2）替代疗法：停用上述激素后患者不能耐受者可换用弱效激素氢化可的松霜外用或非糖皮质激素制剂代替。有研究表明长期连续使用 1% 氢化可的松也可出现酒渣鼻样皮疹和口周皮炎，眼睑出现萎缩和毛细血管扩张，提示长期使用弱效激素也会产生激素性皮炎。

（3）控制感染：多西环素每日 100~250mg，口服，用 3~4 个月；儿童治疗给予口服红霉素和甲硝唑；可配合低剂量的异维 A 酸，每天 5mg，连用 3 个月。

（4）对症治疗：若瘙痒较重者，可用西替利嗪 10mg，每天 2 次，口服。

2. 局部治疗

可使用非激素药物如硅霜等缓和的滋润霜剂；保护性霜剂如维生素 B_6 软膏；干燥者使用保湿剂；皮损红肿渗出者，可用硼酸液冷湿敷。

已形成毛细血管扩张症者，应到医院激光科治疗，可以使用氦氖激光。采用 JDZ-3 型综合激光治疗仪，氦氖激光功率 30mW，光斑直径 10cm，光斑功率密度 0.38mW/cm²，固定照射每处 10 分钟，每日 1 次，连续 10 日为一个疗程，间隔 10 日再行第二疗程。

（二）中医治疗

1. 内治法　激素依赖性皮炎的皮损特点属于热邪炽盛。主要证候为局部弥漫性潮红、红斑、丘疹、脱屑，身热烦渴，小便短赤，大便秘结，舌红，苔黄，脉数。治以凉血解毒，养阴清热，方选清热除湿汤加减。皮肤灼热瘙痒或干皱感、脱屑或紧胀感明显，伴有局部微血管扩张、红斑或潮红水肿者，加青蒿、赤芍、黄柏、鸡冠花、地骨皮；灼热疼痛伴局部有丘疹、脓疱或痤疮者，加金银花、连翘、虎杖、黄连。水煎服，每日 1 剂，分早晚服用。

2. 外治法　急性期可用蒲公英、紫花地丁、大黄、黄芩、冰片等煎水熏、洗、敷；恢复期可用黄连、黄柏、大黄、滑石研末，麻油或凡士林调搽。

【美容养护指导】

1. 家居工作日常皮肤养护

（1）避免日晒、风吹、环境和温度的骤然剧变对皮肤的刺激。

（2）若出现毛细血管扩张，用冷热毛巾交替敷面，先热后冷，如此锻炼皮肤，使皮肤恢复对温度的快速反应,并可兼施面膜、倒膜,改善血管微循环,配以收敛性化妆水,使毛孔收缩。

2. 美容会所皮肤美容调治　应按敏感性皮肤进行调治。应注意以下几点:

(1) 选用产品应成分单一,附加成分应尽量少且具有防敏作用,如甘草、芦荟、洋甘菊的提取液等;避免使用含有果酸类成分和乙醇成分的产品;在使用前在耳后进行皮肤敏感测试,安全后使用。

(2) 尽量避免采用蒸汽美容、某些芳香疗法及红外线照射等。

(3) 护理操作时,美容师手法尽量轻柔、简单,时间短,一般不超过 10 分钟。

(4) 若有毛细血管扩张,可用氦氖激光祛除,连续 10 日为一疗程,间隔 10 日再行第二疗程。

【预防指导】

1. 掌握糖皮质激素适应证,明确疾病的性质,不可滥用;面部皮肤疾病需外用激素制剂治疗时,需在专业医师指导下用药。

2. 正确选择外用皮质激素制剂,最好用弱效激素制剂,颜面部使用激素应慎重,不能连续超过 2 周,症状控制后迅速停药。

3. 掌握用药时间。如果病情需要必须使用强效激素制剂时,用药过程中要遵循递减原则。外用激素治疗过程中如发现副作用特别严重时应及时中止使用并对症处理。

4. 饮食方面,应多吃富含维生素 C 的蔬菜和水果及钙制品、乳制品,降低皮肤毛细血管的脆性,增加皮肤的弹性;避免过量食用糖、蛋白质、脂肪及辛辣刺激性食物;禁忌饮用烈性酒类饮品,避免对皮肤的刺激。

5. 注重心理调护。对患者讲明此类皮肤病的特点,使之增强信心,配合医生治疗。

第三节 湿　疹

湿疹是由多种复杂的内、外因素引起的一种具有多形性皮损和易有渗出倾向的过敏性炎症性皮肤病(图 10-3)。主要特征是瘙痒剧烈,病情易反复,可多年不愈。常累及头面部,直接影响人的容貌美。属于中医"浸淫疮""血风疮""肾囊风""奶癣"等范畴。

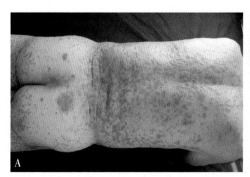
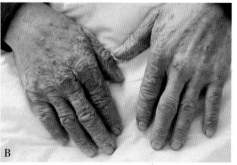

图 10-3　湿疹

【病因病理】

湿疹发病原因尚不清楚,可能与过敏体质和第Ⅳ型变态反应有关,常为内外因素相互作用的结果。内源性因素包括慢性感染病灶如慢性扁桃体炎、慢性胆囊炎、中耳炎等;神经精神因素如精神紧张、过度疲劳、失眠、自主神经功能紊乱等;内分泌及代谢改变如月经失调、糖尿病、甲状腺功能亢进、妊娠等;遗传因素如过敏体质(特应性皮炎、过敏性鼻炎、过敏性哮喘等);血液循环障碍如小腿静脉曲张;慢性消化系统疾病如肠寄生虫病、胃肠炎、长期便秘等。外源性刺激如食物因素如鱼、虾、牛羊肉、芒果等;环境气候如日光、寒热、干燥、潮湿等;吸入物如花粉、尘螨、皮屑、羽绒、毛等;生活用品如化妆品、肥皂、洗涤剂、塑料与橡胶制品等。其病理改变,急性期主要表现为表皮内海绵形成和水疱、真皮毛细血管扩张、周围淋巴细胞浸润;慢性期主要为表皮棘层肥厚、角化异常。

中医学认为,湿疮的发生是因禀赋不足,风、湿、热邪阻于肌肤所致,如《外科正宗·论血风疮》曰:"乃风热、湿热、血热三者交剧而发"。本病一般多由饮食不节,中焦受损,脾失健运,湿热内蕴,复感风邪,风湿热客于肌肤而成;慢性者常因脾虚湿蕴,血虚风燥所致,湿邪重浊黏腻,易与热交结,故发病后多缠绵难愈,或反复发作之后耗伤肝肾之阴。

【诊断】

(一) 发病部位

可发生于身体任何部位,常见于头面、手足、乳房、四肢屈侧、外生殖器等处。

(二) 损美体现

1. 皮损特点

(1) 急性湿疹:起病较快,常对称发生。初起皮肤潮红、肿胀、瘙痒,继而在潮红、肿胀或其周围的皮肤上,出现丘疹、丘疱疹、水疱。皮损群集或密集成片,形态大小不一,边界不清。常因搔抓而水疱破裂,形成糜烂、渗液、结痂。皮损广泛者,可有发热、大便秘结、小便短赤等全身症状。

(2) 亚急性湿疹:多由急性湿疹迁延而来。急性期的红肿、水疱减轻,流滋减少,但仍有红斑、丘疹、脱屑。

(3) 慢性湿疹:多由急性、亚急性湿疹反复发作而来,也可起病即为慢性湿疹。其表现为患部皮肤增厚,表面粗糙,皮纹显著或有苔藓样变,触之较硬,黯红或紫褐色,常伴有少量抓痕、血痂、鳞屑及色素沉着,间有糜烂、渗液。

(4) 特定部位及特殊类型的湿疹:湿疹虽有上述共同表现,但由于某些特定环境或特殊致病条件,湿疹可有下列特殊类型:

1) 头面部湿疹:发于头皮者,多有糜烂、渗液,结黄色厚痂,有时头发黏集成束状,常因染毒而引起脱发。发于面部者,多有淡红色斑片,上覆以细薄的鳞屑。

2) 耳部湿疹:好发于耳窝、耳后皱襞及耳前部。皮损为潮红、糜烂、渗液、结痂及裂隙,耳根裂开,如刀割之状,痒而不痛,多对称发生。

3) 乳房部湿疹:主要见于女性。表现为皮肤潮红、糜烂、渗液,上覆以鳞屑,或结黄色痂皮,自觉瘙痒,或有皲裂而引起的疼痛。

4) 手部湿疹:皮损形态多种,可为潮红、糜烂、渗液、结痂;反复发作可致皮肤粗糙肥厚;冬季常有皲裂而引起疼痛。发于手背者,多呈钱币状;发于手掌者,皮损边缘欠清。

5）小腿部湿疹：多见于长期站立者，皮损主要发于小腿下三分之一的内外侧。常先有局部青筋暴露，继则出现黯红斑，表面潮湿、糜烂、渗液，或干燥、结痂、脱层，呈局限性或弥漫性分布。病程迁延，反复发作，可出现皮肤肥厚粗糙，色素沉着或减退。

6）阴囊湿疹：多发于阴囊，有时延及肛门周围，少累及阴茎。急性期潮红、肿胀、糜烂、渗出、结痂；慢性期则皮肤肥厚粗糙，皱纹加深，色素沉着，有少量鳞屑，常伴有轻度糜烂渗出。病程较长，常数月数年不愈。

7）钱币状湿疹：本病常见于男性，发病高峰在 55~65 岁，女性常在 15~25 岁发病。大多呈慢性经过，多在冬季加重或复发，个别皮损可持续很长时间，反复发作，有在以往受累部位复发的特点。皮损呈散在的硬币大小圆形红色斑片，其上可发生丘疹、水疱、轻度糜烂、渗出、结痂等急性或亚急性临床表现；少见皮损直径大于 10cm 者，边界较清楚，可单发或多发，常为慢性，呈轻度苔藓样鳞屑性损害，有时中央消退，似表皮癣样；对称发生，多见于手背及四肢伸侧、背部，常伴有剧烈瘙痒。

2. **伴随症状及病程** 急性湿疹自觉瘙痒，轻者微痒，重者剧烈瘙痒，呈间歇性或阵发性发作，常在夜间增剧，影响睡眠。一般 4-6 周方愈，愈后有复发倾向。亚急性湿疹瘙痒或轻或重，一般无全身不适；慢性湿疹瘙痒剧烈，尤以夜间、情绪紧张、食辛辣鱼腥动风之品更甚。若发生在掌跖、关节等处，因皮肤失去正常弹性，加之活动，可并发皲裂而引起疼痛。病程较长，可迁延数月至数年不等，或经久不愈。

知识链接

汗疱疹

一种皮肤湿疹样反应，手足出汗或精神因素如精神紧张、过度疲劳、情绪抑郁等常为发病的重要因素。夏季多见，表现为深在性小水疱，粟粒至米粒大小，略高出皮肤表面，常无红晕。对称发生于掌跖及指（趾）侧，1~2 周后干涸成屑，并可反复发生，伴不同程度的灼热及瘙痒，常连续发作数年。

汗疱疹不仅影响手部美观，而且常因瘙痒影响患者生活。严重者可继发感染，出现手部的肿胀、疼痛等。

（三）相关辅助检查

组织病理检查：急性湿疹主要病理变化为表皮细胞间和细胞内水肿、海绵形成和水疱，有移入的单核细胞及淋巴细胞，真皮浅层毛细血管扩张，周围有淋巴细胞伴少许中性粒细胞及嗜碱性细胞浸润；亚急性湿疹除有表皮内海绵形成和水肿外，还有程度不等的角化不全和棘层肥厚；慢性湿疹表皮角化过度、角化不全，棘层肥厚明显，表皮突显著延长，真皮浅层毛细血管壁增厚，血管周有淋巴细胞为主的炎细胞浸润。

（四）美学分析与审美评价

发生于颜面部急性湿疹出现丘疹、水疱、渗液、结痂等，严重影响患者皮肤的外观美及容貌美。因其反复发作，持续时间长，形成慢性湿疹后出现皮肤肥厚、粗糙、脱屑、色素沉着、苔藓样变等，给患者带来严重的美容心理障碍。

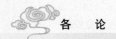

【鉴别诊断】

（一）急性湿疹与脂溢性皮炎鉴别

急性湿疹与脂溢性皮炎鉴别要点见表10-5。

表10-5　急性湿疹与脂溢性皮炎鉴别

类别	湿疹	脂溢性皮炎
病史	有过敏史	无
好发部位	任何部位	皮脂溢出部位
好发年龄	任何年龄均可发	青春期
皮疹特点	多形性皮损,对称分布,渗出倾向,剧烈瘙痒	黄红色斑片,有油腻性鳞屑
侵犯头皮	红斑,水疱,渗出,头发粘成一团	脱发

（二）慢性湿疹与神经性皮炎鉴别

两者均可出现苔藓样变及剧烈瘙痒,主要鉴别见表10-6。

表10-6　慢性湿疹与神经性皮炎鉴别表

类别	慢性湿疹	神经性皮炎
病因	复杂,体内外多种因素	神经精神因素及局部刺激
病史	多由急性湿疹转变而来	先瘙痒,后呈苔藓样变
部位	任何部位,多对称分布	项、骶或四肢伸侧
皮损特点	浸润肥厚,粗糙,色素沉着	苔藓样变,周有扁平丘疹

【治疗指导】

（一）西医治疗

1. 全身治疗　治疗原则:仔细寻找病因,避免和去除各种可疑致敏因素;积极检查与治疗全身性疾病,如慢性感染性疾病、长期便秘、月经紊乱等;治疗因人而异,采用综合治疗措施。

（1）抗组胺药物:扑尔敏 4~8mg,每日 3 次口服;或赛庚啶 2mg,每日 3 次口服。亦可选择无中枢镇静副作用的药物,如咪唑斯汀 10mg,每日 1 次口服;或氯雷他定 10mg,每日 1 次口服。必要时两种配合或交替使用。

（2）非特异性脱敏治疗:10% 葡萄糖酸钙 10ml 或 10% 硫代硫酸钠 10ml 加 5%~10% 葡萄糖 20ml,加维生素 C 1.0g~2.0g,静脉注射,每日 1 次。

（3）糖皮质激素:一般不主张用,但对病情严重经一般治疗不佳者,可短期服用,如泼尼松每日 20~40mg,口服,见效后酌情逐渐减量。

（4）免疫抑制剂:如环孢素、环磷酰胺或硫唑嘌呤,对严重的慢性湿疹有一定疗效。

2. 局部治疗

（1）急性湿疹:有渗液者可用 3% 硼酸溶液、0.1% 依沙吖啶液、1∶20 醋酸铝液或生理盐水冷湿敷,每次 30 分钟,每日 3~5 次,湿敷间期可用氧化锌油外涂;无渗液者可用炉甘石洗剂。

(2) 亚急性湿疹:可选用油剂、霜剂、糊剂,如氧化锌油、氧化锌糊、5% 糠馏油糊、糖皮质激素霜剂配合焦油类制剂疗效较好。

(3) 慢性湿疹:苔藓化范围小的皮损可用硬膏、10%~20% 黑豆馏油或糠馏油软膏、去炎松尿素软膏,也可将上药加塑料薄膜或塑料纸封包,每晚 1 次。局限性损害可用浅层 X 线放射,或放射性核素 ^{32} 磷、^{90} 锶敷贴,或用局部封闭治疗,如去炎松混悬液加等量 1%~2% 普鲁卡因,在损害内注射,每月 1~2 次,共 3~4 次。

（二）中医治疗

1. 内治法

(1) 热重于湿证:相当于急性湿疹。发病急,病程短,局部皮损初起为皮肤潮红、焮热、轻度肿胀,继而粟疹成片或水疱密集、渗液流津、瘙痒无休。伴身热,口渴,心烦,大便秘结,小便短赤,舌质红,舌苔薄黄或黄腻,脉弦滑或弦数。治宜清热利湿,凉血解毒,方选龙胆泻肝汤加减。

(2) 湿重于热证:相当于急性湿疹或亚急性湿疹。表现为发病较慢,皮疹为丘疹、丘疱疹及小水疱,皮肤潮红、瘙痒、糜烂、渗出较多。伴纳食不香,胸闷,腹胀,大便不畅或溏,小便清长,身体疲倦等,舌质淡,舌苔白或白腻,脉滑或弦滑或缓。治宜利湿解毒,佐以清热,方选萆薢渗湿汤加减。

(3) 风热证:相当于急性湿疹及亚急性湿疹。皮损可呈播散性,范围较广,丘疹、脱屑、红斑、肿胀、干燥,瘙痒较甚,常因搔抓而合并有抓痕及结血痂,渗出少。伴心烦,失眠,口干,大便干结,小便赤,舌质红,舌苔黄白相兼,脉浮数。治宜疏风清热利湿,方选消风散加减。

(4) 血虚风燥证:相当于慢性湿疹。病程较长,反复发作。皮肤干燥、脱屑、红斑、丘疹、抓痕、结痂,或皮损颜色黯淡,浸润肥厚,苔藓样化,色素沉着,舌苔白,舌质淡红,脉弦缓或沉细无力。治宜养血润肤、祛风止痒,方选当归饮子。

(5) 脾虚证:多见于发育差、羸弱小儿湿疹或脾胃虚弱的成人慢性湿疹。皮损为红斑、丘疹、鳞屑为主,少许渗出,皮肤粗糙无弹性。伴腹泻,纳呆,倦怠,乏力,舌苔白,舌质淡红,脉濡细无力。治宜健脾化湿导滞,方选除湿胃苓汤加减。

(6) 肝肾亏损证:多见于反复发作、迁延不愈的慢性湿疹。皮损淡红、干燥、脱屑、肥厚、苔藓样化、汗毛不长、瘙痒频作,尤以夜甚。伴耳鸣,头晕,腰膝酸软,性生活、月经后、劳累后诸症加重,舌苔少,舌质淡红,脉细数。治宜调补肝肾,清热利湿,方选六味地黄汤加减。

2. 外治法

(1) 以渗出、糜烂为主的皮损,宜用皮炎外洗 I 号,冷湿敷或外洗,每日 2 次。

(2) 以红斑、丘疹、瘙痒为主的皮损,宜用三黄洗剂外搽或用黄柏六一散外扑。

(3) 以肥厚、苔藓样变、瘙痒性为主者,宜外用皮炎外洗 II 号,后用黄连皮炎膏或苦参膏。

3. 其他疗法

(1) 针灸毫针法

1) 风湿热型

主穴:大椎、曲池、足三里、三阴交、风市。

配穴:阴陵泉、合谷、中脘、大敦、中极。

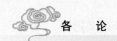

主穴采用泻法,中等刺激,每日 1 次,行针 20~30 分钟。风盛为主,配合谷;湿盛配中脘、三阴交;热盛配大敦穴点刺放血;阴囊湿疹配中极。

2) 血虚风燥型

主穴:曲池、血海、膈俞、风门。

配穴:神门、风市。

曲池、血海、膈俞均用补法,风门用泻法。如心烦不安加神门,瘙痒甚者加风市。

(2) 耳针疗法

主穴:耳轮。

针刺放血,每日 1 次,5 次为一疗程,疗程间隔 1 周。

(3) 水针疗法

取穴:足三里、曲池。

取双侧足三里、曲池穴,每穴注射维生素 B_{12} 0.1ml,每日 1 次,10 次为一疗程,疗程间隔 5~7 天。

(4) 艾灸疗法

主穴:曲池、血海。

配穴:肩髃、环跳、合谷、百会、大椎、天应穴。

艾条灸,每日施灸 1~2 次,或在痒时施灸,隔日 1 次,每穴灸 10 分钟左右,施灸以有温热感为度。

(5) 药膳食疗:白菜根 200g,紫背浮萍 20g,土茯苓 20g,金银花 20g 水煎取汁,加适量红糖调服,每日 1~2 次。

【美容养护指导】

1. 家居工作日常皮肤养护　停用一切可疑致敏的护肤品;头面部湿疹忌烫头、染发,防止使用具有化学性刺激物;每天生理盐水或凉白开水洁面,不宜使用香皂、肥皂和洗面奶;对于手部湿疹不要接触刺激性强的物品,比如肥皂、洗衣粉等;足部湿疹不要穿不透气的鞋,勤洗脚,注意个人卫生。

2. 美容会所皮肤美容调治　对于急性湿疹应到医疗美容机构或医院皮肤科进行治疗。在治疗急性湿疹时,要对暴露部位的皮损使用无刺激性的外用药,如炉甘石洗剂、糖皮质激素霜等;在治疗慢性湿疹时,对于暴露部位的皮损可用局部封闭疗法和同位素敷贴等治疗。慢性湿疹者,可在美容院由美容师技师采用超声波导入、按摩、面膜贴敷、中药濕渍等进行专业调治。

【预防指导】

1. 避免或减少食用易致敏和有刺激的食物,如浓茶、咖啡、酒类、海鲜等。饮食应清淡,多吃水果蔬菜,多吃绿豆、赤小豆、冬瓜、莲子、苦瓜等清热利湿食品;慎食榴莲、芒果、龙眼、荔枝等属热性水果。

2. 保持皮肤清洁、干燥,不穿化纤、羊毛衣服,以柔软浅色的棉布为宜;勤剪指甲,以免抓破皮肤;皮肤瘙痒时应避免用力搔抓、摩擦、肥皂洗、热水烫等;尽量不要佩戴可能致敏的饰品。

3. 保证充足的睡眠,积极锻炼身体,增强体质,对湿疹可起到预防作用。

4. 有些患者因压力与情绪等因素,也诱发皮肤湿疹。因此一定要保持乐观情绪,坚定能治愈的信心,积极配合治疗。

第四节 荨麻疹

荨麻疹是一种由多种因素引起的皮肤、黏膜小血管暂时性反应性扩张及渗透性增加，以局部水肿性损害及瘙痒性风团为主要表现的疾病(图 10-4)。本病属临床常见病，约 15%~20% 的人一生中患过一次以上荨麻疹，具有瘙痒剧烈，发无定处，骤起骤退，消退后不留任何痕迹等特点。中医"瘾疹""风疹块"属于本病范畴。

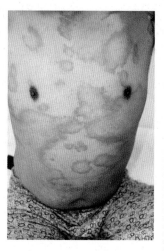

图 10-4　荨麻疹

【病因病理】

荨麻疹的发病原因复杂，约 3/4 的患者不能找到确切的原因，一般认为与以下因素有关。

(一) 食物因素

以含有特殊蛋白质的鱼、虾、蟹、鸡蛋、牛奶等引起最常见，其次为某些肉类及植物性食品如草莓、番茄或大蒜等香料、调味品。

(二) 物理因素

冷、热、日光、摩擦、压迫等刺激。

(三) 药物因素

青霉素、磺胺类、痢特灵、血清制剂、疫苗等，常通过免疫机制引发荨麻疹；阿司匹林、吗啡、阿托品、维生素 B_1 等药物为组胺释放物，能直接使肥大细胞释放组胺引发荨麻疹。

(四) 动植物因素

如昆虫叮咬，动物皮屑、羽毛及花粉的吸入等。

(五) 感染因素

病毒、细菌、真菌、寄生虫等可作为抗原引起 I 型或Ⅲ型变态反应，如细菌感染所致中耳炎、病毒感染所致肝炎、真菌感染所致手足癣等均可诱发荨麻疹。

(六) 遗传因素

某些类型荨麻疹如家族性寒冷性荨麻疹与遗传有关。

(七) 精神因素与系统性疾病

精神因素如精神创伤、月经期、绝经期、妊娠期精神过度紧张等。系统性疾病如系统性红斑狼疮、风湿热、类风湿关节炎、恶性肿瘤、传染性单核细胞增多症、内分泌紊乱等，也可成为荨麻疹的发病原因。

其发病机制有变态反应与非变态反应两种。变态反应主要是第 I 型，是抗原与抗体 IgE 作用于肥大细胞与嗜碱性粒细胞，使它们的颗粒脱落而产生一系列化学介质(5-羟色胺、激肽、前列腺素、组胺等)的释放，从而引起毛细血管扩张、通透性增加、平滑肌痉挛、腺体分泌增加等，产生皮肤、黏膜、消化道和呼吸道等症状；有的属于第Ⅱ型，是抗原抗体复合物激活补体，形成过敏毒素，刺激肥大细胞释放组胺与组胺类物质而发病，例如痢特灵或注入异种血清蛋白引起荨麻疹等反应。非变态反应是因某些生物性、化学性及物理性因素使补体激活或直接作用于肥大细胞与嗜碱性粒细胞使其释放颗粒而发病。

中医学认为,本病发生总由禀赋不耐,风邪为患而致。表虚不固,风寒、风热之邪客于肌表;或因肠胃湿热郁于肌肤;或气血不足,血虚生风游溢肌肤;或冲任不调,风邪搏结,郁阻皮肤;或肝气郁结,气机不畅,发于肌肤等。

【诊断】

（一）发病部位

可发生在身体任何部位,以躯干、四肢、口唇多见。

（二）损美体现

1. 皮损特点

(1) 急性荨麻疹:此型起病急,皮肤突发瘙痒,迅速出现大小不等的鲜红或苍白色风团,形态多样,孤立、散在或融合成片。数小时内风团变为红斑而逐渐消失,但新的风团陆续发生,此起彼伏。部分患者累及到胃肠道黏膜,可致腹痛、腹泻。若荨麻疹累及到呼吸道黏膜,可出现呼吸困难甚至窒息,严重者可出现过敏性休克症状。

(2) 慢性荨麻疹:全身症状较轻,风团反复发生,缠绵不断,时多时少,可于晨起或临睡前加重,也可无规律,多数患者找不到原因。

(3) 特殊类型荨麻疹

1) 皮肤划痕症:亦称人工荨麻疹。皮肤被钝器划过处或手搔抓处出现条状隆起,伴瘙痒,随即消退。可单独发生或与荨麻疹并存。

2) 寒冷型荨麻疹:家族性和获得性两种。前者属常染色体显性遗传,出生后不久或早年即可发病,可持续终生,遇冷发生风团时可伴有发热、寒战、头痛、关节痛等,实验室检查示中性粒细胞增高,被动转移试验阴性。后者多见于女青年,遇冷后,接触或暴露部位出现风团或斑块状水肿,持续 30 分钟或数小时,有时进食冷饮可致口腔和喉头水肿,被动转移试验阳性。本病可为某些病症之一,如冷球蛋白症、阵发性冷血红蛋白尿症、冷纤维蛋白原血症等。

3) 胆碱能性荨麻疹:多见于青年人。运动、受热、情绪紧张、进食热饮或含酒精饮料等因素,可促使乙酰胆碱作用于肥大细胞而发,周围绕有红晕,不互相融合,半小时至 1 小时后可消退,1∶5 000 乙酰胆碱皮试或皮肤划痕试验阳性。

4) 日光性荨麻疹:少见,多数患者的致病光谱为中波及长波紫外线(波长在360nm 以下)。风团发生于暴露部位,伴瘙痒及针刺感。

5) 压迫性荨麻疹:局部皮肤受压后约 4~6 小时发生肿胀,累及真皮及皮下组织,持续 8~12 小时消退,伴痒感、烧灼或疼痛是本型的特点,可与慢性荨麻疹、血管性水肿同时存在。常见于受压的掌、跖部和臀部。

2. 伴随症状及病程　伴有程度不同的瘙痒,大多瘙痒剧烈。急性荨麻疹可在短时期内痊愈;慢性荨麻疹病程超过 6 周,有的病程可达数月,甚至数年。

（三）相关辅助检查

(1) 血清总 IgE 和特异性 IgE 抗体,外周血总 IgE 水平升高,有助于本病诊断;而各种特异性 IgE 抗体升高有助于找出致敏物。

(2) 激发试验:①热激发试验,用试管装 45℃的热水接触皮肤,数分钟后在接触部位出现风团则为阳性,有助于诊断胆碱能性荨麻疹;②冷激发试验,用试管装冷水或冰块接触皮肤,很快在接触部位出现风团,则为阳性,有助于寒冷性荨麻疹的诊断。

(四)美学分析与审美评价

荨麻疹可以自行消退,消退后不留痕迹,对人体美观影响不大,但因其随时即发,发作时出现皮肤颜色改变甚至水肿,影响患者心情,而且因剧烈瘙痒让患者坐立不安,造成身心损害,发生于暴露部位者也会影响患者外观形象美感。若血管性水肿发生在面部、眼睑,会严重影响患者容貌美。

【鉴别诊断】

(一)与荨麻疹型药疹鉴别

两者均可出现风团样损害,主要鉴别见表10-7。

表10-7 荨麻疹与荨麻疹型药疹鉴别

类别	荨麻疹	荨麻疹型药疹
病因	复杂,体内外多种因素	有明确的用药史
部位	任何部位,常有游走性	常突然泛发全身
皮损特点	风团骤起骤退,此起彼伏	颜色更鲜艳、持续时间更长

(二)与丘疹性荨麻疹鉴别

两者均会出现风团样损害、瘙痒、基底潮红等,主要鉴别点见表10-8。

表10-8 荨麻疹与丘疹性荨麻疹鉴别点

类别	荨麻疹	丘疹性荨麻疹
病因	复杂,体内外多种因素	蚊虫叮咬
皮损特点	风团	在风团上常有丘疹或丘疱疹,形如纺锤形
消退时间	常消退迅速,不超过24小时	消退缓慢,持续24小时以上
色素沉着	无	有

【治疗指导】

(一)西医治疗

1. 全身治疗

(1)抗组胺药:H_1 受体拮抗剂为首选药,一般服用一种,也可两种同时或交替应用。常用的有马来酸氯苯那敏(扑尔敏),每次 4~8mg,每日 3 次,口服;赛庚啶,每次 2~4mg,每日 3 次,口服,儿童口服量酌减。这些药物均有不同程度嗜睡副作用,所以从事高空作业、司机等职业者应慎用,可适当选择一些无镇静作用药物,如盐酸西替利嗪,每次 10mg,每日 1 次,口服;咪唑斯汀,每次 10mg,每日 1 次,口服。若为顽固性病例,可合并 H_2 受体拮抗剂如西咪替丁或雷尼替丁等,可提高疗效。

(2)钙剂:能增加毛细血管致密度,降低通透性,减少渗出,减轻症状,常用 10% 葡萄糖酸钙注射液。

(3)糖皮质激素:用于重症、伴全身症状的急性荨麻疹,不适宜于慢性荨麻疹。一般用泼尼松,每次 5~10mg,每日 3 次,口服;地塞米松,每次 0.75~1.5mg,每日 3 次,口服。控制症状后逐渐减量至停药。

(4)拟交感神经药:用于严重的急性荨麻疹,尤其是喉头水肿患者,用 0.1% 肾上

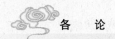

腺素 0.5~1ml,皮下注射;若有必要可隔 30 分钟再注射 0.5ml。高血压、心脏病及年老体弱者慎用。

(5) 其他药物;可酌情选用维生素 C、维生素 K、氨茶碱、山莨菪碱等。

(6) 皮肤划痕症和压迫性荨麻疹,可用羟嗪和多塞平;寒冷性荨麻疹可用多塞平、赛庚啶等;胆碱能性荨麻疹可用羟嗪、去氯羟嗪等。

2. 局部治疗　以止痒为主,可用炉甘石洗剂外搽,每日 2~3 次,皮损局限者也可以选用糖皮质激素霜等。

(二) 中医治疗

1. 内治法

(1) 风热证:风团红色,遇热加剧,得冷减轻,夏重冬轻。皮损多发于上半身为主,皮损处以手按之有灼热感,风团宣浮,自觉烦热瘙痒。可兼有发热、口渴、大便干结、尿黄赤短、咽喉红肿、咽痛等症,苔薄黄,脉浮数。治宜疏风清热,调和气血,方选消风散加减。

(2) 风寒证:风团色白,遇冷或吹风加剧,得暖可缓解,冬重夏轻。皮损以暴露部位为主,皮损不红不热,风团较为紧实,瘙痒较重。畏寒喜热饮,口不渴,尿清长,舌体胖苔薄白,脉浮紧或缓。治宜祛风散寒,调和营卫,方选桂枝汤加减。

(3) 胃肠湿热证:此证多由饮食腥荤发物或肠道寄生虫所引起。风团色红而大,烦痒,出风团伴有腹痛,大便干结或泄泻,甚至恶心、呕吐。可兼有神疲纳呆,舌质红苔黄腻,脉滑数。治宜疏风清热,通腑行滞,方选防风通圣散加减。

(4) 肝气郁结证:出风团及瘙痒与情志抑郁有关,或在精神紧张时加剧。伴烦躁、易怒、胸闷、胁胀、纳差、口苦、失眠,舌质红,舌苔薄黄,脉弦细数。治宜疏肝解郁,清热祛风,方选逍遥散加减。

(5) 冲任不调证:素有月经不调,风团常在月经来潮前几日开始发生,往往随月经的干净而风团消失,但在下次月经来潮时又重复发作;或因劳累及房事后发生风团,舌质微青紫,舌苔薄,脉细或沉涩。治宜调摄冲任,补益肝肾,方选四物汤合二仙汤加减。

(6) 气血虚弱证:风团反复发作,迁延数月或数年不愈,劳累后则发作加剧。伴神疲乏力、头痛、眼花,舌质淡,舌苔薄,脉濡细或沉细。治宜气血双补,祛风通络,方选八珍汤加减。

2. 外治法

(1) 熏洗:路路通 60g,蚕砂 60g,厚朴 30g,豨莶草 30g,煎水熏洗。

(2) 外搽:百部 20g,明矾 10g,50% 乙醇 100ml,浸泡 15 天,外搽风团及瘙痒处,每日 3~4 次。

3. 其他疗法

(1) 针刺治疗

风热证:主穴取大椎、膈俞、曲池;配穴取合谷、少商。强刺激。

风寒证:主穴取大椎、合谷、风门;配穴取风池、血海、三阴交。泻法,强刺激。

胃肠湿热证:主穴取足三里、天枢、内关、大肠俞;配穴取中脘、神阙。泻法,强刺激。

冲任不调证:主穴取肝俞、期门、血海、膈俞;配穴取曲池、风市、关元。平补平泻。

气血虚弱证:主穴取脾俞、血海、气海;配穴取足三里、风门、神阙。平补平泻。

（2）药膳食疗：

1）芋茎猪排煲：芋头茎 50g，猪排骨 100g，两者洗净切块，砂锅文火煲食，每日 2 次。适于风热证。

2）防苏猪肉汤：猪瘦肉 30g，防风 15g，苏叶 10g，白鲜皮 15g，生姜 5 片。将中药纱布包裹与猪瘦肉、生姜煎汤服食。适于风寒证。

【美容养护指导】

1. 家居工作日常皮肤养护　温水洁面，不宜使用香皂、肥皂、洗面奶，不能过频过度清洁皮肤；温水沐浴，沐浴护肤品宜简单温和；不可乱用含激素的霜剂或软膏；风团期间避免使用空调，避免吹风、日晒、冷热刺激；室内应保持清洁、温度湿度适宜；避免接触可疑致敏原，禁放花卉，禁止喷洒来苏水及敌敌畏等化学物品以免致敏。

2. 美容会所皮肤美容调治　可在美容会所进行皮肤镇静脱敏调护。用防敏洁面乳或只用温水清洁，敏感部位用棉片轻轻擦拭；对已过敏的皮肤可用冷喷雾冷敷，时间不超过 5 分钟，冷喷距离不可近于 35cm；可采用超声波导入脱敏精华素止痒消肿，时间不超过 5 分钟，每日 1 次，3~5 天为一疗程，但不可长期使用；若敷面膜，先用将冰纱布湿敷，再将防敏面膜涂于纱布上，20 分钟后取下，起到防敏、镇静、收缩血管的作用。

【预防指导】

1. 积极寻找并消除找病因。有胃肠功能紊乱、寄生虫病、内分泌疾病或慢性感染等病者，应治疗原发病。

2. 忌食腥发食物，如鱼类、虾、酒类、辣类食物等，并保持大便通畅。

3. 剪短指甲，勿用力搔抓，否则可引起皮损显著增多，瘙痒剧烈。

4. 注意气温变化，自我调摄寒温，加强体育锻炼。

第五节　药　疹

药疹，亦名"药物性皮炎"，是药物通过内服、注射、栓剂使用或吸入等途径进入人体而引起的皮肤黏膜炎症性反应（图 10-5）。其皮疹类型复杂，可呈红斑、丘疹、结节、

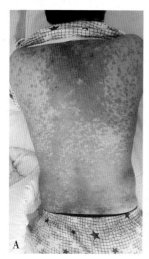
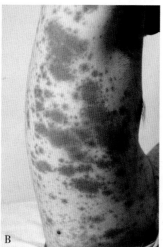
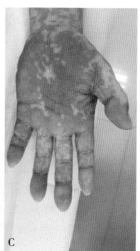

图 10-5　药疹

荨麻疹、血管神经性水肿、猩红热样药疹、麻疹样药疹、水疱、大疱等。严重时可累及机体的内脏器官,甚至危及生命。药物既有治病的效用,又可能引起副作用和不良反应。由药物引起的非治疗性反应,统称为药物反应,药疹仅是其中的一种表现形式。药疹不仅危害身体健康,而且常导致躯体和容貌缺陷,给患者带来沉重的心理负担。中医"药疮""药毒"属本病范畴。

【病因病理】

任何一种药物在一定条件下,都可能引起药疹。但是否发病及其个体对药物反应的敏感程度因人而异。随着新药不断地增加,种类不断更新,导致药疹的药物也越来越多。临床上常见的有:①抗生素类:抗生素中不少可导致药疹,以青霉素、链霉素最多,其次是氨苄青霉素、氯霉素、土霉素等;②磺胺类:既往使用较多,引起药疹亦多见,但近几年这类药物使用频率已明显下降,故引起的药疹也已减少;③解热镇痛类,此类品种繁多,商品名称复杂,很多是同药异名或同名异药,其主要成分大多是阿司匹林、氨基比林和非那西丁等,其中以吡唑酮类和水杨酸类(如阿司匹林)的发病率最高,保泰松引起的药疹也很常见;④催眠药、镇静药与抗癫痫药,如苯巴比妥、甲丙氨酯(眠尔通)、氯普隆吨(泰尔登)、苯妥英钠等,以苯巴比妥引起者最多;⑤异种血清制剂及疫苗等,如破伤风抗毒素、蛇毒免疫血清、狂犬病疫苗等;⑥有报道某些中药及制剂也可引起药疹,如葛根、天花粉、板蓝根、大青叶、穿心莲、鱼腥草等,中成药如六神丸、云南白药、牛黄解毒片等。

药疹的发病机制极为复杂,目前认为有免疫性反应和非免疫性反应两大类。

(一) 免疫性反应

1. 免疫变态反应　大多数药疹属于此类反应。多数药物是低分子量化合物,在体内属半抗原,与机体蛋白质、多糖、多肽类等载体共价键结合即成完全抗原,经过朗格汉斯细胞识别和提呈,使机体产生免疫变态反应;而大分子类药物进入机体内即为完全抗原,如血清、疫苗、蛋白制品或生物制剂等。Ⅰ型、Ⅱ型、Ⅲ型、Ⅳ型免疫反应在临床上均有可能出现。同一种药品对不同的患者可引起不同的皮疹和症状,而不同的药物在同一患者可引起同一种皮疹和症状。这类药疹的共同特点是:①只发生于少数特异性体质者,大多数人不会发生;②皮疹的轻重与药疹的药理、毒理及药量大小无相关性;③皮疹种类与形态各异,多对称泛发,很少有特异性;④有一定的潜伏期,初次用药一般约需 4~20 天,平均 7~8 天,再次用药数分钟至 24 小时之内即可发生;⑤可出现交叉过敏及多元过敏现象。交叉过敏是指药疹治愈后,若再用与致敏药物化学结构相似或有相同的化学基团的药物亦可发生药疹;多元过敏是指当患者机体处于高度敏感状态时,对一些化学结构不同的药物也出现过敏的现象;⑥抗过敏药物治疗有效;⑦重复用药仍可再发。

2. 光敏性反应　某些药物具有光敏性,进入机体后若经日光或紫外线照射可引起局部的炎症反应。其发病机制有以下两种:

(1) 光毒性反应:服用或局部外用某些药物(如中药补骨脂、白芷、四环素类等)后,经中波及长波紫外线照射产生一定能量,并转移给邻近细胞,而引起组织细胞损伤。此种反应与所用药物种类、剂量及接受紫外线照射量相关,多数人可发生此种反应。

(2) 光变态反应:药物在体内经日光或紫外线照射后转化为抗原性物质,而引起变态反应药疹。常见的药物有磺胺类、酚噻嗪类(如氯丙嗪、奋乃静等)、灰黄霉素、口服避孕药等。

(二)非免疫性反应

此类药疹相对较少,可能的发病机制有:药物诱导、炎症介质释放,如阿司匹林、吗啡、可待因等可直接刺激肥大细胞和嗜碱性粒细胞释放组胺,引起炎症反应;药物蓄积,有些药物如碘化物、溴化物等,因用药时间长,加之药物排泄慢而造成药物蓄积,可出现痤疮、毛囊炎样药疹;长时间使用砷剂、含金属成分的药物(如银、汞、铋等),可出现色素沉着;药物过量,有效药物其治疗量与中毒量十分接近(如甲氨蝶呤),治疗量稍大或机体代谢与排泄速度稍慢即可引起过量,出现中毒性药疹;遗传性酶缺陷,由于遗传因素使体内参与药物代谢的酶缺乏而诱发药疹。

中医学认为总由禀赋不耐,邪毒内侵所致。或风热之邪侵袭腠理;或湿热蕴蒸,郁于肌肤;或外邪郁久化火,血热妄行,溢于肌肤,或火毒炽盛,燔灼营血,外发于皮肤,内攻于脏腑;久而导致阴液耗竭,阳无所附,浮越于外,病重而危殆。

【诊断】

(一)发病部位

麻疹样或猩红热样型药疹自颜面、颈部、上肢、躯干向下发展,2~3天内遍布全身;紫癜型药疹好发于双下肢,尤以双小腿前外侧多见;多形红斑型药疹主要分布于四肢伸侧和掌跖部、躯干,分布对称,唇和口腔亦常受累;固定型药疹可发生在身体任何部位,但以皮肤黏膜交界处,如唇部、外生殖器及肛门会阴等部位多见;大疱性表皮松解型药疹常起始于腋部和腹股沟处,很快可波及全身。

(二)损美体现

1. 皮损特点

(1)麻疹样或猩红热样型药疹:最常见药疹,约占全部药疹的50%,其中尤以麻疹样药疹常见,常为青霉素、链霉素、解热镇痛类、磺胺类、巴比妥类等药物所致。麻疹样药疹皮损为散在或密集粟粒至米粒大的红斑或斑丘疹,对称分布;猩红热样型药疹,初起为小片红斑,逐渐相互融合为大片状红斑,甚至四肢出现弥漫性大片水肿性红斑,类似猩红热样。

(2)固定型药疹:较常见和比较特殊的一种药疹,多由解热镇痛类、磺胺类、巴比妥类引起。皮损为边界清楚的单个或数个圆形、椭圆形水肿性红斑,黯紫红色,重者中央形成水疱或大疱,破后呈浅糜烂,少量渗出与结痂。若不慎再次服用此类药或化学结构相似药物,常在数小时内原皮疹处出现水肿性红斑,并随着复发次数的增加皮疹面积渐扩大,数量增多,且遗留的色素沉着斑颜色也逐渐加深,不易消退。

(3)荨麻疹样型药疹:比较常见,可由青霉素(尤以氨苄西林多见)、头孢类、链霉素、呋喃唑酮、血清制品等引起。皮损为水肿性红斑及形态各异、大小不一的风团,类似急性荨麻疹,但皮疹较一般荨麻疹分布更广泛,色泽更鲜明,且持续时间更长。

(4)多形红斑型药疹:比较严重的药疹,多由解热镇痛类、磺胺类、巴比妥类等药引起。皮损为黄豆至蚕豆大圆形或椭圆形水肿性红斑,中央紫红或黯红色,可有水疱,呈虹膜状外观,类似多形红斑。

(5)剥脱性皮炎型药疹:亦称"红皮病型药疹",为最严重药疹之一,多由磺胺类、巴比妥类、苯妥英钠、抗生素等引起。发病急,出疹快。皮疹初起为散在性点片状红斑,迅速扩大并相互融合成大片状,1~2 天内扩展至全身,呈弥漫性潮红、肿胀,并可有丘疱疹、水疱、渗出和糜烂。1~2 周,全身皮肤出现弥漫性脱屑,呈鳞状或糠秕状,手足部则呈手套状或袜套状剥脱,脱屑常反复不止。

(6) 大疱性表皮松解型药疹:重型药疹之一,常由磺胺类、巴比妥类、解热镇痛类、抗癫痫类等药引起。起病急骤,病情进展快。皮疹初起为麻疹样或多形红斑样,相互融合成大片紫红色或黯红色斑片,红斑处出现大小不等的松弛性水疱和大疱,形成大面积表皮坏死松解,并极易擦破成大片糜烂面(尼氏征阳性),并有大量液体渗出,类似浅Ⅱ°烫伤。

(7) 紫癜型药疹:常由利尿药、抗生素类、甲丙氨酯等药引起。皮损为帽针头至绿豆或蚕豆大小的紫红色斑点、瘀斑,散在或密集分布,略微隆起,压之不褪色。

(8) 痤疮样型药疹:常由于长期服用碘剂、溴剂、糖皮质激素、避孕药等引起。潜伏时间较长,皮损为毛囊性丘疹、小脓疱、丘脓疱疹等痤疮样表现,但无粉刺性损害。

(9) 光敏型药疹:由于使用灰黄霉素、氯丙嗪、四环素及中药补骨脂、白芷等光敏性药物后,再经日光或紫外线照射而诱发的急性皮炎,可分为光毒性红斑和光变应性药疹两类:①光毒性红斑:多在用药并经曝光后 7~8 小时出现红斑,与日晒伤相似;②光变应性药疹:仅见于少数人,有一定的潜伏期,在曝光部位出现湿疹样皮损,在非曝光部位亦可出现相似皮损。

2. 伴随症状及病程　麻疹样或猩红热样型药疹常伴发热及瘙痒等全身症状,停用致敏药物后,1~2 周内病情可迅速好转,如未及时处理可演变为多形红斑型或大疱性表皮松解型药疹;固定型药疹仅有灼热、刺痛或瘙痒感,一般无全身症状;荨麻疹样型药疹除瘙痒外,有部分患者还可出现发热、关节疼痛、淋巴结肿大、血管性水肿或蛋白尿等血清病样改变;多形红斑型药疹若发生黏膜糜烂,疼痛剧烈,同时伴有畏寒、高热等全身症状及肝肾功能损害;剥脱性皮炎型药疹可伴有头发、指(趾)甲脱落,口唇和口腔黏膜红肿,严重者出现角膜溃疡,全身浅表淋巴结肿大,此型药疹病程较长,可持续 2~3 周或数月之久,如得不到合理的治疗,预后较差;大疱性表皮松解型药疹患者全身中毒症状较重,如高热、头痛、乏力、恶心、呕吐等,并可出现多脏器损害,如未及时停药并采取有力的抢救措施,预后极差甚至死亡。

(三) 相关辅助检查

1. 皮窗实验　将被检药物放在几毫米的被擦伤的正常皮肤上,覆以盖玻片,对药物敏感的患者局部发生炎性反应后嗜酸性粒细胞计数波动于 0.20~0.95,而对照组则在 0~0.07。

2. 斑贴试验　将被检药物用适当的赋形剂并稀释至一定浓度进行封闭型皮肤斑贴试验,对固定型药疹、湿疹型药疹的诊断有一定价值,方法如前述。

(四) 美学分析与审美评价

药疹的损美性表现各异,而且非常严重。在颜面、口唇、眼周、四肢等暴露部位常受累,出现红斑、水疱、糜烂等皮肤损害给患者容貌带来严重的影响和破坏,而且有些还留下色素沉着,经久不退,严重影响了容貌和形体美,甚至危及生命,给患者带来巨大的痛苦。例如,剥脱性皮炎型药疹的患者出现的眼睑水肿、面部水疱,甚至大片脱屑,不仅给患者外貌造成极大破坏,还带来巨大精神负担。

【鉴别诊断】

（一）多形红斑型药疹与多形性红斑鉴别

两者均可出现水肿性红斑、靶型损害等炎性皮损，主要鉴别要点见表10-9。

表10-9 多形红斑型药疹与多形红斑鉴别

类别	多形红斑型药疹	多形红斑
病因	有明确的用药史	复杂，不明确
好发部位	好发于面颈部及四肢远端	常全身泛发
发病年龄	任何年龄	10~30 岁发病率最高
瘙痒	剧烈	无

（二）猩红热样型药疹与猩红热鉴别

两者皮疹相似，鉴别要点见表10-10。

表10-10 猩红热样型药疹与猩红热鉴别

类别	猩红热样型药疹	猩红热
前驱症状	无，突然发生	有
病因	有明确的用药史	溶血性链球菌感染
好发年龄	任何年龄	5~15 岁儿童
传染性	无	有
口腔损害	无	有

【治疗指导】

治疗原则总结为"停、排、抗、支、防"五字。即停用一切可疑致敏药物及化学结构相似的药物，加速致敏药物排泄，抗过敏，支持治疗，预防和治疗感染和并发症，加强护理及局部治疗。

（一）西医治疗

1. 全身治疗

（1）轻型药疹：若致敏药物已明确，皮疹较少，自觉症状轻者可停药后观察，不必用药；若瘙痒明显者，可口服抗组胺药、维生素 C、钙剂等；若皮疹广泛者，可加用中等剂量糖皮质激素，如泼尼松、地塞米松等。

（2）重型药疹：糖皮质激素为首选药物，而且早期、足量使用对控制病情、挽救生命有重要意义。一般用氢化可的松每日 300~400mg 静脉滴注，或用地塞米松每日10~20mg，分 2 次静脉滴注。

（3）重症大疱性表皮松解型药疹：可加大糖皮质激素的用量，病情应在 3~5 天内控制，否则需加大用量。待皮疹颜色转淡、无新发皮疹、全身症状缓解后可逐渐减量。重症药疹患者由于需要长期卧床，皮损创面较大，渗液多，极易发生呼吸道炎症和皮肤继发性细菌感染等合并症，故抗生素有使用的必要，但使用时要注意防止交叉过敏或多价过敏。同时需要加强支持治疗，注意水、电解质平衡。

2. 局部治疗 根据具体皮损选择不同的处理方法，用药宜温和，不宜有刺激性。

（1）皮疹无糜烂和渗出者，可选用粉剂或洗剂，如炉甘石洗剂。

（2）红肿并有渗出者，可用 3% 硼酸溶液。

（3）有大疱时，可用无菌针筒抽出疱液后，外搽 2% 甲紫溶液。

（4）眼结膜损害每天数次用生理盐水冲洗，清除分泌物，每小时用皮质类固醇激素和抗生素眼药水滴眼，晚上涂红霉素眼膏，以防粘连。

（5）口腔损害可用 3% 硼酸溶液或 2% 碳酸氢钠溶液含漱，进食前口腔可涂 2% 丁卡因溶液或达克罗宁溶液，以减少进食疼痛，唇部可用凡士林油纱布贴敷。

（6）剥脱性皮炎型药疹大片鳞屑脱落、干燥，可用含油脂较多的乳剂或软膏，如氧化锌油、10% 硼酸软膏等。

（二）中医治疗

1. 内治法

（1）风热证：发病急骤，皮损为丘疹、红斑、风团，皮损有热感，瘙痒剧烈，多发于上半身及头面部，亦可泛发全身。伴恶寒发热，头痛，鼻塞，口干，咽痛，或有咳嗽等症状，舌苔薄黄，舌质淡红，脉浮数或弦数。治宜祛风、清热、解毒，方选消风散加减。

（2）湿热证：皮损见肿胀、潮红、丘疱疹、水疱、溃疡、糜烂、渗出，伴瘙痒，疼痛，可泛发全身，也可局限某一部位，但往往多发于下半身，特别是前后二阴。发于龟头或女阴部，可见龟头或外阴肿胀、溃疡、渗出，解小便有刺痛、割痛感；发生于肛门，则肛管黏膜溃疡，解大便出血、疼痛。伴周围淋巴结肿大，心烦胸闷，腹胀，大便干结或溏软，纳差，舌质红，舌苔黄腻，脉濡数，或滑数。治宜清热利湿解毒，方选萆薢渗湿汤或龙胆泻肝汤加减。

（3）气血两燔证：症见红斑累累，灼热或见瘀斑、瘀点，有水疱、大疱，甚至有血疱，口腔、阴部黏膜溃疡糜烂。伴高热，口渴，心烦，大便干结，小便短赤，舌质红绛，舌苔黄或少苔，脉数或滑数。治宜凉血化斑解毒，方选清瘟败毒散加减。

（4）热入营血证：皮损泛发全身，累及黏膜，皮损灼热、黯红肿胀，或有大疱和血疱，表皮松解或剥脱，鳞屑多，脱皮严重。伴高热，烦躁，甚至出现神昏，谵语，黄疸，尿血，便血等严重的全身症状，舌红绛，脉弦滑数。治宜清营凉血解毒，方选清营汤加减。

（5）气阴两伤证：见于重症药物性皮炎后期，皮肤大片状脱屑，皮损微红肿、干燥，有时可发些小水疱及小丘疹，口腔黏膜、生殖器、肛管黏膜溃疡，溃疡较大较深，二便时及进食时疼痛。伴低热，心烦，神疲乏力，口干唇燥欲饮，纳少，舌红苔花剥，脉细数。治宜益气养阴清热，方选增液汤加减。

2. 外治法

（1）以丘疹、红斑为主的皮损，宜用三黄洗剂外搽，每日 2 次。

（2）以丘疱疹、水疱、渗出、糜烂为主的皮损，选用马齿苋水剂外洗，或用龙胆草、地榆各 30g 煎水湿敷。

（3）皮疹干燥、脱屑，选用黄连皮炎膏、青黛膏外搽。

（4）大疱及表皮松解，用无菌注射器抽干疱液；如有糜烂和渗出，用皮炎外洗 I 号煎液，用纱布含药液干湿适中贴敷于糜烂面上，每隔 15 分钟换一次，以保护创面。

3. 其他治疗

针刺疗法

（1）循经取穴

主穴：内关、曲池、血海、足三里。

配穴：合谷、尺泽、曲泽、三阴交、委中。

方法：内关施补法，三阴交、足三里施先泻后补法，其余各穴均施泻法，每日1次。

（2）辨证取穴：风热证取风池、大椎、曲池、合谷、血海；湿热证取膈俞、心俞、足三里、血海、曲池；热入营血证取百会、三阴交、水沟、血海、风池、十宣，施行泻法，每日1次。

【美容养护指导】

1. 家居工作日常皮肤养护　患者必须牢记药物过敏史，及时告诉医生，以免再次出现药疹；出现药疹后，停用各种化妆品和护肤品，尤其是以前未使用过化妆品或护肤品；出现水疱或大疱时，不要随意撕破；出现表皮松解时，禁止洗和剥，避免搔抓，及时到医院就诊。

2. 美容会所皮肤美容调治

（1）对于药疹的治疗应建议到医疗美容机构或医院皮肤科进行治疗。对于已痊愈而皮损部位遗留色素沉着的情况，美容院可进行皮肤美白治疗。首先要了解过敏药源及皮肤性质，选用性质柔和的美白保湿产品，比如脂质体包囊L-VC磷等，并注意对色素沉着部位皮肤进行防护，避免日光过度曝晒。

（2）消除肌肤敏感状态，对容易过敏的敏感皮肤通过护理增强皮肤抵抗力。用防敏按摩膏徒手按摩，侧重穴位点压或淋巴引流手法，时间5~10分钟，按摩时动作要轻柔，不可用力，避免大面积揉按，皮肤过敏严重者不做按摩。

【预防指导】

1. 合理用药，严格掌握用药指征、药量及使用时限；用药前必须询问患者有无药物过敏史；对青霉素及抗毒血清制剂，用药前要做过敏试验。

2. 用药过程中要注意观察用药后的反应，遇到全身皮肤瘙痒、出疹、发热者，要考虑药疹的可能，争取早期诊断，及时处理。

3. 皮损忌用水洗，避免搔抓，忌用刺激性外用药物。

4. 多饮开水，宜吃苋菜、白菜、芥菜、海带、紫菜等，忌食辛辣、鱼腥发物，如辣椒、桂皮、生姜、羊肉等。

第六节　瘙　痒　症

瘙痒症，又称"皮痒症"，是一种临床上无原发性皮肤损害，而以瘙痒为主的感觉神经功能异常性皮肤病。临床上分为泛发性皮肤瘙痒和局限性瘙痒。中医称"痒风""风瘙痒"。《外科证治全书》记述："遍身瘙痒，并无疮疥，搔之不止。"《诸病源候论·风瘙痒候》记载："风瘙痒者，是体虚受风，风入腠理，与血气相搏，而俱往来，在于皮肤之间。邪气微，不能冲击为痛，故但瘙痒也。"

【病因病理】

本病病因复杂，可分为内源性因素和外源性因素。

1. 内源性因素

（1）内脏疾病，如肝胆疾病（肝硬化、胆道梗阻等）、肾脏疾病（慢性肾衰、尿毒症）、血液病(缺铁性贫血、真性红细胞增多症等)、恶性肿瘤(淋巴瘤、白血病、蕈样肉芽肿等)、神经性疾病(脊髓病、麻痹性痴呆等)、感染(寄生虫、真菌、细菌等)等。

(2) 精神神经系统障碍,如脑动脉硬化、神经衰弱等。

(3) 内分泌障碍,如妊娠期瘙痒、月经紊乱、甲亢等。

2. 外源性因素

(1) 寒热刺激,被褥太热,突然受热或遇寒皆可能引起瘙痒的发作。

(2) 机械性摩擦或理化因素的刺激均可以引起局部的瘙痒。

(3) 化学刺激如肥皂、洗衣服及毛织品。

(4) 食物因素如辛辣性食物、酒、咖啡、浓茶等;药物因素如颠茄、甲氰咪呱、氯喹等。

中医认为,瘙痒主要为风邪所致,除风邪外,寒邪、湿热、血瘀、血虚均可引起瘙痒,但各有特点。因风盛所致,皮肤干而痒,搔则起屑,流窜不定,遍发全身;因湿热盛者,痒而浸淫流窜,滋水淋漓,糜烂结痂;血虚者,皮肤干涩,变厚,剧痒不止,入夜尤甚。

【诊断】

(一) 发病部位

全身性瘙痒症最初仅局限于一处,进而逐渐扩展至身体之大部或全身。局限性瘙痒症发生于身体的某一部位,以肛门、阴囊及女阴等部位最为多见。

(二) 损美体现

1. 皮损特点

(1) 全身性瘙痒症:瘙痒常为阵发性,尤以夜间为重。饮酒之后、被褥温暖、搔抓摩擦,甚至某些暗示,都可以促使瘙痒发作或加重。瘙痒的程度因人而异,有的轻微,时间也较短暂;有的剧烈,难以忍受,常不断搔抓,往往搔起条状抓痕和血痂,亦可有湿疹样变、苔藓样变及色素沉着等继发皮损。继发感染时,可出现脓疱疮、毛囊炎、疖病、淋巴管炎及淋巴结炎等。全身性瘙痒症有老年性、冬季性及夏季性之分。老年性瘙痒症多由皮脂腺功能减退,皮肤干燥和退行性萎缩等因素引起;冬季性瘙痒症常为寒冷所诱发,多发生于秋末及冬季气温急剧变化的情况下,每当由寒冷的室外骤入温暖的室内,或在夜间解衣卧床时,便开始瘙痒;夏季性瘙痒症常以温热为诱因而引起瘙痒,夏日汗液增多时,会使瘙痒增剧。

(2) 局限性瘙痒症

1) 肛门瘙痒症:多见于中年男性,患蛲虫病的儿童亦可患之。通常瘙痒仅局限于肛门及其周围的皮肤,但有时亦可蔓延至会阴、女阴或阴囊的皮肤。因经常搔抓,肛门皱襞肥厚,亦可有辐射状皲裂、浸渍、苔藓样变或湿疹样变等继发损害。

2) 阴囊瘙痒症:瘙痒大多局限于阴囊,亦可波及阴茎、会阴及肛门。由于经常搔抓,亦会出现苔藓样变、湿疹样变或感染等继发损害。

3) 女阴瘙痒症:瘙痒以大、小阴唇为主,但阴阜、阴蒂及阴道黏膜亦常有瘙痒感。因不断搔抓,阴唇常有皮肤肥厚及浸渍,阴蒂及阴道黏膜可有红肿及糜烂。

4) 其他部位瘙痒症:头部瘙痒症多见于头皮脂溢患者,尤以黎明醒觉时为著,头皮剧痒难忍,往往继发湿疹、毛囊炎或疖;小腿瘙痒症主要见于小腿静脉曲张、鱼鳞病或皮肤干燥者,寒冷刺激、袜带及裹腿束缚紧张常为诱因;外耳道瘙痒症多由于耵聍过多或经常挖耳刺激引起。

2. **伴随症状及病程** 由于瘙痒剧烈,长期得不到较好的休息,睡眠不良,可伴有头晕、精神忧郁及食欲不振等神经衰弱症状。本病病程长短不一,短则数月,长者可持续数年。

(三)美学分析与审美评价

瘙痒症无原发性损害,继发性损害在颜面及四肢暴露部位出现亦很少,所以对患者整体审美不会造成很大影响,但由于长期瘙痒,患者心情抑郁,失眠,焦虑,面容憔悴,严重影响了患者气质美。

【鉴别诊断】

(一)全身性瘙痒症与虱病鉴别

两者均以瘙痒为主症,主要鉴别要点见表10-11。

表10-11 瘙痒症与虱病鉴别

类别	瘙痒症	虱病
病因	不明确	虱
好发部位	任何部位	好发于体部、阴部及头部
传染性	无	有
镜检	无	可找到成虫或虫卵

(二)局限性瘙痒症与神经性皮炎鉴别

两者均以瘙痒为主症,主要鉴别要点见表10-12。

表10-12 局限性瘙痒症与神经性皮炎鉴别

类别	局限性瘙痒症	神经性皮炎
病因	有明确的用药史	神经精神因素及局部刺激
好发部位	任何部位	项、骶或四肢伸侧
皮损	无原发性损害	扁平丘疹、苔藓样变

【治疗指导】

(一)西医治疗

治疗原则:积极寻找病因,进行相应治疗。

1. 全身治疗

(1)一般治疗:少进辛辣刺激食品;避免用热水、肥皂洗浴;注意皮肤尤其肛周及外阴部皮肤卫生。

(2)抗组胺及镇静药:赛庚啶2mg,每日3次,口服;扑尔敏4mg,每日3次,口服。可配合西咪替丁0.2g,每日3次,口服,或雷尼替丁0.2g,每日3次,口服,可起镇静止痒作用。另外多虑平同时对H_1、H_2受体有拮抗作用,用于瘙痒症治疗,效果较好。非镇静性抗组胺药如阿司咪唑10mg,每日1次,口服;特非那定60mg,每日3次,口服,对全身性瘙痒症亦有效。

(3)更年期或老年性瘙痒症可考虑性激素治疗:男性患者若无前列腺肥大,可用丙酸睾酮25~50mg,肌注,每周2次,或甲基睾丸酮5mg,口服,每日2次;女性患者可口服乙烯雌酚 0.5mg,每日 2 次或肌注黄体酮 10mg,每日 1 次。

(4) 静脉封闭疗法:全身性瘙痒可用 0.25% 盐酸普鲁卡因 10~30ml,加入维生素 C 1.0~2.0g 静脉封闭,每日 1 次,或采用 10% 葡萄糖酸钙注射液 10ml 加入维生素 C 1.0g,缓慢静脉推注。

(5) 皮质类固醇激素:泼尼松 10~30mg,每日 3 次,口服。对其他疗法难以控制的瘙痒剧烈的顽固性病症,可在严格掌握其剂量变化的前提下,适当短期使用,或与其他疗法配合使用。

2. 局部治疗

(1) 对无明显继发损害者,可外用肤尔舒止痒酊、1% 麝香草酚等药物,每日 2 次,或用皮质类固醇激素配成的制剂如乐肤液、氟轻松软膏等,每日 2 次。

(2) 对于老年性皮肤干燥性瘙痒者,可外用维生素 E、30% 甘油乙醇洗剂、硅油霜、15% 尿素霜等。

(3) 对局部皮肤肥厚,苔藓样变者,外用皮质类固醇激素霜剂或软膏如恩肤霜、肤乐霜等,亦可用 5%~10% 黑豆馏油或松馏油软膏。

(4) 肛门、外阴部瘙痒可用 1:10 000 高锰酸钾溶液或 3% 硼酸溶液外洗 10 分钟,外用糠酸莫米松霜或丁酸氢化可的松霜,每晚 1 次,止痒后改用 1% 达克罗宁霜或 5% 多塞平霜维持。

(5) 物理治疗:对全身性皮肤瘙痒症可行矿泉浴、米糠浴、淀粉浴等;局限性瘙痒症经多方治疗无效时,可考虑同位素 ^{32}磷、^{90}锶或浅层 X 线放射治疗;外阴瘙痒症可行液氮冷冻治疗;全身性瘙痒症可行紫外线照射。

(二) 中医治疗

1. 内治法

(1) 风热郁表证:多见于夏秋季,全身瘙痒,热盛痒剧,得冷则舒,皮肤颜色鲜红,触之灼热,常抓破出血痒方止,心烦口渴,饮酒或食辛辣刺激性食物瘙痒加剧,舌红,苔薄白,脉弦数。治宜疏风清热,调和气血,方选止痒熄风汤合消风散加减。

(2) 风寒袭表证:多见于深秋或冬季,周身瘙痒,遇冷风后,瘙痒加剧,常入睡脱衣或晨起穿衣之际呈阵发瘙痒,温暖后痒止,舌淡红,苔薄白,脉浮紧。治宜疏风散寒,调和营卫,方选桂枝麻黄各半汤合止痒永安汤加减。

(3) 血虚风燥证:多见于老年患者或久病体弱者,全身皮肤痒如虫行,夜间尤甚,常可见大量抓痕或血痂,伴有面色㿠白,神疲倦怠,头晕,心悸,失眠,纳呆等,舌淡,苔薄白,脉沉细。治宜养血润燥,消风止痒,方选养血消风汤合养血润肤饮加减。

(4) 瘀血阻滞证:多见于妇女,瘙痒以胁、腰、四肢多发,可见抓痕和血痂,伴有紫色条痕,面色晦暗,口唇色紫,舌质黯或有瘀点瘀斑,脉细涩。治宜理气活血,疏风止痒,方选加味逍遥散合活血祛风汤加减。

(5) 湿热下注证:皮疹多见于肛周、女阴、阴囊等处,呈阵发性瘙痒,入夜更甚,往往抓至血出疼痛痒方止,摩擦、潮湿、汗出等均可为诱因,妇女常伴有带下腥臭,舌质红,苔黄腻,脉弦滑数。治宜治以清热利湿,祛风止痒,方选加味三妙丸合龙胆泻肝汤加减。

2. 外治法

(1) 皮肤干燥者可用黄芩膏、润肤膏或黄柏霜外搽,每日 2 次;有糜烂者可用三黄洗剂,每日 3 次。

(2) 全身泛发瘙痒者可用蛇床子、地肤子、苍耳子、土茯苓、金银花各 30g 煎水外洗,洗后可扑清凉粉、甘石散。

(3) 阴痒者可用苦参汤外洗:苦参 30g,蛇床子 60g,煎水外洗,隔日 1 次。

3. 其他疗法

(1) 针灸疗法

1) 风热郁表证

主穴:气海、风池、大椎、足三里;

配穴:风府、曲池、足三里。

针法:泻法。

2) 风寒袭表证

主穴:血海、关元、足三里、百会、风池。

配穴:肾俞、中脘。

针法:泻法强刺激。

3) 血虚风燥证

主穴:血海、二阴交、百会、风池。

配穴:阴陵泉、风府、曲池。

针法:平补平泻。

4) 湿热下注证

主穴:太冲、三阴交、阳陵泉、足三里。

配穴:曲池、丰隆、行间。

针法:泻法。

5) 瘀血阻滞证

主穴:血海、曲池、风池、大椎。

配穴:阴陵泉、天柱。

针法:泻法。

(2) 物理疗法

1) 药浴:可用黄精、当归、地肤子、白鲜皮、何首乌各 40g 煎水浸泡,每周 1~2 次,每次 30 分钟,浴后可搽润肤剂。

2) 糠浴、矿泉浴或淀粉浴等,具有收敛、止痒及镇静作用。

【美容养护指导】

1. 家居工作日常皮肤养护 积极查明并去除家居或工作中已引起瘙痒的生活因素或病因,如温度、湿度等;避免过度搔抓,不要摩擦及热水洗烫瘙痒的部位,洗澡次数不宜过多,一周 1~2 次为宜;不宜用碱性肥皂,可用中性肥皂或浴液,沐浴后洗澡涂抹不含激素的润肤霜以保湿,可减轻瘙痒;早晨用冷霜或者乳液滋润皮肤,晚上用修复乳液、营养性化妆水保养。

2. 美容会所皮肤美容调治 进行皮肤保湿止痒护理。用温水洗脸,避免冷水和热水刺激;也可用含油脂的洁面乳,洗后用精油护肤,并做适当的按摩,促进面部血液循环,滋润肌肤,预防皱纹发生,每天洁面 1 次,然后再外搽油包水型面霜。

【预防指导】

1. 找出诱因,如寒热刺激、情绪急躁或忧郁等,治疗原发病。

2. 慎食辛辣、酒、烟、腥发之品，避免饮酒、喝浓茶；可选择维高生素高脂食物，如牛奶、鸡蛋、猪肝、黄油、鱼类、香菇、南瓜及新鲜水果等。

3. 做好患者思想工作，正确对待疾病，保持轻松乐观的情绪；注意生活起居。

4. 宜用中性肥皂或浴液洗浴；忌用热水烫洗，忌搔抓、摩擦皮肤。

5. 衣物选择宽松、柔软、清洁的棉质品；内衣以柔软棉丝织品为佳。

第七节　神经性皮炎

神经性皮炎，亦名"慢性单纯性苔藓"，是一种常见的以皮肤瘙痒、苔藓样变为特征的皮肤神经功能障碍性皮肤病，俗称"牛皮癣"，如其发于颈部则称"摄领疮""纽扣风"，又因其顽固难愈而称为"顽癣"（图10-6）。本病特征是皮损呈苔藓样变，阵发性剧痒，与精神神经因素有关，根据皮损分布情况分为局限性和泛发性两种。

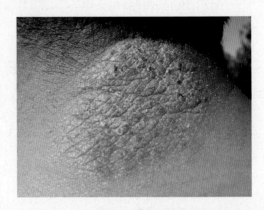

图 10-6　神经性皮炎

【病因病理】

本病病因较为复杂，一般认为神经精神因素与发病有明显关系。患者常伴有失眠、头晕或情绪紧张、焦虑等神经官能症状。局部不良刺激、摩擦、搔抓以及饮酒和吃辛辣食物等均可诱发或加重本病。此外，内分泌功能失调、消化道功能障碍、慢性感染性病灶也可能成为发病因素。

中医认为，风热之邪侵袭肌表，阻滞经络而发病；情志不遂，郁而化热，热伏营血，经脉失疏，血热生风，风盛与血热交于肌表而发本病，风热、血热日久，耗伤阴血，致血虚风燥，肌肤失养而发。故本病初期以风热、血热为主，后期以血虚风燥为主。

【诊断】

（一）发病部位

本病好发于颈后及颈两侧、肘窝、腘窝、股内侧、尾骶及腕、踝等部，但其他部位亦可发生。根据皮肤受累范围的大小，常将本病分为两型。如皮疹不甚广泛或仅限于上述部位时，则称为"局限性神经性皮炎"；如皮疹分布广泛，除在局限性神经性皮炎中所述的部位外，眼睑、头皮、躯干及四肢之一部或大部受累时，则称为"泛发性神经性皮炎"。此型也多先自颈部开始发疹，向上蔓延至眼睑及头皮，向下蔓延至胸背、腰及四肢的某些部位。

（二）损美体现

1. 皮损特点

（1）局限性神经性皮炎：此型较为常见，主要发生于青壮年，皮损常局限于2~3处。初发时患部仅有瘙痒而无皮疹，经过搔抓或摩擦等刺激后，局部可出现米粒大小圆形或多角形扁平丘疹，正常肤色或淡红色，表面可有少许鳞屑。然后丘疹逐渐增多，并渐渐融合，而形成沟纹加深、皮嵴隆起的苔藓样变。皮损大小不等，钱币状或不规则状，边缘清楚，表面干燥或浸润肥厚，常见抓痕、血痂或轻度色素沉着。患者自觉阵发性瘙痒,日晒、出汗或情绪激动后更甚。

(2) 泛发性神经性皮炎:多见于成年人及老年人,皮损分布广泛,可累及上眼睑、颈肩部、腰背及四肢。苔藓样变程度与病程及搔抓情况有关,损害边界不甚清楚,瘙痒剧烈难忍,患处常有抓痕或血痂,可继发毛囊炎、疖及淋巴结炎。

2. **伴随症状及病程** 患者常伴有失眠、头晕、情绪紧张、焦虑等神经官能症状。本病病程长,经过缓慢,持续数年至数十年,反复发作,经久不愈。

(三) 相关辅助检查

组织病理检查:表皮角化过度,棘层肥厚,表皮突延长加宽,棘层内可见海绵形成,真皮部毛细血管增生,管壁增厚,血管周围有淋巴细胞浸润,或可见真皮纤维母细胞增生,呈纤维化。

(四) 美学分析与审美评价

神经性皮炎与精神神经因素影响很大,而且瘙痒剧烈,呈阵发性,本病又非常顽固,给患者带来很大的痛苦。患者常失眠、多梦、焦虑,甚至绝望,严重影响患者身心健康。若发生于眼睑,出现苔藓样变,皮肤肥厚,则破坏了整体容貌美。

【鉴别诊断】

与银屑病鉴别

两者均可出现苔皮肤肥厚,主要鉴别要点见表 10-13。

表 10-13 神经性皮炎与银屑病鉴别

类别	神经性皮炎	银屑病
病因	神经精神因素及局部刺激	复杂,体内外多种因素
病史	先瘙痒,后呈苔藓样变	先有浸润性红斑,后覆有鳞屑
部位	项、骶或四肢伸侧	任何部位
皮损特点	苔藓样变,周围有扁平丘疹	有蜡滴现象、薄膜现象、点状出血现象

【治疗指导】

(一) 西医治疗

治疗原则:镇静止痒,禁止搔抓;避免各种机械、物理、情绪刺激,调整神经系统功能。

1. 全身治疗

(1) 一般治疗:解除思想负担,生活力求规律,避免过度紧张和精神刺激;限制酒类、浓茶、咖啡和辛辣食品等;避免日晒、搔抓、摩擦等热物理和机械性刺激,防止局部多汗。

(2) 皮损瘙痒剧烈者,可予苯海拉明、赛庚啶、扑尔敏、克敏能等抗组胺药口服。

(3) 有神经衰弱症状者,可予安定、利眠宁等镇静催眠药物口服;同时予谷维素每次 10mg,每日 3 次,口服。

(4) 对皮损泛发的严重患者可予普鲁卡因静脉封闭治疗。皮试阴性后,将普鲁卡因 150mg 加入 5% 葡萄糖溶液 500ml 中静脉滴注,每日 1 次,每 3 日增加普鲁卡因 150mg,直至每日 450~600mg 为止,10 日为一疗程。

2. 局部治疗

(1) 止痒剂:复发樟脑醋剂外搽,每日 2 次。

（2）糖皮质激素制剂：苔藓化较轻者，可用 1% 糠酸莫米松或氯倍他索霜，每日 2 次，外用。

（3）焦油类制剂：苔藓较重者，可用 10% 黑豆馏油软膏、5%~10% 糠馏油软膏、10% 煤焦油软膏等外搽，每晚 1 次封包。

（4）封闭疗法：用于局部肥厚而顽固的皮损。可用曲安奈德混悬液加 1% 普鲁卡因（1∶5）做局部封闭，每周 1 次；若皮损广泛者，可采用静脉封闭治疗，0.25% 普鲁卡因 10~20ml，加维生素 C 500mg 静脉注射，或以 1% 普鲁卡因 500ml 静脉滴注，每日 1 次，10~15 天为一疗程。

（5）物理疗法：可用同位素 ^{32} 磷、^{90} 锶敷贴，或用浅层 X 线、氦氖激光照射，液氮冷冻、蜡疗或矿泉浴等。

（二）中医治疗

1. 内治法

（1）风热交阻证：见于疾病早期，皮损以丘疹为主，或伴有红斑，阵发瘙痒，舌质红，苔微黄或黄腻，脉弦滑数。治宜疏肝理气，活血清热，祛风止痒，调和气血，方选消风散加减。

（2）血热风盛证：皮损泛发，呈大片浸润潮红斑块，并有抓痕、血痂或苔藓样变。自觉奇痒不止，心烦内热，口渴喜冷饮，尿黄便干，舌质红，苔黄腻，脉濡数。治宜清热凉血，祛风止痒，方选清营汤合消风散加减。

（3）血虚风燥证：病久后肌肤失养，皮损渐呈苔藓样变，表面干燥脱屑或有抓痕或血痂，瘙痒剧烈，入夜尤甚，舌质淡红，苔薄白，脉细数。治宜养血润燥，祛风止痒，方选养血定风汤加减。

2. 外治法

（1）苍术 60g，路路通 60g，百部、艾叶、枯矾各 15g，煎水外洗。

（2）煅石膏、枯矾、轻粉、煅龙骨各 30g，五倍子、寒水石各 60g，蛤粉、冰片各 6g，薄荷脑 45g，按 25% 比例，用凡士林调成软膏外搽患部，每日 3~4 次。

3. 其他疗法

（1）体针疗法

主穴：血海、风池、曲池。

配穴：合谷、三阴交、风市。

血虚风燥者配膈俞、脾俞穴。中强刺激，每日 1 次，留针 15~20 分钟。

（2）耳针疗法

常用穴：神门、肺、肾上腺、肝、皮质下及皮损相应部位。

每日 1 次，留针 1 小时，10 次为一疗程。

（3）梅花针疗法：局部消毒后用梅花针在皮损处表面移动叩击，以少量出血为度，每日 1 次。

（4）灸法：皮损局部涂大蒜汁，然后用艾条灸，每日 10~30 分钟，每日 1 次。

【美容养护指导】

1. 家居工作日常皮肤养护　皮损局部不宜用碱性洗涤用品如肥皂、香皂、洗面奶等洗擦；宜温水清洁；使用润肤止痒软化角质类护肤品，修护皮肤；避免使用含激素成分的药膏。

2. 美容会所皮肤美容调治　神经性皮炎遗留色素沉着或皮肤干燥等,可到美容会所进行美白润肤类皮肤护理项目,也可应用美容仪器如导入、激光等调治。皮损严重者到医疗美容机构或医院皮肤科治疗。

【预防指导】

1. 起居规律,保证足够的睡眠,养成良好的卫生习惯,搞好个人卫生。

2. 避免烦躁易怒、焦虑不安等精神刺激,保持心情舒畅、情绪稳定。

3. 尽量避免局部刺激,不要用热水烫洗或涂搽不恰当的药物。

4. 以免使本病加重或复发,勿食辛辣刺激性食物,如酒、浓茶、咖啡、鱼虾海鲜、牛羊肉、辛辣刺激性食品等。

5. 防止搔抓致破,继发感染。

第八节　特应性皮炎

特应性皮炎,又名"异位性皮炎""素质性湿疹""遗传过敏性湿疹"等,是一种具有遗传倾向的过敏反应性皮肤病(图 10-7)。多数患者是由婴儿湿疹反复发作迁延而成,其父母常有哮喘、湿疹、荨麻疹等过敏性疾病病史。典型患者除湿疹表现外,还应具备如下 4 个特点:①有湿疹、哮喘、过敏性鼻炎的家族性倾向;②对异种蛋白(如虾、鱼、牛奶等)过敏;③血清中 IgE 值增高;④血液嗜酸性白细胞增多。相当于中医"四弯风"。

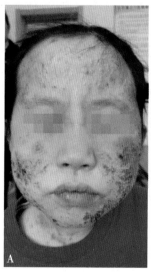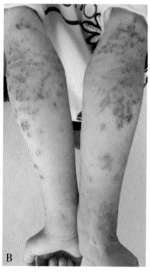

图 10-7　特应性皮炎

【病因病理】

本病的发病机制较为复杂,与遗传、免疫和对生理介质反应异常有关。有资料研究表明,约有 60%~90% 患者受季节因素影响,冬天由于寒冷刺激,加上阳光照射时间少、衣物的摩擦等均可能成为特应性皮炎的诱发因素。其他病因因素包括免疫反应异常、血管及血管药物反应异常、神经精神因素、感染、气候及生活环境等。

中医认为,本病先天禀赋不耐及其脾肾亏损是其本,毒热内蕴、复感风寒湿热等外邪是其标,本虚而标实。

【诊断】

(一) 发病部位

婴幼儿期皮疹最常见于面部,也常见于其他暴露或易受摩擦刺激部位,如四肢伸侧,会阴、臀部一般较少受累。儿童期皮疹多分布于肘膝屈侧、颈部、腕、踝等处;成人期皮损惯发于四肢屈侧、颈部,也可发生于前额、眼睑、手背等处。

(二) 损美体现

1. 皮损特点　①婴儿期呈急性湿疹或亚急性湿疹状,好发于面颊部及额部。②儿童期及成人期则为亚急性或慢性湿疹状,好发于四肢屈侧,特别是肘、腘窝。若呈痒疹状,则好发于四肢伸侧。

2. 伴随症状及病程　除湿疹外,还可伴发其他过敏性疾病,如支气管哮喘、荨麻疹、过敏性鼻炎等。患者往往伴有皮肤干燥、毛囊角化、掌纹增多及皮肤白色划痕症现象。特应性皮炎易引起细菌感染或并发病毒性皮肤病,可因搔抓致继发细菌感染或淋巴及肿大。多数患者婴儿期可自愈,约 10% 的患者可迁延至成人期;年长的患者较少见,有 2%~25% 患者超过 45 岁;亦有报告本病于 30 岁左右痊愈;但亦有延续顽固而无缓解期,至 50~60 岁才痊愈者。

(三) 特应性皮炎的分期

本病在不同的年龄阶段,具有不同的特点。通常分为 3 个阶段:1 个月左右至 2 周岁称婴儿期,3~10 岁称儿童期,12~23 岁称青年期及成年期。每个病例并不一定严格按照这 3 个阶段发展,或缺一、二个阶段,或二、三个阶段连续发生而无缓解期。

1. 婴儿期　呈湿疹样改变,局部潮红、糜烂、渗出、结痂,自觉剧痒;多虽急性或亚急性经过。皮损可蔓延至整个面部、头皮,少数患儿可累及颈部、四肢伸侧、臀部等处。通常 1~2 岁可自愈,少数可迁延至儿童期。

2. 儿童期　婴儿期迁延不愈或缓解数年后复发,也有无婴儿期湿疹史者。皮损形态可分为 2 型。①痒疹型:好发于四肢伸侧,主要为散在性粟粒大小,正常皮色或褐红色小丘疹,群集或散在分布,自觉剧痒,常有抓痕和血痂。病程缓慢,反复发作,腹股沟淋巴结增大,患儿营养发育受影响。②湿疹型:好发于四肢屈侧,尤以肘窝、腘窝为多,其次为面、颈部,呈亚急性湿疹样损害,渗出湿润较轻,或呈局限性苔藓样变,抓后形成糜烂、渗出、结痂等。病程慢性,常反复发作。

3. 青年及成人期　皮损似儿童期,多为局部干燥皮损、红斑或丘疹,融合后皮肤浸润肥厚而呈苔藓样变,覆灰白色鳞屑,或有色素沉着。主要发生在肘、腘窝及颈部,亦可发生于面、眼周、手背等处。皮疹虽可泛发,但以屈侧为重。

(四) 相关辅助检查

1. 特应性 IgE 水平测定　外周血血清体外总 IgE 检测,水平增高对特应性皮炎的诊断有一定价值,可以帮助寻找过敏原,对预防特应性皮炎有相当的帮助。

2. 皮肤划痕试验　用三棱针或注射用针在经常规消毒后的背部或前臂屈侧皮肤划 5mm 左右的划痕,以不出血为度,然后滴出少量液体变应原,粉状变应原可用生理盐水溶解至一定浓度后再滴加,15~30 分钟后观察结果,用 10mg/ml 盐酸组胺作为阳性对照物,生理盐水作阴性对照物。以红斑或风团直径超过组胺对照组反应为阳性。

3. 乙酰胆碱迟缓发白反应 乙酰胆碱作用浓度范围 1∶100~1∶1 000 000,常用浓度为 1∶10 000,在皮内注射 0.1ml 后,在正常人 15 秒出现局部潮红、出汗和鸡皮症,持续 3~4 分钟消退;特应性皮炎患者在皮试后 3~5 分钟出现白色反应,长者可持续 15~30 分钟。

(五)美学分析与审美评价

特应性皮炎皮损表现为红斑丘疹、渗出、结痂等,且好发于颜面暴露部位,给原本白皙可爱的宝宝形成强烈的审美反差,改变了皮肤的亮度、色相及彩度,破坏了微红稍黄的整体健康肤色的美感。若儿童期还未治愈,经常剧烈瘙痒,严重影响了患者睡眠和学习,甚者还会影响其发育。

【鉴别诊断】

(一)与婴儿脂溢性皮炎鉴别

婴儿脂溢性皮炎常见于出生后不久的婴儿,头皮局部或全部有灰黄色或棕黄色油腻状鳞屑,有时亦累及眉区、鼻唇沟、耳后等处,瘙痒轻。

(二)与湿疹鉴别

相同点:两者皮损基本相同。

不同点:湿疹无一定好发部位,亦无家族哮喘及过敏性鼻炎史。

【治疗指导】

(一)西医治疗

治疗原则:脱敏及止痒,防治着重于婴儿期。

1. 全身治疗

(1)一般治疗:尽量避免及去除一切可疑致病因素,如食物、药物、吸入物、接触物和慢性病灶。

(2)抗组胺制剂:小儿可用苯海拉明糖浆、开瑞坦糖浆等;成人可用扑尔敏、西替利嗪片口服。

(3)维生素 C:5% 葡糖糖溶液加维生素 C 3~4g,静脉推注,每日 1 次。

2. 局部治疗

(1)初期仅有潮红、丘疹、小水疱而无渗出,外搽炉甘石洗剂或 5% 明矾炉甘石洗剂,仅有红斑用硼酸滑石粉外扑。

(2)水疱糜烂渗出明显者,常用复方硫酸铜溶液或 2%~3% 硼酸水湿敷或外洗,外搽氧化锌油。

(3)皮损以干燥、脱屑、苔藓样变为主者,可用 5%~10% 复方松馏油软膏、10%~20% 黑豆馏油软膏或激素软膏外搽。

(二)中医治疗

1. 内治法

(1)胎毒证:常发生于面部两颊,见红斑、丘疹、丘疱疹、糜烂、渗出、结痂,痂剥后又显露出潮红糜烂面,自觉剧烈瘙痒,哭啼不安,小便短赤,大便干结,舌质红,苔少,指纹紫色。治宜清心解毒,养阴泻火,方选导赤散加减。

(2)脾虚湿热证:皮损以针头大小丘疹为主,散在分布丘疱疹和小水疱,部分融合成片,轻度浸润,自觉瘙痒,抓破渗血或渗液,伴有腹胀、胸闷、纳差、消瘦、面色无华,舌质红,苔薄黄,脉濡数。治宜健脾利湿,清热解毒,方选除湿胃苓汤加减。

（3）脾肾亏损型：皮损肥厚而呈苔藓样变，边界不明显，其上覆盖白色鳞屑，或有色素沉着；皮损有时可呈泛发，发生于面、眼周围、手背等处；夜间痒重，皮肤干燥发痒，抓破后可有少量渗出或结痂，伴有头昏、眼花、耳鸣、四肢乏力、腰膝酸软、倦怠等，舌质淡红，苔少，脉细数。治宜健脾益肾，解毒化瘀，方选归脾汤合六味地黄汤加减。

2. 外治法

（1）婴儿期可用青黛散、黄柏散、祛湿散等，任选一种，香油调糊外搽。

（2）儿童期可用黑油膏、鹅黄膏、五石膏、藜芦膏等，任选一种，外搽。

（3）成人期若有少量渗出时选用琥珀二乌糊膏、地榆二乌糊膏，外搽；干燥或皲裂选用润肤膏加湿疹散调搽。

3. 其他疗法

（1）针灸毫针法

主穴：曲池、大椎、足三里、三阴交、风市。

配穴：阴陵泉、中脘、大敦、中极。

主穴采用泻法，中强刺激，每日 1 次，行针 20~30 分钟。风盛者，配合谷；湿盛者，配中脘、三阴交；热盛者，配大敦点刺放血；阴囊湿疹配中极；若心烦不安加神门，瘙痒甚者加风市。

（2）耳针

主穴：耳轮。

刺放血，每 3 日 1 次，5 次为一疗程，疗程间隔 1 周。

（3）水针疗法

取穴：足三里、曲池。

取双侧足三里、曲池穴，每穴注射维生素 B_{12} 0.1ml，每日 3 次，10 次为一疗程，疗程间隔 5~7 天。

（4）灸法

主穴：曲池、血海。

配穴：肩髃、环跳、合谷、大椎、天应穴。

艾条灸，每日施灸 1~2 次；或在痒时施灸，隔日 1 次，每穴灸 10 分钟左右。施灸以有温热为度。

（5）物理疗法：对于慢性、顽固性、局限性者，可采用液氮冷冻、浅层 X 线或放射性核素敷贴。

【美容养护指导】

1. 家居工作日常皮肤养护　痂皮的清洁可采用生理盐水棉片湿敷，轻轻将痂皮去掉，勿粗暴剥脱，遗留新的创面。病变以外部位，温水清洗皮肤，保持皮肤的清洁与干燥；皮损部位用药物涂擦或湿敷，其他部位皮肤可根据皮肤性质选择合适的护肤品，一般选择性质比较柔和的防敏保湿产品，比如脂质体包囊 L-VC 磷等，应注意涂抹时远离病变部位；皮损在面部时不能化浓妆；对皮炎愈后留有色素沉着者，外出时注意防晒，可涂防晒霜。

2. 美容会所皮肤美容调治　特应性皮炎炎症期，建议到医院皮肤科进行治疗。对于已痊愈而皮损部位尤其面部遗留色素沉着者，美容技师应了解特应性皮炎的病因、过敏原，避免使用含过敏成分的化妆品；急性期也可采用速效脱敏治疗，但要慎重。一般程序为:清水洁面→脱敏精华液敷脸冷喷(第二、三天也可选消炎精华液)→维生素C精化液+脱敏精华液调膜敷脸→敷脱敏褪红素+冷冻倒膜→肩、颈、头部肌肉起止点按摩→活氧水原液。

【预防指导】

1. 避免过度的皮肤清洗,特别应避免用热水、肥皂或消毒液烫洗,不要用橡皮或塑料布包扎局部。

2. 尽量避免一切外来刺激,如不宜穿丝、毛织品或人造纤维衣裤,不要用力搔抓和摩擦。

3. 温度适宜,室内温度不宜过高,衣被不要过暖,以减少汗液分泌的刺激;尽量减少环境中的过敏原,如屋尘、螨、毛、人造纤维等。

4. 注意饮食,调节情绪。

案例分析

李某,女,40岁。主诉:全身泛发皮疹伴渗出瘙痒5天。现病史:5天前左前臂伸侧出现小红疹,瘙痒明显,抓后皮疹增多,范围扩大,伴有流水。3天后皮疹突然泛发全身,灼热瘙痒,心烦急躁,口渴喜冷饮,夜寐不安。检查:左前臂伸侧可见银元大糜烂面,渗液不止,部分结黄痂,边缘红晕;双颊、颈项、躯干、双上肢散见点片状红斑,上有簇集丘疹及水疱,并有较多抓痕;舌红、苔薄黄腻,脉弦滑数。

诊断:急性湿疹 中医诊断:浸淫疮(湿热蕴结,热重于湿)

治疗指导:赛庚啶2mg,每日3次,口服;10%葡萄糖酸钙10ml加维生素C 1.0g~2.0g,静脉注射,每日1次。若效果不佳,可用适量泼尼松。外治可用3%硼酸溶液冷湿敷。中医治宜清热利湿,解毒止痒,方用龙胆泻肝汤加减。外用利湿解毒中药洗剂轻轻擦洗。

美容养护指导:停用一切可疑致敏的护肤品,忌烫头、染发;避免使用具有化学性刺激物如肥皂、洗涤剂等,停用洗面奶,每天温水洗脸;不涂搽任何护肤品;注意清洁卫生;不宜过度按摩。

预防指导:避免食用刺激性、致敏食物,如浓茶、咖啡、酒类、海鲜等,可食用绿豆、莲子、苦瓜等清热利湿食品;避免用力搔抓、摩擦、肥皂洗、热水烫,尽量不要佩戴可能致敏的饰品;保持乐观情绪,注意睡眠。

复习思考题

1. 简述急性、亚急性、慢性湿疹的皮损特点。
2. 试述湿疹外用药物的使用原则。
3. 简述接触性皮炎与急性湿疹的鉴别要点。
4. 简述慢性湿疹与神经性皮炎的鉴别要点。
5. 简述药疹的分型。
6. 试述糖皮质激素依赖性皮炎的皮损特点。

扫一扫
测一测

(喻国华)

第十一章

物理性皮肤病

学习要点

慢性光化性皮炎的诊断、鉴别诊断、治疗指导；日光性皮炎、冻疮的诊断、治疗指导；物理性皮肤病的美容养护指导。

物理性皮肤病是一类由外界各种物理因素如机械性摩擦、温度、日光或放射线等影响而引起的皮肤病。这类疾病的发生与体质、性别、年龄和职业等有一定关系。皮肤是人体的最外层器官，与自然环境直接接触，很容易受到各种理化因素的影响，所以由各种物理因素引起的皮肤疾病也较常见。本章我们主要介绍光线性皮炎、冻疮和毛细血管扩张症。

第一节　光线性皮炎

光线性皮炎是指因日光紫外线、放射线（如 X 线，β、γ 射线等）过度照射皮肤引起的皮肤疾病，以日光引起者最为常见。

日光为一连续的电磁辐射波，波长以纳米（nm）为单位，而且波长越短，能量越大；波长越长，穿透力越强。日光根据波长由短到长可依次分为 γ、X 射线、紫外线、可见光、红外线、微波及无线电波等。其中，与皮肤病有关的主要为紫外线，根据波长不同可分为 UVA、UVB、UVC 三种。UVC（短波紫外线）也称杀菌段，波长为 200~290nm，对生命细胞的杀伤能力最强，可用于环境消毒。但一般情况下均被大气层所吸收，穿透力最差，不能到达地球表面，因而对皮肤就不会造成太大的损害。UVB（中波紫外线）也称晒伤（红）紫外线，波长为 290~320nm，主要引起表皮细胞功能的改变，对皮肤可产生强烈的光损伤，被照射部位真皮血管扩张，皮肤可出现红肿、水疱等症状。长久照射皮肤会出现红斑、炎症、皮肤老化，严重者可引发皮肤癌。UVA（长波紫外线）也称晒黑段紫外线，波长为 320~400nm，可使真皮层细胞功能发生改变，对衣物、玻璃及水等物质的穿透力非常强，长波紫外线虽不会引起皮肤急性炎症，但对皮肤的作用缓慢，而且是累积性的，所以对人的皮肤损害很大，可导致皮肤晒黑、老化，甚至发生癌变。所以，UVB 和 UVA 是引起皮肤损害的主要部分。

日光照射人体皮肤后，能产生两方面的作用。一方面能够促使维生素 D_3 的合成，有较好的杀菌作用，减少皮肤受感染的机会；另一方面对皮肤具有光化作用甚至光损伤。正常皮肤对光有一定的防御功能，皮肤脂质、汗液、角质层能吸收和反射一定的光线，黑素细胞能吸收较多的紫外线，是防止紫外线透入真皮的重要保护屏障。但是当光辐射累积量过大，并有外源性光敏物质参与时，则可引起一系列的生物学效应并诱发或加重某些皮肤疾病。这些不利方面包括皮肤老化即光老化、日晒伤、光毒反应、光变态反应、光线加剧性皮肤病（如雀斑、黄褐斑、红斑狼疮等）、光线致癌等。其中，日晒伤是在日光曝晒后，皮肤接受了超过耐受量的 UVB 而引起的急性皮肤炎症。光毒反应是非免疫反应，由光能产生的毒性物质、炎症介质直接作用于皮肤而出现，多数人均可发病。急性光毒反应主要由 UVB 引起，发病急、病程短、消退快，表现为表皮层的晒斑、红斑、水肿、水疱；慢性光毒反应主要由 UVB 和 UVA 长期反复照射引起，表现为真皮及血管的光老化和致癌作用。光变态反应则是光能参与的免疫反应，只发生在少数过敏体质的人群中，当体内的光敏物质经紫外线照射后形成半抗原，并与体内大分子结合形成完全抗原，刺激机体产生抗体或使淋巴细胞致敏，发生变态反应，皮疹主要在日晒部位。本节主要介绍日光性皮炎、慢性光化性皮炎。

一、日光性皮炎

日光性皮炎是指因强烈日光照射后引起的急性炎症性皮肤病，又称"日晒伤"。皮疹特征主要表现为局部急性红斑、水肿或水疱（图 11-1）。本病多见于春夏日光照射强烈季节，好发于妇女、儿童及肤色浅者。本病相当于中医的"日晒疮"。《外科启玄·日晒疮》记载："三伏炎天，勤苦之人，劳于工作，不惜身命，受酷日晒暴，先疼后破而成疮者，非气血所生也"。

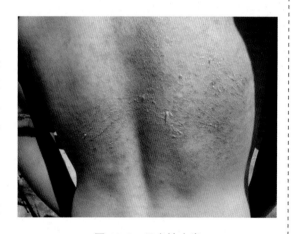

图 11-1　日光性皮炎

【病因病理】

本病是由于日光的中波紫外线过度照射皮肤，使人体局部发生急性光毒性反应，造成角质形成细胞坏死，释放炎症介质，并导致皮肤血管扩张，组织水肿，黑素细胞加速合成黑色素。其炎症程度与照射时间、范围、环境及体质、肤色等因素有关。

中医学认为本病或因盛夏酷暑，烈日曝晒，日光毒热直接侵袭灼伤皮肤而发病；或因暑热夹湿蕴结于肌肤而发病。

【诊断】

（一）发病部位

好发于日光曝晒部位，如面、颈、手臂等。

（二）损美体现

1. 皮损特点　日晒部位皮肤出现红斑、水肿，边界清楚，甚至还可见水疱、大疱及渗出糜烂。

2. 伴随症状及病程　自觉灼痛、瘙痒，重者可有发热、畏寒、头痛、乏力、恶心等全身症状。本病发病较急,常于日晒后 2~6 小时出现皮损,12~24 小时达到高峰,3~5 天后皮损可渐渐消退,1 周内可痊愈,但会遗留色素沉着及脱屑等现象。

(三)美学分析及审美评价

日光性皮炎好发于暴露部位,如颜面、颈、手臂部等处。曝晒后皮肤立即出现红斑、水肿甚至水疱、大疱及渗出、糜烂,影响了皮肤的完整性,破坏了容貌美及肤色美,还会因为瘙痒和疼痛影响工作和生活。在恢复期还会遗留脱屑及色素沉着,大约半年后肤色才会渐渐恢复正常,破坏了皮肤的白皙、细腻和光滑,影响了皮肤美感。

【鉴别诊断】

与接触性皮炎鉴别

相似点:接触性皮炎和日光性皮炎患者都可出现皮肤红斑、肿胀、丘疹、水疱、大疱等表现,而且都常伴有瘙痒等自觉症状。

不同点:其一,接触性皮炎发病前有明显的接触某种物质的病史,而且发病与体质有关。其二,接触性皮炎的表现以接触部位的红斑、肿胀、丘疹、水疱、大疱,伴剧烈瘙痒为特征。但是,若去除接触物后皮损可以很快消退,若再接触,皮炎可再次发生。

【治疗指导】

(一)西医治疗

一般以局部治疗为主,重症则配合全身治疗,必要时可给与补液及对症处理。

1. 全身治疗

(1) 抗组胺剂:有全身症状者可口服氯雷他定 10mg,每日 1 次。

(2) 糖皮质激素:严重者可口服泼尼松 20~30mg,每日 1 次。

(3) 止痛剂:阿司匹林 0.3~0.6g,每日 3 次,口服。

(4) 维生素类:维生素 C 0.3g,每日 3 次,口服;维生素 B_6 10~20mg,每日 3 次,口服。

2. 局部治疗　以安抚、消炎、止痛为原则。

(1) 外搽炉甘石洗剂、糖皮质激素霜,有明显减轻局部炎症的作用。

(2) 有渗出者局部用冰牛奶、3% 硼酸溶液、生理盐水冷湿敷,每隔 2~3 小时湿敷 1 次,每次 30 分钟,直到急性症状消退。

(二)中医治疗

1. 内治法

(1) 热毒侵袭证:日晒区皮肤弥漫性潮红,表面紧张光亮,或伴有小水疱,自觉灼热刺痛,舌红,苔薄黄,脉数。治宜清热解毒,凉血消肿,方选犀角地黄汤合白虎汤加减。

(2) 湿热蕴结证:曝晒部位皮肤弥漫性潮红,水疱,疱破糜烂渗液,自觉灼热刺痛,伴身热、口渴、便干、小便短赤,舌红,苔黄,脉滑数。治宜清热利湿,凉血解毒,方选龙胆泻肝汤加减。

2. 外治法　马齿苋、生地榆各 60g 煎液冷湿敷,每日数次;或青蒿 60g,煎液,内服并外敷,每日 1 次。

3. 其他疗法

(1) 毫针刺法:取穴曲池、血海、足三里、三阴交穴等,用泻法,留针 20 分钟,每日 1 次,10 次为一疗程。

(2) 耳穴疗法:取肾上腺、肺、内分泌、大肠穴等,用王不留行籽贴压,并用手每日按压,3 日 1 次,10 次为一疗程。

【美容养护指导】

1. 家居工作日常皮肤养护

日间护理:温水 + 双重保湿水→眼霜→保湿日霜 + 晒后修复霜。

晚间护理:保湿洁面乳 + 卸妆液→双重保湿水→眼霜→晚霜(精华素)。

2. 美容会所皮肤美容调治

(1) 用棉片小心清洁皮肤,然后用冷喷机、冰纱布、冰袋等对皮肤进行镇静,同时补充角质层细胞水分,软化角质,使之柔和脱皮。

(2) 在敷面膜程序中可补充大量含油分、水分的滋润型产品和修复产品,帮助皮肤重建保护膜。

(3) 不宜采用喷雾、去角质、按摩或使用仪器等较刺激的美容护理,尽量避免肌肤再次受到刺激。

(4) 冰球疗法:主要工具是水晶球,用来做按摩、营养导入、放松、牵引,把人体的磁场调理到一个最佳状态。

【预防指导】

1. 避免日晒,尤其夏季尽量避免在上午 10 点至下午 3 点之间外出。

2. 日光照射强烈时要注意防晒,可采取各种遮阳措施,如防晒霜、遮阳伞等。

3. 避免外涂和服用有光敏作用的食品和药物,如灰菜、苋菜、泥螺等;有皮损后可多食用果富含维生素 A、维生素 E、维生素 C 的蔬菜水果及有清热解暑作用的食物,如绿豆、西瓜、苦瓜、海带等;多饮水,加快皮肤的修复和再生。

4. 平时增加户外锻炼,增强皮肤对日光的耐受。

5. 注意自我心理调适,保持心情舒畅,避免因皮损而产生焦虑情绪。

 知识链接

防晒化妆品使用注意事项

1. 一般来说,肤色越白皙者越容易晒伤,但不易晒黑;肤色越深者越易晒黑,但不容易晒伤。

2. 防晒化妆品只可减轻紫外线对皮肤的伤害程度,夏季白天上午 10 时至下午 2 时太阳光中紫外线辐射强度最大,应避免或减少户外活动;需外出时,要涂抹适当厚度的防晒化妆品,还要借助遮阳伞、太阳帽等辅助防晒。

3. 油性皮肤者不宜再使用 W/O 型防晒化妆品,可选用防晒粉底。

4. 防晒化妆品应一年四季使用,甚至多云、阴天或在室内时也不应中断使用,因为紫外线强度测量仪测定显示,上述情形时仍有较强能量的紫外线辐射,尤其是 UVA 对玻璃、衣物、水和人体都具有很强的穿透力。

5. 油性皮肤及敏感皮肤宜选用以物理性防晒剂为主的防晒化妆品,可减少皮肤因涂抹防晒化妆品而引起的不良反应。一旦皮肤感觉不适,应及时彻底清洗并停用此种防晒化妆品,必要时就诊治疗。

6. 皮肤晒伤后不要再使用防晒化妆品,待恢复后再使用。

二、慢性光化性皮炎

慢性光化性皮炎是由于内服或皮肤接触光敏性物质,然后接受日光照射后引起的慢性光过敏性皮肤病(图 11-2)。中医未见本病相关记载。

【病因病理】

本病发生与光敏感物质关系密切,经皮肤接触或内服等途径,光敏物质通过血液到达皮肤,接受日光(UVA、UVB)照射,发生一种延迟性超敏反应而致病。在这种光变态反应中,由于紫外线的光化学作用和光毒性氧化作用,使皮肤中某些正常成分(内源性蛋白)发生变更,形成一新抗原,通过持续刺激免疫系统而引起延迟性超敏反应。所以本病还与免疫调节功能紊乱、色氨酸代谢障碍、过敏素质等有关。现已知的光敏物质有化妆品、清

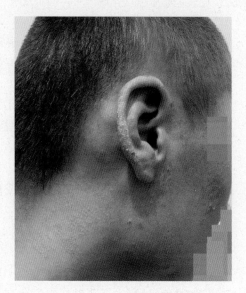

图 11-2　慢性光化性皮炎

洁剂中的香料、防腐剂;化学类物质如染料、苯胺等;香豆素类如补骨脂、白芷等;内服药如磺胺类、雌激素等;植物如灰菜、紫云英等,均可引发本病。

【诊断】

(一)发病部位

好发于接触部位、光照部位,非暴露部位也可受累。

(二)损美体现

1. 皮损特点　皮损表现为弥漫性鲜红色略带水肿性斑疹,或呈皮炎湿疹性损害,继之呈浸润增厚的苔藓样丘疹和斑块状损害。

2. 伴随症状及病程　自觉烧灼感、疼痛、瘙痒感。病程多呈慢性、持久性,终年不愈。

(三)美学分析及审美评价

慢性光化性皮炎除好发于日光暴露部位,还可累及非暴露部位,而且患者的皮损长期存在,常年不愈,故严重影响了容貌美及全身整体美感。

【鉴别诊断】

与湿疹鉴别

相似点:湿疹和慢性光化性皮炎均可出现红斑、丘疹、水肿等皮肤改变,而且患者都会自觉瘙痒疼痛,病程慢性,可终年不愈。

不同点:其一,湿疹患者无光敏感史,与日光照射无明显关系。其二,湿疹的皮损无特定好发部位,但常对称分布;皮损更具多形性,渗出倾向更明显,伴剧烈瘙痒。

【治疗指导】

以西医为主。

(一)全身治疗

1. 抗组胺药　氯雷他定 10mg,每日 1 次,口服,或可应用扑尔敏、赛庚啶、特非那

丁等,同时应口服维生素 C 及 B 族维生素。

2. 免疫抑制剂 硫唑嘌呤,每日 50~150mg 口服,病情控制后减量维持 3 个月;羟基氯喹,每日 200~400mg,分 2 次口服;反应停,每日 150mg 口服,病情控制后减量维持 3 个月。

3. 糖皮质激素 严重晒斑者,泼尼松 10mg,每日 3 次,口服,病情控制后逐渐减量至停药。

4. PUVA 或 PUVB 光脱敏治疗 开始剂量低于最小红斑量,逐渐增加至获得保护作用。

(二) 局部治疗

可应用避光剂,病情较重者可外用糖皮质激素乳剂或软膏外搽,但不宜长期使用。

【美容养护指导】

1. 家居工作日常皮肤养护 晒伤后不宜化妆、按摩,也忌用力揉搓晒伤部位;宜保持皮肤凉爽,可用毛巾冷敷或冷水浴;使用防晒化妆品时应根据不同的皮肤、使用环境和季节等选择合适的防晒产品。每次涂抹防晒品后数小时,应及时洗去并重新涂抹,以免汗水的稀释减弱产品的防晒效果。

2. 美容会所皮肤美容调治 急性期以保湿、镇静、修复、舒缓原则为主,症状缓解后再行美白护理。可用保湿洁面乳或只用温水清洁面部,晒伤部位用棉片轻轻擦拭;晒伤后禁止热喷,应用冷喷镇静,不做离子喷雾;慎用去角质霜,若症状较轻可操作,动作要轻柔;可使用冰纱布蘸上酸牛奶敷面,或用含甘菊、芦荟等成分的软膜,可起到镇静消炎的作用;还可利用冰球按摩,起到镇静舒缓的作用。

【预防指导】

1. 注意防晒避光,减少外出,外出时需戴太阳帽、用遮阳伞、穿长袖衣服、外搽防晒护肤品等。

2. 避免接触致光敏感的物质,如药物、化妆品、某些食物等;对光线极度敏感的患者,病房或居室照明可用白炽灯,用深色的窗帘,尽量减少光的刺激。

3. 多食用富含维生素的新鲜蔬菜和水果,避免辛辣刺激性食物;注意多饮水。

4. 加强运动,提高自身免疫力。

5. 避免精神紧张焦虑,保持心情愉悦;保证睡眠。

 知识链接

防晒系数(SPF)

防晒系数(SPF)是指在涂有防晒品防护的皮肤上产生最小红斑所需能量,与未被防护的皮肤上产生相同程度红斑所需能量之比值,是测量防晒品对 UVB 的防御能力的指标,即皮肤抵挡紫外线的时间倍数。假设紫外线的强度始终保持不变,一个没有任何防晒措施的人在阳光下 20 分钟后暴露皮肤会变红,当涂用 SPF15 的防晒品时,在 300 分钟后皮肤才会被晒红,即可延长 15 倍的时间。一般来说,SPF 值越高,防晒时间越长。

根据《卫生部关于防晒化妆品 SPF 值测定和标识有关问题的通知》,即使所测产品的 SPF

值大于 30,也只能标识为"SPF30+",而不能标识实测值。不过现在仍有部分产品过高标识 SPF 值,如"SPF40"。但并不是 SPF 值越高,产品就越好,系数越高的产品常含有大量的物理性或化学性防晒剂,对皮肤的刺激性也就越大,越容易堵塞毛孔。因此选购时不要一味追求高系数而要根据户外运动时间和所在地点的阳光强度做出相应的选择。

第二节　冻　疮

冻疮是寒冷季节常见的局限性红斑性炎症性皮肤病。一般在 10℃以下的湿冷环境中易发生,春季转暖后可渐渐恢复(图 11-3)。本病好发于儿童、女性及末梢血液循环不良者。中医学称之为"冻疮""冻烂肿疮"。《外科启玄·冻疮》记载:"冻疮多受其寒冷,致令面目手足初痛次肿,破出脓血,遇暖则发烧。亦有元气弱之人,不耐其冷者有之"。《诸病源候论·疮病诸候·冻烂肿疮候》

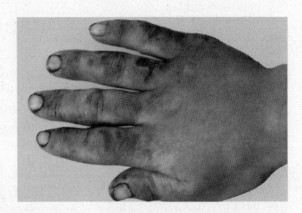

图 11-3　冻疮

亦记载:"严冬之月,触冒风雪寒毒之气,伤于肌肤,血气壅涩,因而瘃冻,燃红疼肿,便成冻疮"。

【病因病理】

本病常因局部长时间受寒冷刺激,使血管收缩,皮肤缺血缺氧,血管麻痹性扩张、瘀血、渗出,造成局部水肿及组织坏死而发本病。此外,营养不良、手足多汗、局部血循环障碍、缺乏运动、慢性感染及消耗性疾病也可诱发或加重冻疮。

中医学认为本病或因外感寒邪或因素体阳虚,四肢失于阳气温煦,寒凝肌肤,皮肤气血凝滞而成。

【诊断】

(一) 发病部位

本病好发于四肢末端及暴露部位,如四肢、面颊、耳郭、鼻尖等。

(二) 损美体现

1. 皮损特点　局部皮肤肿胀,界限不清,色红或紫红,压之褪色,皮温较低。受热后肿胀尤甚,重者易成水疱,破溃后形成糜烂、溃疡,愈后遗留色素沉着或萎缩性瘢痕。

2. 伴随症状及病程　患者自觉瘙痒、灼热、疼痛,且遇热后痒甚,一般无全身症状。本病天气转暖后可自愈,但次年冬季极易复发。

(三) 美学分析及审美评价

因冻疮好发于暴露部位,如手、面颊、耳郭、鼻尖等,这些部位对人体容貌美及形体审美具有重要的意义,而且每年秋冬季节极易复发,反复发作后使患处皮肤色泽加深外,甚至严重者还可出现糜烂溃疡,破坏了肤色的均匀柔和,影响了面部及手部的视觉美感。

【鉴别诊断】

与多形红斑鉴别

相似点:多形红斑和冻疮都是容易复发的皮肤疾病,而且皮损都可表现为四肢远端及面部、耳郭部位的红斑。

不同点:其一,多形红斑的皮损常对称分布于四肢远端,特别是手背、足背、前臂、小腿伸侧及面部耳郭。其二,多形红斑呈多形性损害,除红斑外,还可表现为丘疹、水疱、大疱、风团、紫癜等,但本病特征性的同心圆状靶形损害或虹膜样损害具有诊断意义。其三,多形红斑好发于春秋季节,有自限性,一般病程约2~4周。

【治疗指导】

(一) 西医治疗

1. 全身治疗

(1) 血管扩张剂:可缓解血管痉挛,促进末梢血液循环,如烟酸 50~100mg,每日 3 次,口服;烟酸肌醇 500mg,每日 3~4 次,口服。

(2) 维生素类:如维生素 E 200mg,每日 3 次。

2. 局部治疗　以消炎、消肿、促进血循环为主。

(1) 皮损未溃者,可用维 E 软膏、10% 樟脑软膏、冻疮膏、辣椒酊等。

(2) 皮损有溃疡时,可用 5% 硼酸软膏、猪油蜂蜜软膏、当归冻疮膏等。

(3) 物理治疗:可使用音频电疗、氦氖激光照射等,可起到预防作用及促进溃疡面愈合。

1) 音频电疗:每日 1 次,10 次为一疗程。

2) 氦氖激光局部照射:每次 5~15 分钟,每周 2 次。

3) 紫外线照射:刚入冬时即开始,在以往好发皮损处紫外线照射,每周 2 次。

(二) 中医治疗

1. 内治法

(1) 寒凝血瘀证:皮肤紫红或红肿,可有水疱或血疱,伴四肢不温,局部麻木冷痛,遇热瘙痒不适,舌淡,脉细。治宜温经散寒,方选当归四逆汤。

(2) 气虚血瘀证:皮损久不收口,色紫黯溃烂,伴素体阳虚,形寒肢冷,舌质黯淡,脉细。治宜益气活血,温经散寒,方选人参养荣汤加减。

2. 外治法

(1) 早期红肿者,可用紫草、茄根煎水,或冬瓜皮、川椒、蕲艾、桂皮等量煎水温洗或浸泡,每次 30 分钟,每日 1~2 次。

(2) 红肿紫斑:红花、草乌、川乌、当归各 10g,透骨草 12g,煎水取汁,先熏蒸后浸泡,每次 15~30 分钟,每日 2~3 次。

(3) 水疱、血疱:红油膏外敷包扎,每 2 日 1 次。

(4) 溃疡:马齿苋 30~60g 煎汤温洗后,再用生肌膏外敷,每 2 日 1 次。

3. 其他疗法

(1) 毫针刺法:面耳部皮疹取阿是穴;手部取阳溪、合谷、外关;足部取解溪、通谷、公孙,留针 10 分钟左右,阿是穴可以点刺放血少许,隔日一次。

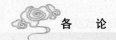

(2) 灸法

1) 直接灸:点燃艾条,直接灸患处,每日 3~5 次。

2) 隔姜灸:鲜姜切片 0.5cm 厚,置于红肿皮肤上,再点燃艾炷,每次 3~5 壮,每日 1 次。

(3) 按摩疗法:症较轻者,可用软布揉搓患处至局部发热。

【美容养护指导】

1. 家居工作日常皮肤养护　一旦冻伤,不宜使用热水烫洗面部、手足部等冻伤部位可用温水浸泡,待其温度渐渐恢复;若面部有皮损如破溃、糜烂则避免使用洗面奶及其他功能性化妆品,直接用清水清洁面部即可;化妆品以保湿为主,皮损处可涂抹外用药物;平素对于手部或足部宜使用性质温和的肥皂或洗手液,并及时涂抹护手(足)霜,手(足)部也需要保湿保暖及防晒;做家务时带上橡胶手套,防止化学制剂对手的伤害,并且坚持做手(足)部运动,适时做手(足)部按摩。

2. 美容会所皮肤美容调治　若手部皮损恢复期时可去美容院进行手部护理,如:清洁、喷雾、去角质、涂抹按摩霜(油)按摩、热蜡手部护理或敷手膜敷等;可视情况采用中医灸疗、按摩等美容技术进行调治,平时加强身体四肢及面部的按摩,加速血液循环,预防疾病发生。

【预防指导】

1. 多摄取高热量、高蛋白、维生素丰富的食物,如羊肉、狗肉、鹿肉、胡椒、生姜、肉桂等。

2. 初冬天气转凉时即要提前注意防寒保暖,尤其是以往发生过冻疮的部位,更要注意局部的保暖和干燥,及时佩戴手套、帽子、口罩等防寒物品;保持鞋袜干燥,防止潮湿,衣鞋宜宽松、松紧适当;加强局部的揉按摩擦,使局部发热,以促进血液循环,消除微循环障碍。

3. 加强体育锻炼,增强体质,促进血液循环。依据自身情况选择适合自己的运动项目,如气功、跳舞、跳绳、慢跑、打球等,并且要注意持之以恒坚持的运动。

4. 受冻部位禁火烘或热水烫洗,避免用手搔抓患处和碰伤,以免发生继发感染,并注意局部清洁。

5. 夏季开始时即应加强自身耐寒锻炼,可以练习用冷水洗脸、洗脚、洗澡及洗手等。

 知识链接

毛细血管扩张症

毛细血管扩张症是一种以肉眼可见的毛细血管扩张及皮肤泛红为特征的血管性疾病。常发生于面颊,以丝状、点状、星芒状或片状红斑为特征。仔细观察局部皮肤可见丝丝红线头样红色血管,压之不褪色,单发或多发,呈持续过程,大多不能自行消退。

长期高温或低温侵害、过度蒸面、去角质、美容"换肤"不当或不正确使用含汞的化妆品、类固醇激素的乳膏饮食因素及遗传因素等导致皮肤或黏膜表面的微细动脉、静脉和毛细血管呈丝状、星状或网状扩张,血管的弹性不足可致毛细血管破裂而发生毛细血管扩张症。

医疗美容科多采用电外科手术和激光治疗。光电治疗临床疗效好、安全性高,运用广泛。激光治疗面部毛细血管扩张主要是作用在氧合血红蛋白,激光的波长正好是氧合血红蛋白的吸收高峰值。强脉冲光波长范围为500~1 200nm,有效地闭塞异常血管,消除扩张的毛细血管,改善皮肤潮红和红斑,有效地刺激和重塑萎缩的真皮结缔组织,强化表皮屏障;同时也能减少成纤维细胞和内皮细胞的增生,减少细胞因子、生长因子的产生以及热休克蛋白的激活。

案例分析

赵某,女,40岁。暑假外出漂流后,出现面部、颈部及双上肢等暴露部位皮肤红肿,上肢伴散在小水疱。患者自觉皮肤灼热疼痛,未诉其他不适。舌稍红,苔黄,脉微数。

诊断:日光性皮炎　中医诊断:日晒疮

治疗指导:维生素C 0.3g,口服,每日3次;维生素B6 10~20mg,口服,每日3次。中医治宜清热解毒,凉血消肿,方选犀角地黄汤合白虎汤加减。外治可用生理盐水冷湿敷。

美容养护指导:注意小心清洁皮肤,可使用保湿洁面乳或只用温水,晒伤部位用棉片轻轻擦拭;面部冷喷、冷膜,可使用毛巾冷敷或冷水浴;护肤品以保湿、镇静、修复、舒缓为主,症状消除后再做美白护理;避免化妆;避免去角质、按摩等较刺激的护理。

预防指导:注意休息,避免搔抓患处;避免服用和外涂有光敏作用的食品和药物,可多食用有清热解暑作用的食物,如绿豆、西瓜、苦瓜等;平时注意增强户外锻炼,增强皮肤对日光的耐受,注意防晒。

复习思考题

1. 日光性皮炎的诊断要点是什么?该如何预防?
2. 冻疮患者日常生活中该如何预防保健?
3. 如何鉴别冻疮和猫眼疮?
4. 如果皮肤被晒伤后可以有哪些养护措施?

扫一扫
测一测

(罗红柳)

第十二章

红斑鳞屑性皮肤病

> ## 学习要点
>
> 银屑病概念的诊断、鉴别诊断、治疗指导;多形红斑、玫瑰糠疹的概念、皮损特征;红斑鳞屑性皮肤病的美容养护指导。

本组疾病是一组病因不明,以红斑鳞屑或红斑为主要临床表现的皮肤病。本章主要介绍银屑病、多形红斑、玫瑰糠疹。

第一节　银　屑　病

银屑病,俗称"牛皮癣",因皮损表现为红色丘疹或斑块上覆有多层银白色鳞屑而得名,是一种常见的具有特征性皮损的易于复发的慢性炎症性皮肤病(图12-1)。本病大多有明显的季节性,病情常在冬季加重或复发,夏季则缓解减轻。本病在白种人中患病率较高,黄种人次之,黑种人则最低。男女老幼皆可罹患,其中15~45岁的青壮年男性最为多发。国外亦有文献报道有出生即患此病者,称之为先天

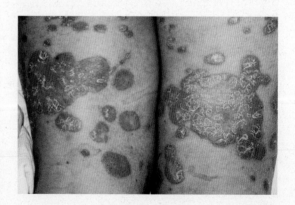

图 12-1　银屑病

性银屑病。本病类似中医的"白疕""蛇虱""疕风""松皮癣"等。《医宗金鉴·外科心法要诀》记载:"此证俗名蛇虱,生于皮肤,形如疹疥,色白而痒,搔起白皮"。《外科证治全书·卷四·发无定处证》记载:"白疕(一名疕风)皮肤燥痒,起如疹疥而色白,搔之屑起,渐至肢体枯燥坼裂,血出痛楚……"

【病因病理】

本病病因尚未完全明了。目前认为遗传因素、免疫因素、感染(上呼吸道感染、急性扁桃体炎等)、药物、外伤、妊娠等多种因素可能与本病有关。在这些因素综合作用下引起表皮细胞过度增殖、角化过度伴角化不全及炎症反应而发病。

另外,精神因素在银屑病的发病中占有重要地位,很多研究都表明本病的发生发展与患者的个性、情感、紧张、烦恼、忧虑等精神因素关系密切,是本病发病和加重的重要因素,从而提出了银屑病是身心失调性疾病。

中医学认为,本病多由血分热毒炽盛,营血亏损,以致生风生燥,肌肤失养而成。其血热的产生可由多种因素引起,或因外感风寒、风热等六淫,郁久化热,生风化燥搏于肌肤;或因饮食不节,湿热内蕴,痹阻经络肌肤;或因情志不遂,郁久化火,耗伤气血,血虚风燥肌肤失养而发病。

【诊断】

根据银屑病的临床特征可分为四型:寻常型、脓疱型、关节病型、红皮病型,其中寻常型最为常见。

(一) 寻常型银屑病

1. 发病部位 皮损可对称性泛发全身,但以头皮、四肢伸侧,尤其是肘膝伸侧及腰骶部最为常见。

2. 损美体现

(1) 皮损特点:皮损初起呈粟米至绿豆大小的淡红色丘疹或斑丘疹,边界清楚,渐渐融合成斑块,其上覆多层银白色干燥厚鳞屑,轻刮鳞屑犹如轻刮蜡滴,称为"蜡滴现象";刮去鳞屑后,可见淡红色半透明薄膜,称为"薄膜现象";刮去薄膜后可见小的出血点,称为"点状出血现象"(Auspitz 征)。蜡滴现象、薄膜现象及点状出血现象是银屑病的典型特征,具有重要的诊断意义。随着病程的发展,原发疹不断扩大、增多而形成多种形态,如点滴状、钱币状、地图状、蛎壳状、花瓣状等。

(2) 伴随症状及病程:本型常伴有甲的病变,如顶针甲,甲面呈顶针状点状小凹陷,还可伴有甲板肥厚、纵嵴、横沟、浑浊、剥离、畸形或缺如等;若累及口腔、龟头黏膜则呈淡红色斑块,白色鳞屑不明显;若累及头皮,可见边界清楚的红斑及厚积的鳞屑,头发呈束状,但无脱发。

患者自觉不同程度的瘙痒。病程呈慢性经过,可持续数年或数十年,反复发作,冬重夏轻。寻常型银屑病按病程可分为三期:

1) 进行期:新疹不断出现,旧疹不断扩大,且鳞屑较厚,炎症明显,周围有红晕,患者痒感较明显。同时,针刺、注射、摩擦、外伤发生在外观正常的皮肤上时可在该处出现与原发疹相同损害,即"同形反应",也称为"Koebner 现象"。

2) 稳定期:病情处于相对稳定阶段,新发疹较少,炎症减轻,但旧皮疹仍存在,鳞屑较厚。

3) 消退期:病情好转,无新皮疹出现,旧皮疹逐渐消退,炎症渐消退,鳞屑减少,皮疹颜色变淡,躯干、上肢先消退,而头皮和下肢消退较慢。

(二) 脓疱型银屑病

临床少见,可分为泛发性和局限性两型。

1. 泛发性脓疱型银屑病

(1) 发病部位:皮疹泛发全身。

(2) 损美体现

1) 皮损特点:本型常急性发病,可在寻常型银屑病皮损基础上发展而来,或者在无皮损的正常皮肤上迅速出现。初起为炎性成片红斑,继而迅速出现密集分布的针头至粟粒大小的黄白色浅在性无菌性小脓疱,脓疱可融合成片状"脓湖",皮损可迅速发展至全身,继而 1~2 周后脓疱干涸结痂,然后鳞屑片状的脱落。四肢屈侧、腹股沟、腋窝等皱褶部常因摩擦而出现糜烂、结痂,指(趾)甲可出现肥厚浑浊。患者可有沟状舌。

2) 伴随症状及病程:患者自觉灼痛或刺痒,常伴有全身不适、高热、关节肿胀疼痛等症状。发病急骤,病情是银屑病中最重的类型,预后差。但病程慢性,常呈周期性反复发作,可因继发感染致多脏器衰竭而死亡。实验室检查:WBC 白细胞增高、血钙降低、低蛋白血症。用药不当、骤然停药、感染等因素均可诱发本病。

2. 局限性脓疱型银屑病

(1) 发病部位:皮疹局限于手掌、足跖部,常对称性分布。掌部多见于大小鱼际,可扩展至掌心、手背及手指,跖部多见于跖中部及内侧。

(2) 损美体现

1) 皮损特点:初起在大小鱼际或足弓部出现成群淡黄色针头至粟粒大小的无菌性脓疱,不易破裂,约 1~2 周左右脓疱干涸、结痂、脱屑,然后在鳞屑下又出现新脓疱,周期性发作。常伴有甲损害,如甲变形、点状凹陷、甲混浊、增厚及甲下积脓等。

2) 伴随症状及病程:患者自觉疼痛、瘙痒。病程慢性,病情顽固,反复发作,时轻时重,经久不愈。

(三) 关节病型银屑病

1. 发病部位　以手、腕、足等小关节,尤其是指趾末端关节为多见,渐可累及膝、踝、髋、脊柱等大关节。

2. 损美体现

(1) 皮损特点:在银屑病基本皮疹基础上出现非对称性外周多关节炎症状,关节病变常与皮损同时出现或先后出现。表现为关节红肿疼痛,活动受限,强直变形,功能障碍,类似类风湿关节炎。

(2) 伴随症状及病程:患者自觉关节红肿疼痛,并伴有发热、贫血、肝脾及淋巴结肿大等全身症状,X 线显示侵犯关节边缘被侵蚀,甚至有溶骨、增生及关节腔变窄或肥大性关节炎表现,但类风湿因子检查阴性。病程慢性,不易治愈。本型男性多见。常在寻常型银屑病多次反复恶化后发生,或与其他类型银屑病伴发。

(四) 红皮病型银屑病

1. 发病部位　发于面部、躯干、四肢,甚至泛发全身。

2. 损美体现

(1) 皮损特点:本型在原有银屑病皮损部位出现潮红,继而迅速扩大,最后全身皮肤呈弥漫性潮红,炎性浸润明显,上覆大量糠状细碎鳞屑,其间可有片状正常皮肤(皮岛);指趾甲混浊、肥厚、变形,甚至引起甲剥离而脱落;口鼻黏膜充血渗出。

(2) 伴随症状及病程:常伴有发热、畏寒、头痛、全身不适等症状,浅表淋巴结肿大。实验室检查白细胞数增高,低蛋白血症。病情顽固,病程慢性,消退后可出现寻常型银屑病皮损,容易反复发作。

(五) 美学分析及审美评价

健康的皮肤以红润光泽、富有弹性、颜色均匀为美,而银屑病则会导致患者皮肤出现红斑及白色厚鳞屑,甚至严重者伴有脓疱、关节病变及全身弥漫性潮红灯损害。除了影响整体美之外,亦给患者造成心理上的极大压抑、紧张与恐惧,并且本病病程漫长,极易反复发作。这些都会严重影响到日常的工作和学习,使患者丧失治疗的信心。

【鉴别诊断】

（一）与脂溢性皮炎鉴别

相似点:脂溢性皮炎与头皮部位的银屑病都可表现为红斑鳞屑,而且患者都有不同程度的瘙痒。

不同点:其一,脂溢性皮炎的好发部位除了头皮外,还包括面部、躯干等皮脂溢出部位。其二,脂溢性皮炎的发病原因目前认为是在皮脂增多的基础上发生的继发性炎症。其三,脂溢性皮炎患者头皮损害常表现为红色的斑片,上覆灰白色糠状鳞屑;严重者可见大片油腻性鳞屑或伴有渗出和厚痂,可有臭味;而且患者毛发常呈稀疏性脱落,头顶部尤为明显。其四,脂溢性皮炎除成年人多见外,新生儿也可发生本病。

（二）与玫瑰糠疹鉴别

相似点:玫瑰糠疹和银屑病都可表现为皮肤的红斑、鳞屑等皮损,都以四肢、躯干为相同的好发部位,而且患者都会自觉剧烈瘙痒。

不同点:其一,玫瑰糠疹好发于四肢及躯干近心端,皮疹初起先有母斑,为直径2~3cm大小的圆形或椭圆形淡红色斑,上覆细碎鳞屑,继而逐渐增大,直径可达数厘米;经过1~2周后,相继出现泛发性的子斑,初起为针头大小继而增大的淡红色斑,上覆少量细碎糠样鳞屑呈领圈状;皮疹界限清楚,对称性泛发,其长轴与皮纹走向一致。其二,玫瑰糠疹好发于青年人,且春秋季多见。其三,玫瑰糠疹有自限性,一般4~8周可自然消退,不易复发。

【治疗指导】

目前本病尚无根治疗法,只能控制或缓解病情,且不能防止复发。首先针对不同病因、类型、病期给予相应治疗,其中寻常型银屑病以温和、具有安抚性质的药物为主,一般不选用皮质类固醇激素、免疫抑制剂等毒副作用大的药物,禁用刺激性强的外用药;局限性银屑病以局部外用药为主,皮疹广泛时给予综合治疗。本病应注重心理治疗,解除患者的精神负担。

（一）西医治疗

1. 全身治疗

（1）免疫抑制剂:若皮损广泛,外用药物疗效不佳的寻常型、泛发性脓疱型、关节病型及红皮病型银屑病可考虑使用。甲氨蝶呤（MTX）适于关节病型、红皮病型银屑病,每次2.5mg,口服,每12小时1次,连服3次;症状控制后逐渐减至每周口服1次7.5mg。副作用有骨髓抑制、肝功能损伤等,应定期检查肝功能和血常规;环孢素A 3~5mg/（kg·d）,该药可引起高血压、高血钾并具有一定的肾毒性,对红皮病型银屑病效果良好;雷公藤多苷每次10~20mg,每日3次,口服,或雷公藤片每次3~4片,每日3次,口服。

（2）维A酸类:适用于脓疱型、红皮病型等严重银屑病。阿维A酯每日0.75~1.0mg/kg,红皮病型可先用0.25mg/（kg·d）,每周递增0.25mg/（kg·d）,获得满意疗效后改用维持量0.5~0.75mg/（kg·d）。儿童不宜使用,育龄妇女治疗期间及停药后2年内注意避孕。

（3）抗生素类:适用于急性点滴状银屑病伴咽部链球菌感染明显或泛发者,如青霉素或红霉素。泛发型脓疱型银屑病可用克林霉素、头孢类抗生素。

（4）皮质类固醇激素：寻常型禁用，主要用于红皮病型、关节病型、泛发性脓疱型银屑病其他药物治疗无效时，与维A酸类和免疫抑制剂连用可减少其剂量。但长期使用易产生副作用，且停药后病情易于复发和出现反跳。

（5）免疫调节剂：可用于细胞免疫水平较低者。左旋咪唑150mg/d，服用3天，停药4天，连续2~3个月。其他如胸腺肽、转移因子等也可使用。

（6）维生素类：儿童点滴状银屑病可用维生素A与维生素B_{12}合用。一般常用维生素A每次30万U肌注，每日1~2次；维生素B_{12}每日200~500μg肌注；维生素C每日0.3~0.75g，分3次口服；脓疱型银屑病可用维生素D_2，每日1万~2万U，分3次口服。

2. 局部治疗

（1）角质促进剂：用焦油制剂治疗寻常型银屑病疗效较好，如5%~10%黑豆馏油、松馏油软膏，0.1%恩林软膏，3%~5%水杨酸软膏等。

（2）皮质激素类霜剂或软膏：疗效明显但不宜长期使用，应该先使用中效激素制剂，疗效不佳时再用高效激素制剂，如氯氟舒松、去炎松尿素软膏。使用时应注意药物副作用。

（3）维A酸霜：0.025%~0.1%他扎罗汀软膏，可配合糖皮质激素霜外搽能取得较好疗效。

（4）维生素D_3衍生物：如卡泊三醇，常与类固醇激素联合外用。

（5）物理疗法

1）浴疗：矿泉浴、米糠浴、泥浴、焦油浴等，可除去鳞屑，清洁肌肤，改善血液循环及新陈代谢。

2）光疗：主要为紫外线疗法，可单用紫外线照射，亦可用药物加紫外线照射或外涂焦油油类药物加紫外线照射，再加水疗。常使用窄谱中波紫外线，波长为311nm，红皮病型和脓疱型慎用。

3）光化学疗法：即PUVA疗法，适用于30%以上的大面积皮损。主要为口服或外用8-甲氧补骨脂素（8-MOP），再用长波紫外线（UVA）照射。治疗时注意对眼睛的保护。

4）308nm准分子激光：适用于局限性斑块状银屑病和掌跖脓疱型银屑病。

（二）中医治疗

1. 内治法

（1）血热证：多见于进行期，症见皮疹发生发展迅速，局部潮红，新生皮疹不断出现，鳞屑多不能掩盖红斑，自觉瘙痒，伴心烦易怒，口干舌燥，咽喉肿痛，大便秘结，小便短赤等，舌红，苔薄白或黄，脉数。治宜清热解毒，凉血活血，方选凉血活血汤加减。

（2）湿热证：红斑浸润潮湿，鳞屑较厚，伴有臭味，患者自觉胸闷纳呆，神疲乏力，便溏或干结，舌红苔黄腻，脉滑数。治宜清热利湿，方选萆薢渗湿汤加减。

（3）血燥证：多见于消退期，病程日久，皮疹色淡，很少有新鲜皮疹出现；原有皮损部分消退，部分呈钱币状或大片融合，表面鳞屑干燥，伴乏力纳差，头晕眼花，舌质淡红或舌质淡舌尖红，苔少，脉缓或沉细。治宜养血活血，祛风润燥，方选养血润肤饮加减。

（4）热毒证：多见于红皮病型及泛发性脓疱型，症见全身弥漫性潮红或泛发密集针尖至粟米大小的脓疱，伴壮热口渴，便干溲赤，舌红苔黄，脉洪数。治宜清热解毒，凉血养阴，方选犀角地黄汤加减。

2. 外治法

（1）10% 硫软膏、一扫光、青黛散调麻油等外搽。

（2）银屑病洗方：可选野菊花、苦参、生大黄、黄柏、白芷、地肤子、石菖蒲、蛇床子、皮硝、白矾等适量煎水洗浴，可清热凉血。

3. 其他疗法

（1）毫针刺法

取穴：曲池、血海、足三里、内关、三阴交等。

泻法，留针 20~30 分钟，每日 1 次。此方法对部分患者有效。

（2）药浴：侧柏叶 250g，楮桃叶 250g，加水适量，煮沸，20 分钟后待温洗浴，每周 2~3 次。

（3）药膳食疗：鲜白茅根、鲜藕、冰糖各适量煎煮取汁饮用；荸荠、鲜白茅根、鲜竹笋、鲜莴苣榨汁饮用；鲜生地黄、马齿苋、粳米煮粥服用，能清热凉血，祛风止痒，适于血热风燥型。海参、木耳、鸡肉熬制成羹；木耳、银耳、白鸭熬汤，桑椹、蜂蜜、粳米煎煮成粥，能滋阴养血润燥，适于血虚风燥型。

【美容养护指导】

1. 家居工作日常皮肤养护　避免使用碱性强的肥皂及刺激性化妆品；洗浴宜用温水，不宜过勤洗澡洗头。

2. 美容会所皮肤美容调治　浴疗较为方便，水温选择 34~40℃之间。40℃以上时会刺激皮损，34℃以下则不能很好地软化鳞屑和促进血液循环。常用的有矿泉泳浴，常在矿泉附近专设的、调控在一定水温（30~34℃）的矿泉泳池内进行，一般每日 1 次，泳浴的时间因人而异，开始时以 10~15 分钟为宜；米糠浴：麦糠或稻糠 1 000~1 500g，加水煮沸 15 分钟，过滤后倒入浴盆直接洗用，也可用布袋包着擦洗，可以起到缓和、止痒、消炎、去屑、脱痂的作用。针对泛发型脓疱型、红皮病型等银屑病必要时还可选择中药药浴、高锰酸钾浴或淀粉浴或到医院皮肤科诊治。

【预防指导】

1. 预防上呼吸道感染和清除感染性病灶；避免物理、化学、药物性刺激；防止外伤和滥用药物。

2. 由于银屑病的皮损顽固且易于复发，容易造成患者沉重的心理负担，要注意帮助患者树立战胜疾病的信心，保持乐观情绪，避免精神刺激，这样有利于坚持治疗，身心并治会取得良好效果。

3. 多食新鲜蔬菜、水果等，饮食宜低脂肪、高蛋白为宜，可以鱼、猪肉、鸡肉、鸡蛋、豆制品、奶制品等代替羊肉和牛肉；避免辛辣刺激性食物、烟酒及腥发食物；还可多食用槐花、乌梅、柚子、芦笋、海鱼等天然防治银屑病的食物。

4. 加强体育锻炼，提高自身免疫力，从而增强体质，提高机体抗病能力，还可多出汗以通过汗腺排出体内毒素，减轻病情，缩短治疗时间。

5. 注意休息，保证睡眠。

第二节　多形红斑

多形红斑是一种急性自限性炎症性皮肤病，以皮疹多形、靶行或虹膜样红斑、伴黏膜损害为临床特征，重症型可伴内脏损害并危及生命（图12-2）。本病好发于春秋季，女性多于男性，以10~30岁年龄组发病率最高。本病属中医学的"猫眼疮""雁疮"范畴。《诸病源候论·疮病诸候·雁疮候》记载："雁疮者，其状生于体上，如湿癣病疡，多着四肢，乃遍身，其疮大而热，疼痛，得此疮者，常在春秋二月、八月，雁来时

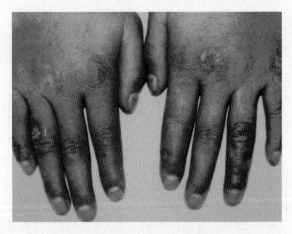

图12-2　红斑-丘疹型多形红斑

则发，雁去时便瘥，故以为名"。《医宗金鉴·外科心法要诀》记载："初起形如猫眼，光彩闪烁，无脓无血，但痛痒不常，久则近胫"。

【病因病理】

本病病因复杂，尚未完全明确。目前认为是一种皮肤小血管的变态反应，并与多种因素有关。

（一）感染因素

单纯疱疹病毒、细菌（溶血性链球菌、葡萄球菌属、沙门氏菌属等）、支原体、真菌、原虫等引起感染而诱发本病。

（二）药物因素

如磺胺类、抗生素、巴比妥类、疫苗（如卡介苗、牛痘苗等）、血清制剂（破伤风抗毒素、白喉抗毒素等）等多种药物均可诱发，另外毛地黄、砷剂、溴剂、金剂、汞剂也可诱发。

（三）系统性疾病

如恶性淋巴瘤、骨髓瘤、白血病、内脏恶性肿瘤、红斑狼疮、皮肌炎等也可出现本病损害。

（四）其他因素

如妊娠、月经、寒冷和日光等也可诱发本病。

中医学认为，本病主要由禀赋不耐所致；或因素体气血亏虚，加之风寒之邪外袭，致营卫不和，气血凝滞；或因饮食不节，又外感风热，以致湿热内蕴，郁于皮肤而发；或因火毒炽盛，蕴结肌肤所致；也可因病灶感染、药物、鱼虾、蟹等引起。

【诊断】

本病起病急骤，发病前多有头痛、畏寒、发热、咽痛、倦怠乏力及全身不适等前驱症状；皮疹多在1~2天内出现，对称分布，呈多形性损害，可表现为红斑、丘疹、水疱、大疱、风团、紫癜等。以儿童、中青年女性发病较多。按临床特点可分为红斑-丘疹型、水疱-大疱型、重症型，其中红斑-丘疹型较为常见。

（一）红斑-丘疹型

1. 发病部位　本型好对称分布于四肢远端，如手背、足背、前臂、掌跖、小腿伸侧及面部耳郭等处。

2. 损美体现

（1）皮损特点：本型以红斑和丘疹为主要皮疹。初起为0.5~1cm直径大小的水肿性红斑，圆形或椭圆形，边界清楚，颜色鲜艳，继而皮疹呈远心性扩大，充分发展后的红斑，渐变为紫红色，中央为水疱或紫癜，形成本病特征性的同心圆状靶形损害或虹膜样损害，相邻皮损可融合，形成回状或地图状。

（2）伴随症状及病程：患者自觉轻度瘙痒、烧灼感。此型全身症状轻微。病程约2~4周，易复发，可遗留暂时性色素沉着。

（二）水疱-大疱型

1. 发病部位　本型皮损广泛分布于全身，除四肢远端外，还常累及躯干、口鼻及外生殖器黏膜。

2. 损美体现

（1）皮损特点：常由红斑-丘疹型继续发展而来，也可在红斑基础上直接出现大疱或血疱，以簇集或散在性水疱、大疱或血疱为主要皮疹。水疱为浆液性，疱壁较厚，周围绕以红晕。2~3周水疱干涸、脱屑，手足部可出现手套样或袜套状脱屑而渐好转。

（2）伴随症状及病程：常伴有黏膜损害（潮红、丘疹、水疱、糜烂和浅溃疡）和显著的全身症状（关节痛、发热、蛋白尿、血尿、血沉增快等）。病程约2~4周，易复发。

（三）重症型

本型属严重型，又称之为"斯-约综合征（Stevens-Johnson syndrome）"。本型发病急骤，前驱症状较严重。

1. 发病部位　本型皮疹常泛发全身，并累及口腔黏膜、眼结膜、外生殖器黏膜及肛门等部位。

2. 损美体现

（1）皮损特点：本型以严重的黏膜损害和广泛大疱为特征。皮疹为水肿性红斑，鲜红色或紫红色，并迅速出现水疱、大疱及血疱，尼氏征阳性；黏膜损害发生早且严重,黏膜出现糜烂,并有脓性或黏性分泌物。

(2) 伴随症状及病程:患者自觉疼痛明显,局部症状较重,如眼结膜充血、分泌物多,可出现角膜炎、角膜溃疡、全眼球炎、视力下降甚至失明等;生殖器、肛门黏膜可红肿、糜烂;呼吸道、消化道黏膜可有坏死、溃疡、出血。全身症状突出且严重,如畏寒、高热、头痛、咽痛、关节痛明显,常伴支气管炎、肺炎、消化道溃疡、心肌炎及肝肾损伤。病程4~6周,呈急性经过,若处理不及时,也可因继发感染出现败血症而死亡。

(四) 美学分析及审美评价

多形红斑中常见的红斑丘疹型好发于手指及耳郭,皮肤损害影响了手及面部的美观,重者还会累及黏膜并出现全身症状及多器官损害,造成患者的恐惧,严重影响人体皮肤的整体视觉审美。

【鉴别诊断】

(一) 与玫瑰糠疹鉴别

相似点:玫瑰糠疹和多形红斑的皮损都可表现为红斑,且都有自限性。

不同点:其一,玫瑰糠疹是一种自限性炎症性皮肤病,一般4~8周可自然消退,愈后不易复发。其二,玫瑰糠疹初起先有母斑,为直径2~3cm大小的圆形或椭圆形淡红色斑,上覆细碎鳞屑,继而逐渐增大直径可达数厘米。经过1~2周后,相继出现泛发性的子斑,初起为针头大小继而增大的淡红色斑,上覆少量细碎糠样鳞屑呈领圈状。皮疹界限清楚,对称性泛发,其长轴与皮纹走向一致。其三,玫瑰糠疹多发于青年人,春秋季多发。

(二) 与体癣鉴别

相似点:体癣和多形红斑都可表现为皮肤的红斑、水疱等皮损,都以躯干为相同的好发部位,而且患者都会自觉瘙痒。

不同点:其一,体癣是一种真菌感染性皮肤病,好发于面部、躯干及四肢等平滑部位的皮肤。其二,体癣皮损初期为红色丘疹或丘疱疹,继而向周围扩大形成边缘隆起的环形,界限清楚,环形边缘有丘疹、水疱、鳞屑,形如钱币。其三,体癣病程慢性,常在夏季发病或加重,冬季减轻,且易于复发。其四,体癣患者真菌检查呈阳性。

(三) 与冻疮鉴别

相似点:冻疮和多形红斑都是容易复发的皮肤疾病,而且皮损都可表现为四肢远端及耳郭部位的红斑。

不同点:其一,冻疮好发于暴露部位,如四肢末端、耳郭、面颊,不累及黏膜。其二,冻疮常表现为水肿性紫红色斑块,压之褪色,严重者可见水疱、溃疡。常见于女性、儿童。其三,冻疮自觉瘙痒,且遇热尤甚。其四,冻疮发病季节性明显,冬季多发,春季好转。

(四) 与多形红斑型药疹鉴别

相似点:多形红斑型药疹与多形红斑具有相似的特征性皮损。

不同点:药疹有明确的用药史,发病无季节性和好发部位。

【治疗指导】

(一) 西医治疗

1. 全身治疗

(1) 一般治疗:积极去除可疑病因,控制感染,停用可疑的致敏药物等;注意眼、口、鼻、外阴的护理。

(2) 抗组胺类药物:西咪替丁 0.2g,每日 3 次,口服;赛庚啶 2~4mg,每日 3 次,口服。

(3) 钙剂:用 10% 葡萄糖注射液 10ml 稀释后缓慢注射,每分钟不超过 5ml,每日 1 次。

(4) 维生素 C:成人每次 100~250mg,每日 1~3 次;小儿每日 100~300mg,分次静脉滴注。

(5) 硫代硫酸钠:临用前,用灭菌注射用水溶解成 5% 溶液后应用。常用量:肌内或静脉注射,每次 0.5~1g。

(6) 糖皮质激素:适于重症型,泼尼松 60mg 或相当剂量的可的松、地塞米松口服或静脉滴注,视病情逐渐减量,疗程 2~4 周或更长。

(7) 纠正水电解质紊乱,补充营养。

2. 局部治疗 以消炎、收敛、止痒、预防感染为原则。

(1) 皮肤红斑、丘疹,可选用炉甘石洗剂或糖皮质激素霜;水疱糜烂渗液者,需应用 3% 硼酸溶液、0.1% 雷夫诺尔液、生理盐水湿敷;大疱者,可无菌操作下抽吸疱液。

(2) 口腔黏膜糜烂者,可用生理盐水或复方硼砂溶液漱口,口服金银花含片。

(3) 眼部损害者,用生理盐水冲洗后,涂抗生素眼膏或糖皮质激素眼药水滴眼,需防止粘连。

(二) 中医治疗

1. 内治法

(1) 风寒证:多见于冬季,皮疹好发于四肢末端,色黯红或紫红,自觉疼痛,遇寒加重,常有恶寒,肢冷。舌淡,苔薄白,脉濡缓。治宜温经散寒,活血通脉,方选桂枝汤加减。

(2) 湿热证:皮疹色鲜红,上有水疱明显,自觉瘙痒灼热,甚或糜烂渗出,常伴有发热,咽痛,口干,关节酸痛,便秘,小便黄。舌质红,苔薄黄或黄腻,脉弦滑或微数。治宜清热除湿,解毒消斑,方选凉血五根汤或凉血地黄汤加减。

(3) 热毒证:发病急骤,皮疹广泛,可见红斑、大疱、糜烂、出血及黏膜损害,伴有高热,畏寒,头痛。舌红,苔黄,脉滑数。治宜清热凉血,解毒利湿,方选犀角地黄汤加减。

2. 外治法

(1) 口腔黏膜损伤糜烂:3% 硼酸或中药煎汤含漱、冰硼散或青吹口散外吹消炎止痛,清热解毒。

(2) 水疱、大疱渗出者,以三黄洗剂或生理盐水湿敷,还可用黄柏地榆煎液(黄柏、地榆各 30g)冷湿敷。

(3) 炉甘石洗剂外搽。

3. 其他疗法

(1) 毫针刺法

主穴:足三里、血海。

配穴:寒湿配合谷、列缺;血热配曲池、大椎。

针法:泻法,留针 30 分钟,每日 1 次。

(2) 刺血疗法:阿是穴(局部红斑处),常规消毒后,三棱针刺出血少许。

【美容养护指导】

1. 家居工作日常皮肤养护　若面部有皮损时,不宜使用洗面奶及其他护肤品,主要以温水清洁面部,或皮损处可用生理盐水清洁即可;避免搔抓或揉搓;注意面部、手足部位的保暖。

2. 美容会所皮肤美容调治　急性期皮损处不宜行按摩等操作。一般不主张到美容院进行,尤其重症建议到正规医院进行系统治疗。

【预防指导】

1. 寻找并去除病因,停用可疑致敏药物,避免引起复发的可疑因素。
2. 保持心情舒畅乐观,避免冷水冷风刺激。
3. 加强护理,注意水电解质平衡;加强营养,忌食鱼、虾、蟹及葱、蒜、竹笋等发物。
4. 重症者,注意床上用品消毒、更换,防止感染。

第三节　玫瑰糠疹

玫瑰糠疹是一种常见的自限性炎症性皮肤病,多发于青年人,以四肢及躯干近端泛发椭圆形玫瑰红色斑疹,皮疹长轴与皮纹走向一致,上覆糠秕状鳞屑为其皮疹特征,也因此而得名(图12-3)。本病属于中医"风热疮""风癣"范畴。《外科正宗·顽癣第七十六》记载"风癣如云朵,皮肤娇嫩,抓之则起白屑"。

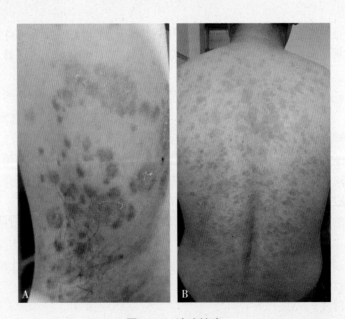

图 12-3　玫瑰糠疹

【病因病理】

本病病因尚未明确,多认为与病毒(如柯萨奇B组病毒)感染有关,但无确切证据。近期研究表明细胞免疫反应参与本病的发生。此外,使用金、砷、铋等制剂后也可引起玫瑰糠疹样皮疹。

中医学认为本病多因素体血热,复感风邪,血热风盛,闭塞肌肤所致,后期阴血受损则可表现为血虚风燥。

【诊断】

（一）发病部位

本病好发于躯干、四肢近端、颈部，呈向心性分布，头面部较少发病。

（二）损美体现

1. 皮损特点

（1）母斑或先驱斑：初起在躯干或四肢近心端出现一个 2~3cm 大小的圆形或椭圆形淡红色或黄红色斑块，上覆糠秕状细碎鳞屑，母斑中央有痊愈倾向，边缘为活动性，可逐渐增大，直径达数厘米。

（2）子斑：又称"继发斑"，在母斑出现 1~2 周后，继而成批出现与母斑相同但形态较小（直径 <2cm）、颜色淡红或黄褐色斑疹，中心略有细微皱纹，边界清楚，稍高出皮面，表面附有少量糠秕状细小鳞屑，呈领圈状，皮损长轴与皮纹走行一致，而母斑渐变黯淡或消退。

2. 伴随症状及病程　患者一般无明显自觉症状，但可伴不同程度的轻度瘙痒，部分可伴有全身不适、头痛、咽痛等。春秋季多见。病情一般在起病后 2 周达高峰，本病有自限性，一般 4~8 周后可自然消退，且愈后不易复发，但也有少数患者皮疹反复出现，病程可延迟半年甚至数年以上才能痊愈。

（三）美学分析与审美评价

因全身出现红斑，破坏了皮肤的正常色泽质地，严重损坏了皮肤外在美感，且使患者对病情有恐惧感，羞于为外人所知，造成心理极度压抑，影响了人际交往，甚至工作、生活。

【鉴别诊断】

（一）与体癣鉴别

相似点：体癣和玫瑰糠疹都可表现为皮肤的红斑、鳞屑等皮损，都以躯干为相同的好发部位，且患者都会自觉剧烈瘙痒。

不同点：其一，体癣是一种真菌感染性皮肤病，好发于面部、躯干及四肢等平滑部位的皮肤。其二，体癣皮损初期为红色丘疹或丘疱疹，继而向周围扩大形成边缘隆起的环形，界限清楚，环形边缘有丘疹、水疱、鳞屑，形如钱币。其三，体癣病程慢性，常在夏季发病或加重，冬季减轻，且易于复发。其四，体癣患者真菌检查阳性。

（二）与银屑病鉴别

相似点：银屑病和玫瑰糠疹都可表现为皮肤的红斑、鳞屑等皮损，都以四肢、躯干为相同的好发部位，而且患者都会自觉剧烈瘙痒。

不同点：其一，银屑病好发于头皮、四肢伸侧，尤其是肘膝伸侧及腰骶部最为常见。其二，蜡滴现象、薄膜现象及点状出血现象是银屑病的典型皮损特征。其三，银屑病病程慢性，可持续数年或数十年，反复发作，冬重夏轻。

【治疗指导】

（一）西医治疗

因为本病有自限性，病情一般比较轻微，所以治疗以对症治疗为主，以减轻症状、缩短病程为目的。

1. 全身治疗

（1）抗组胺药：如马来酸氯苯那敏（扑尔敏）片 4mg，每日 3 次，口服；或氯雷他定片 10mg，每日 1 次，口服等。

（2）静脉注射 10% 葡萄糖酸钙或 10% 硫代酸钠等治疗，每日 1 次，10 日一疗程。

（3）维生素类药：维生素 B 族，10~30mg，每日 3 次，口服；维生素 C 100~200mg，每日 3 次，口服，或每日 3.0~5.0g，配合 10% 葡萄糖酸钙静脉滴注，每日 1 次。

2. 局部治疗

（1）硫黄洗剂、炉甘石洗剂或皮质激素霜外搽。

（2）中波紫外线照射：急性炎症期过去后，采用紫外线斑量照射能促进损害的消退。用Ⅰ~Ⅱ度红斑量，2~3 天 1 次，10 次为一疗程，可缩短病程，改善症状。此法适用于急性炎症消退或顽固性者，炎症明显和有渗液者禁用。照射时应注意对眼的防护，但活动性肺结核、甲亢、严重心肝肾疾病、光敏感者禁用。此法可增强皮肤的免疫功能和屏障作用。

（3）皮下氧气注射：肩胛下部皮下注射氧气，每次 100~300ml，3 天 1 次。

（4）氦 - 氖激光局部照射：照射时注意照射的光斑、距离、时间、功率密度及能量密度，并且治疗时注意患者及医生要佩戴防护眼镜。

（二）中医治疗

1. 内治法

（1）血热风盛证：发病急，皮疹色鲜红，皮肤干燥，鳞屑较多，瘙痒明显，伴心烦，口干，大便干燥，小便稍黄，舌红，苔薄黄，脉弦数或数。治宜清热凉血，疏风止痒，方选凉血活血汤加减。

（2）血虚风燥证：素体虚弱，或病程日久，皮疹渐退，呈淡红色，鳞屑不明显，皮肤干燥，舌质淡，苔少，脉细。治宜养血祛风润燥，方选当归饮子加减。

2. 外治法　以缓和对症、消炎止痒为原则。

（1）龙葵水剂、三黄洗剂、雄黄解毒散洗剂或颠倒散洗剂外搽，每日 2 次。

（2）寒水石洗剂：寒水石、炉甘石粉、青黛、冰片、甘油，外涂，每日 2 次。

（3）苦参汤：苦参、蛇床子、浮萍、地肤子各 30g，白芷、野菊花各 15g，石菖蒲 9g，水煎外洗，每日 1 剂。

3. 其他疗法　毫针刺法：取穴血海、曲池、足三里、三阴交等穴，每次选 3 个穴位，每日 1 次。

【美容养护指导】

1. 家居工作日常皮肤养护　避免热水烫洗或热水沐浴；避免用手搔抓患处；避免使用肥皂等碱性强的洗浴用品。

2. 美容会所皮肤美容调治　轻者可以到美容机构进行局部的皮肤护理如米糠浴、矿泉浴及药浴等。

【预防指导】

1. 注意皮肤卫生，禁用强烈刺激性外用药物。

2. 避免饮酒及进食腥发、辛辣刺激性食物。

3. 注意休息，增强机体抗病能力，增强体质。

4. 避免因为疾病而心情焦虑紧张,因为本病有自限性,所以应放松心情,积极对症治疗。

知识链接

线状苔藓

线状苔藓是一种较为少见的自限性皮肤病。临床表现以突然发生的线状排列的色素减退性或淡红色扁平丘疹为主要特征。发生于5~15岁的儿童,成人少见。其病因不明,可能与遗传因素、病毒感染等有关。也有报道可因如过敏、创伤、曝晒、注射疫苗、外用药等多种因素诱发。

皮损好发于四肢,偶发于面部,常单侧发生。成人线状苔藓容易累及躯干和颈部。一般发病突然,皮损初起为针尖至粟粒大小的扁平丘疹,淡红色或肤色,表面略有光泽,可伴有少量脱屑,逐渐增多后,可形成1~3cm宽的沿肢体长轴呈线条状或带状排列,间断或连续生长。部分患者皮损也可出现色素减退。

大多没有自觉症状,或伴有轻度瘙痒。由于本病有自限性,多数患者皮损可在数月后自行消退,一般无需治疗;必要时可局部外用糖皮质激素软膏或0.1%维A酸软膏或免疫调节剂(如他克莫司)等。

复习思考题

1. 寻常型银屑病的损美表现有何特征?
2. 红斑丘疹型多形红斑的损美表现有哪些?
3. 玫瑰糠疹的患者该如何治疗和养护?

扫一扫
测一测

(赵 静)

第十三章

遗传与角化性皮肤病

学习要点

鱼鳞病概念的分型、皮损特点及治疗指导;毛囊角化病、毛周角化病、汗孔角化病、掌跖角化病概念、皮损特点;各病美容养护指导。

遗传与角化性皮肤病是指因遗传因素引起的以皮肤角化异常为主要皮损的一类皮肤病,主要表现为皮肤干燥、粗糙、肥厚或脱屑。表皮细胞的增生、角化过程加速,角质脱落的异常,皮肤角质层增厚为主要病理变化。

本章主要介绍鱼鳞病、毛囊角化病、毛周角化病、汗孔角化病及掌跖角化病。

第一节 鱼 鳞 病

鱼鳞病是一种常见的遗传性角化性皮肤病,临床以皮肤干燥、粗糙,伴有鱼鳞状鳞屑为主要特征,也因此而得名(图 13-1)。其病症破坏了皮肤外观美感,严重影响人的容貌美和形体美,给患者造成沉重的心理负担。中医学对本病早有记载,属于"蛇皮癣""蛇身""蛇皮"范畴。

【病因病理】

本病是先天性疾病,常有家族史。因遗传方式不同,分为常染色体显性遗传寻常型鱼鳞病、常染色体隐性遗传鱼鳞病和性联遗传寻常型鱼鳞病。临床类型包括寻常型鱼鳞病、性联鱼鳞病、板层状鱼鳞病和先天性大疱性鱼鳞病样红皮病等。

大多数鱼鳞病的基因已定位或被克隆。寻常型鱼鳞病基因定位于 1q21;性联鱼鳞病基因定位于 Xp22.3,是类固醇硫

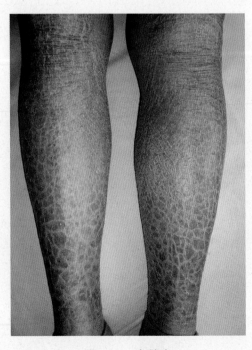

图 13-1 鱼鳞病

酸酯基因缺陷所致;板层状鱼鳞病基因定位于 2q33-q35;先天性大疱性鱼鳞病样红皮病是由于编码角蛋白 K1 和 K10 的基因突变,造成角蛋白 1 和 10 异常。各型鱼鳞病的一致性是表皮有角化过度的鳞屑。因表皮角质形成细胞增生,表皮通过时间缩短,或因角质形成细胞间的黏合异常,致使角质层的细胞不能正常脱落,淤积在皮肤表面而致。

中医学认为,本病是由于先天禀赋不足,后天脾胃失调,营血亏损,以致血虚生风,风胜则燥,脾运失健,日久肌肤失养;或禀赋素弱,气血循行不畅,瘀血阻滞,新血不生,体肤失养而致肌肤甲错。

【诊断】

（一）发病部位

皮损好发于四肢伸侧及躯干部,对称分布,尤以胫部较明显,严重者可波及全身。

（二）损美体现

1. 皮损特点

（1）寻常型鱼鳞病:最常见,大多数出生时不明显,逐渐出现典型皮损。患者皮损表现轻重不一,夏季或居住在温热地区者皮损轻,当温度降低,暴露的皮肤失水相对增加时皮损加重。轻症患者皮损表现为干燥粗糙,有细碎鳞屑,边缘游离如鱼鳞状,有污浊感,头皮有糠秕状脱屑。严重患者皮损的典型改变是淡褐色至深褐色菱形或多角型鳞屑,掌趾部皮纹明显,伴角化过度,秋冬季节可发生皲裂。皮损通常不波及四肢屈侧的肘部、腋下、腘窝、臀裂处。有部分患者在背部、上臂及股外侧可见针尖大小角化的毛囊丘疹,一般无自觉症状。

（2）性联鱼鳞病:较少见,较寻常型鱼鳞病发病早、病情重。皮肤干燥粗糙,皮损为大片鳞屑,呈黄褐色或污黑色鱼鳞状,面部及耳部均可累及,少数病情较重者可累及肘、腋及腘窝等处,掌趾不受累,季节温暖症状减轻,症状不随年龄增长而减轻。此型仅男性发病,女性属于基因携带者,可见皮肤干燥,上臂及小腿处有少许鳞屑。

（3）板层状鱼鳞病:比上两型均严重,出生时或不久即发病,皮损特征为全身弥漫性潮红,上有大的灰棕色菱形或多角形鳞屑,边缘游离高起,躯体皱褶处均受累,严重者鳞屑可厚如甲壳。轻症者可见颈、肘、腘窝处有增厚的鳞屑,常见掌趾中度角化,皱褶处因易感染可伴有臭汗症。

（4）先天性大疱性鱼鳞病样红皮病:患者出生时即有,可见皮肤发红增厚,呈角质状外观,全身覆盖在鳞屑下,出生后鳞屑脱落,留有粗糙的红色湿润面及松弛性大疱,易破溃糜烂,其上可再度形成鳞屑、红斑、水疱。在四肢屈侧和皱褶部如腹股沟、腕、腋和肘部有较厚的甚至呈疣状的棕灰色鳞屑。本病随年龄增长逐渐减轻。

2. 伴随症状及病程　寻常型鱼鳞病多在幼年发病,同一家族中常有数人同患此病,可伴有湿疹、哮喘及过敏性鼻炎,无其他自觉症状;性联鱼鳞病患者可伴有角膜点状混浊、隐睾等;板层状鱼鳞病 1/3 患者出现眼睑外翻或唇外翻,感染时可伴臭汗症;先天性大疱性鱼鳞病样红皮病可伴甲有营养不良改变,新生儿常因为皮损擦烂处容易继发感染引起败血症而危及生命。本病病程缓慢,很难治愈。

（三）美学分析与审美评价

鱼鳞病患者表现为皮肤干燥,面、颈、四肢伸侧出现淡褐色至深褐色鳞屑,视觉上给人污秽、污浊感,严重破坏人体美。由于皮损有碍美观,患者四肢及背部的皮肤不宜暴露,这给患者带来很大痛苦,使其产生自卑心理和自闭症状,严重者影响社交、工作及生活。

【鉴别诊断】

与毛囊角化病鉴别

相似点:均为常染色体显性遗传引起的角化过程异常性疾病,皮肤干燥、粗糙,或伴有有脱屑现象,寒冷干燥季节加重,温暖潮湿季节缓解,易复发。

不同点:其一,毛囊角化病多发生于面、胸、腹、四肢,尤以躯干中线部位和腹部多见,鱼鳞病以胫部较明显。其二,毛囊角化病皮损为针头至高粱米大坚硬丘疹,多与毛囊口一致,顶端结油腻性痂,去痂后中央见漏斗状小凹窝。

【治疗指导】

(一) 西医治疗

目前尚无特效疗法,主要是对症治疗,缓解症状。

1. 全身治疗

(1) 维生素 A:成人 2.5 万 U,每日 3 次,口服;小儿 2 000~4 000U,每日 1 次,口服。

(2) 重症患者,可口服异维 A 酸 1.0~2.0mg/kg,每日 1 次;或阿维 A 胶囊口服 25~30mg,每日 1 次。

2. 局部治疗　以温和、保湿、柔润皮肤为原则。温水浴后擦干身体即可用护肤的药物,如凡士林、10%~20% 尿素软膏、2%~3% 水杨酸软膏、0.05%~0.1% 维 A 酸霜、30% 鱼肝油软膏、10% 硼酸软膏;α- 羟酸或 40%~60% 丙二醇溶液封包过夜,每周 2~3 次;钙泊三醇软膏外用,共 12 周,每周最大量 120g,疗效较好。有红皮病样反应的患者可选用弱效糖皮质激素。大疱性患者同时加用含有抗生素的外用制剂,如复方康纳乐霜剂等。

(二) 中医治疗

1. 内治法

(1) 血虚风燥证:自幼发病,皮肤干燥粗糙,上覆深褐色鳞屑,肌肤甲错,时有轻微痒感,冬重夏轻,伴形体消瘦,面色苍白,头晕、目眩。舌淡,苔薄,脉细。治宜健脾益气,养血润燥,方选养血润肤饮合八珍汤加减。

(2) 瘀血阻滞证:幼年发病,皮肤弥漫性角化,肌肤干燥粗糙,鳞屑大而显著,呈污黑色鱼鳞状,面色黧黑。舌质紫黯、有瘀点或瘀斑,脉涩。治宜活血化瘀,润燥养肤,方选血府逐瘀汤加减。

另外,中成药十全大补丸口服,每日 3 次,每次 9g,适用于血虚风燥证患者;大黄䗪虫丸口服,每日 3 次,每次 3g,适用于瘀血阻滞证患者。

2. 外治法

(1) 血虚风燥型:可取郁李仁、杏仁、桃仁、胡桃仁、胡麻仁各适量,水煎后外洗,再外搽护肤霜,如蛇油膏等。

(2) 瘀血阻滞型:可选当归、丹参、地骨皮、透骨草、皂角刺适量煎水外洗,浴后再外搽润肤膏。

3. 其他疗法

(1) 针灸治疗:可取风池、曲池、肾俞、血海、阴陵泉等穴,留针 15~20 分钟。血虚风燥型用平补平泻法;瘀血阻滞型用泻法。

(2) 药膳食疗

1) 肥海参 1 对,浓煎取汁,捣烂服用,每周 1 次。

2) 黑芝麻 1 000g,乌枣 400g,超微研粉,蜜调成膏,每日 2 次,一次 1 匙。

3) 多吃深颜色蔬菜、香蕉、肝脏、鱼类等富含维生素 A 的食物;少吃海鲜、牛羊肉等可能导致皮肤过敏的食物。

【美容养护指导】

1. 家居工作日常皮肤养护　鱼鳞病日常要保持皮肤的湿润。可每天用温水沐浴,沐浴时禁止使用碱性肥皂,浴后外擦保湿润肤膏,如蛇油膏等;注意沐浴时水温不能太高,平时避免进入蒸气房沐浴,以防皮肤水分的丢失。

2. 美容会所皮肤美容调治　中药药浴治疗可根据中医不同的证型配伍药物,将中药液浸泡全身,同时配合血海、曲池、肾俞、阴陵泉等穴位的按摩,使药物经皮吸收,达到治疗疾病,养生保健的目的。美容护理可按缺水性干性皮肤的护理方法护理,重点在于保湿、滋润。护肤品选择油包水型乳剂,嘱其适当服用维生素 A 和维生素 E。勿过度搓洗,避免使用刺激性强的护肤品。按摩膏选用维生素 E 或羊胎素按摩膏按摩,按摩手法要轻柔,时间为 15~20 分钟。离子喷雾应用时要注意,喷口与面部距离为 30~35cm,应用时间 3 分钟为宜。面膜可选用海藻胶原面膜或骨胶原面膜。若面部皮肤有破溃、渗出时,应嘱其先去专门医院皮肤科诊治。

【预防指导】

1. 患者要保持良好的心态,劳逸结合,生活要有规律。

2. 因本病是遗传性疾病,日常生活中应从繁种频多的食物中摄取人体所需的营养,多吃含维生素 C、维生素 A、维生素 E 的水果和蔬菜,多吃一些滋补肝肾的食物,忌辛辣食物;避免饮用各种酒类、戒烟。

3. 禁止近亲结婚,做好产前检查。

第二节　毛囊角化病

毛囊角化病,又称"达里埃(Darier)病",是一种少见的以表皮细胞角化不良为基本病理变化的慢性角化性皮肤病(图 13-2)。本病以毛囊角化性丘疹上覆油腻性痂屑,可互相融合成疣状为临床特征,皮损破坏了人体皮肤的光滑细腻及肤色的均匀和谐,影响皮肤外观美感。本病常于儿童期起病,成年后加重,男女均可发病,发病率约为 1∶5 万~1∶10 万;有季节倾向性,常夏季加重,冬季改善。属于中医"肌肤甲错"的范畴。

【病因病理】

本病病因目前尚不明确,属常染色体显性遗传病,常有家族史。根据部分患者血清中维生素 A 浓度低及应用维生素 A 治疗有效,故也认为本病与维生素 A 代谢障碍有关。因早期损害在日光暴露部位,日晒

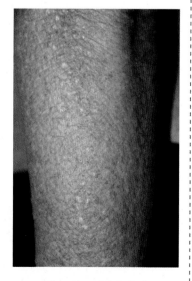

图 13-2　毛囊角化病

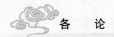

后皮损加重,故认为日光可能是重要的致病因素。

中医学认为,本病或因先天禀赋不足,阴血亏虚,以致血虚风燥而肌肤失养;或因后天脾虚湿蕴不化,凝积肌肤所致。

【诊断】

（一）发病部位

皮损常对称分布于皮脂溢出部位,如头皮、额、鼻唇沟、颈、前胸、腋下、四肢屈侧、外生殖器等。

（二）损美体现

1. 皮损特点　初起为针头至高粱米大小、肤色、较硬的毛囊丘疹,表面覆以油腻性痂。若将痂剥去,丘疹中央可见漏斗型小凹窝,丘疹逐渐融合增大成片呈疣状,色棕黄、污黑或黯褐,尤以腋下、腹股沟等皮肤摩擦部位更显著,常伴恶臭。掌、跖可有广泛性点状角质增厚,伴有小丘疹;累及口腔黏膜,常表现为白色小丘疹或浅溃疡;指(趾)甲可甲下角化过度、甲板脆裂,有纵嵴或纵沟。

2. 伴随症状及病程　一般无明显自觉症状。病程慢性,可持续多年或进行性泛发,有光敏感史者夏季日晒后皮损加剧。

（三）相关辅助检查

组织病理检查显示基底层棘层间裂隙,棘层细胞出现松解,形成裂隙;真皮乳头围以单层基底细胞,形成“绒毛”状,表皮浅层有特殊形态的角化不良细胞,即圆体及细胞和谷粒细胞,局灶性角化不全。

（四）美学分析及审美评价

面部、手部皮肤状况对人体美至关重要。毛囊角化症表现出的皮肤损害使皮肤失去了光滑细腻,改变了皮肤的正常色泽,给人一种粗糙、污秽的感觉;累及手足甲时,改变了其色泽、光滑感,严重影响了人体容貌美。

【鉴别诊断】

与脂溢性角化病鉴别

相似点:脂溢性角化病和毛囊角化病都是迄今为止病因尚不十分明确的疾病,随着病情发展患者均可出现较肤色深的丘疹上覆油腻性鳞痂,而且患者一般都无明显的自觉症状,病程慢性,皮损可持续多年。

不同点:其一,脂溢性角化病又称老年疣,好发于40岁以上的中老年人,男性较女性多发,为中老年人常见的良性皮肤肿瘤,其原因可能是皮肤的一种老化现象。此外,与日晒、慢性炎症刺激等也有关联,极少数情况也可能是内脏恶性肿瘤的皮肤表现。其二,脂溢性角化病的皮损多发于面部,特别是颞部,其次为手背、颈胸部、躯干和四肢,但一般不累及掌跖。其三,皮损初起呈针头大小的淡黄色斑,逐渐发展为淡褐色或深褐色或黑色、界限清楚的圆形或椭圆形扁平丘疹,表面呈天鹅绒状或疣样增生,常附有油腻性鳞屑或厚痂,皮损数目逐渐增多。

知识拓展

黑棘皮病

黑棘皮病发病可能与遗传、内分泌、药物及肿瘤等因素有关。皮损好发于皱褶部位如颈部、腋部、腹股沟等处,主要为患处皮肤颜色加深,呈灰褐色或黑色,有柔软的乳头瘤样丘疹,触之似天鹅绒状,皮嵴皮沟明显,可伴发内脏肿瘤。临床因病因不同病情各异。①恶性型:中老年发病,皮损严重,色深,广泛,有掌跖角化,消瘦,常伴内脏恶性肿瘤。②良性型:a. 真性良性黑棘皮病,与遗传有关,幼年发病,皮损轻而限局,青春期后可缓解。b. 假性黑棘皮病,多伴肥胖,皮损限于皱褶处,体重恢复正常后皮损可消退。另外,某些综合征及服用烟酸、皮质类固醇激素等药物亦可发生此病,但皮损较轻,停药后可消退。组织病理显示表皮角化亢进,乳头瘤样增生,基底层色素增加。

【治疗指导】

（一）西医治疗

目前尚无满意疗法。

1. 全身治疗

（1）维生素 A:每天 10 万 ~20 万 U,至少服 2 个月,如无效则停用,如疗效佳,则考虑减量维持。治疗过程中要注意维生素 A 过量,尤其是儿童。

（2）维 A 酸类:维胺酯 25 mg,每日 3 次口服;阿维 A 胶囊 50mg,每日 1 次口服,3~4 周后减为 25mg。

（3）糖皮质激素:停药后易复发,一般不主张应用。

（4）氯喹:有光敏现象可试服,剂量 2.5mg,每日 2 次。

2. 局部治疗

（1）角质溶解剂:0.1% 维 A 酸软膏、5% 水杨酸软膏、10% 尿素软膏等外搽。

（2）对斑块状或乳头瘤样损害,可行皮肤磨削术、激光、液氮冷冻、微波或外科手术切除治疗。

（二）中医治疗

1. 内治法

（1）血虚风燥证:皮疹多见于头面、颈胸、腹股沟及四肢屈侧,表面覆油腻污痂,粟米大小,质较硬,伴口干舌燥。舌红,少苔,脉细数。治宜养血润燥,方选四物消风散加减或清燥救肺汤加减。

（2）脾虚湿蕴证:除基本皮损外兼身重懒言,腹胀便溏。舌淡,边有齿痕,脉细弱。治宜健脾除湿润肤,方选参苓白术散加减。

2. 外治法

（1）鲜藿香和鲜佩兰各 30g,煎水外洗患处。

（2）核桃仁 10g,杏仁 6g,郁李仁 3g,捣成泥状,加轻粉 0.1g,外涂患处,每日 1 次。

【美容养护指导】

1. 家居工作日常皮肤养护　患处避免挤压搔抓;皮损处清洁以温水为主,避免用过烫的水,注意局部清洁卫生;外用药物治疗后,可适当涂抹润肤乳液,保持皮肤滋润。

2. 美容会所皮肤美容调治　此类疾病可以采用的美容治疗措施有二氧化碳激光治疗、皮肤磨削术、手术切除等。

【预防指导】

1. 注意防晒,外出时采用适当的防晒措施。
2. 多摄取富含维生素 A 的食物。
3. 保持情绪平稳,避免因皮损造成心理压抑,影响工作和生活。

知识链接

小棘苔藓

　　小棘苔藓又名小棘毛发苔藓或棘状毛囊角化病。发病原因目前尚不清楚,是一种可能与遗传有关的慢性角化性皮肤病,也可能与维生素 A 缺乏有关,儿童好发,成人则少见发病。损害表现为密集成片的毛囊性角质小丘疹,每个丘疹顶端有一根丝状角质性棘突,除去棘突,可留下一个漏斗状小窝。本病好发于颈部、臀外侧、股外侧等处,成批出现,散在分布或成群排列成斑片,直径 2~5cm。患者一般无自觉症状,可有轻度瘙痒。本病病程慢性,部分患者皮损可于数月后自行消退。

第三节　毛周角化病

　　毛周角化病,又称"毛发苔藓""毛发角化病""毛孔角化病",是一种以毛囊角化性丘疹伴角质栓为临床特征的慢性角化性皮肤病(图 13-3)。本病好发于青少年,冬季病情常加重。皮损既影响了肤色的白皙,又破坏了皮肤的细腻和光滑。中医古代文献将本病归属"肉刺毛"的范畴,但目前尚无本病的中医病名。

【病因病理】

　　本病病因尚不十分清楚。目前认为是一种常染色体显性遗传性皮肤病,在青春期时发病率最高,皮损较明显。该疾病可能与遗传、内分泌异常或维生素 A 缺乏、代谢障碍等因素有关,也有些患者伴发鱼鳞病,可能是鱼鳞病中的一型。

　　中医学认为,本病多为先天禀赋不足,营血亏虚,以致血虚风燥,肌肤失养所致而发病。

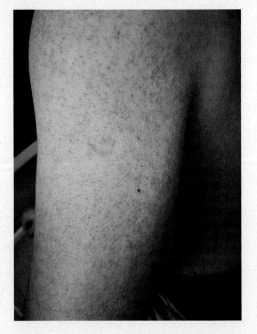

图 13-3　毛周角化病

【诊断】

(一) 发病部位

　　本病好发于上臂外侧、股外侧及肩胛部、臀部,部分患者腹部也可累及。

（二）损美体现

1. 皮损特点　皮损为坚硬的针尖到粟米大小的毛囊性丘疹，互不融合，散在或簇集成群，颜色为肤色或黯红色，似鸡皮样外观。丘疹顶部有圆锥形灰色角质栓，有毫毛穿出或蜷曲其中。剥去角质栓可见漏斗状小凹陷，但很快又会形成新的角质栓。

2. 伴随症状及病程　患者一般无自觉症状，有时可伴有轻度瘙痒，皮损处有特殊的粗糙感。本病病程慢性，常冬重夏轻，皮损可随年龄增长而好转或消退。

（三）相关辅助检查

组织病理检查显示表皮过度角化，毛孔扩大，毛囊口内可见角质栓，有的内含卷曲的毛发，真皮层轻度炎症改变。

（四）美学分析及审美评价

因为毛周角化病患者的皮肤出现的毛囊性丘疹及角质栓，导致皮肤粗糙，似鸡皮样外观。青少年正值追求外形美时期，发生于上臂及大腿处的皮损，严重影响了正常皮肤的光滑、细腻及白皙的色泽，破坏了整体美感，极易造成心理的自卑及压抑。

【鉴别诊断】

与鱼鳞病鉴别

相似点：鱼鳞病和毛周角化病都属于角化异常性皮肤疾病，遗传是它们发病的共同的重要因素。患者一般均无明显的自觉症状，病程缓慢，常在寒冷干燥季节加重，温暖潮湿季节减轻。

不同点：其一，鱼鳞病是以皮肤干燥伴片层鱼鳞状黏着性鳞屑为特征，类似于中医的"蛇皮癣"。根据遗传方式及临床表现可分为寻常型鱼鳞病、性连鱼鳞病、板层状鱼鳞病、表皮松解性角化过度性鱼鳞病等，其中寻常型最常见，常在同一家族中数人同患此病，在出生时或出生后不久即发病。其二，鱼鳞病好发于四肢伸侧及躯干部，以小腿最为明显，常呈对称性分布。其三，鱼鳞病的皮损表现为轻者皮肤干燥粗糙，有细碎鳞屑，边缘游离如鱼鳞；严重者为淡褐色至深褐色菱形或多角形鳞屑，紧贴皮肤，边缘游离，常伴掌跖角化过度、皮纹明显；有些患者在背部、上臂及股外侧见针尖大小的毛囊角化性丘疹。

【治疗指导】

（一）西医治疗

一般无需治疗，严重者可全身治疗。

1. 全身治疗

（1）维生素 A：病情严重者可口服，每日 10 万 ~20 万 U。

（2）维生素 E：每日 300mg，分 3 次口服。

2. 局部治疗

（1）角质软化或角质溶解剂：10%~20% 尿素霜、0.05%~0.1% 维 A 酸软膏、20% 鱼肝油软膏、3%~5% 水杨酸软膏等。

（2）用矿泉浴、米糠浴或中药药浴治疗。

（二）中医治疗

1. 内治法　血虚风燥证：毛囊性丘疹，角质栓形成，伴皮肤干燥、粗糙、瘙痒。舌淡红苔少，脉弦细。治宜养血润肤，祛风润燥，方用养血润肤饮加减或当归饮子加减。

2. 外治法

（1）紫草油或润肌膏或甘草油外搽，每日 2 次。

（2）五倍子膏外搽：五倍子末 310g，黄柏末 90g，轻粉 60g。先将轻粉研细末，不见星为度，然后与五倍子末、黄柏末同研，另用凡士林约 280g、麻油 180ml 调成适当稠度的油膏，薄敷患处，每日 1~2 次。

【美容养护指导】

1. 家居工作日常皮肤养护　不宜过多使用碱性强的洗浴用品及热水烫洗患处，洗浴后要涂抹润肤霜，以保护皮肤的柔润；选用丝质或棉质睡衣，避免劣质衣料对皮肤的刺激。

2. 美容会所皮肤美容调治　可选择矿泉浴、米糠浴、中药药浴等。矿泉浴以浸浴为主，适宜温度为 38~40℃，每次 15~20 分钟，每个疗程为 20~30 次；泡米糠浴时宜用温水约 36~37℃，每次浸泡约 15 分钟。若皮损较轻微可在美容院进行身体皮肤护理，程序如下：沐浴清洁，去除身体污垢、热疗（可借助喷雾仪、毛巾热敷、桑拿等方法）、去角质、涂抹按摩膏或芳香精油进行按摩、敷膜、涂抹护体乳液。

【预防指导】

1. 避免日光曝晒患处，注意涂抹防晒油。

2. 保持心情愉快，避免激动恼怒。

3. 多摄取富含维生素的食物，如新鲜蔬菜和水果，避免油腻辛辣刺激性食物。

第四节　汗孔角化病

汗孔角化病是一种慢性遗传性角化性皮肤病，皮损以界限清楚的环形角质性隆起，中央萎缩凹陷为特征（图 13-4）。属于中医"鸟啄疮"范畴，因为皮损形如鸟之所啄而得名，病名首见于隋《诸病源候论·疮病诸候·鸟啄疮候》："鸟啄疮，四畔起，中央空是也。此亦是风湿搏于血气之所变生，以其如鸟鸟所啄，因以名之也。"

【病因病理】

本病属常染色体显性遗传病，患者一般有家族史，家族中可有几代人发病。免疫抑制剂、电子束辐射、光化学疗法、日光曝晒或慢性皮肤损伤等可诱发或加重本病。

中医学认为本病或因先天禀赋不足，肝肾阴亏，血瘀气滞，阻于肌肤，使肌腠失养而发病；或因外感风湿邪气，搏于皮毛腠理，致肌肤失养而发病。

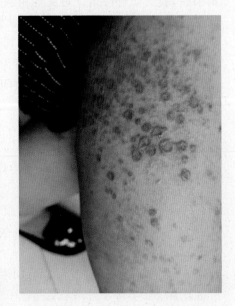

图 13-4　汗孔角化病

【诊断】

（一）发病部位

好发于四肢、面部、肩颈等暴露部位，口腔黏膜、甲、毛发部位也可累及。少数患者皮疹泛发称为"播散性汗孔角化病";若皮疹发生于暴露部位,且与日光有关者称为"播散性浅表性光线性汗孔角化病"。

（二）损美体现

1. 皮损特点 皮损初起为粟粒大小的角化性丘疹,缓慢向周围扩大,逐渐形成环状、圆形或不规则形,边缘呈角质性堤状隆起,境界清晰呈棕褐色,中央轻度萎缩凹陷。皮损大小不等,数量多少不定。发于面部的皮损边缘堤状隆起不明显;掌跖部皮损常呈疣状或胼胝样;累及甲部则可见甲增厚、纵嵴、无光泽。

2. 伴随症状及病程 一般无明显自觉症状。本病幼年期即可发病,多见于男性,男性患者为女性的 2 倍,病程慢性,老年患者偶有恶变者。

（三）相关辅助检查

组织病理检查显示角质层内有角化不全的细胞柱,其下颗粒层消失,棘层内有角化不良细胞,真皮层浅层炎症细胞浸润。

（四）美学分析及审美评价

因为皮损好发于暴露部位,影响皮肤的光滑细腻及均匀的色泽,除了影响外在美,还会给患者的生活、工作等造成自卑心理,严重影响社交。

【鉴别诊断】

与寻常疣鉴别

相似点:寻常疣和汗孔角化病都的皮损都表现为角化性丘疹,而且患者常无自觉症状,病程慢性。

不同点:其一,寻常疣是由病毒感染所致的表皮增生性皮肤病,俗称"瘊子""刺瘊",中医称"千日疮"。其二,寻常疣常好发于青少年。其三,寻常疣的皮损主要在手背或手指和甲缘。皮疹初起为针尖大小的灰白色角质性丘疹,后渐增大至黄豆大小,灰褐色或污黄色,呈半球形或多角型乳头状或菜花状隆起,表面粗糙,触之坚硬。损害可单发,也可因自身接种传染而多发。其四,寻常疣有自限性,部分患者的皮损两年内可自然消退。

【治疗指导】

（一）西医治疗

目前无有效的治疗方法。

1. 全身治疗

（1）维生素 A 5 万 ~10 万 U,每日 3 次。

（2）13- 顺维 A 酸 0.5~1mg/kg,每日 2 次。

（3）氯喹:适用于与日晒有关者,不宜长期使用。每次 0.25g,每日 2 次口服,2 周后改为 0.25g 每日 1 次,连用 2~3 周。

（4）免疫抑制剂:硫唑嘌呤,每日 50mg,分 2 次口服。

2. 局部治疗

（1）角质溶解剂:10% 水杨酸软膏、0.1% 维 A 酸软膏、2.5% 氟尿嘧啶软膏、10% 尿素软膏等。

（2）手术切除:皮损明显增厚疑癌变者,应及时手术切除,并送病理检查。

（二）中医治疗

1. 内治法

（1）风湿外袭证:疾病初起阶段,成年人多发,皮损呈孤立角化损害,或边缘纤细,可逐渐向外扩展,中央有褐色斑片。舌淡,苔白,脉弦细。治宜祛风除湿,养血润燥,方选当归饮子加减。

（2）瘀血阻滞证:幼年发病,有家族史,皮损为黑褐色角化性丘疹,圆形或不规则形,周边隆起,触之刺手粗糙。舌质黯或有瘀斑,脉涩。治宜活血化瘀,方选通窍活血汤合大黄䗪虫丸加减。

2. 外治法

（1）紫草膏:紫草 120g,当归 50g,红花 30g,生地黄 120g,生大黄 30g,白芷 30g,黄柏 90g,冰片 9g,黄蜡 240g,麻油 1 000g。上七味,除黄蜡、冰片外,将其他药物入油浸泡 1 天,再入锅内,文火熬至药枯,去渣滤净;入黄蜡熔化,倒入盆内,再加冰片,搅匀即得。每日 2 次,用时将膏均匀涂抹在纱布上贴敷患处。

（2）红灵酒:生当归 60g,红花 30g,花椒 30g,肉桂 60g,樟脑 1.5g,细辛 15g,干姜 30g。上药用 95% 乙醇 1 000g 浸 7 泡天备用。用时以棉花球蘸药频搽,每日 2~3 次,每次 10 分钟。可起到活血、通络、止痛的功效。

（3）鲜杏仁捣烂,外敷患处,每日 1 次。

（4）知母 20g,蛇皮灰 10g,研成细末,米醋调制后外搽,每日 2 次。

3. 其他疗法

（1）毫针刺法:取穴风市、血海、三阴交、曲池、足三里等穴,加皮损周围阿是穴,隔日 1 次,10 次为一疗程。

（2）耳穴疗法:取肾上腺、神门、交感及皮损区,单耳埋针,双耳交替,隔周轮换。

（3）药膳食疗:大米 100g,鲜黄瓜 300g,精盐 2g,生姜 10g。黄瓜洗净,去皮去心切片,生姜洗净拍碎,与大米入锅煮粥,每日分次温服。

【美容养护指导】

1. 家居工作日常皮肤养护　避免日晒及外界化学性及物理性刺激,避免搔抓患处;忌用热水烫洗患处;洗浴护肤用品选择温和无刺激性或天然成分的洗浴护肤品。

2. 美容会所皮肤美容调治　数目少而局限的皮损可用液氮冷冻、电灼或二氧化碳激光等疗法;液氮冷冻时用棉签蘸液氮点压的方法,至皮损发白,反复数次,到皮损周围产生红晕为止,待痂皮自然脱落皮损消退;二氧化碳激光选择扫描式或间断式照射;若角化重者,可重复多次,至全部损害气化或碳化;皮损较大及泛发密集者可用磨削术,注意磨削深度不能超过真皮乳头层,以防遗留瘢痕。

【预防指导】

1. 多食新鲜蔬菜水果等食物,如胡萝卜、南瓜等。

2. 保持心情舒畅,积极锻炼身体,增强体质。

3. 定期到医院检查。

第五节　掌跖角化病

掌跖角化病是以掌跖部弥漫性或局限性角化过度为特点的慢性遗传性皮肤病,

又称"掌跖角皮病"（图 13-5）。中医学对本病病名未见明确记载，有人认为《诸病源候论》记载的"手足发胝候"与本病相似。

【病因病理】

本病大多为先天性，为常染色体显性遗传病，常有家族史。此外，还可能与内分泌异常、代谢障碍或肥皂洗涤有关。

中医学认为本病或因先天禀赋不足，肝肾亏虚，或后天失养，情绪失调，导致营血亏虚而四肢肌肤失养所致。

【诊断】

（一）发病部位

本病常对称性发于掌跖部，甚可累及手足侧面和背面。

（二）损美体现

1. 皮损特点　本病有许多不同的临床类型，常见的有：

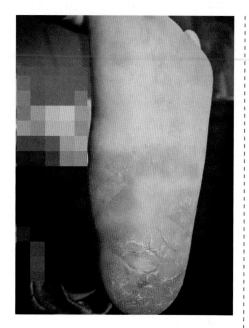

图 13-5　掌跖角化病

（1）弥漫性掌跖角化病：初期掌跖皮肤干燥粗糙；婴儿期即可发病，1 岁后出现掌跖部弥漫性皮损，表现为境界清楚的坚硬角化斑块，呈淡黄色，蜡样外观，边缘常呈淡红色；冬季加重，局部干燥皲裂或疣状增厚；掌跖可同时累及，一般不扩展到手足背面；可伴有掌跖多汗、臭汗、甲板增厚混浊；部分患者常合并鱼鳞病或其他先天性畸形。

（2）点状掌跖角化病：又称播散性掌跖角化病。典型皮损为掌跖部角化性丘疹，多呈圆形或椭圆形，黄色，直径为 2~10mm，呈散在分布或排列成片状或线状，角质丘疹脱落后可呈现火山口样小凹陷外观。少数患者可累及手足背及肘膝部，甲板出现增厚、纵沟、钩甲等，一般不伴掌跖多汗。

（3）残毁性掌跖角化病：又称残毁性遗传性角质瘤。女性较男性多发。婴幼儿时期即表现为掌跖部弥漫性皮肤角化，其表面呈蜂窝状，有许多凹陷；手足背部也可发展成条状角质增生，逐渐扩展至腕、踝、肘、膝；患儿一般在 4~5 岁后，指（趾）形成纤维性收缩窄带，其后逐渐发展成指趾断性改变；伴有多汗，甲板嵴状拱起或残缺不全。

2. 伴随症状及病程　弥漫性掌跖角化病伴疼痛或瘙痒，甚至手足活动困难，常在婴儿期发病，病情持续终身；点状掌跖角化病多发病于 10~30 岁间，持续终身；残毁性掌跖角化病的部分患者可伴生瘢痕性秃发及对高频音响的听觉失聪、先天性鱼鳞病等。

（三）相关辅助检查

组织病理学检查结果显示，弥漫性掌跖角化病的表现为角层增厚，角化不良，颗粒层和棘层增厚，真皮浅层有轻度炎症细胞浸润，汗腺和汗管可萎缩；斑点状掌跖角化病表现为角层明显增厚，角质栓向下延伸，颗粒层增厚，角质栓向下延伸，颗粒层增厚，棘层轻度增厚，真皮乳头水肿，小血管扩张。

（四）美学分析及审美评价

掌跖角化症表现出的皮肤损害使皮肤失去了光滑细腻,改变了皮肤的正常色泽,给人一种粗糙、污秽的感觉。严重时还影响了掌跖功能活动,影响人体手足的美观,易造成自卑、压抑心理。

【鉴别诊断】

（一）与胼胝鉴别

相似点:胼胝和掌跖角化病都是发生在掌跖部位的角化过度性皮肤病。

不同点:其一,胼胝俗称"老茧",仅发生在掌跖等受摩擦挤压部位,主要因为掌跖部长期受压摩擦引起大片角质层增厚,多见于穿高跟鞋女性的脚跖面,以及木工、泥瓦工等特殊职业者的掌部。实际上就是皮肤对摩擦与压迫的一种保护性增厚性反应,相对于掌跖角化病而言病情比较轻微。其二,胼胝皮损为局限性片状角质增厚性斑块,呈对称性,大小不定,可小如指甲或大如鸡卵,质硬透明,边界不清,患处皮肤增厚,中央突起,表面光滑,皮纹清楚。其三,胼胝患者无明显自觉症状,或仅有轻微压痛,病程缓慢。

（二）与足癣（鳞屑角化型）鉴别

相似点:鳞屑角化型足癣和掌跖角化病都是发生在掌跖部位的皮肤病,而且都可出现局部皮肤的角化过度。

不同点:其一,鳞屑角化型足癣是由皮肤癣菌、念珠菌等感染皮肤而引起的慢性传染性疾病,好发于趾缝、趾屈面、足底、足跟、足侧皮肤。成人多见,儿童少见。其二,临床上分为水疱型、浸渍糜烂型、鳞屑角化型。其中鳞屑角化型皮损表现为红斑鳞屑及角化过度,大多干燥无汗。其三,患者自觉剧烈瘙痒,冬季可因皲裂而疼痛。病程慢性,夏秋重而冬春轻,病程长者常并发甲真菌病,实验室真菌检查呈阳性。

【治疗指导】

（一）西医治疗

目前尚无有效治疗方法,只能对症处理减轻病情,治疗以缓解角质层增厚,减少摩擦,预防皲裂为原则。

1. 全身治疗

(1) 维A酸类:13-顺维A酸 0.5~1.0mg/(kg·d),分3次口服;维胺酯 50mg,每日2次口服;阿维A酯 0.5~1.0mg/(kg·d),分3次口服。

(2) 维生素A:成人每日5万U,分3次口服;儿童每日2 000~4 000U,分3次口服。长期服用者注意副作用。

(3) β-胡萝卜素:1~2.5mg/(kg·d),分3次口服。

2. 局部治疗　以润肤为主,先用温水浸泡,使角质层变软,然后用刀片刮去,再外涂角质剥脱剂或软化剂,如20%尿素软膏、5%~10%水杨酸软膏、0.1%~0.3%维A酸膏等,然后用糖皮质激素霜封包,可减轻症状。

（二）中医治疗

1. 内治法

气虚血弱证:掌跖部皮肤坚硬、变厚、色黄,冬季发生皲裂。病久者头晕目眩,面色苍白,纳差乏力。舌淡,苔少,脉细弱。治宜补气养血润燥,方选八珍汤加减。

2. 外治法

(1) 润肌皮肤膏,每日 2 次;紫归治裂膏,每日 2 次;润肤愈裂膏,每日 2 次;

(2) 经验方:生地 30g,丹参 20g,赤白芍 g,怀牛膝各 15g,当归、防风、川芎、荆芥、白鲜皮各 10g,蜈蚣 2 条,以上药物水煎服,每日 3 次;苦参、白矾各 15g、白及、乌梅各 20g,每日 2 次,20 日为一疗程。

(3) 猪脂 200g,白蜡 20g,先把猪脂加热熬化去渣,然后加轻粉 5g,待凉后每日涂抹患处,每日 2 次。

(4) 王不留行 30g,明矾 10g,桑枝 20g,煎水熏洗患处,每日 2 次。

(5) 矿泉浴、米糠浴或中药药浴治疗。

3. 其他疗法

(1) 毫针刺法:取合谷、曲池、三阴交、血海、绝谷、后溪、太溪、脾俞等穴,留针 20 分钟,每日 1 次,10 次为一疗程。

(2) 耳针:取内分泌、手、足、脾、胃、交感等区域,每次选 3 个穴位,单耳埋针,双耳交替,每周轮换一次。

(3) 药膳食疗:鲜山药、白木耳和冰糖各适量,加水煎煮服用,每周 2 次。

【美容养护指导】

1. 家居工作日常皮肤养护 勤用温水泡洗,及时去除角质,并外涂护肤润肤品;洗浴时选择温和无刺激或天然成分的用品,远离碱性强的化学洗涤剂;避免局部损伤及摩擦;选用丝质或棉质内衣及睡衣。

2. 美容会所皮肤美容调治 定期到美容院做足部和手部护理及按摩;运用矿泉浴、米糠浴等疗法;若病情严重并丧失活动能力者,可进行皮肤移植手术。

【预防指导】

1. 多食富含维生素的蔬菜水果,忌食辛辣刺激性食物。

2. 保持心情舒畅,加强体质锻炼。

3. 注意保持手足温暖,防止冻伤及干裂。

案例分析

李某,女,22 岁。四肢伸侧有密集散在的针尖大小的毛囊性丘疹,肤色或黯红色,似鸡皮样外观。丘疹顶部有圆锥形灰色角质栓,有毫毛蜷曲其中。剥去角质栓可见漏斗状小凹陷。患者诉皮肤干燥、粗糙,秋冬季尤为明显。舌淡红,苔薄,脉细。

诊断:毛周角化病

治疗指导:①维生素 A,每日 10 万 ~20 万 U。②维生素 E,每日 300mg,分 3 次口服。③10%~20% 尿素霜或 0.05%~0.1% 维 A 酸软膏等。④中医治宜养血润肤,祛风润燥,方用当归饮子加减;外治用紫草油或甘草油外擦,每日 2 次。

美容指导:①米糠浴:温度 36~37℃,每次浸泡约 15 分钟。②美容院身体皮肤护理:如热疗(可借助喷雾仪、毛巾热敷、桑拿等方法)、去角质、涂抹按摩膏或芳香精油进行按摩、敷膜、涂抹护体乳液。

预防指导:①避免曝晒患处,注意涂抹防晒油。②保持心情愉快。③多食富含维生素的食物,避免辛辣刺激性食物。④不宜使用碱性强的洗浴用品,洗澡后要涂抹护肤霜。

扫一扫
测一测

复习思考题

1. 简述鱼鳞病的临床表现及分型。
2. 鱼鳞病与毛周角化病和毛囊角化病如何鉴别？
3. 毛周角化病的损美表现是什么？
4. 毛囊角化病的患者该如何治疗？
5. 毛周角化病患者该如何做好日常皮肤养护？

（姜　蕾）

第十四章

感染性皮肤病

课件
14章PPT

 学习要点

> 带状疱疹、疣的概念、皮损特点、治疗指导;手足癣、花斑癣、甲真菌病的概念、皮损特点、诊断、治疗指导;毛囊炎的诊断及治疗指导;感染性皮肤病的美容养护指导。

扫一扫
知重点

感染性皮肤病是指病原体侵犯皮肤或黏膜导致的以炎性反应为特征的一类疾病,包括病毒感染性皮肤病、真菌感染性皮肤病和球菌感染性皮肤病。其中病毒感染性皮肤病种类多,发病率较高,其症状轻重与病毒的侵蚀能力及机体免疫状态有关;真菌感染性皮肤病以浅部真菌病多见;球菌感染性皮肤病的发生与机体抵抗力有密切关系。本章主要介绍一些常见病种。

第一节 病毒感染性皮肤病

病毒感染性皮肤病是由某些病毒感染引起的以皮肤黏膜病变为主的可传播疾病。其病毒不含能量代谢酶类,生物代谢依赖宿主细胞,所以只能在活细胞内生长,在其复制繁殖过程中引起宿主细胞代谢紊乱,进而产生各种损害。病毒可分为脱氧核糖核酸(DNA)病毒和核糖核酸(RNA)病毒两大类。引起病毒性皮肤病多数是DNA病毒,少数为RNA病毒。除直接感染引起皮肤损害外,还可由于病毒的抗原性作用而导致皮肤黏膜变态反应。根据病毒感染性皮肤病的不同临床表现特点,可将其分为三种类型:

新生物型:多由乳头多瘤空泡病毒引起,少数由痘病毒所致,皮疹以乳头瘤状或疣状增生为主,有自限性,病程慢性。常见的有各种疣(寻常疣、扁平疣、跖疣)和传染性软疣等疣病。

疱疹型:由疱疹病毒引起,皮疹以水疱或疱疹为主,急性经过,有自愈性。常见的有带状疱疹、单纯疱疹、水痘等。

红斑发疹型:多由RNA病毒引起,皮疹以红斑或斑丘疹为主,急性经过,传染性强,有自愈性,临床上常见的有麻疹、风疹等。本节重点介绍带状疱疹、单纯疱疹及疣。

一、带状疱疹

带状疱疹是由水痘-带状疱疹病毒引起的急性疱疹性皮肤病。因其发病时以成群的密集性小水疱,沿一侧周围神经呈带状分布而得名,伴有神经痛和局部淋巴结肿痛,发病后多数可获得终身免疫,愈后极少复发(图14-1)。因皮肤上有红斑、水疱,累累如串珠,多缠腰而发,中医称之为"蛇串疮",又称"缠腰火丹""串腰龙""蛇丹""蜘蛛疮"等。

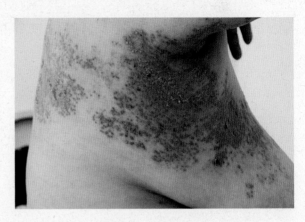

图 14-1 带状疱疹

【病因病理】

本病病原体为水痘-带状疱疹病毒,初次感染时多为免疫力较低的人群(儿童多见),表现为水痘或呈隐性感染,此后则成为带病毒者。病毒具有亲神经性,潜伏在脊髓后根神经节或颅神经的感觉神经节。平时不发生症状,当宿主细胞免疫功能降低时(感冒、外伤、月经期、过度劳累、肿瘤、放疗),潜伏于神经节内的病毒被激活活化而引起该神经支配内皮肤节段性疱疹及神经痛。带状疱疹愈后可获终生免疫,一般不再复发。

中医学认为,本病多因情志内伤,内郁化火,与肝经湿毒,熏蒸皮肤而成;或脾失健运,湿邪内生,蕴结皮肤而生;年老体弱者,常因血虚肝旺,气血凝滞,以致疼痛剧烈,病程迁延。

【诊断】

(一) 发病部位

好发于面部三叉神经及胸、腰、背神经分布区,其他如颈部、四肢也可受累,发于身体一侧,不超过身体正中线。

(二) 损美体现

1. 发病特点　多发于春秋季节,以成年患者居多。发病前局部皮肤常有感觉过敏,皮肤灼热疼痛,或伴轻度发热、全身不适等前驱症状;继之,患部出现红色斑丘疹,簇集成群的水疱,疱周绕以红晕,疱液透明,疱壁紧张发亮,破裂后露出糜烂面,后干燥结痂;聚集一处或数处,排列成带状,沿单侧神经分布,疱群之间皮肤正常;附近淋巴结肿痛。

2. 伴随症状及病程　在典型症状发生之前,常有轻度全身症状,如轻度发热、全身不适、食欲不振等。神经痛为本病主要特征,可在发疹前或伴随皮疹出现,疼痛沿受累神经支配区域放射,刺痛轻重不等,儿童轻微,年老体弱者疼痛剧烈,老年患者在皮损消退后可遗留顽固性神经痛,常持续数月,甚至更久。

病毒侵犯三叉神经区域,多侵犯第一分支区,患侧额部、鼻内侧、颧部、眶周出现弥漫性水肿性红斑、水疱,可累及眼结膜、角膜、甚至整个眼球,引起眼部剧痛,并发结膜炎、角膜炎、角膜溃疡、全眼球炎而导致失明;当面神经及听神经受累时,可表现为耳和乳突深部疼痛、同侧面瘫、耳郭及外耳道疱疹,伴眩晕、恶心、呕吐、眼球震颤、听力障碍,引起面瘫、耳痛、外耳道疱疹综合征,称"Ramsey-Hunt 综合征"。

当病毒侵犯中枢神经系统时,可发生带状疱疹性脑膜炎,表现为头痛、呕吐、惊厥或进行性感觉障碍,尚可有共济失调及其他小脑症状。

病程 2 周左右,严重者可迁延日久,一般不超过 1 个月,愈后极少复发。

（三）美学分析及审美评价

带状疱疹发生在面部时,单侧分布的红斑、群集的水疱,使容貌失去了原本对称美、和谐美;眼睑红肿、眼球充血会影响感情的表达及视觉功能;带状疱疹造成的面瘫和听力障碍常不易恢复,面瘫者口眼歪斜、嘴角流涎、患侧面部皮肤和肌肉松弛,影响语言和咀嚼吞咽,给患者造成终身遗憾,甚至导致自卑心理。

【鉴别诊断】

与单纯疱疹鉴别

相似点:带状疱疹与单纯疱疹均属于病毒感染性皮肤病;皮损表现为簇集性水疱;病程有自限性。

不同点:其一,病原体不同。带状疱疹病原体为水痘 - 带状疱疹病毒;单纯疱疹病原体为人类单纯疱疹病毒。其二,发病部位不同。单纯疱疹好发于皮肤黏膜交界处(口周、唇缘、眼睑旁、外生殖器);带状疱疹好发于面部三叉神经及胸、腰、背神经分布区。其三,症状及预后不同。带状疱疹疼痛明显,愈后极少复发;单纯疱疹疼痛不明显易反复发作。

【治疗指导】

（一）西医治疗

1. 全身治疗

（1）抗病毒:阿昔洛韦片 200mg,口服,4 小时 1 次,连续服用 5~7 天;重症者按 5mg/kg 剂量加入 5% 葡萄糖液中稀释至 1~6mg/ml,静脉滴注,每 8 小时 1 次,5~7 天为一疗程;聚肌胞 2mg,肌内注射,每日或隔日 1 次,10~20 天为一疗程。

（2）止痛剂:适用于疼痛明显或疱疹后遗神经痛者,如吲哚美辛 25mg,每日 3 次,口服;甲氰咪呱 0.2g,每日 3 次,口服,也可选用阿司匹林或卡马西平。

（3）维生素类药:维生素 B_{12} 0.5mg,肌内注射,每日 1 次;维生素 B_1 0.1g 肌内注射,每日 1 次,连用 10 日。可营养神经,起到止痛作用。

（4）糖皮质激素:适用于重症患者,在病变早期(3~5 天内)应用,口服泼尼松 5~10mg,每日 3 次,连用 1 周,对减轻炎症及疼痛、预防后遗神经痛的发生有一定效果。

（5）免疫调节:转移因子 2ml 于上臂内侧皮下注射,每周 2 次;丙种球蛋白 3ml,肌内注射,每周 1 次。可减轻症状,缩短病程。

2. 局部治疗

（1）初起:2% 甲紫溶液、炉甘石洗剂、3% 无环鸟苷霜外涂。

（2）糜烂:3% 硼酸溶液、0.5% 新霉素溶液或 0.1% 雷佛奴尔溶液湿敷。

（3）继发感染:0.5% 新霉素软膏、四环素软膏等外涂。

（4）眼部带状疱疹:0.1%~0.5% 疱疹净眼药水滴眼。

（5）神经痛:可于油膏中加 1% 达罗宁或 5% 苯唑卡因止痛;亦可用氦氖激光、紫外线、周林频谱仪局部照射等缓解疼痛。

（二）中医治疗

1. 内治法

（1）肝经湿热证：水疱周围绕以鲜红色晕，疱壁紧张，自觉灼热刺痛，伴口苦咽干，烦躁易怒，大便干或小便黄。舌红，苔黄腻，脉数。治宜肝泻火，利湿解毒，方选龙胆泻肝汤加减。

（2）脾虚湿蕴证：水疱周围红晕色较淡，疱壁松弛，自觉疼痛不甚，口不渴，食少腹胀，大便时溏。舌质淡，苔白或白腻，脉沉缓或滑。治宜健脾利湿，方选除湿胃苓汤加减。

（3）气滞血瘀证：多见于老年人，皮疹消退后局部疼痛不止。舌质黯，苔白，脉弦细。治宜理气活血止痛，方选桃红四物汤加减。

2. 外治法

（1）初起：玉露膏或青黛膏外涂；或雄黄粉 50g，加 75% 乙醇 100ml 搅匀后外搽。

（2）菟丝子 50~100g 焙干，研细粉末，加小麻油调成膏状，用药前先用生理盐水棉球局部洗净，再涂上药膏，每天早晚各涂 1 次，连用 2~5 天。

（3）六神丸 1 支，季德胜蛇药 1 支，混合溶于 50ml 食醋中，待充分溶解后涂于患处，每日多次，3 日可愈。

3. 其他疗法

（1）针刺疗法：循经取穴，如皮疹在胸胁部，可取内关、足三里、支沟、阳陵泉作为主穴，加局部取穴或阿是穴。围针平刺，与皮肤呈 30° 进针，距离患处 2~4cm 处皮下平针。有明显消炎止痛作用。

（2）药膳食疗：取鱼腥草鲜品 300g 或干品 30~50g，洗净，入砂锅，加入适量水，煎汤约 20 分钟，取汁 300ml 左右，每日 1 剂，代茶频服，连续 3~7 天。

【预防指导】

1. 保持局部干燥、清洁。
2. 忌食辛辣肥甘厚味和饮酒。
3. 注意劳逸结合，调畅情志。
4. 患者应避免与儿童、孕妇接触，预防传染。

二、单纯疱疹

单纯疱疹是由人类单纯疱疹病毒所致的病毒性皮肤病，临床较为常见。皮损主要表现为皮肤黏膜交界处群集性小水疱，一般发病几天后干燥结痂。痊愈后不留瘢痕，有自限性，容易复发。中医学称之为"热疮"。

【病因病理】

病原体是人类单纯疱疹病毒（HSV），属于 DNA 病毒。人类是 HSV 的唯一自然宿主。根据抗原性质不同分为 HSV-Ⅰ型和 HSV-Ⅱ型。Ⅰ型主要侵犯腰以上部位（如头面部等），Ⅱ型主要侵犯腰以下部位（如外生殖、肛门等）并与妇女宫颈癌发生有一定关系。Ⅰ型和Ⅱ型都能产生原发和复发感染。

发病机制是单纯疱疹病毒经呼吸道、口腔、眼、生殖器黏膜，皮肤破损处进入人体，可潜伏于局部感受神经节，由于 HSV 在体内不产生永久免疫力，当机体抵抗力减弱时（发热、创伤、劳累、月经、妊娠等），体内潜伏的 HSV 可活跃而复发。少数原发感染者初期即可出现临床症状。

中医学认为,本病或因外感风热邪毒,阻于肺胃,蕴蒸皮肤而生;或因湿热内蕴,随经下注而生;或因反复发作,热邪伤津,阴虚内热所致。

【诊断】

本病可划分为原发型和复发型。原发型单纯疱疹是指带有病毒的患者初期感染,包括疱疹性龈口炎、生殖器疱疹、接种性单纯疱疹、新生儿单纯疱疹;复发型单纯疱疹是指几周或几年前患者曾获得潜伏或静止的感染,在某些诱发因素如高热、月经来潮、局部刺激等影响下疱疹复发,也是皮肤科的常见病、多发病。现仅就疱疹性龈口炎及复发型单纯疱疹予以介绍。

(一) 疱疹性龈口炎

1. 发病部位 好发于口唇、颊黏膜、上腭等处,可累及结膜、角膜。

2. 损美体现

(1) 皮损特点:临床上最常见的原发型单纯疱疹,可发生于任何年龄,以 1~5 岁儿童好发。特征为局部成群的小水疱,破溃后呈糜烂和浅表溃疡,上覆有灰色膜,齿龈潮红肿胀,易出血,局部炎症明显。

(2) 伴随症状及病程:潜伏期 2~12 天,平均 6 天。可伴发热、倦怠、食欲不振、流涎、口臭等症状,局部浅表淋巴结肿大,疼痛明显。病程约 2 周。

(二) 复发型单纯疱疹

1. 发病部位 好发于皮肤黏膜交界处,如口角、唇缘、眼睑旁、鼻孔、包皮、龟头、尿道、外阴部。

2. 损美体现

(1) 皮损特点:初起局部皮肤灼热、瘙痒,继出现簇集性水疱,大小不等,疱液透明,周围绕以红晕,疱破后成糜烂面,继而结痂,1~2 周脱痂而愈。愈后无瘢痕。复发性疱疹在儿童期极少,青年中多见。

(2) 伴随症状及病程:原发感染以后,在某些诱因如劳累、月经来潮、急性传染病、局部刺激等影响下复发。面部疱疹可伴神经痛,常无全身症状。病程 7~10 日,易反复发生。

(三) 美学分析及审美评价

单纯疱疹好发于面颊、唇缘、眼睑,表面为多形性损害(红斑、水疱、糜烂、结痂),形成了病理信息,使审美对象与审美主体产生了距离。口腔伴发溃疡、灼痛,会影响语言交流,造成社交心理障碍;病患面部经常发病,糜烂、结痂时间若较长,化妆品难以遮盖;眼部单纯疱疹若形成灰白色角膜云翳,既影响视力,也损坏容貌美,且会引起心理障碍。

【鉴别诊断】

(一) 与丘疹性荨麻疹鉴别

相似点:丘疹性荨麻疹与单纯疱疹皮损均表现为水疱。

不同点:其一,丘疹性荨麻疹的发病与节肢动物叮咬、食物及药物过敏有关;单纯疱疹病原体为人类单纯疱疹病毒。其二,单纯疱疹好发于皮肤黏膜交界处(口周、唇缘、眼睑旁、外生殖器);丘疹性荨麻疹好发于躯干、臀部及四肢伸侧。其三,丘疹性荨麻疹好发于婴幼儿;单纯疱疹可发生于任何年龄。其四:丘疹性荨麻疹皮损为风团样

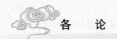

丘疹,顶端有小水疱;单纯疱疹为簇集性水疱。

(二)与固定型药疹鉴别

相似点:疱疹性龈口炎与固定型药疹可表现为红斑水疱;发生于口角、唇部、外生殖器;可反复发作。

不同点:其一,固定性药疹有明确用药史;单纯疱疹常有某些诱因如劳累、月经来潮等;其二,固定性药疹常表现为紫红色大疱;单纯疱疹常表现为鲜红色斑及水疱。

【治疗指导】

(一)西医治疗

1. 全身治疗　症状轻者,一般无需全身治疗;反复发作,症状较明显者可选用如下药物:

(1)抗病毒治疗:目前以核苷类抗疱疹病毒药疗效突出,对首次临床发作病例,可用阿昔洛韦,每次 200mg 口服,每日 4~5 次。重症患者,可静脉注射,每次 5mg/kg 加入 5% 葡萄糖溶液内稀释至 1~6mg/ml,8 小时 1 次,连用 5 次;阿糖腺苷静脉滴注,按 10~20mg/kg 剂量加入 5% 葡萄糖溶液内稀释配成 0.5mg/ml,缓慢滴注,每日 1 次,连用 5 天。

(2)免疫治疗:左旋咪唑 50mg,每日 3 次,口服,每周连服 3 日,早期宜用;干扰素 100 万 ~300 万 U,隔日 1 次,连用 7~10 日;丙种球蛋白 3~6ml 肌注,每周 2 次。

(3)对症处理:继发细菌感染时应加用抗生素。

2. 局部治疗

(1)抗病毒:3% 阿昔洛韦软膏外涂。

(2)疱疹性牙龈口腔炎:可用 1/1 000 新洁尔灭溶液、口腔含漱液含漱,以保持口腔清洁。

(3)疱疹性角膜炎:用 0.1%~0.5% 疱疹净眼药水、0.1% 碘苷滴眼液;炎症严重者可用 0.1% 利巴韦林滴眼液与 0.01% 倍他米松滴眼液交替使用。

(4)生殖器疱疹:用稀盐水坐浴或湿敷为主,辅以 20%~40% 氧化锌油外用。

(5)继发感染:用 3% 无环鸟苷(阿昔洛韦)膏、0.5% 新霉素软膏、2% 甲紫溶液外涂。

(二)中医治疗

1. 内治法

(1)肺胃热盛证:病程较短,局部群集性小疱,疱壁薄,浆液清亮,自觉灼热刺痒,可伴周身不适,心烦,口干欲饮,尿黄便秘。舌红,苔薄黄,脉数。治宜疏风清热,方选辛夷清肺饮合竹叶石膏汤加减。

(2)湿热下注证:多见外阴部簇集性水疱,水疱破溃后有糜烂、渗出,局部可伴灼痛,尿频、尿急、尿痛等症。舌质红,苔黄腻,脉滑数。治宜清热利湿,方选龙胆泻肝汤加减。

(3)阴虚内热证:局部皮损反复发作,缠绵难愈,可伴有口干唇燥,潮热盗汗,手足心热等症。舌体瘦,舌质红,少苔,脉细数。治宜滋阴清热,方选增液汤加板蓝根、马齿苋、紫草、莲子心、生薏苡仁。

2. 外治法　金黄散蜂蜜调敷外涂,每日 2~3 次;黄连软膏外涂,每日 2~3 次。疱疹性牙龈口腔炎可用金银花、连翘煎水含漱。

【预防指导】

1. 保持患部清洁,促使局部干燥结痂,防止继发感染。
2. 反复发病者,应去除诱发因素。
3. 饮食宜清淡,忌食辛辣肥甘厚味、鱼腥发物及饮酒。
4. 医务人员诊治患者应采取适当防护措施,避免医源性感染。
5. 单纯疱疹病毒Ⅰ型和Ⅱ型灭活疫苗皮下注射对预防同型复发有效。
6. 患阴部疱疹的产妇,剖宫产应预防新生儿感染。

知识链接

皮肤病的传染方式及常见传染性皮肤病

皮肤病的传染方式可分直接接触传染和间接接触传染两种方式。直接接触传染是通过直接接触患者或患病动物的皮肤、血液、体液和分泌物(如痰液、粪便、唾液、尿液、渗出液等)而传染;间接接触传染是通过患者污染过的用具(如餐具、衣帽、被褥、洗漱用品、鞋帽、毛巾等)而传染。但并非接触后就会被传染,这是因为人体具有一定免疫力,只有当免疫力下降时,如在体弱、慢性内脏疾患、长期使用免疫抑制剂及激素、肿瘤等条件下,被传染的机会就会大大增加。

常见的具有传染性的损美性皮肤病:带状疱疹、单纯疱疹、传染性软疣、头癣、手足癣、体股癣、生殖器疱疹、疥疮等。

三、疣

疣是由人类乳头瘤病毒(HPV)侵犯表皮所引起的皮肤良性赘生物。临床上根据病毒种类或部位不同,通常分为寻常疣、扁平疣、跖疣、尖锐湿疣、丝状疣等(图14-2、图14-3)。不同类型疣的发病率随着年龄和性别不同而略有差异,寻常疣可见于任何年龄;扁平疣好发于青少年,两性同样发病,青春期后男性少见。

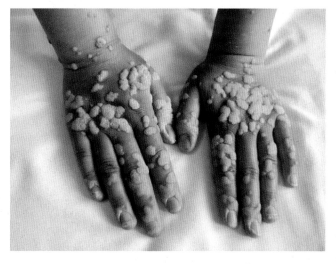

图14-2 寻常疣

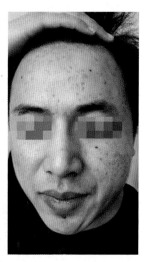

图14-3 扁平疣

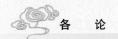

中医称本病为"疣目""千日疮""枯筋箭""扁瘊""鼠乳"等。《医学入门·外科·手部》曰:"疣多患于手背及指间,或如黄豆大,或如聚粟,或如熟葚,拔之则丝长三四寸许。"

【病因病理】

本病病原体为人类乳头瘤病毒(HPV),人体是 HPV 的唯一宿主,与其他动物无交叉致病性。HPV 的感染主要通过直接接触和自身接种,病毒通过微小损伤进入皮肤或黏膜内,也有通过病毒污染的器物经损伤皮肤而间接传染。寻常疣、扁平疣、跖疣、丝状疣等是由 HPV 所致,而传染性软疣是由痘病毒所致,长期使用免疫抑制剂、糖皮质激素类药及细胞免疫功能低下或缺陷者易致 HPV 的感染。HPV 感染后潜伏期约1~20 个月,平均 4 个月。病程慢性,有自限性。

中医学认为,寻常疣可由热毒搏于肌肤而生,或营血失和,血络阻滞而致。扁平疣多由热毒蕴结于肌肤而生;或脾虚失运,湿邪内生,阻于肌肤而生;或肝木克土,脾失健运,痰湿内生,搏于肌肤而生。

(一) 寻常疣

【诊断】

1. 好发部位　好发于手足背、手指、足趾或甲周等处,也可见于头面部。

2. 损美体现

(1) 皮损特点:多见于儿童和青少年。初起为针尖大小的角质性丘疹,逐渐隆起增大至豌豆或黄豆大的乳头状赘生物,质硬,表面粗糙不平或呈菜花状,呈灰褐、黄色和正常皮色,呈圆形、类圆形或多角形。初为单个,以后可因自身接种而多发。常因碰撞、搔抓、摩擦破伤而易出血。愈后不留痕迹。

寻常疣特殊类型有:

1) 丝状疣:好发于眼睑、颈、颏部,为细软的丝状突起,棕灰色或正常皮色,散在分布或密集成片。

2) 指状疣:常发于头皮或趾间,为一个基础上发生的参差不齐的多个指状突起,顶端为角质样物质。

(2) 伴随症状及病程:多无自觉症状,偶有压痛。病程缓慢,有自限性。疣消退时可有以下预兆:突然瘙痒,疣基底部发生红肿;损害突然变大,趋于不稳定状态。

3. 美学分析及审美评价　病患皮损为菜花样赘生物,高出皮肤表面,形成了病理性雕刻度,发出病理信息。丝状疣、指状疣好发于面颈部,形状奇特,影响面容均衡美、和谐美,影响了皮肤的视觉审美和触觉审美。

【鉴别诊断】

与色素痣鉴别

相似点:色素痣与寻常疣均表现为高出皮面的实质性损害;表面可以呈现淡褐色、褐色。

不同点:其一,病因病理不同。色素痣为皮肤良性肿瘤;寻常疣为病毒感染性疾病。其二,发病情况不同。寻常疣好发于手足背、手指、足趾或甲周等处;色素痣好发于面、颈、背等部位。其三,寻常疣可自行消退;色素痣很少发生自发消退。其四,寻常疣表面有菜花样改变;色素痣表面光滑者多见。

【治疗指导】

1. 西医治疗

（1）全身治疗：

1）抗病毒：聚肌胞 20mg，肌内注射，每 3 日 1 次，4 次为一疗程；干扰素 100 万～300 万 U，皮下或肌注，隔日 1 次或每周 3 次，疗程 4~6 周。

2）免疫疗法：转移因子 2ml，肌内注射，每周 2 次，3 周为一疗程；左旋咪唑 50mg，每日 3 次，口服，连服 3 日，停 11 日，再连服 3 日为一疗程。

（2）局部治疗：为治疗寻常疣的主要方法。

1）物理疗法：CO_2 激光治疗、液氮冷冻治疗、刮匙刮除疣体等治法。

2）药物外用：0.1%~0.3% 维 A 酸膏，薄涂于疣体表面，每日 1~2 次；5% 氟尿嘧啶软膏外用，每日 2 次，部分患者局部有轻度烧灼感、红肿、脱屑，面部慎用。

3）手术切除：常规消毒，局麻下先以刀尖修割疣体周围，然后用止血钳钳住疣体中央，向外拉出，可见一疏松的软芯，再敷以腐蚀药（如千金散或鸡眼膏），5~7 日即可。

2. 中医治疗

（1）内治法

1）血瘀证：疣体数目较少，坚硬粗糙，挤压疼痛明显，病程较长，可伴烦躁易怒。舌质黯，苔薄白，脉弦细或涩。治宜疏肝活血散结，方选桃红四物汤加板蓝根、马齿苋、大青叶、紫草。

2）热毒证：疣体数目较多，色淡红或淡褐，结节疏松。自觉瘙痒，可有烦热、口干欲饮，小便黄，大便干。舌红，苔薄黄，脉数。治宜清热解毒活血，方选马齿苋合剂或治瘊方加减，也可用生薏苡仁 50g，每日 2 次水煎服，坚持服用 1 个月。

（2）外治法：鸦胆子 30g，剥去外壳取仁，捣至极碎，先将疣体用 75% 乙醇消毒，刺破见血，将药少许涂于疣上，外用胶布固定，1 周后拆开，即可脱落。用于疣体较大，单个发者。

（3）其他疗法

1）推刮法：在疣根部，外用棉棒或刮匙外包棉花与皮肤呈 30° 的角度，均匀用力推疣，有的疣即可脱落，表面压迫止血，并用纱布加压包扎，胶布固定，残留少许疣体，1 周后再推一次。

2）艾灸法：疣体先用 75% 乙醇消毒，将豆大艾绒置疣体上，用火点燃，任其燃烧至底部，可听到爆扑声，睡前和起床后各灸 1 次，2~3 天后，用镊子或小刀拔起，疣体即可脱落。

（二）扁平疣

【诊断】

1. 发病部位　好发于颜面、手背及前臂，偶见于颈、腕及膝部。

2. 损美体现

（1）皮损特点：好发于青少年。皮损为粟粒至黄豆大小的扁平光滑丘疹，呈圆形、椭圆形或不规则形，呈淡褐色或正常肤色，数目多，散在分布或密集成群，有的互相融合，偶可沿抓痕分布排列成串珠状。

（2）伴随症状及病程：一般无自觉症状，偶有轻微瘙痒。病程慢性，可在数周或数月后突然消失，但可复发，亦可持续多年不愈。

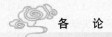

3. 美学分析及审美评价　皮疹散在分布于颜面、手背等暴露部位,为扁豆大扁平丘疹,高出于皮肤表面,影响了人的整体美、容貌美;皮损呈淡褐色或褐黑色,与正常皮肤的色彩差异,破坏了皮肤光滑度,影响了和谐美。

【鉴别诊断】

(一) 与汗管瘤鉴别

相似点:汗管瘤与扁平疣均可表现为高出皮面的扁平丘疹,发于颜面部,一般无自觉症状。

不同点:其一,病因不同。扁平疣为病毒感染性皮肤病;汗管瘤病因尚不明确。其二,发病部位差异,皮损特点不同。扁平疣好发于颜面、手背、前臂等处;汗管瘤好发于眼睑及眼周处。其三,扁平疣表面光滑,浅褐色或正常皮肤色,散在分布,可融合;汗管瘤为皮色、褐色,直径 1~2mm,数个至百个以上,常不融合。

(二) 与睑黄疣鉴别

相似点:扁平疣与睑黄疣均表现为高出皮面的实质性损害,皮损可互相融合。

不同点:可从发病原因、部位、皮损特点、发病人群几点进行鉴别。其一,扁平疣为病毒感染性皮肤病;睑黄疣是代谢障碍性皮肤病。其二,扁平疣好发于颜面、手背、前臂等处;睑黄疣好发于眼睑内侧。其三,睑黄疣为对称性黄白色隆起的斑块;扁平疣分布可对称,浅褐色或正常皮肤色。其四,扁平疣多见于青壮年;睑黄疣中年人多见。

【治疗指导】

1. 西医治疗

(1) 全身治疗

1) 抗病毒:聚肌胞 2mg,肌注,隔日 1 次,连用 3 周;人脐血干扰素 2ml,每日 1 次,肌注,7~10 日为一个疗程;板蓝根注射液 2~4ml,每日 1 次,肌注,10 次为一个疗程。

2) 免疫疗法:左旋咪唑 50mg,每日 3 次,口服,服 3 日,停 11 日,6 周为一疗程;转移因子 2ml,肌内注射,每周 2 次,3 周为一疗程。

(2) 局部治疗

1) 0.05%~0.1% 维 A 酸霜,薄涂于疣体表面,每日 1~2 次。

2) 5% 氟尿嘧啶软膏外用,每日 2 次。部分患者遗留色素沉着斑,面部慎用。

3) 液氮冷冻疗法,操作简便,疗效较好。面部皮疹冷冻时间约 5 秒即可。

4) 3% 酞丁胺膏外用,每日 2 次。

2. 中医治疗

(1) 内治法

1) 热毒蕴结证:皮疹淡红,数目较多,可伴瘙痒,口干欲饮,身热,大便干,小便黄。舌红,苔白或腻,脉滑数。治宜疏肝清热解毒,方用马齿苋合剂加板蓝根、紫草、木贼。

2) 脾虚湿蕴证:皮疹淡胖,数目可多可少,无明显自觉症状,伴食少纳呆,少腹胀满,大便溏。舌淡胖,边有齿痕,苔白。治宜健脾利湿,方选参苓白术散加减。

3) 肝郁痰凝证:发病时间较长,皮损除面部外,可波及手背部及颈项,颜色紫黯,质硬。舌紫黯,苔薄黄,脉弦滑。治宜疏肝活血,化痰软坚,方选治疣汤加减。

(2) 外治法

1) 苦参、板蓝根各 30g,煎水取汁,洗搽患处,每日 2~3 次,每次 20 分钟,直至脱落为止。

2) 洗揉法：各种疣均可选用板蓝根、马齿苋、木贼草、香附、苦参、大青叶、白鲜皮、红花等中药煎汤，先熏后洗，边洗边揉使之微红为度，每日 2 次，每次 10~15 分钟，可使皮疹脱落。

四、传染性软疣

传染性软疣是由于感染传染性软疣病毒所引起的良性病毒性传染病，好发于儿童及青少年（图14-4）。其特征是皮肤上出现半球状丘疹，呈蜡样光泽，顶端凹陷，挑破后能挤出乳酪样软疣小体。中医称本病"鼠乳"，俗称"水瘊子"。

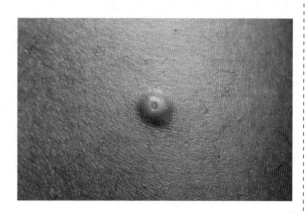

图 14-4　传染性软疣

【病因病理】

由痘病毒中的传染性软疣病毒感染引起。多数通过直接接触传染，也可自身接种或间接传染，如互用毛巾浴巾、相互搓澡等。

中医学未见病因病机的相关论述。

【诊断】

（一）发病部位

好发于躯干、四肢及颈部、面部、阴囊、肛门，哺乳期婴幼儿头皮部也可受到传染。

（二）损美体现

1. 皮损特点　多见于儿童及青年。皮损为半球形丘疹，米粒至豌豆、黄豆大小，中央有脐凹，表面光滑，有蜡样光泽。挑破顶端可挤出白色乳酪样物质，称软疣小体。皮疹数目不定，数个至数十个不等，散在分布或密集成群，但不相互融合。有轻度传染性，可自行消退。

2. 伴随症状及病程　一般无自觉症状，可伴轻微瘙痒，经搔抓摩擦易造成自身接种传染或继发细菌感染。潜伏期约 14~50 天，病程一般 6~9 个月，或持续数年。

（三）美学分析及审美评价

该病多见于躯干或面颈部，表现为高出皮面的损害，形成了病理性的雕刻感；半球形丘疹，有蜡样光泽，破坏了皮肤光滑、细腻，影响了皮肤的整体美、和谐美。

【治疗指导】

以局部外治疗为主，以去除软疣小体为原则。

1. 挑刺法　局部消毒后，用针头或三棱针挑破软疣顶端，挤出乳酪样物质，再以 3% 碘酊点涂患处，常 1 次即可痊愈。

2. 液氮冷冻疗法　每个疣体接触冷冻 5 秒即可，面部慎用。

3. 中药煎水外洗　浮萍 30g，苦参 30g，芒硝 30g，或板蓝根 30g，大青叶 30g，鱼腥草 30g。煎水外洗擦患处。

【预防指导】

1. 注意隔离治疗，消毒患者穿过的衣服、枕巾、浴巾及毛巾等，以防间接再传染。

2. 保护皮肤避免外伤,避免搔抓。

3. 保持局部清洁,以免自身接种和继发感染。

【病毒感染性皮肤病的美容养护指导】

1. 家居工作日常皮肤养护 带状疱疹、单纯疱疹在渗出期不提倡洗浴,发生于面部时要处理好疮面,防止继发感染,以免留下瘢痕;皮损区周围可温水清洗,使毛孔略微扩张,便于深层清除污垢;避免热水烫洗;单纯疱疹伴口腔溃疡,要注意餐后及时清洁口腔;若面部扁平疣,洗脸水温适中,皮损处不宜搔抓;治疗效果不确定的药物、化妆品不宜外搽。

2. 美容会所皮肤美容调治 对于病毒感染的皮肤病,病情轻者,可以进行家庭皮肤养护,也可到美容院进行相应处理;若病情严重则需要到医院治疗;若以疣状增生为特征的病毒感染性皮肤病常用的美容治疗措施有:激光美容治疗、冷冻美容治疗、高频电美容治疗术等。

第二节 真菌感染性皮肤病

由真菌侵犯人体皮肤、皮肤附属器或黏膜引起的一类损美性皮肤病称为真菌感染性皮肤病。真菌是真核类生物,基本形态为菌丝和孢子。以腐生、寄生、共生或超寄生方式生存。真菌种类繁多,绝大多数真菌是不致病的。少数真菌在一定条件下成为致病菌,其代谢产物或菌体成分,可使人类致敏而致病,产生的毒素还可致中毒或致癌。近年,广谱抗生素、糖皮质激素、免疫抑制剂和放射治疗的普遍应用会使一些条件致病菌在机体免疫力下降时乘机侵入机体,也导致损美性皮肤病广泛发生,应引起高度重视。

真菌侵入机体引起的疾病统称"真菌病"。根据侵犯人体的部位不同,分为浅部真菌病和深部真菌病。浅部真菌病是寄生或腐生于毛发、表皮角质、甲板的真菌所引起的皮肤感染,简称"癣",常见的有体股癣、手足癣、花斑癣、甲真菌病等;深部真菌病主要侵犯内脏器官、骨骼及中枢神经系统,也可侵犯皮肤黏膜,常见的有孢子丝菌病、放线菌病及隐球菌病等;念珠菌属则对皮肤、黏膜、指(趾)甲和内脏器官均可侵犯。本节着重介绍手足癣、体股癣、花斑癣、甲真菌病。

一、手足癣

手足癣是一种最常见的浅部真菌病。手癣为手掌、指间、指屈面、掌缘的皮肤癣菌或念珠菌感染;足癣是发生于趾缝、足底和足跟的皮肤癣菌、念珠菌等感染(图 14-5)。我国南方尤为常见,足癣多于手癣,夏季发病者多,且手、足癣可互相传染。前者中医称之为"鹅掌风",后者称之为"脚湿气"。

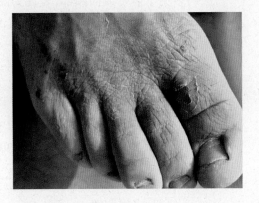

图 14-5 足癣

【病因病理】

本病的病原菌主要是红色毛癣菌,其

次为石膏样毛癣菌、絮状表皮癣菌及念珠菌等。真菌的生命力很强,广泛分布于周围环境中,遇到温暖、潮湿的环境能很快繁殖,故夏秋季多发。手癣多由于足癣、体股癣、头癣等的直接接触传染或体癣的蔓延而来。足癣是通过接触患者脚盆、拖鞋、脚巾、浴巾、浴盆而感染。皮肤癣菌具有嗜角蛋白组织的特征,而足底部位的角蛋白丰富,再由于穿不透气的球鞋、胶鞋、尼龙袜子等使局部环境温暖潮湿,有利于真菌生长繁殖,尤其是足趾间更易发病。足癣常可通过搔抓而继发手癣、甲真菌病等,是自体传染的主要来源。

中医学认为,本病多由外受湿热之邪蕴结肌肤,或肌肤不洁,相互接触,毒邪相染而发。湿热盛者,则浸渍糜烂,瘙痒结痂,甚至溃烂化脓;邪毒化燥生风,气血不和,肌肤失养则干燥脱皮、皲裂、瘙痒。

【诊断】

（一）手癣

1. 发病部位　多为单侧发病,最终累及全部手掌甚至双侧手掌。

2. 损美体现

（1）发病特点:男女老幼皆可发病,成人多见。皮损初起掌面、指缝、指端见针头大小水疱,水疱多透明如晶,散在或簇集;水疱破后干涸,干燥脱屑。四周继发疱疹,较严重者可延及手背与腕部。发病久,皮肤皮纹增宽,失去光泽和弹性,常致手掌皮肤肥厚、皲裂、疼痛,屈伸不利,宛如鹅掌。皮损若侵及指甲,可引起甲癣。

（2）伴随症状及病程:自觉瘙痒,反复发作,慢性病程。

（二）足癣

1. 发病部位　主要发生于趾缝、足底及足跟两侧。

2. 损美体现

（1）发病特点:好发于成人,儿童少见。其特征为皮下水疱,趾间浸渍糜烂,渗流滋水,角化过度,脱屑,瘙痒等。

足癣的临床表现可分为以下几型:

1）水疱型:多发生于足底、趾缝及足趾的两侧,初起为成群或散在的较深性水疱,疱壁光亮,较厚,内容清澈,不易破裂。数天后水疱自行干燥后脱屑形成环状,并扩大,成为慢性鳞屑角化型足癣。表皮剥离可见蜂窝状基底及鲜红色糜烂面。

2）糜烂型:好发于第3、4趾和第4、5趾缝间。趾间皮肤潮湿,不透气,浸渍发白,易于剥脱,常因剧痒搔抓、摩擦后而致皮肤糜烂甚至裂隙伴渗液,继发感染形成溃疡,并有特殊臭味。若去除白皮,基底呈鲜红色。

3）鳞屑型:此型足癣最为多见,又称干性足癣。主要表现为脱屑,角质增厚,皮肤粗糙、干燥、皲裂,可向足背发展。老年人多见,常由水疱型发展而来。

（2）伴随症状及病程:病程缓慢,常伴瘙痒,有臭味。水疱型和糜烂型常可继发小腿丹毒、红丝疗及附近淋巴结肿大等,有明显的发病季节性,夏季病重,冬春较轻。鳞屑型冬季自愈。可并发甲真菌病。

（三）相关辅助检查

1. 真菌镜检　取鳞屑和新发水疱的疱壁,滴加10%氢氧化钾溶液后在显微镜下观察,可见真菌丝及孢子,方法简单,较易掌握。

2. 真菌培养　沙氏琼脂上室温培养,2周内可见皮肤癣菌菌落生长进行鉴定菌种。

（四）美学分析及审美评价

手掌、足跖粉红而富有弹性的肌肤是人自然美、整体美的组成部分。本病发于手足掌,局部失去正常皮肤纹理、失去光泽、缺乏弹性,整体美受损而引起生理及心理障碍。冬季气候干燥,局部粗糙增厚,而关节活动部位可由劳作的牵拉作用引起疼痛而影响工作和生活。

【鉴别诊断】

与手部湿疹鉴别

相似点:手部湿疹与手癣的发病部位相似,为红斑丘疹样损害。

不同点:其一,手癣为真菌感染性皮肤病;手部湿疹发病原因尚不明确。其二,手部湿疹皮损多对称分布,皮损为多形性,边界不清楚;手癣单侧发病,皮损有梯状隆起,边界清楚。其三,手部湿疹可反复发作;手癣治愈后不易复发。其四,手部湿疹真菌学检查阴性;手癣真菌学检查阳性。

【治疗指导】

治疗原则:病情轻者,局部外涂抗真菌剂;病情较重者需口服抗真菌剂。

（一）西医治疗

1. 全身治疗

（1）伊曲康唑:成人100mg/d,顿服,连续服用1周。服药期间多食脂肪类食物,以促进药物的吸收。

（2）氟康唑:成人50mg/d,口服,连续服用2~4周。

上述药物对肝功能副作用轻微,但既往有肝脏病史者应慎用,必要时监测肝功。

2. 局部治疗

（1）水疱型:先用3%硼酸液或0.1%醋酸铅溶液浸泡,每日1次,每次15~30分钟,亦可用癣药水、复方土槿皮酊、百部酊外搽。然后任选下列一种药外涂:如1%~3%克霉唑软膏、达克宁霜、新脚气膏、2%酮康唑乳剂、1%白肤唑乳剂、2%咪康唑软膏、1%益康唑软膏、复方水杨酸软膏等,每日2次,连续4周以上。

（2）鳞屑型:复方苯甲酸软膏外搽,每日2~3次,连用4周以上;有皲裂者,用雄黄膏或5%~10%硫软膏外搽。必要时可局部封包,促其角质溶解和脱落。

（3）糜烂型:一般先用中药液或3%硼酸溶液、0.1%利凡诺溶液外洗或湿敷,然后再撒上足癣粉、1%白肤唑粉。待皮肤干燥后改用上述抗真菌药膏。

（4）其他:如有渗出、感染化脓者,外用1∶2000黄连素液或1∶8000高锰酸钾液泡洗患处,然后外用抗生素药物,如复方雷佛奴尔软膏、新霉素软膏等控制感染后,再使用抗真菌药剂,同时内服广谱抗生素药。

（二）中医治疗

1. 内治法

（1）湿热证:局部皮损色红或淡红,皮下水疱明显,浸渍糜烂,滋水淋漓,自觉瘙痒剧烈,身热口渴,小便黄,大便干。舌红,苔黄腻,脉滑数。治宜清热解毒利湿,方选萆薢渗湿汤合五味消毒饮加减。

（2）血虚风燥证:皮损干燥脱屑,或肥厚粗糙皲裂,病程较长,缠绵难愈,伴头晕目眩,身疲乏力。舌淡,苔少或苔白。治宜养血润燥止痒,方选四物汤合治癣方加减。

2. 外治法 马齿苋 20g,生地榆 20g,黄柏 15g,枯矾 10g,加入适量水,煎后冷湿敷,每日 1 次,连用 7~10 日为一疗程。适用于湿热证。

【预防指导】

1. 注意个人卫生,经常保持足部清洁干燥,夏天不穿胶鞋,每晚洗脚后扑撒痱子粉或枯矾粉,鞋袜宜干爽透气。

2. 公共场所勿与他人共用洗脚盆、浴巾、鞋袜等生活用具;家庭中拖鞋、毛巾、脸盆应单独使用以免交叉感染。

3. 患者用过的鞋、袜等物品应经煮沸或曝晒消毒处理。

4. 积极治疗其他部位的癣病,如头癣、体癣等;及时治疗指(趾)甲的炎症和感染,特别是邻近甲部的病变。

5. 保持手的清洁和干燥,尽量少接触各种洗涤剂。

6. 忌食辛辣腥发食物,如生姜、芥末、酒类等。

二、体股癣

体癣是指发生于除头皮、毛发、掌跖、甲板以外的平滑皮肤上的皮肤癣菌感染(图14-6),发生于邻近外生殖器、腹股沟、臀部或肛周的皮肤癣菌感染称为"股癣"(图14-7)。因其发生于大腿腹股内侧、会阴等处,呈环形斑片,渐向四周扩展,边缘清楚,上有薄屑,中医称之为"阴癣""圆癣""金钱癣"。中医文献对本病记载较早,在宋以前即有阴癣病名。清代《外治寿世方》中之"阴癣"即"股癣"也。体癣和股癣本质上是同一疾病,仅部位不同而表现差异不大,故统称"体股癣"。

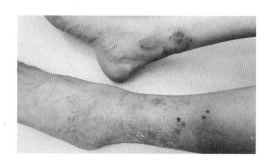

图 14-6 体癣

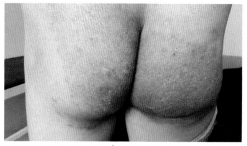

图 14-7 股癣

【病因病理】

引起体股癣的病原菌主要为絮状表皮癣菌,红色毛癣菌、石膏样毛癣菌、断发毛癣菌、白念珠菌也可引发;偶见由黄癣菌、铁锈色小孢子菌等引起。本病主要通过直接接触患者、患癣家畜(狗、猫等)或间接接触被患者污染的衣服而引起,也可由自身感染(先患有手、足、甲癣等)而发生;长期应用皮质类固醇激素或糖尿病、慢性消耗性疾病者易患本病;气候温暖、环境潮湿更有利于本病的发生。

本病原发损害为丘疹、水疱或丘疱疹,因病原菌和个体的反应性不同,体癣可表现为点滴形、疱疹形、同心圆形、环形、多环形或肉芽肿等多形性损害。镜下表皮角质层可见真菌,可有角化过度、角化不全、棘层增厚;真皮乳头水肿,血管周围细胞浸润致皮突变平;有时见角层下或表皮内水疱形成。

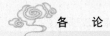

中医学认为本病的发生由于生活、起居不慎,复因风、湿、热邪外袭,郁于腠理,淫于皮肤所致。若风热偏盛,多见瘙痒脱屑;若湿热盛者,多渗流滋水,瘙痒结痂。

【诊断】

(一) 发病部位

体癣好发于面部、躯干和四肢近端;股癣好发于腹股沟、臀部或肛周。

(二) 损美体现

1. 皮损特征

(1) 体癣:初发损害为针头大小红色丘疹或丘疱疹,逐渐向四周等距离扩展,形成环状或多环形。边缘微隆起,形成中心痊愈,外围扩张的现象,伴脱屑或色素沉着。皮损一般为单个,也可多发,可互相融合形成多环形。由于致病真菌不同及个体差异,皮损表现可有差异,如由亲人性红色毛癣菌引起的皮损常呈大片形,数目较少;亲动物性犬及石膏样小孢子菌引起的皮损炎症较明显,常以水疱为主,损害较少。

(2) 股癣:基本损害与体癣相同,红斑为主,上覆薄屑。由于发生部位多汗、潮湿,利于真菌繁殖,皮损炎症明显,瘙痒剧烈,发展迅速。

2. 伴随症状及病程　自觉瘙痒,病久者因经常搔抓可引起局部湿疹样改变或继发细菌感染。体癣病情夏季发作或加重,冬季减轻或消退;股癣可发生于任何年龄,以青壮年男性多见。

(三) 相关辅助检查

在损害边缘刮取鳞屑做真菌镜检,找到菌丝即可确诊,行真菌培养,可明确病原菌。

(四) 美学分析及审美评价

体癣可发生于面部,表现为面部斑丘疹,局部颜色的改变,破坏了和谐美及容貌美;病程久者,会造成病患心理障碍;因其传染性,周围人群对之产生躲避欲,造成社交障碍。

【鉴别诊断】

与脂溢性皮炎鉴别

相似点:脂溢性皮炎与体股癣均可表现为红斑鳞屑样损害,可伴有轻度瘙痒。

不同点:可从病因、部位、发病人群、皮损伴随症状及辅助检查几点进行区别。其一,脂溢性皮炎多见于青壮年;体股癣可发生于任何人群,以青壮年男性多见。其二,脂溢性皮炎好发于面部、前胸、后背;体股癣发生部位面部、躯干、四肢等多部位,常多汗、潮湿。其三,体股癣病情夏季发作或加重,冬季减轻或消退;脂溢性皮炎无明显季节性。其四,体股癣真菌镜检为阳性;脂溢性皮炎真菌镜检为阴性。

【治疗指导】

(一) 西医治疗

1. 全身治疗　伊曲康唑成人 100mg/d,顿服,连续口服 14 日;或 200mg/d,连续口服 7 日,也可口服特比萘芬 250mg/d,连服 1~2 周。

2. 局部治疗　3% 咪康唑霜、2% 酮康唑霜、2% 克霉唑霜、1% 益康唑霜、1% 联苯苄唑霜等外擦,每日 1~2 次,连续 2~4 周。皮疹完全消退后再应用 2 周,以避免复发。对婴幼儿和成人阴股部、面颈部等处不宜用刺激性药物。

（二）中医治疗

1. 内治法

（1）血热湿盛证：初起红斑、丘疹，渐至钱币大小，色泽微红，形圆或椭圆，微隆起，边缘有小水疱，向外渐次扩展，中间渐退，表面附有鳞屑，瘙痒明显。舌红、苔薄黄，脉滑数。治宜清热燥湿止痒，方选皮癣汤合二妙丸加减。

（2）血虚风燥证：病程缠绵，癣疹、薄屑在阴股间反复发作，皮肤肥厚干燥，瘙痒。舌红，苔薄白，脉弦细。治宜养血祛风止痒，方选养血消风散。

（3）二妙丸口服，每日 3 次，每次 1 丸，用于血热湿盛证；乌蛇止痒丸口服，每次 5g，每日 3 次，用于血虚风燥证。

2. 外治法

（1）1 号癣药水：成分为土槿皮、大枫子油、地肤子、蛇床子、硫黄、白鲜皮、枯矾、苦参、樟脑、50% 乙醇，外搽。

（2）10% 土槿皮酊：土槿皮 15g，细辛 15g，50% 乙醇 85ml。浸泡 7 天后，去渣取汁，外用。

（3）花蕊石散：花蕊石 30g，西月石 10g，枯矾 20g，滑石粉 40g 研细和匀外扑。适宜股癣潮湿多汗。

（4）三黄酊：黄连 30g，黄芩 30g，黄柏 30g。将上药用 75% 乙醇浸 1 周，过滤后涂患处，每日 2 次。

【预防指导】

1. 患者的内衣、裤子、床单等物品要常洗换、曝晒，并宜煮沸消毒；避免与患癣的狗、猫接触。

2. 手搔抓患处后，不宜再抓他处，应保持手指清洁。

3. 肥胖者夏季应保持皮肤干燥，常敷以扑粉。

4. 如伴发手、足、甲癣等应同时治疗。

三、花斑癣

花斑癣，又称"花斑糠疹"，是由圆形糠秕孢子菌引起的一种慢性无症状的皮肤浅表性真菌病（图 14-8）。皮损特征为糠秕样鳞屑，局部色素减退或增加，颇似衣服污染汗液形成的色素斑，又与多汗有关，故俗称"汗斑"。中医称之为"紫白癜风"。

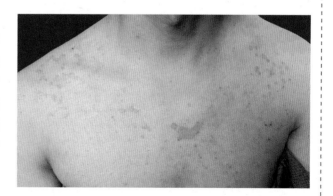

图 14-8 花斑癣

【病因病理】

本病是由马拉色菌属（曾用名正圆形糠秕孢子菌和卵圆形糠秕孢子菌）所引起。此菌为正常人皮肤上常见的腐物寄生菌，属条件致病菌。在某些条件下，会从孢子相转变为菌丝相，具有感染力，侵犯周围组织产生损害。诱发因素包括全身或局部使用糖皮质激素、营养不良、免疫缺陷、各种慢性疾病、多脂、高温、出汗等。皮损多分布于皮脂腺丰富的部位,常表现为局部色素减退,该致病菌在体外能产生二羟酸,具有抑制酪氨酸酶和黑素细胞的细胞毒作用,而其代谢的产物和其皮损上的糠秕样皮屑,能阻止紫外线侵入局部皮肤而干扰黑素形成。

【诊断】

(一) 发病部位

好发于皮脂腺丰富的部位如胸背、面颈、肩胛等,亦可蔓延至四肢近端、会阴、臀部。

(二) 损美体现

1. 皮损特点　患者多为青壮年男性。皮疹以色素减退或加深的糠秕状脱屑斑为特征。初起时在颈、胸、背处出现与毛孔一致的灰色、灰黑色、褐色点状斑疹,表面附有细小的糠秕样鳞屑,极易剥离,逐渐损害发展至甲盖大小,相邻皮损可融合成大片,边缘清楚。皮疹颜色可呈肤色、灰白色、淡黄色、淡红色,有时多种颜色混杂共存,状如花斑。

2. 伴随症状及病程　一般无自觉症状,可伴微痒。病程缓慢,夏重冬轻,或入冬自愈,次夏又发。

(三) 美学分析及审美评价

皮疹为片状色素减退斑,上覆盖污秽的皱皮,于正常皮肤形成色差,破坏了人的和谐美、整体美,影响心理健康;夏季好发,多见于背、颈等暴露部位,会造成社交障碍。

【鉴别诊断】

与白癜风鉴别

相似点:白癜风与花斑癣均可表现为色素减退斑。

不同点:其一,花斑癣为真菌感染性皮肤病;白癜风病因不明确。其二,白癜风皮损为纯白色斑片,白斑中毛发亦白,边界清楚,边缘可有色素沉着;花斑癣为色素减退斑,边界不清楚,边缘无色素沉着。其三,白癜风表面无鳞屑,无痒感,无出汗过多加重史;花斑癣表面可覆盖细小的糠秕样鳞屑,极易剥离,出汗加重。其四,花斑癣真菌镜检阳性;白癜风真菌镜检阴性。其五,白癜风无传染性;花斑癣有传染性。

【治疗指导】

(一) 西医治疗

1. 全身治疗

(1) 伊曲康唑:成人 100mg/d,顿服,连续口服 1 周。服药期间多食脂肪类食物,以促进药物的吸收。

(2) 氟康唑:成人 50mg/d,顿服,连续口服 2 周。

(3) 酮康唑:成人 200mg/d,顿服,连续口服 1~2 周。

2. 局部治疗

(1) 抗真菌制剂:咪唑类如克霉唑霜、咪康唑、益康唑、白肤唑冷霜等外用制剂,早、晚各用 1 次,连续使用 4~6 周。

(2) 角质松解剂:含角质松解剂的软膏或洗剂,如 3%~6% 的水杨酸等,达到剥脱角质、抑菌的目的。

（3）其他类药：2%硫化硒香波晚间应用，次晨清洗，治疗持续1~6周；2%酮康唑香波涂于皮肤上，3~5分钟后洗掉，持续5~10日；10%土槿皮酊等外涂，或密陀僧散干扑。

（4）其他疗法：花斑癣可采用硫磺浴、明矾浴、焦油浴等沐浴疗法；亦可采取紫外线照射或日光浴。

（二）中医治疗

常用中药外治，土槿皮50g，紫草30g，水煎15分钟，冷却后搽洗，每日2次。

【预防指导】

1. 皮肤经常保持清洁、干燥，防止出汗过度；肥胖者，夏季应常敷以扑粉，避免促发因素。

2. 患者的内衣、裤子、床单等物品要常洗换、曝晒，并宜煮沸消毒；或用福尔马林熏蒸。

3. 一旦有复发迹象，应及早治疗。

4. 手搔抓患处后，不宜再抓他处，应保持手指清洁。

5. 多食新鲜蔬菜和大蒜，忌食鸡、羊、虾、蟹等发物。

四、甲真菌病

甲真菌病是指由皮肤癣菌、酵母菌、霉菌侵犯甲板或甲下组织所引起的甲感染病变（图14-9）。多见于成人，常由手、足癣继发而来。主要表现为甲板增厚、高低不平、失去光泽、变脆、蛀空或甲缘破损，呈灰褐色，一般无自觉症状。中医称"鹅爪风"。

【病因病理】

主要致病菌为皮肤癣菌如红色毛癣菌、紫色毛癣菌、断发毛癣菌、黄癣菌、石膏样毛癣菌等；其次是酵母如念珠菌、马拉色菌等；也有霉

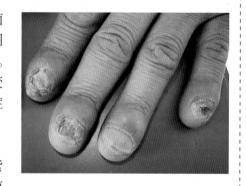

图14-9　甲真菌病

菌，有时可见两种或两种以上真菌的混合感染。甲真菌病多发生于原有损伤或营养不良的甲上。指甲真菌病多从手癣直接传染，趾甲真菌病多从足癣传染来，也可从外界直接侵入。发病无性别特异性，但与年龄、生活环境、气候等有关。

中医学认为本病是由于生活、起居不慎，风、湿、热邪外袭，郁于肌肤而发。

【诊断】

（一）发病部位

最常见侵犯指、趾甲远侧端。

（二）损美体现

1. 皮损特点　患者多先有手、足癣病，病变可自甲前缘、甲侧缘侵入，向内蔓延；病甲失去光泽，逐渐增厚、变形、酥脆，呈灰白色或灰褐色，表面高低不平；可见甲前端被蛀空，与甲床分离使甲板向上翘。趾甲真菌病比指甲真菌病多见。

2. 伴随症状及病程　本病一般无主观症状及全身症状，有时可并发甲沟炎而产生局部红肿热痛。病程缓慢，不及时治疗则终生难愈。

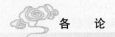

(三) 相关辅助检查

用刀片刮取病甲碎屑,或用锉刀磨取甲屑置载玻片上,滴 10%~20% 氢氧化钾封固液微加热后镜检。取材部位尽量靠近病变处甲根,量要多,反复多次镜检。

(四) 美学分析及审美评价

指(趾)甲是人体皮肤的附属器官,具有保护和防御功能。健康的指(趾)甲表面光滑,颜色粉红而富有光泽,对人的整体美增添了光彩。甲真菌病患者指(趾)甲形态改变,颜色失去光泽,质地酥脆,影响了美观,对生活工作带来不便,甚至影响一个人的职业,造成对患者生理和心理的影响。

【鉴别诊断】

(一) 与甲变色鉴别

相似点:甲真菌病及甲变色主要侵犯指(趾)甲。

不同点:其一,甲真菌病为真菌感染引起;甲变色病因复杂。其二,甲真菌病可见甲增厚、变形、酥脆;甲变色可见甲的颜色变化。其三,甲真菌病可伴有周围皮肤的损害;甲变色不伴有周围皮肤的改变。其四,甲变色真菌检查均为阴性;甲真菌病真菌检查为阳性。其五,甲真菌病有传染性;甲变色一般无传染性。

(二) 与银屑病鉴别

相似点:银屑病及甲真菌病均可见指甲改变。

不同点:其一,银屑病病因复杂;甲真菌病为真菌感染引起。其二,银屑病甲凹陷点最常见,凹陷点小而浅,呈不规则散在分布,可侵犯 1 个甲至所有的甲;甲真菌病病甲失去光泽,逐渐增厚、变形、酥脆。其三,银屑病真菌检查均为阴性;甲真菌病真菌检查为阳性。其四,银屑病无传染性;甲真菌病有传染性。

【治疗指导】

(一) 西医治疗

1. 全身治疗

(1) 伊曲康唑:每天餐后口服 200mg/d,顿服,连服 1 周,停用 3 周,为一个疗程;指甲真菌病连服 2 个疗程,趾甲真菌病连用 3 个疗程。因伊曲康唑为高度脂溶性,餐后立即服药可达到最佳吸收。

(2) 氟康唑:每日口服 50mg,连续服用 4 个月。

(3) 特比萘芬:每晚 25mg 口服,指甲病变连服 6 周至 3 个月,趾甲病变应长于 3 个月。

上述内服药物,服用前做肝功能检查,肝功能异常者慎用,服用间定期做肝功能检查。

2. 局部治疗

(1) 去除病甲:可用 40% 尿素软膏封包(手指甲用药 1 周,足趾甲用药 2 周)后,待甲板完全软化后,剔除病甲,并刮清基底;以后每日外涂 1% 酮康唑糊膏或 1% 白咪唑霜 2 次。

(2) 冰醋酸浸泡:10% 冰醋酸液浸泡病甲,每日 1 次,连续用药 3~6 个月以上;涂药前先用小刀将病甲刮薄,则疗效较好;涂 30% 冰醋酸等强刺激性药物时,注意保护甲周正常皮肤。

（二）中医治疗

中医以外治法为主，治以祛湿解毒杀虫。

荆芥、防风、红花各 5g，地骨皮、五加皮、大枫子各 10g，皂角 20g，明矾 20g，加入 1 000g 陈醋内浸泡 24 小时去渣备用。用法：药液浸泡患甲，每次 20 分钟，每日 2 次，30 日为一疗程，一般 2~3 个疗程即有疗效。

【预防指导】

1. 勤洗手脚，清洗后用干毛巾拭干；甲缝的污物要及时清除。

2. 鞋袜勤洗勤晒，不穿公用场所的拖鞋；尽量穿着轻便、透气的鞋，如布鞋、凉鞋。

3. 防止指（趾）甲碰撞、挤压等物理性伤害。

4. 避免汽油、酸碱类洗涤剂等化学物品的刺激。

5. 饮食宜清淡。

【真菌感染性皮肤病的美容养护指导】

1. 家居工作日常皮肤养护　体股癣、花斑癣、手足癣、甲真菌均属于皮肤浅部真菌感染，具有传染性。在日常生活中的预防和养护尤其重要。患者枕巾、毛巾、脸盆、脚盆等单独使用；用柔和偏中性的沐浴露清洁肌肤；花斑癣患者出汗后要勤换内衣；手足癣、甲癣患者注意保护手足和指（趾）甲；避免汽油、油漆、酸碱类洗涤剂等化学物品的刺激；用中性清洁剂清洗，工作、家务时建议戴防护手套。

2. 美容会所皮肤美容调治　体股癣、花斑癣患者，提倡水浴疗法，用 2.5% 硫化硒乳液、2% 酮康唑乳液清洗，清洁剂保留 15~20 分钟后冲洗，每日 1 次；毛巾单独使用，煮沸消毒；手足癣患者可以用中药地骨皮、皂角、明矾、红花，上药用醋浸泡 24 小时后煮沸，去渣，取药液泡手、足，每日 3 次，每次 10~20 分钟，泡后拭干；患病期间不宜进行美甲、彩妆等；美容师要注意自身保护，不受传染。

第三节　球菌感染性皮肤病

球菌感染性皮肤病是指主要由葡萄球菌和链球菌等化脓性球菌感染所引起的一组皮肤病，简称"脓皮病"，为常见病、多发病。常见的脓皮病有脓疱疮、毛囊炎、疖、丹毒等。通常葡萄球菌易引起毛囊炎、疖、脓疱疮等；链球菌易引起丹毒、蜂窝织炎，并可诱发肾炎、风湿性关节炎等全身性疾病。

在正常情况下，人体表面覆盖有皮肤、黏膜并能分泌多种物质，防止细菌侵入，例如皮脂。皮脂由微生物分解成脂酸，脂酸形成了"皮肤酸性罩子"，在一定程度上抑制微生物生长。此外，皮肤所带静电荷也能减少细菌的附着。当皮肤受到损伤，机械性、物理性及化学性刺激；或患糖尿病、营养不良、长期应用糖皮质激素、素患瘙痒性皮肤病、机体免疫缺陷、免疫功能受到抑制时，皮肤保护功能遭到破坏，细菌可侵入繁殖而感染导致脓皮病。本节着重介绍毛囊炎。

毛囊炎

毛囊炎是发生在毛囊浅部或深部的化脓性感染，多因金黄色葡萄球侵犯毛囊而引起，偶尔也可由其他细菌引起（图 14-10）。属于中医学"疖"的范畴。

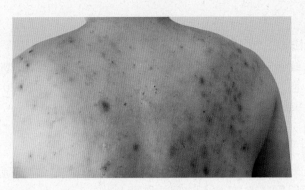

图 14-10　毛囊炎

【病因病理】

病原菌主要为金黄色葡萄球菌,也可是表皮葡萄球菌、链球菌等引起。人体与葡萄球菌接触机会较多,有一定的自然免疫力。毛发的摩擦、搔抓引起的皮肤损伤、皮肤的浸渍、机体免疫功能下降、长期使用糖皮质激素是引发毛囊炎的诱因。

中医学认为或因夏秋季节,感受暑毒,蕴结于肌肤而成;或因五志化火,内郁于里,外感毒邪,蕴阻肌肤所致;病久不愈或反复发作者,多为阴液耗伤,正虚邪恋所致。

【诊断】

(一) 发病部位

皮损好发于头部、颈部、胸背及臀部。

(二) 损美体现

1. 皮损特点　基本损害是毛囊性丘疹或脓疱。初起为毛囊口小脓疱,中心有毛发穿过,逐渐形成脓性丘疱疹,周围有明显炎性红晕,疱壁薄,易破,破溃后结成黄痂,约数天后脓疱可吸收,脱痂而痊愈,不留瘢痕。可单个或多个,常分批出现,互不融合。

发生于头皮的毛囊炎向深部发展,愈后可留下点状小瘢痕和永久性脱发者,称为秃发性毛囊炎;发生于颈项毛囊炎继续向深部发展形成瘢痕增生者,称项部瘢痕疙瘩性毛囊炎。

2. 伴随症状及病程　自觉疼痛或微痒。病情一般较轻,局部淋巴结肿大。慢性反复发作时,可迁延数月不愈;有的毛囊炎可发展成深在的毛囊感染如疖、痈等。

(三) 美学分析及审美评价

本病好发于头面和颈部,是人体审美的主要部位,其皮损隆起于皮面,局部颜色鲜红,破坏了面部和谐美、自然美;若病灶形成瘢痕,会影响容貌美;发于臀部者,疼痛明显,会影响步履和坐姿,易造成社交障碍。

【鉴别诊断】

与痤疮鉴别

相似点:痤疮与毛囊炎都可表现为炎性丘疹,属感染性皮肤病。

不同点:其一,痤疮病原体为痤疮丙酸杆菌;毛囊炎病原菌为金黄色葡萄球菌。其二,痤疮好发于面部、胸背或肩部;毛囊炎皮损好发于头部、颈部、胸背及臀部。其三,痤疮常伴有皮脂溢出,女性可伴有月经不调和月经前后皮疹增多加重;毛囊炎病情一般较轻,无全身症状。

知识链接

疖与疖病

　　疖属于毛囊深部化脓性感染,好发于颜面、发际、头部、臀部及会阴部等处。初起为圆锥状高起的毛囊性炎性丘疹,后渐增大成鲜红色结节,表面发亮、紧张,触之质坚,有压痛。数日后结节化脓坏死形成脓疡,中心为坏死脓栓,破溃后脓液、脓栓及坏死组织流出,随即肿胀消退。1~2周内结痂而愈。患部红肿热痛,重者可伴畏寒、发热等全身症状。如发生于鼻部和上唇部者,因面部有丰富的淋巴网,且和颅内血管相通,如挤掐或加压细菌可沿血行进入海绵窦及颅内感染,危及生命。若病菌在皮肤扩散或血行转移,陆续发生多数疖肿,且反复发生,经久不愈者,称为疖病。疖病多伴糖尿病、免疫力低下。病情较重或有发热者可用磺胺类药物、青霉素或对致病菌敏感的抗生素;局部治疗原则为杀菌、消炎、促进吸收。

【治疗指导】

（一）西医治疗

　　1. 全身治疗　病情较重,有高热者可选用磺胺药或敏感抗生素;对发作反复、久治不愈的毛囊炎可注射自家菌苗、多价葡萄球菌菌苗;体弱者应加强支持疗法,如肌内注射丙种球蛋白等。

　　2. 局部治疗　局部消毒后,外用 1% 新霉素软膏、0.3% 环丙沙星软膏及莫匹罗星软膏等,每日 2 次;未成脓者可用 3% 碘酊、10% 鱼石脂软膏等外涂;已成脓者可切开排脓,而后用 0.1% 雷凡奴尔纱布引流或继续用抗生素软膏直至痊愈;早期也可选用热敷、超短波、紫外线或红外线等照射治疗。

（二）中医治疗

　　1. 内治法

　　（1）热毒证:发病急,局部红肿热痛明显,很快成脓,溃出黄白色脓液,伴发热口渴,大便秘结,小便短赤。舌红,苔黄。治宜清热解毒,方选五味消毒饮加减。

　　（2）阴虚证:病程较长,皮损泛发,或固定一处,此伏彼起,缠绵难愈,伴心烦失眠。舌红,苔白或少苔,脉细数。治宜养阴清热解毒,方选增液汤加减。

　　2. 外治法　金黄膏外涂或金黄散调敷,每日 2~3 次。

【美容养护指导】

　　1. 家居工作日常皮肤养护　毛囊炎在急性炎症期间,皮损区可用生理盐水清洗,非皮损区清洗时水温适中,避免高温烫洗,选用中性香皂或洗面奶,不宜过多使用碱性肥皂,以免去除皮脂过多,降低皮肤对外界刺激的保护作用;头部皮疹切忌挤压,以免发生颅内感染;面部发生炎症时非皮损区涂抹少量润肤霜,切忌不使用粉质的护肤品,以免堵塞毛孔,引起继发感染。

　　2. 美容会所皮肤美容调治　对于细菌感染导致的皮肤损害,病情轻者可以进行家庭皮肤养护,病情较重在急性炎症期应到医院进行治疗;在非炎症期可到美容院进行养护治疗;躯干部可选用金银花、野菊花、蒲公英、紫花地丁、天葵等适量煎水淋浴,水温要适中;毛囊炎早期可用局部热敷法,紫外线局部照射疗法等;注意伴发痤疮的患者,不可使用排针挤压。

【预防指导】

1. 保持皮肤的清洁干燥,勤换衣、洗澡、修指甲;面部皮损不宜挤压。

2. 忌食辛辣厚味腥发之品,如辣椒、葱;忌食油煎之品,少饮酒;多食新鲜蔬菜及清凉食品,如西瓜、绿豆、鲜藕。

3. 去除各种诱因,积极治疗原发感染灶,如糖尿病、慢性瘙痒性疾病。

4. 加强锻炼,增强机体抵抗力。

案例分析

黄某,女,23岁。主诉:颜面及手背出现皮疹3个月。现病史:3个月前,无明显诱因颜面部出现扁豆状丘疹,逐渐增多,分布至双手手背,无明显瘙痒感及疼痛。口干欲饮,大便干燥,烦躁易怒,夜寐不安。检查:颜面及手背部见散在分布数十个扁平丘疹,绿豆至豌豆大小,表面光滑,边界清晰,呈褐色或淡褐色。舌质红,苔薄黄,脉滑数。

诊断:扁平疣　中医诊断:扁瘊(热毒型)

治疗指导:①左旋咪唑口服,每次50mg,每日3次,连服3天,停11天,再连服3天。②聚肌胞注射液2~4ml肌注,每周2次。③阿昔洛韦软膏、0.05%~0.1%维A酸霜混合外搽,每日2次,薄涂于疣体表面。④中医方选马齿苋合剂加减以清热解毒、软坚散结。选用板蓝根、马齿苋、木贼草、香附、苦参、大青叶、白鲜皮、红花等中药煎汤,先熏后洗,边洗边揉使之微红为度,每日2次,每次10~15分钟,使皮疹脱落。

美容养护指导:①选用柔和类洗面奶清洗面部,每天早晚各1次;涂搽营养类护肤品。②可用含维生素E按摩膏按摩面部10分钟,外搽维生素E霜,每周2次。③选用具有清热解毒功效的药膜,如黄连面膜,每周2次。④单个散在扁平疣可用激光治疗,还可液氮冷冻疗法,操作简便,疗效较好。面部皮疹冷冻时间约5秒即可。

预防指导:清淡饮食,禁食辛辣厚味炙煿助阳之品;忌搔抓;注意情绪调节,缓解心理压力,晚间早睡,营养均衡,以增强皮肤抵抗疾病的能力。

扫一扫
测一测

复习思考题

1. 感染性皮肤病根据致病因素可以分为几类?

2. 带状疱疹有哪些损美表现?

3. 手足癣有哪些损美表现?

(张天禹)

第十五章

黏 膜 疾 病

 学习要点

> 剥脱性唇炎、接触性唇炎、光线性唇炎的概念、皮损特点、诊断、鉴别诊断、治疗指导；黏膜疾病的美容养护指导。

黏膜是指口腔、呼吸道、尿道、胃肠消化道等器官的薄膜，如口腔黏膜、眼睑黏膜、鼻黏膜、尿道黏膜、胃黏膜等。黏膜的组织结构与皮肤不同，如口腔黏膜无颗粒层和角质层，无毛发、汗腺及皮脂腺；皮肤黏膜移行处如唇红、龟头、包皮、小阴唇处上皮薄而透明，有轻度角化或角化不全，有皮脂腺，但无小汗腺和毛发。黏膜在生理功能、内外环境、干湿条件及与外界接触物等方面也与皮肤有所差异，且黏膜处上皮较薄，因此黏膜更容易受到损害而出现各种病变，所以对于黏膜疾病更要仔细鉴别，积极防治。本章我们主要介绍与容貌美观关系较为密切而且临床较常见的剥脱性唇炎和接触性唇炎。

在介绍具体疾病之前，首先简单介绍一下唇部的结构。唇是面部活动范围最大的两个瓣状软组织结构。它包括皮肤、肌肉、黏膜、唇红、唇弓和血管、神经。唇周的皮肤有丰富的汗腺、皮脂腺和毛囊，所以这里是疖肿好发的部位。唇部的肌肉主要是环状的口轮匝肌，具有内外两层纤维。位于口唇边缘的内层纤维很厚，不与颌骨附着，收缩时口唇也缩小；而外层纤维很薄，与颌骨附着，并与面部肌肉相连，主要起到使口唇附着于上下颌骨的作用。位于唇内面的黏膜有许多黏膜腺，而上下唇黏膜向外延伸便形成了唇红。唇红上部有轻度角化，结缔组织中有较高的乳头伸入上皮，乳头中有丰富的毛细血管，所以才能显现出嘴唇的红色。唇红部上皮较薄，此处有皮脂腺，无汗腺和毛发，易受到各种因素的侵害，唇红表面较多纵行的细密皱纹。唇红与皮肤交界处因形态成弓形故被称为"唇弓"。唇部血液供应来自于颈动脉，唇部感觉则由眶下神经和颏神经支配，面神经则是支配唇部肌肉的运动。日常生活中不恰当的护理方法、不良饮食生活习惯、过度接受紫外线照射、气候环境恶劣及某些药物、病毒感染等都会带来唇部结构、功能和形态的异常，从而产生各种唇部疾病。所以应注意唇部的保养，预防疾病的发生。

第一节　剥脱性唇炎

剥脱性唇炎是唇黏膜的一种慢性浅表性炎症,临床特点表现为口唇反复脱屑,伴黏膜干燥、皲裂、肥厚等(图15-1)。相当于中医的"唇风""紧唇""潘唇"。《诸病源候论·紧唇候》记载:"脾与胃合,胃为足阳明,其经脉起于鼻,环于唇,其支脉入络于脾,脾胃有热,气发于唇,则唇生疮。而重被风邪寒湿之气搏于疮,则微肿湿烂,或冷或热,乍瘥乍发,积月累年,谓之紧唇,亦名潘唇。"《外科正宗·唇风第

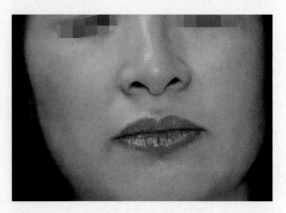

图 15-1　剥脱性唇炎

一百三十九》记载:"阳明胃火上攻,其患下唇发痒作肿,破裂流水,不疼难愈。"本病多见于青年女性和儿童。

【病因病理】

西医学对本病病因尚不明了,一般认为可能与环境寒冷干燥、日光照射、外用药物、局部接触特殊物质刺激(如口红、牙膏、香料、烟酒、辛辣食物、油彩等)、附近病灶及某些不良习惯(如舐唇、咬唇等)或乐器吹奏等因素有关。

中医学认为本病多因过食辛辣厚味,脾胃两经湿邪内蕴,郁久化火,湿热熏灼唇部;或因风火毒邪搏结于唇;或因思虑太过,暗耗阴血,以致阴虚血燥,不能上荣于唇所致。

【诊断】

(一)发病部位

皮损初起好发于下唇中部,继而逐渐扩展到整个下唇及上唇。

(二)损美体现

1. 皮损特点　初起唇黏膜红肿、干燥,继而出现皲裂伴结痂或鳞屑,鳞痂脱落后创面鲜红发亮,数日后又出现鳞屑,经久不愈,反复发作。

2. 伴随症状及病程　自觉疼痛灼热。由于患者感觉口唇不适,所以经常会用舌舐或牙齿撕咬,从而加重病情。本病病程较长,可持续数月或数年,容易反复发作,尤秋冬干燥季节多发。

(三)美学分析及评价

嘴唇是面容美的重要组成部分,唇质丰满、柔润、细腻及唇色红润光泽是嘴唇美的具体展现。剥脱性唇炎主要表现为唇部红肿、结痂、干燥、脱屑等特点,使嘴唇失去了正常的红润光洁,破坏了唇部的柔润细腻,使唇部美感荡然无存,而且患者因唇部长期干燥,常舌舐患处,亦影响整体美感。

【鉴别诊断】

与接触性唇炎鉴别

剥脱性唇炎和接触性唇炎均可因接触某些特殊物质而引起,而且皮损部位都集

中在唇部,接触性唇炎反复发作也可出现与剥脱性唇炎相似的黏膜肥厚、干燥、皲裂、脱屑、自觉口唇灼热刺痛或瘙痒等,呈现与剥脱性唇炎一致的皮损表现。但两者在病史、发病过程有差异,具体鉴别见接触性唇炎。

【治疗指导】

（一）西医治疗

1. 全身治疗

（1）维生素类:如维生素 C 200mg 口服,每日 3 次;维生素 B₂ 10mg 口服,每日 3 次。

（2）抗组胺药:如氯雷他定 10mg 口服,每日 1 次。

（3）叶酸:0.4mg 口服,每日 1 次。

（4）氨苯砜(D.D.S):皮疹较重且其他药物疗效不佳时使用,50mg 口服,每日 2 次。但不宜长期使用,用药期间注意检查血象及肝功能。

2. 局部治疗

（1）用 1∶5 000 复方呋喃西林液湿敷,再用金霉素眼膏或新霉素氟轻松乳膏外涂。

（2）糖皮质激素软膏:如 1% 氢化可的松霜、0.1% 氟轻松软膏等外搽,每日 2 次。

（3）外用有消炎作用性质缓和的软膏或油剂:如松碘擦剂、清凉软膏、2% 甘草油、蛋黄油等。

（4）若有糜烂者,用口腔溃疡膜或 1% 硝酸银液烧灼。

（5）若肥厚增生者,必要时可考虑外科手术、激光、冷冻、浅层 X 线照射等治疗。

（二）中医治疗

1. 内治法

（1）脾胃积热证:症见唇部红肿糜烂,结痂或溃疡,自觉灼热,口干。舌红,苔黄腻,脉滑数。治宜清热利湿,调和脾胃,方选芩连平胃散。

（2）阴虚血燥证:症见病程日久,唇部脱屑、干燥、皲裂伴出血。舌红,少苔,脉细数。治宜滋阴降火,养血润燥,方选四物汤合六味地黄丸。

（3）风火热毒证:症见唇部肿胀潮红,破溃渗液,痛如火燎,伴口臭、口干喜冷饮。舌红,苔黄,脉滑数。治宜清热解毒,凉血祛风,方选凉膈散。

2. 外治法

（1）大黄浸膏(大黄 100g 加入蒸馏水中浸泡),每次取浸液 50ml 加入超声雾化器中,然后对唇部进行超声雾化治疗,每次 30 分钟,每日 1 次,10 日为一疗程。

（2）黄柏溶液湿敷患处(黄柏 50g,硼酸 7.5g,可起清热解毒的作用),每日 2 次。

（3）白鲜皮 15g,川槿皮 10g,蛇床子 10g,地肤子 30g,苦参 30g,煎液去渣,温热时将患唇浸泡在药液内,每次浸泡 15 分钟;或者用消毒纱布浸透药液再湿敷患处。

3. 其他疗法

（1）毫针刺法:取穴合谷、内庭、三阴交、曲池、足三里、地仓等穴位,每次取 3 个穴位,留针 30 分钟,每日 1 次,10 次为一疗程。

（2）刺血疗法:取穴历兑、大椎、合谷等,用三棱针点刺出血,每穴放血 0.5ml,隔日 1 次,5 次为一疗程。

（3）推拿疗法:用拇指指腹轻柔按压上下唇肌,点按水沟、承浆及地仓,每日 2 次,连续 2 周。

（4）耳穴疗法：取穴口、胃、大肠、内分泌、心、肝、脾、神门，每次选 3 个穴位，留针 30 分钟，10 分钟捻转 1 次，每日 1 次，10 次为一疗程。或用王不留行籽贴压穴位，每周 2 次，两侧交替使用。

【美容养护指导】

1. 家居工作日常皮肤养护　应避免使用唇膏、牙膏等，以免局部化学刺激诱发或加重唇炎；可适当涂抹有保护滋润作用的优质唇膏或唇蜜，但不可长期依赖，以免导致唇部自我滋润能力的丧失；唇部干裂明显时可用维生素 E 胶囊涂抹唇部，或者涂抹一些唇部修复精华素；夏季可涂抹含防晒成分的护唇膏，保护唇部免受晒伤；生活中注意不要做夸张的唇部动作，吃饭时避免汤汁刺激唇部，每日卸妆后坚持用食指从嘴角向外侧轻轻按摩，每次持续至少 1 分钟；唇部涂抹保养品后，以发出"啊""唉""喔"音的形状各保持唇形 5 秒，放松，再重复上述动作，此法可使唇部保持弹性。

2. 美容会所皮肤美容调治　若局部症状加重或家居养护效果不显著，可考虑到美容医院或医院皮肤科进行治疗，常见方法有氦氖激光照射、浅层 X 线照射等治疗，症状缓解再进行美容院唇部护理。

【预防指导】

1. 饮食宜清淡，多吃新鲜蔬菜水果和富含维生素 B_2 的食物如奶类及其制品、动物肝脏与肾脏、蛋黄、鳝鱼、菠菜、胡萝卜、香菇、紫菜等，少吃酸、麻、辣、涩、烫和油炸的食品。

2. 避免咬唇、舐唇、撕唇等不良习惯，戒除烟酒，保持口腔卫生。

3. 避免接触致敏物及风吹曝晒。

4. 保持良好的精神状态，控制情绪变化，治疗要持之以恒。

5. 注意休息，保证睡眠。

第二节　接触性唇炎

接触性唇炎是唇部及其周围皮肤接触某些刺激物或致敏物而引起的变态反应性炎症性疾病（图 15-2）。本病亦属于中医"唇风"范畴。

【病因病理】

西医学认为本病主要是由于接触了致敏物质如唇膏、牙膏、外用药物、植入色料或某些刺激性食物等引起的Ⅳ型变态反应性炎症，其特点是停止接触后减轻或消退，再接触时可复发。

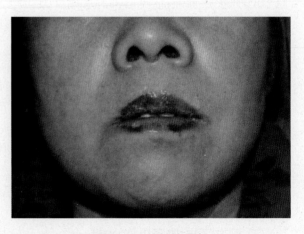

图 15-2　接触性唇炎

中医学认为本病或因脏腑功能失调致脾胃湿热上蒸唇部，或因风热毒邪搏结于唇部而导致发病。

【诊断】

（一）发病部位

本病好发于口唇上下黏膜,与致敏物质的接触面积有关,还可波及口周皮肤。

（二）损美体现

1. 皮损特点 患者接触致敏物数小时或数日后发病,皮损表现为黏膜肿胀、水疱、糜烂、结痂等。病久者可见黏膜肥厚、干燥、皲裂、脱屑,甚至还可能形成黏膜白斑和疣状结节,部分患者还会有恶变的危险。

2. 伴随症状及病程 患者可有不同程度的自觉局部灼热、刺痛、瘙痒感,一般脱离致敏物后症状可减轻或消退,但是如果不慎再次接触仍会复发。

（三）相关辅助检查

斑贴试验:用可疑致敏物如唇膏或牙膏等做皮肤斑贴试验,结果为阳性反应,有助于确诊本病。

（四）美学分析与审美评价

嘴唇是构成容貌的重要部位之一,是面容美的重要组成部分,仅次于眼睛。唇质丰满、柔润、细腻及唇色红润光泽是嘴唇美的具体展现。接触性唇炎主要使唇部黏膜出现肿胀、水疱、糜烂、结痂,病久者可见黏膜肥厚、干燥、皲裂等损害改变,使嘴唇失去了正常的红润光洁,破坏了唇部的柔润细腻,从而大大影响了患者的唇部及面部容貌美,也会给患者带来心理上的焦虑及紧张。

【鉴别诊断】

与剥脱性唇炎鉴别

相似点:接触性唇炎和剥脱性唇炎均可因为接触某些特殊物质而引起,而且皮损部位都集中在唇部,病程后期均可出现黏膜肥厚、干燥、皲裂、脱屑等表现,自觉口唇灼热刺痛或瘙痒。

不同点:其一,剥脱性唇炎特殊物质接触史不够明确;接触性唇炎特殊物质接触史更为明显,最常见的是化妆品、牙膏、外用药物及刺激性食物。其二,剥脱性唇炎的病变部位以下唇多见,一般不累及口周皮肤;接触性唇炎的病变部位、症状轻重分别与接触部位、接触物的性质、浓度等有关,所以有时还可累及口周皮肤。其三,剥脱性唇炎患者以唇黏膜反复脱屑伴干燥、皲裂为基本特征,病程慢性,常持续数月或数年不等;接触性唇炎皮损常有急性期的黏膜红肿、水疱、糜烂、结痂等表现,患者避免接触过敏原后症状可缓解或消失,实验室检查斑贴试验呈阳性反应。

【治疗指导】

（一）西医治疗

1. 全身治疗

（1）维生素类:维生素C 0.2g 口服,每日3次,或配合10%葡萄糖酸钙10~20mg静脉滴注。

（2）抗组胺剂:氯雷他定10mg,每日1次,口服;或者赛庚啶4mg,每日1次,口服。

（3）10%葡萄糖酸钙、10%硫代硫酸钠静脉注射或配合葡萄糖溶液静注。

（4）糖皮质激素:病情较重者可用泼尼松5~10mg,每日3次,口服。

2. 局部治疗

（1）皮损有糜烂渗出较多者,可用3%硼酸溶液或高渗盐水湿敷,每日2~3次;

若有大疱者可将疱液抽吸后再湿敷,保持创面清洁;若红肿明显者,可用炉甘石洗剂外搽。

(2) 结痂时,可用 0.1% 利诺液或 1∶5 000 呋喃西林液,将纱布润湿,湿敷局部,每日 3 次,每次 20~30 分钟。

(3) 病情严重但无渗出时,可用糖皮质激素霜,如外搽氢化可的松霜、哈西奈德乳膏等。

(二) 中医治疗

1. 内治法

(1) 湿热蕴结证:症见接触部位皮肤肿胀潮红,轻发热,或有丘疹、水疱、糜烂等,局部瘙痒。舌红,苔薄,脉稍弦数。治宜清热解毒,祛风除湿止痒,方选黄连解毒汤加减。

(2) 火毒炽盛证:症见接触部位皮肤红肿明显,严重者可有表皮松解坏死,剧烈瘙痒、灼热。舌红,苔薄黄,脉数。治宜清热凉血,泻火解毒,方选化斑解毒汤加减。

2. 外治法

(1) 大黄浸膏(大黄 100g 加入蒸馏水中浸泡),每次取浸液 50ml 加入超声雾化器中,对唇部进行超声雾化治疗,每日 1 次,每次 30 分钟,10 日为一疗程。

(2) 无渗出糜烂时可用青黛膏(青黛 60g、石膏 120g、滑石 120g、黄柏 60g 研细末,和匀,再用凡士林 300g 调匀成膏)外涂患处,每日 2 次。有收湿止痒、清热解毒的功效。

(3) 红肿明显时,可用三黄洗剂(大黄、黄柏、黄芩、苦参各等量共研细末。用 10~15g,加入蒸馏水 100ml,医用石炭酸 1ml 制成)外搽,每日 3~5 次。可起到清热止痒、保护收敛的作用。糜烂渗出较多时可用马齿苋煎液冷湿敷,每日 3~5 次。

3. 其他疗法

(1) 毫针刺法:取穴合谷、内庭、三阴交、曲池、历兑、地仓等穴位,每次取 3 个穴位,用泻法,留针 30 分钟,每日 1 次,10 次为一疗程。

(2) 刺血疗法:取穴历兑、大椎、合谷,用三棱针点刺出血,每穴放血 0.5ml,隔日 1 次,5 次为一疗程。

(3) 推拿疗法:用拇指指腹轻柔按压上下唇肌,点按水沟、承浆及地仓,每日 2 次,连续做 2 周。

(4) 药膳食疗:薏苡仁和粳米各 30g,煮粥食用,每日 1 次;绿豆、冬瓜各 100g,文火煮汤代茶饮,每日 1 次。

【美容养护指导】

1. 家居工作日常皮肤养护　避免使劣质唇膏、口红、牙膏等,以免局部化学刺激诱发或加重唇炎;若唇部干裂明显时可涂抹凡士林,晚上用维生素 E 胶囊涂抹唇部;生活中注意不要做夸张的唇部动作,每日卸妆后坚持按摩。

2. 美容会所皮肤美容调治　必要时可考虑激光、浅层 X 线照射等治疗;症状缓解后可到美容院进行专业唇部护理。

【预防指导】

1. 忌食辛辣刺激性食物并控制烟酒摄入,饮食宜清淡。

2. 慎用唇膏,避免再次接触过敏原,可在使用前先做皮肤试验。

3. 注意口腔卫生,保持局部干燥、清洁,防止继发感染;避免撕唇、咬唇等不良习惯。

4. 不要盲目纹唇、漂唇;要避免可能引起过敏反应的各种因素。

5. 发病期间注意休息,保持心情舒畅。

纹唇漂唇后遗症

　　随着现代美容行业的不断发展和快速普及,有越来越多的爱美女士更加青睐通过纹唇、漂唇等技术手段来美化唇形改善唇色,使唇部可以长久的保持娇艳柔美。随之也出现了因为纹唇、漂唇而导致的过敏性接触性唇炎。其发生原因主要与纹唇漂唇过程中使用的麻醉药、消毒药及文唇液等有密切关系。对于此类原因所导致的唇部过敏或唇炎也可参照本节内容给予相应处理。

第三节　光线性唇炎

　　光线性唇炎是由于唇部黏膜接受过多日光或紫外线照射而出现的湿疹样皮损,也称"日光性唇炎",分为急性和慢性两种(图 15-3)。本病亦属于中医"唇风"范畴。

【病因病理】

　　西医学认为本病与日光或紫外线照射直接相关,是部分人对某些光线特殊敏感而发生唇炎,夏季多发,好发于渔民、农民及户外工作者。其炎症反应的轻重与光照的强度、时间正相关。有研究表明卟啉代谢与光敏感有

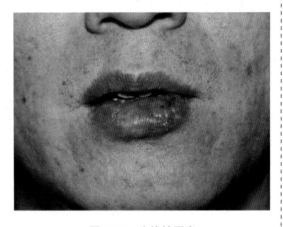

图 15-3　光线性唇炎

关,肝脏疾病、某些药物如磺胺、某些植物如芹菜等可影响卟啉代谢而诱发本病。

　　中医学认为本病由热毒侵袭、风热伤脾、血燥阴虚引起发病。

【诊断】

(一)发病部位

本病表现以下唇黏膜为主,迁延日久可累及口角。

(二)损美体现

　　1. 皮损特点　首次发病,症状明显。本病分急性型与慢性型,急性型炎症反应强烈,多因短期内接受较强日光或紫外线照射所致;慢性型可由急性型迁延而来,时轻时重,有恶变可能。

　　(1)急性型:发作前有强烈光线照射史,唇红部水肿、充血、色深红,继而成簇出现密集小水疱,疱破糜烂、结痂,继发感染后有脓性分泌物,形成浅表性溃疡。皮损轻而表浅者,愈后轻度色素沉着;皮损重而深在者,愈后有瘢痕。

（2）慢性型：为长期紫外线照射或急性型过渡而来。唇表面干燥脱屑为主，鳞屑易被撕，无糜烂溃疡，无分泌物，范围累及整个下唇，甚至口角。鳞屑脱落后又形成新鳞屑，日久唇部增厚、变硬，失去弹性，出现多条纵行皲裂和皱褶，颜色呈半透明象牙色，表面有光泽，可出现浸润性乳白色斑块，唇周皮肤可有脱色。

2. **伴随症状及病程** 急性型患者会有明显的灼热刺痛，慢性型患者常在不知不觉中发病。急性型数日到数周不等，反复不愈可转为慢性型。光线性唇炎有发展为鳞状细胞癌可能，因其临床尚无癌变迹象时癌细胞浸润组织学改变即可发生，因此慢性长期不愈皮损应及时取活体组织作组织病理检查。

（三）相关辅助检查

本病与接触较多日光及紫外线有关，必要时可行组织病理学检查，排除需要鉴别诊断的疾病。

（四）美学分析与审美评价

口唇美是容貌美的重要组成部位，本病日久反复发作，口唇组织逐渐增厚、变硬，失去正常弹性与颜色，破坏唇部色彩与形态美。与其他唇炎一样，使唇部失去了正常的红润光洁、柔润细腻，从而大大影响了患者容貌美。

【鉴别诊断】

与唇部盘状红斑狼疮、扁平苔藓鉴别

相似点：光线性唇炎、唇部盘状红斑狼疮、扁平苔藓均可出现肿胀、糜烂、脱屑。

不同点：唇部盘状红斑狼疮，界限清楚，边缘浸润，中央萎缩且有鳞屑，毛细血管扩张；扁平苔藓皮损以颊黏膜为主，呈多角形扁平丘疹，相互融合成斑块，唇部皮损有明显黏附性鳞屑。可结合组织病理学检查鉴别诊断。

【治疗指导】

（一）西医治疗

1. **全身治疗** 病情严重者可内服如下药剂。

（1）羟氯喹：首次剂量为每日400mg，分次服用；疗效不再改善时，剂量减至200mg；当治疗反应有所减弱，维持剂量应每日400mg。6岁以下的儿童禁用，每次服药应同时进食或饮用牛奶。不良反应有角膜及视网膜损害。

（2）复合维生素 B，根据药剂成分含量确定使用剂量。

2. **局部治疗**

（1）急性型：唇部充血、水肿、渗出、糜烂者，以0.02%呋喃西林液或者3%高渗盐水局部湿敷，每次30分钟，每日4次；糜烂严重者，通过雾化设备将药物雾化为雾滴直接作用唇部发挥作用；糜烂渗出不明显者，糖皮质激素软膏、抗生素软膏交替外用，每日2次。

（2）慢性型：唇部干燥脱屑较重者，外涂维 A 酸糊剂和维生素 A 棕榈酸凝胶，每日2~3次。

（二）中医治疗

1. **内治法**

（1）热毒侵袭证：多见于夏季，唇部日晒后黏膜水肿、充血、成簇密集水疱，糜烂、结痂等，局部灼热刺痛。舌红，苔黄，脉数。治宜清热凉血解毒，方选清营汤加减。

（2）风热伤脾证：唇部晒后红肿明显，唇部鳞屑，伴灼热。舌边尖红，苔薄黄，脉浮数。治宜祛风清热健脾,方用防风通圣散加健脾除湿汤加减。

(3) 血燥阴虚证:唇部脱屑反复发作,唇部变厚、变硬、裂隙、皱褶,半透明斑块,舌红少苔,脉细。治宜养血滋阴润燥,方用养荣汤合四物汤加减。

2. 外治法

(1) 鳞屑多者,用蛋黄油或甘草油外涂,每日 2~3 次。

(2) 痂皮厚积者,用清凉膏外用,每日 2~3 次。

(3) 红肿明显时,可用三黄洗剂(大黄、黄柏、黄芩、苦参各等量共研细末,用 10~15g,加入蒸馏水 100ml,医用石炭酸 1ml 制成)外搽,每日 3~5 次。可起到清热止痒、保护收敛的作用。糜烂渗出较多时可用马齿苋煎液冷湿敷,每日 3~5 次。

3. 其他疗法

(1) 毫针刺法:补阴陵泉、足三里,泻合谷、内庭,平补平泻中脘,留针 30 分钟,每日 1 次,10 日为一疗程;局部配合点刺放血,每周 1 次。

(2) 耳针疗法:取穴口、胃、大肠、内分泌、心、脾、神门,每日或隔日 1 次,10 日为一疗程。

(3) 药膳食疗:①枇杷叶绿豆粥:枇杷叶 10g,绿豆 30g,粳米 100g,绿豆浸泡半日,枇杷叶水煎,将粳米、绿豆、枇杷汁一同煮粥,加入适量白糖。早晚分食。②马齿苋汤:猪瘦肉 100g,蒜头 6 枚,鲜马齿苋 300g,食材洗净,放入砂锅,加适量清水,煮 1 小时,加少许精盐即成。饮汤吃肉,每天 1~2 次,清热解毒,凉血水肿。

【美容养护指导】

1. 家居工作日常皮肤养护　日间唇部需要滋润、隔离以及防晒,以质感轻薄、不黏腻并带有一定防晒指数的润唇膏为佳,一般 SPF15 防晒系数即可;晚间需要使用加倍补水保湿,具有修护、抗氧化、去唇纹等深层功效的润唇产品。

2. 美容会所皮肤美容调治　光线性唇炎急性型肿胀明显,予 3% 硼酸溶液湿敷;糜烂明显,治疗前以氯己定棉球涂唇部,将庆大霉素、地塞米松、糜蛋白酶混于生理盐水于雾化机,治疗每日 1 次,每次 30 分钟,5 次为一疗程;慢性型干燥、鳞屑明显,需进行唇部保湿滋润处理,用湿毛巾轻轻擦拭唇部以清洁,涂唇膜保湿。每周以温和去角质霜做 1 次唇部磨砂护理,可去死皮细胞,加速新陈代谢,令双唇更加健康、润泽。

【预防保健】

1. 避免直接、长期的日光或紫外线照射,外出戴口罩或遮阳帽。

2. 使用化学性遮光,对唇部起到保护作用,可用 3% 奎宁软膏、复方二氧化钛软膏、水杨酸霜。

3. 去除诱发因素,立即停用可能使卟啉代谢障碍的食物或药物。

4. 光线性唇炎的治疗重点之一是防止鳞状细胞癌的发生。氟尿嘧啶用于有白色角化处,亦可用冷冻、CO_2 激光治疗。

5. 发病期间注意休息,保持心情舒畅。

知识链接

其它常见唇炎

腺性唇炎:腺性唇炎又名"唇黏液腺炎",是一种累及小涎腺的炎症性疾病。发病原因目前尚不十分清楚。先天性者为常染色体显性遗传,后天性者可能与局部刺激如光、烟酒等或吹奏乐器、口腔卫生等因素有关。本病好发于下唇,主要表现为下唇肿胀和外翻,唇红及内侧有数个到数十个2~3mm大的黄色小结节,有扩张的唾液腺开口,可挤出"露珠状"黏液样物质;若伴继发感染可发展成化脓性病变。患者常伴有唇部肿胀和触痛等。

肉芽肿性唇炎:发病原因未明,与某些细菌、病毒感染,某些食物、化妆品等过敏、血管舒缩紊乱、遗传有关。病理上为以非干酪化类上皮细胞肉芽肿改变,青年或中年发病。本病好发于上唇,早期唇部突发弥漫性水肿,可累及颊部,反复发作;缓解期肿胀亦不完全消退,唇部柔软富弹性,无凹陷,时粗糙、干裂,时潮湿、结痂。患者自觉肿胀、麻木,可伴有局部淋巴结肿大。

案例分析

王某,女,25岁。因使用某唇膏后出现唇部黏膜及唇周皮肤潮红肿胀,伴少量丘疹和水疱。患者自觉口唇局部轻微灼热、瘙痒。舌质稍红,苔薄白,脉稍数。

诊断:接触性唇炎　中医诊断:唇风(湿热蕴结)

治疗指导:①停用引起过敏的唇膏,并用棉签蘸清水认真清洁唇部残留唇膏。②氯雷他定口服10mg,每日1次。③维生素C 0.2g口服,每日3次;或配合10%葡萄糖酸钙10~20ml静脉滴注。④中医治宜清热利湿解毒,方选黄连解毒汤加减。⑤外治可使用马齿苋煎液冷湿敷,或生理盐水冷湿敷。

美容养护指导:急性期后可到美容院做唇部专业护理;生理盐水清洁,使用唇部专用去角质产品,清除干燥翘起的唇黏膜,每月1次,或者可用剪刀小心剪去;急性期可选用面部冷喷5分钟。

预防指导:①忌食辛辣、烟酒、腥发等刺激性食物,避免热烫食物。②慎用唇膏,必要时先做皮肤试验。③注意口腔卫生,保持局部干燥、清洁,防止继发感染。④发病期间注意休息,保持心情舒畅。⑤避免撕唇、咬唇、舔唇等不良习惯。

复习思考题

1. 接触性唇炎的损美表现是什么?
2. 接触性唇炎的患者该如何治疗?
3. 剥脱性唇炎的临床表现特点有哪些?
4. 光线性唇炎的损美表现是什么?

(王诗晗)

第十六章

动物性皮肤病

 学习要点

> 疥疮、隐翅虫皮炎、螨皮炎的概念、皮损特点、诊断与鉴别、治疗指导;动物性皮炎的美容养护指导和预防指导。

动物性皮肤病大多数由螨、蚊、蠓、臭虫、蚤、蜂、隐翅虫等节肢动物引起。这些动物可通过直接侵入人体内寄生,也可通过叮咬皮肤、毒液的刺激、分泌物或异物所致的变态反应等发病。轻者仅有局部皮肤表现,如红斑、肿胀、水疱、瘙痒、灼痛等,重者可出现全身中毒症状,如恶心、呕吐、头晕、抽搐等。

第一节 疥 疮

疥疮是由疥螨感染引起的一种慢性传染性皮肤病(图 16-1)。人类疥疮是通过密切接触而传染,成人疥疮可通过性接触传染,因此被列入性传播疾病中的一种。疥疮多聚集在家庭和学校儿童及其他集体人群,其临床特点为剧烈瘙痒,尤其在夜间更为明显。据估计全球每年近 3 亿人感染,在非洲及发展中国家农村地区发病率为2%~19%。疥疮属中医学疥类疾病的一种,属"虫疥""癫疥""干疤疥"等

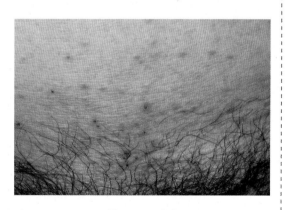

图 16-1 疥疮

范畴。在公元前 14 世纪的甲骨文中,已有"疥"等象形文字。明代《证治准绳·疡医》曰:"夫疥癣者……久而不愈,延及遍身,浸淫溃烂,或痒或痛,其状不一,二者皆有细虫而能传染人也。"

【病因病理】

疥螨俗称"疥虫",种类较多,分为人类疥螨和动物疥螨。其生活史分为卵、幼虫、若虫、成虫四个阶段,有雌雄两种,呈半球形黄白色,仅寄生于皮肤表面,其背部有无

数横行的波状皱纹,躯干的后半部有杵状刚毛和长鬃,腹侧前后有足四对,各分五节。雌虫长 0.3~0.5mm,雄虫长 0.2~0.4mm,雌虫腹部中央有一产卵孔,躯干后缘的中央是肛门。疥虫的颚体较小,位于躯干的前端,另一半陷入躯体中,以角蛋白为生。人的疥疮主要由人疥螨引起,偶尔由寄生于猫、狗、牛、羊等动物身上的疥螨传染给人,但其症状较轻。疥疮传染性极强,主要通过人与人之间直接接触传染,如同卧一床或相互握手,甚至在集体宿舍中相互坐睡床铺等,均可被相互传染发病;少数可通过使用疥疮患者污染的衣服、被裤、鞋袜等间接传染。

中医学认为本病是湿热虫毒郁蕴肌肤而生,若继发感染表现为热毒炽盛。

【诊断】

(一)发病部位

皮损好发于皮肤的薄嫩部位,如指间、腕屈侧、肘窝、女性乳房皱褶部、腋下、下腹部、大腿内侧、臀部及外生殖器等部位,头、面、掌跖不易累及,但婴幼儿除外,其掌跖常有脓疱,头面部也可发生皮疹。

(二)损美体现

1. 皮损特点　皮损主要为丘疹、水疱、脓疱、隧道和结节。初起皮损为针尖或粟粒大红色小丘疹和丘疱疹及小水疱,散在分布,隧道长 3~15mm,常弯曲、微隆起,呈灰白色或浅黑色,末端常有小黑点,雌虫隐居在此处。结节常见于儿童或成人的阴囊、阴茎、大阴唇等部位,呈豌豆大、半球形、淡红色、风团样。

2. 伴随症状及病程　自觉瘙痒,夜间更甚。由于剧烈搔抓可继发感染,而出现毛囊炎、脓疱疮、疖、甲沟炎、淋巴结炎等,甚至并发肾炎,尤其是婴幼儿;病程长者常引起苔藓样化或湿疹化。病程长短不一,如治疗不当或继发细菌感染可迁延数月。

(三)美学分析与审美评价

本病在成年人很少发生于颜面部,但常发生于手足等暴露部位,出现散在小丘疹、丘疱疹、小水疱,甚至演变成脓疱,因搔抓还可见抓痕和血痂,极度影响了皮肤和谐美及外观美,造成严重的社交障碍和心理负担。

【鉴别诊断】

与湿疹鉴别

相似点:均可出现红斑、丘疹、结节等炎性皮损。

不同点:其一,湿疹与过敏体质有关,呈慢性,迁延不愈。其二,皮损范围为全身性,泛发,对称分布。其三,多形性损害,有渗出倾向。其四,无集体及家庭中传染史。

【治疗指导】

以局部治疗为主,必要时配合止痒剂或镇静剂,有继发感染时服用抗生素。

(一)西医治疗

1. 全身治疗　对皮疹较多伴瘙痒剧烈者,可酌情口服抗组胺类药物,如赛庚啶4mg,每日 2 次,口服;氯雷他定 10mg,每日 1 次,口服;苯海拉明 25mg,每日 2 次,口服;有感染者可口服头孢菌素类抗生素。

2. 局部治疗

(1)硫软膏:成人用 10%~20% 浓度,婴幼儿用 5% 的浓度。先用热水或肥皂洗澡,再自颈下搽硫软膏遍全身,有皮疹处多搽,每日 2 次,连续用药 3~4 日,清洗换衣后再连续用4日,总共8日。搽药期间不洗澡、不更衣以保持药效,若2周后仍查到疥虫,再重复治疗一次。

(2) 10%~25% 苯甲酸苄酯乳剂或洗剂,连用 4 日,每日 2 次。

(3) 1%γ-666 霜涂搽,本品无臭味,有较强的杀虫作用,一般只搽一次,成人用量不超过 30g,用药后 24 小时用温水洗澡。此药有毒性,大量吸收后在脂肪组织中可积蓄,排泄较慢。为防止对肝肾功能及中枢神经系统的损害,不宜大面积使用。

(4) 疥疮结节消退较慢,其他皮疹消退后,可酌用糖皮质激素霜剂包封疗法、激光或冷冻等治疗。

(二) 中医治疗

1. 内治法

(1) 湿热虫毒证:多无继发感染,可见皮肤皱褶处丘疹、丘疱疹散在密集分布,伴有剧烈瘙痒,夜间尤甚,口渴不喜饮,小便短赤,大便黏滞。舌红,苔黄腻,脉滑数。治宜清热利湿,杀虫解毒,用消风散加减。

(2) 热毒炽盛证:多有继发感染,可见大片丘疹,呈弥漫性,散在分布,剧烈瘙痒,口烦渴,大便秘结。舌红,苔黄,脉洪数。治宜清热解毒,利湿杀虫,用五味消毒饮加减。

2. 外治法　可用雄黄、百部、苦参、川椒、蛇床子等酌量煎水熏洗。

【美容养护指导】

1. 家居工作日常皮肤养护　与家人隔离;患者的衣服、被褥、毛巾等用具,应消毒、煮沸杀虫,或日光曝晒;用硫磺皂洗澡,每日 1 次。

2. 美容会所皮肤美容调治　若出现疥疮结节,可采用泼尼松注射液加 2% 普鲁卡因注射液局部封闭,每周 1 次,共 3~4 周;停用其他美容护肤手法。

【预防指导】

1. 加强个人卫生,勤洗澡,勤换衣服。

2. 改善环境及家庭卫生,对卧室、公共场所,如浴室、旅馆、车船等应定期清洁、消毒。

3. 避免家禽与人同室。

第二节　隐翅虫皮炎

隐翅虫皮炎是由于接触隐翅虫体液所引起的毒性皮炎(图 16-2)。特征是面部、四肢等暴露部位突然红斑、水疱及自觉灼痛。属于中医的"虫毒伤"。

【病因病理】

本病是因皮肤沾染隐翅虫体内毒液所致。隐翅虫是甲虫的一种,属昆虫纲、鞘翅目、隐翅虫科,为一蚁形小飞虫,种类较多,其中毒隐翅虫有致病作用;虫长 0.6~0.8cm,头黑色,胸橘黄色,前腹部为黑色鞘,尾部有尾刺两

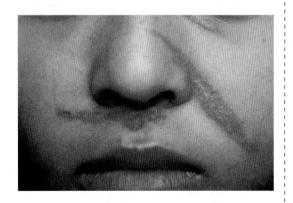

图 16-2　隐翅虫皮炎

根,有足三对;昼伏夜出,有趋光性,夜间常围绕日光灯飞舞,常栖居于草木间石下。若

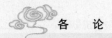

停于人体皮肤上被拍打或捏碎,虫体内强酸性毒液(pH 值 1~2)溢出到皮肤,数小时内引起毒性皮炎。

中医学认为夏秋之季,人体腠理疏,接触毒虫致使毒液侵入肌肤,入于营血,外发肌表,而中其毒,若因禀赋不耐,则可泛发全身。

【诊断】

(一) 发病部位

多见于面部、颈、四肢及躯干等暴露部位。

(二) 损美体现

1. 皮损特点　好发于夏秋季及雨后闷热天气,青壮年多见,接触毒素数小时到 2 天内发病。典型皮损为条状或片状水肿性红斑,上有密集针头大小丘疹、水疱或脓疱,中央可呈灰褐色;重者出现大面积糜烂、渗液、结痂或浅层皮肤坏死;发生于组织疏松部位如眼睑或阴茎部可呈明显肿胀。

2. 伴随症状及病程　多数患者伴有瘙痒、灼痛和灼热感;反应严重的或范围较大者可伴有发热、头晕、局部淋巴结肿大。病程约 1 周左右时间,愈后可留下暂时性色素沉着。

(三) 美学分析与审美评价

由于皮损处呈条状或片状水肿性红斑、丘疹、水疱或脓疱、糜烂、渗液、结痂或浅层皮肤坏死等,破坏皮肤整体美感,尤其面部病灶严重影响患者的容貌美,给患者带来严重的心理负担。

【鉴别诊断】

(一) 与带状疱疹鉴别

相似点:带状疱疹与隐翅虫皮炎均可出现水疱、红斑等皮损。

不同点:其一,病因不同,带状疱疹为病毒感染。其二,无接触或拍打隐翅虫史。其三,水疱为集簇性水疱,周围红晕。其四,沿肋间神经、三叉神经等单侧带状分布,各群皮疹之间可有正常皮肤,自觉疼痛。

(二) 与急性湿疹鉴别

相似点:急性湿疹与隐翅虫皮炎均可出现红斑、水疱、渗出等急性皮炎损害。

不同点:其一,无明显的接触隐翅虫史,病因复杂。其二,急性起病,慢性过程,常迁延不愈。其三,损害境界不清,对称性分布,可有红斑、丘疹、渗出等多形性损害。其四,常伴有剧烈瘙痒。

【治疗指导】

(一) 西医治疗

1. 全身治疗　皮损范围大或伴有发热、头晕等全身症状,应适当卧床休息;症状明显者应给予抗组胺药,有脓疱时使用抗生素,病情严重者可配合糖皮质激素。

2. 局部治疗　无糜烂的皮损可先用肥皂水清洗,外搽 10%~20% 氨水或 1% 薄荷炉甘石洗剂;有糜烂面者用 1:5 000 高锰酸钾、0.1% 依沙吖啶溶液湿敷。

(二) 中医治疗

本病一般不需内治,如皮疹广泛、红肿疼痛明显,可用黄连解毒汤加减;或口服连翘败毒散丸、季德胜蛇药片;局部红肿灼痛显著,可用新鲜马齿苋、紫花地丁、土大黄捣烂敷于患处。

【美容养护指导】

1. 家居工作日常皮肤养护　皮损部位避免刺激性药物或护肤品,避免搔抓摩擦,以减少对局部皮损的刺激。若治疗后色素沉着,可口服维生素 C、维生素 E,也可用维生素 E 胶丸挤出其中液体涂于皮肤,帮助皮肤修复,加快色素代谢。

2. 美容会所皮肤美容调治　皮疹消退留有色素沉着或瘢痕者,可到美容会所进行皮肤护理、局部按摩或湿敷等调治。

【预防指导】

1. 搞好环境卫生,清理杂草,或喷洒杀虫药,是防治本病的根本措施。

2. 房间应安装纱门、纱窗,或挂蚊帐。

3. 隐翅虫接触皮肤时,不要拍打,可用口吹去或将虫拨落在地,用脚踏死。

第三节　螨　皮　炎

因螨叮咬或接触其分泌物、蜕皮而引起的急性皮炎,以玫瑰色丘疹、丘疱疹或风团、瘀斑,顶端有小水疱为主要表现,影响患者的形体美。属中医"谷痒症"范畴。

【病因病理】

主要原因是宿主对螨的分泌物或蜕皮刺激所引发的皮肤变态反应。螨为肉眼刚能见到的微小昆虫,种类繁多,广泛存在于自然界中,可寄居于动物及植物上。引起螨皮炎比较常见的主要是袋形虱螨和革螨。袋形虱螨大小约 0.2mm,主要寄生在谷物、稻草上,也寄生在蝶蛾幼虫和其他昆虫体上。因袋形虱螨只暂时侵袭人的皮肤,而且留于皮肤时间短暂,故常难找到;引起皮炎的革螨则多寄生在鼠和家禽身上。

中医学未见相关论述。

【诊断】

(一)发病部位

因接触方式不同而有别,袋形虱螨引起的皮炎多见于颈项部、躯干及上肢;革螨引起的可发生于上胸、四肢、腋下及肘窝等处。

(二)损美体现

1. 皮损特点　袋形虱螨所致皮炎多发生在夏秋温暖潮湿季节,经常接触农作物及其制品的农民、制粉工人、搬运工人等易发病;革螨所致则多见于家禽饲养员、兽医及其他接触者。皮损处为水肿性红斑、丘疹、丘疱疹或风团样疹,米粒大至黄豆大小,中央常有虫咬小瘀点或小水疱。常因搔抓而伴有抓痕、血痂、湿疹样变,亦可因继发感染而出现脓疱。

2. 伴随症状及病程　自觉剧痒难忍,呈持续性,夜间为重。个别严重者可出现发热、头痛、关节痛、乏力和恶心等全身症状。本病具有自限性,皮损于 1 周左右自行消退,遗留暂时性色素沉着。

(三)美学分析与审美评价

螨皮炎发生后,表现为暴露部位如面部、四肢等出现红斑、丘疹、丘疱疹等损害,甚者继发感染有脓疱,破坏了皮肤的完整性,影响了患者外观容貌美,严重者可导致心理障碍。

【鉴别诊断】

与松毛虫皮炎鉴别

相似点:松毛虫皮炎与螨皮炎均为虫所致,均可出现红斑、水疱等炎性损害。

不同点:其一,松毛虫皮炎多发生于种植松树的丘陵地区。其二,皮炎程度不同,松毛虫可出现肌肤红肿、关节肿痛等症状。其三,个别严重者可反复发作,形成骨关节畸形。其四,与个人卫生环境无关。

【治疗指导】

(一) 全身治疗

对皮疹较多伴瘙痒剧烈者,可酌情口服抗组胺药,如赛庚啶、氯雷他啶、苯海拉明等,用法同前;有感染者,口服头孢菌素类抗生素。

(二) 局部治疗

常外用具有消炎止痒的药物,如 1%~2% 薄荷炉甘石洗剂、5% 樟脑酊、20% 蛇床子酊等;有继发感染可局部外用抗生素软膏。

【美容养护指导】

1. 家居工作日常皮肤养护　每天用温水洗脸,保持面部清洁,应注意禁用油脂性化妆品;不要用过热水洗脸,可用细颗粒磨砂膏除老化角质,选择按摩乳或按摩膏按摩;需要做面膜者选择补充水分又温和无刺激的软膜;选择保湿性较强又不油腻的润肤霜。

2. 美容会所皮肤美容调治　先用去油脂面膜膏清洁皮肤,然后使用多功能治疗仪电火花杀灭螨虫,再用双氧水清洗,甲硝唑液浸泡纱布敷脸,每周 2 次。

【预防指导】

1. 搞好环境卫生,加强灭鼠工作及消灭螨虫滋生场所;避免家禽与人同室。

2. 做好个人防护,搬运稻谷、草席、棉类等物品时应戴手套,扎紧袖口及裤口等。

3. 被病原虫污染的衣物、包装袋等应用热水烫洗,曝晒或适当使用杀虫剂。

4. 正确对待疾病,保持乐观态度。

第四节　其他虫咬皮炎

其他虫咬皮炎主要是指蜂、蝎、蜈蚣、蠓虫等咬伤或接触其毒汁所致的急性皮炎。中医的"恶虫叮咬伤""虫毒病"属于本病范畴。

【病因病理】

本病主要是由于皮肤被咬伤后,毒汁进入人体而引起的局部皮肤炎症反应。蜂蜇伤是由于蜂尾部的毒刺刺入皮肤瞬间同时放出毒汁,引起局部或全身反应;蝎子有足四对,前端一对强有力的巨爪,头胸较短,前腹较宽,后腹细长而呈尾状,最末端一节有锐利的弯钩与体内的毒腺相通,毒腺内含强酸性毒汁,当尾部刺入皮肤时毒液可引起多种临床症状;蜈蚣呈褐红色,长 6~7cm,多足,对称分布,两前足各有一对毒肢,其毒肢与体内的毒腺相通,当毒肢刺入皮肤时毒液即可引起皮肤损害及中毒症状;蠓是昆虫类,在我国吸血的蠓约 200 余种,分布广泛,其中勒蠓及库蠓与人有较大的关系,易引起本病。

中医学认为,由于盛夏之时,湿热熏蒸,皮毛腠理开泄,外邪易于入侵,复被毒虫叮咬,遂使湿热毒邪蕴阻肌肤,毒毛毒汁从伤痕侵入,内侵营血,侵蚀筋脉,甚至累及脏腑,而引起中毒。

【诊断】

（一）发病部位

多见于头面、颈项、手足等暴露部位。

（二）损美体现

1. 皮损特点 由于毒虫种类不同,所致临床表现亦各有其特点。蜂蜇伤者局部出现红肿、风团、红色斑丘疹或水疱,皮损中央被蜇处有小出血点;蝎蜇伤者立即感到局部疼痛难忍,继而局部红肿,出现瘀斑,甚至发生坏死,并发淋巴管炎或淋巴结炎;蜈蚣咬伤者咬伤处有两个小出血点,周围红肿,常继发淋巴管炎;蠓叮咬皮炎可表现出速发型和迟发型两种类型损害,皮疹可为小瘀点或水肿性红斑,继而变成水肿性丘疹或风团,部分可变成水疱。

2. 伴随症状及病程 轻者局部有瘙痒、疼痛;重者可见明显全身中毒症状如恶心、呕吐、抽搐、高热等。大多数患者病程均在 1 周左右,皮疹自然消退,若继发感染或中毒较深,病程可延长。

（三）美学分析与审美评价

虫咬皮炎多发生于人体暴露部位,局部有明显的红肿、水疱,甚至出现坏死,影响了人体的外观美;若毒液进入机体较多时,还有可能危及生命,对患者产生巨大心理压力。

【鉴别诊断】

（一）与丘疹性荨麻疹鉴别

相似点:丘疹性荨麻疹与虫咬皮炎均可由虫所致,均会出现红斑、丘疹、风团等损害,均伴有剧烈瘙痒。

不同点:其一,发病年龄:虫咬皮炎多见于成人;丘疹性荨麻疹多见于儿童。其二,发病季节不同:虫咬皮炎多见于夏季;丘疹性荨麻疹多见于春秋季。其三,皮损有差异:丘疹性荨麻疹有风团样丘疹,色红,中有小水疱等特征性损害。

（二）与螨皮炎鉴别

相似点:螨皮炎与虫咬皮炎均可出现红斑、丘疹等炎性损害。

不同点:其一,病因不同:螨皮炎主要是螨虫(袋形虱螨)感染。其二,发病人群不同:螨皮炎主要见于收割或搬用谷物稻草或制作草席工人。其三,螨皮炎一般找不到明显的咬痕。

【治疗指导】

（一）西医治疗

1. 全身治疗 内服抗组胺药,如盐酸西替利嗪、阿斯咪唑等;止痛药如消炎痛等;严重者可服用糖皮质激素或季德胜蛇药片;出现休克时应及时抢救,可皮下注射肾上腺素 0.3~0.5ml 及静脉滴注地塞米松,并对症处理。

2. 局部治疗 蜂蜇伤要设法拔除皮内的毒刺,然后用拔罐的方法吸出毒汁或外搽 3%~10% 氨水;蝎蜇伤用橡皮止血带扎紧被蜇伤肢体近端,尽可能将毒液吸出,必要时进行扩创;蜈蚣咬伤可外涂肥皂水、3%~10% 氨水或 5%~10% 的小苏打液,蜇伤处禁用湿敷,否则易发生水疱坏死;蠓叮咬皮炎可外搽 1% 薄荷炉甘石洗剂;若继发感染可外用莫匹罗星软膏。

（二）中医治疗

本病以外治为主,对全身症状明显者,可配合内服药。治宜清热解毒,方用五味消毒饮加减,常用药物有金银花、连翘、蒲公英、紫花地丁、野菊花、紫背天葵、黄连、黄芩、丹皮、赤芍、白鲜皮等;中成药可服消炎解毒丸、牛黄消炎丸等;若有昏迷、抽搐,可服至宝丹、安宫牛黄丸等。

外治可用雄黄、枯矾等量,研末茶水调敷。

【美容养护指导】

1. 家居工作日常皮肤养护　叮咬处停止使用化妆品;洗浴时选择肥皂水或温和无刺激的洗护品;按医嘱用药,注意局部护理。

2. 美容会所皮肤美容调治　若不慎被毒虫咬伤,可立即采取清洗伤口、针刺放毒血、拔罐等方法处理;若中毒较重,全身症状明显,应及时就医,以免引起中毒性休克。

【预防指导】

1. 积极开展爱国卫生运动,消灭害虫。

2. 加强个人防护,夏季应挂蚊帐,装纱门、纱窗或点蚊香。

3. 到野外工作或旅游时,应穿防护衣,必要时外涂防虫油。

4. 注意饮食与起居,正确对待疾病,保持乐观态度。

案例分析

　　李某,男,36岁。主诉:周身皮疹伴瘙痒5天。现病史:自诉8天前曾洗桑拿浴,3天后开始下腹部出现皮疹、瘙痒,昼轻夜重,后皮疹和瘙痒不断扩大,曾口服"息斯敏"无效。检查:双手指缝可见红色丘疹、丘疱疹及水疱,腕、肘窝及小腹可见多数红丘疹、抓痕及血痂,阴茎及阴囊可见数个黄豆大小的结节。舌淡红,苔黄腻,脉滑数。

　　诊断:疥疮　中医诊断:虫疥(湿热虫毒)

　　治疗指导:以外治为主。瘙痒难忍,可口服抗组胺药,如盐酸西替利嗪、氯雷他定等,外用10%~15%硫软膏;若出现疥疮结节,可采用泼尼松注射液加2%普鲁卡因注射液局部封闭,每周1次,共3~4次;中医内治以清热利湿,杀虫解毒,用消风散加减;外治可用蛇床子、百部、地肤子、硫黄等煎水外洗。

　　美容养护指导:暂停使用各种护肤品,避免局部刺激;洗浴品可选硫磺皂或采用药浴。

　　预防指导:注意清洁卫生,污染衣被单独煮沸消毒;疥疮确诊后须隔离治疗;避免强烈搔抓,以免自身传播和继发感染;忌食辛辣刺激食物。

复习思考题

1. 简述疥疮的诊断要点。

2. 试述螨皮炎与松毛虫皮炎的鉴别。

3. 简述隐翅虫皮炎的诊断、治疗指导及预防。

（姜　蕾）

第十七章

皮肤良性肿瘤

 学习要点

色素痣的分类及发生恶变的征象;皮肤血管瘤的类型及其特点;皮脂腺痣、脂溢性角化病的皮损特点及鉴别诊断;皮脂腺囊肿的治疗方法;粟丘疹的诊断、鉴别及治疗。色素痣、脂溢性角化病、皮脂腺囊肿、黄瘤病等几种常见良性肿瘤的美容养护指导。

皮肤起源于外胚叶及中胚叶,组织结构异常复杂,在各种致病因素作用下,各种组织均可异常增生形成肿瘤。皮肤肿瘤按其生长特性和对人体的损害程度一般分为两类,即良性肿瘤和恶性肿瘤。皮肤良性肿瘤临床较为多见,其生长缓慢,多为膨胀性,有包膜,与周围正常组织分界清楚,能移动,没有局部浸润性,亦不发生淋巴和血行的转移。虽然多数皮肤良性肿瘤不会严重威胁到患者的身体健康,但可给患者带来很多烦恼和痛苦,尤其是长在暴露部位的良性肿瘤,严重影响患者的外貌美,如常见的面部较大的色素痣、脂溢性角化病、老年疣等。长在特殊部位的良性肿瘤,常常由于摩擦、受压等原因易引起溃烂、疼痛等感染症状。有一部分良性肿瘤在肉眼下观察不易与恶性肿瘤区别,比如黑色素痣与黑色素瘤的早期,易发生误诊,延误治疗时机;还有些良性肿瘤在长期慢性刺激下有发生恶变的可能,所以应对皮肤良性肿瘤有所了解。

此类皮肤疾病属于中医"瘤"的范畴,中医认为凡瘀血、浊气、痰饮停留于体表而致赘物,则为瘤。《诸病源候论》曰:"瘤者,皮肉中忽肿起初梅李大,渐长大,不痛不痒,又不结强,言留结不散,谓之瘤。"本章主要介绍几种常见的皮肤良性肿瘤。

第一节 色 素 痣

色素痣又称"色素细胞痣",简称"色痣""斑痣""黑痣",是由色素细胞局部集聚构成的良性肿瘤,多发生在面、颈、背等部位皮肤,偶见于黏膜表面,如口腔、阴唇、睑结膜等。本病常见,几乎每人都有,从婴儿期到年老者都可以发生,有的在出生时即已存在,有的在生后早年逐渐显现,随着年龄增长,数目逐渐增加。一般青春期达高峰,二三十岁后很少再有新痣的发生。色素痣多数增长缓慢,或持续多年并无变化,但很少自行消退。有些类型的色素痣在一定条件下可发生恶变,一旦恶变,其恶性程度极高,转移也较快,且治疗效果不理想。中医称之为"黑子"。《外科正宗·黑子》曰:"黑子,痣名也。此肾中浊气混浊于阳,阳气收束,结成黑子,坚而不散"。

【病因病理】

色素痣是由含有色素的痣细胞所构成。痣细胞或源于表皮的黑色素细胞,或源于胚胎期间神经嵴的前体细胞,上述细胞向表皮移行过程中,由于某种因素异常,造成黑素细胞数目增加、运转、移行、分布异常,局部聚集,形成色素痣。根据组织病理学特点色素痣可分为交界痣、皮内痣和混合痣三种。

1. 交界痣　痣细胞主要位于皮肤的表皮基底层,少数可见于表皮与真皮交界处,故称为交界痣(图 17-1)。交界痣细胞受到不良刺激后具有增生活跃的特性,因此有恶变为恶性黑色素瘤的可能。

2. 皮内痣　为大痣,细胞分化成更成熟的小痣细胞,原在交界处的痣细胞进入真皮及其周围结缔组织中(图 17-2)。在表皮基底膜和真皮内小痣细胞之间有一浅层狭长的结缔组织带,把痣与表皮层分开。皮内痣细胞增生不活跃,通常不发生恶变。

3. 混合痣　在痣细胞进入真皮的过程中,常同时有皮内痣和残留的交界痣,兼有上述两种特性的称为混合痣(图 17-3)。

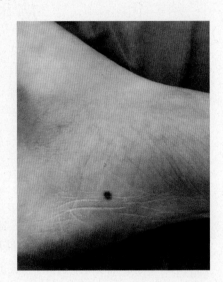

图 17-1　交界痣

中医学认为本病多因皮肤脉络失疏,浊气、瘀毒结聚而成;或风邪搏于血气,气滞血瘀,经络阻滞而生;或肾中浊气,滞结于皮肤而成。

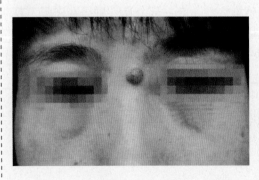

图 17-2　皮内痣

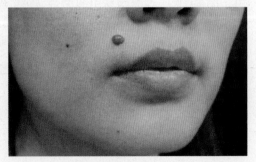

图 17-3　混合痣

【诊断】

(一) 发病部位

色素痣可见于人体任何部位,多发于面颈部皮肤,偶见于口腔黏膜。

(二) 损美体现

1. 皮损特点

(1) 交界痣:可见于出生时,但常见于 2 岁以后,多发生于掌、跖和生殖器部位。

皮损呈浅棕色或深棕色斑疹、丘疹或结节，一般较小，表面光滑、平坦或稍高于皮表，无毛，界限不清楚。高出皮肤表面的交界痣易在受到搔抓、摩擦等刺激后，少数会恶变。下列情况应警惕恶变：①年龄较大时发生新的色素痣；②近期内生长迅速，色素变深，局部瘙痒或有烧灼、痒痛；③病变表面出现糜烂、破溃、出血、化脓等感染现象，痣周围皮肤肿硬；④痣周围皮肤出现多个卫星状小黑点及区域淋巴结肿大等。以上情况应立即手术切除，并做病理检查。恶性黑色素瘤多来自交界痣。

（2）皮内痣：多见于较大儿童或成人，好发于头颈部。皮损呈棕色或黑色，为半球形隆起，也可呈疣状或带蒂，界限清楚，生长缓慢，表面可有毛发生长，又称之为"毛痣"。此类痣较稳定，受刺激不易发生恶性。

（3）混合痣：多见于幼儿，少见于成人。中心部位隆起，常有毛，为皮内痣部分；四周平滑色素弥散的晕圈为交界痣部分，边界不清楚。混合痣亦极少恶变，如有恶变，亦系来自交界痣部分。

2. 伴随症状及病程　色素痣多在出生时或出生后若干年出现，生长缓慢，无明显自觉症状；少数特殊部位如掌跖和腰等部位，易受到摩擦，生长迅速，色素变深，有恶变倾向，全身可有不适，应提高警惕。

（三）美学分析与审美评价

发生在头面颈部的色素痣对皮肤外观的影响因人而异。散在数量较少时，小的色素痣并不影响人的美观，有时因痣的位置在一些特殊部位，比如眉心、眉梢、下颏正中而称为"美人痣"，以此为美。面颈部色素痣数量较多或成斑片状时，破坏了面部肤色均匀一致的和谐之美，影响了皮肤的视觉审美。因此，患者常表现为不同程度的自卑，有的甚至产生美容心理障碍等，直接影响身心健康和人体审美。

【鉴别诊断】

（一）与雀斑鉴别

相同点：两者均由黑色素细胞数目增加引起，多见于出生后发病，无明显自觉症状，均有青春期加重的特点。

不同点：其一，雀斑系常染色体显性遗传病，好发部位在面部尤其鼻部和眶下，很少累及全身。其二，为浅褐色或黯褐色针头至绿豆大小的斑疹，少有丘疹或结节。其三，受日晒影响而加重。其四，无痣细胞存在。

（二）与脂溢性角化病鉴别

相同点：两者均属于皮肤良性肿瘤，损害常多发，表面光滑，均可呈丘疹样改变。

不同点：其一，脂溢性角化病好发于中年以上成人面部，尤其颞部，其次手背、躯干和上肢。其二，皮损可呈乳头瘤样改变，覆以油性鳞屑或痂，将鳞屑剥去可再生，触之较粗糙。其三，无痣细胞存在。

（三）与太田痣鉴别

相同点：两者均由黑色素细胞数目增加引起，表面光滑，无明显自觉症状。

不同点：太田痣是由日本太田正雄1938年首先报道而得名，属常染色体显性遗传，是一种波及巩膜及受三叉神经支配的面部皮肤的蓝褐色斑状损害。皮损多分布在三叉神经第一、二支区域，呈灰蓝色、青灰色、黑色或紫色，斑片着色不均，呈斑点状或网状，界限不清楚；约2/3患者同侧巩膜有蓝染或褐色斑点，有时睑结合膜、角膜也有色素斑。

【治疗指导】

本病以局部治疗为主。

一般色素痣无恶变现象,不影响美观,可不必治疗。对影响美观或较大的色素痣多采取局部治疗的方法,冷冻、高频电、化学剥脱等较难掌握其深度,易留瘢痕或治疗不彻底,现已不采用此类治疗方法。常用治疗方法如下:

1. 超脉冲 CO_2 激光和(或)Q 开关激光治疗　小的色素痣亦也可采用普通 CO_2 激光治疗。

2. 手术切除　适合面积较小的痣,手术切除后,可以潜行剥离皮肤创缘后直接拉拢缝合;面部较大的痣,无恶变现象者,可考虑分期部分切除或行邻近皮瓣转移或游离皮片移植;如疑有恶变或发生于掌跖、腰周、腋窝、腹股沟等易摩擦部位的交界痣和混合痣,则应考虑手术切除并活检。

3. 五妙水仙膏点痣　选择和固定体位,生理盐水清洁皮损,用金属棒蘸取五妙水仙膏均匀涂抹在色素痣表面,范围略超出色素痣边界 1~2mm,15~20 分钟后,药膏逐渐干燥用生理盐水棉球擦去干燥药膏,再重新涂药,上述方法持续一段时间,直到皮损着色为止。

【美容养护指导】

1. 家居工作日常皮肤养护　痣是发生于皮肤上的良性肿瘤,对于高出皮肤表面的痣,注意不能过度摩擦或搔抓,以免受到刺激而发生增生、长大、破溃等恶变现象;在选用护肤品方面,没有特殊要求,一般按照面部皮肤的性质选用合适的护肤品。

2. 美容会所皮肤美容调治　对于有痣的皮肤,美容院保养按一般正常皮肤保养即可;应注意的是在使用按摩膏按摩皮肤时,切忌对色素痣部位过分揉按、点压;在应用超声波导入仪导入皮肤营养精华时,切忌超声探头在色素痣部位长时间来回摩擦,以防色素痣皮面破损。

【预防指导】

1. 对于高出皮肤的色素痣平时不要随便刺激,不要滥涂腐蚀性药物,以免诱发激惹其恶变。

2. 若痣在短期内迅速增大,色泽加深变黑,边缘发红不规则,表面出血、破损以及周围出现卫星状损害,表明痣有恶变征象,应及时到医院就诊,手术切除并送病理检查。

3. 饮食方面少吃辛辣刺激性食物。

4. 保持轻松愉快的心情,保证睡眠。

知识链接

蓝痣

蓝痣又称"良性间叶黑色素瘤""蓝神经痣""色素细胞瘤""黑素纤维瘤""良性间充质黑瘤"等,系由蓝痣细胞组成的一种良性瘤。蓝痣有三型:普通型蓝痣、细胞型蓝痣和联合型蓝痣。普通蓝痣皮损大,常进展,且偶有淋巴结的良性转移。蓝痣可生来俱有,也可生后出现,除常见于皮肤外,也可发生于口腔黏膜、子宫颈,阴道、精索、前列腺和淋巴结,蓝痣有恶变可能。

第二节　皮肤血管瘤

皮肤血管瘤是先天性毛细血管增生扩张的良性肿瘤或血管畸形,多数在出生时或出生后不久发生,少数在儿童期或成人期开始发病,是临床常见病和多发病。多数侵犯头、颈部皮肤,黏膜、肝脏、腿和肌肉等处也可发生。随年龄而增大,到成年停止发展;婴儿期血管瘤增长迅速,以后逐渐停止生长,有时会自行消退。中医称之为"血瘤""赤疵""血痣"。明代《薛己医案》曰:"心裹血而主脉……若劳役火动,阴血沸腾,外邪所搏而为肿者,其自肌肉肿起,久而有赤缕,或皮俱赤,名曰血瘤"。

【病因病理】

起源于中胚层残余的胚胎成血管细胞,在一定因素刺激下,不断增生而形成先天性良性肿瘤,或由血管壁扩张的动脉与静脉直接吻合而形成血管畸形。根据

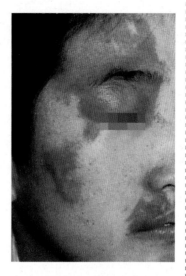

图 17-4　鲜红斑痣

血管瘤在皮肤内的结构,一般可分为鲜红斑痣、海绵状血管瘤、草莓状血管瘤与混合型血管瘤四种类型(图 17-4~ 图 17-6)。

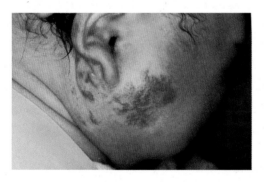

图 17-5　海绵状血管瘤

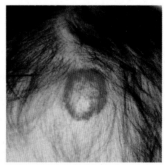

图 17-6　草莓状血管瘤

中医学认为血管瘤是由于热毒内蕴,心火妄动,血行失常,以致气血纵横、脉络交错、凝聚成形,显露于肌肤或内脏而成。

【诊断】

(一)发病部位

多见于颜面、颈部,也可发生于其他任何部位。发生在口腔颜面部的血管瘤约占全身血管瘤的 60%。其中大多数发生于颜面皮肤、皮下组织及口腔黏膜如舌、唇、口底等组织,少数发生于颌骨内或深部组织。

(二)损美体现

1. 皮损特点

(1) 鲜红斑痣:又称毛细血管扩张痣或葡萄酒样痣。出生时即可存在,好发于面

部、枕部,多为单侧,偶发于双侧。皮疹为一片或数片大小不等、形状不一的鲜红色或紫红色斑,表面光滑,边界清楚,一般不高出皮肤表面,指压时部分或完全褪色;少数皮疹上有结节或疣状突起。发生于面部者可累及口腔黏膜。婴儿时期生长快,以后进展缓慢,达到一定程度便不再扩大,无自觉症状。本病常伴发其他血管畸形。

(2) 海绵状血管瘤:出生时或出生后数周出现。好发于头颈部,皮损为单个或多个大而不规则的结节状或分叶状柔软而有弹性的肿块。浅在性皮损颜色鲜红或深红;深在性皮损颜色紫红或深紫,表面光滑,边界不清,挤压可缩小,去压可复原,状似海绵而得名。本型血管瘤常在 1 年内逐渐增大,亦可能逐渐消退,但不能完全缓解,无自觉症状;发生于婴儿时可伴发血小板减少和紫癜,是一种消耗性凝血病。

(3) 草莓状血管瘤:又称单纯性血管瘤或毛细血管瘤。出生时或出生后数周出现,好发于颜面、头颈及肩部。皮疹为单个或数个鲜红色、高出皮面、呈柔软分叶状,边界清楚,压之不易褪色;生长速度快,可呈现斑块状、桑椹状或不规则状。1 岁内可长到最大限度,以后逐渐退化,70%~90% 患者在 5~7 岁可自行完全消退。

(4) 混合型血管瘤:在上述三型中,由两种以上类型的血管瘤同时存在,而以一型为主。

2. 伴随症状及病程　毛细血管瘤指压可褪色,除压后,立即复原;婴儿期生长快,以后发展缓慢,达到一定程度就不再扩大,有些可以自行消退,较大或广泛者可持续终生。海绵状血管瘤当低头时,肿瘤则充血膨大,恢复正常位置后,肿块亦随之缩小,恢复原状,此称为体位移动试验阳性;草莓状血管瘤指压不易褪色。血管瘤的病程大部分自婴儿出生时或出生不久,就开始发生;婴儿期生长较快,以后发展缓慢,有些达到一定程度就不再扩大,并有可能自行消退(如小面积的鲜红斑痣),但有些有向深部组织生长的趋势(如海绵状血管瘤)。

根据病史和各种类型血管瘤的典型特点,表浅血管瘤不难做出诊断;深部血管瘤,可用体位移动试验、B 超或磁共振血管成像(MRI)来协助诊断。对血管瘤不做活检,不盲目穿刺或探查,否则有引起大出血的危险。

(三) 美学分析与审美评价

面、颈部的血管瘤因呈现出的颜色与正常肤色有较大的差异,有的血管瘤突出皮肤,高低不平等等,严重破坏了皮肤的外在形式美及皮肤的结构美,既影响人的面部美感又影响身心健康。

【鉴别诊断】

(一) 与血管球瘤鉴别

相同点:两者均属于皮肤颜色的改变。

不同点:血管球瘤是指、趾甲床及其附近的锐性疼痛性肿物;血管瘤无疼痛感。

(二) 与血管肉瘤鉴别

相同点:两者均属于皮肤颜色的改变,无痛。

不同点:血管肉瘤较少见,肿瘤呈结节状,紫红色,浅表者易出血和破溃;血管瘤一般不出血,不易破溃。

【治疗指导】

由于血管瘤类型、发病年龄、发生部位的不同,治疗上有一定的差异,治疗时应全面考虑上述因素。目前常见的西医治疗以局部治疗为主,常用方法有手术切除、放射治疗、冷冻治疗、激光治疗、硬化剂注射等,一般多采用综合疗法。对婴幼儿的血管瘤因有自行消失的趋势,可考虑暂时观察;如生长迅速时,应及时手术切除;放射治疗效果尚不能肯定,且有致癌的可能,已很少应用。另外,对某些大的混合型血管瘤的治疗问题尚未完全解决,也可结合中医治疗。

（一）西医治疗

1. 全身治疗　常用皮质激素,口服泼尼松 3~5mg/kg,隔天早晨一次顿服,共服 8 周;第 9 周减量 1/2;第 10 周,每次服药 10mg;第 11 周,每次服药 5mg;第 12 周停服,完成 1 个疗程;如需继续,可间隔 4~6 周重复同样疗程。尤其适用于生长在眼睑、口唇、外耳、阴部等特殊部位以及皮损面积大而严重影响美容者;主要用于治疗海绵状、草莓状及混合型血管瘤;对于瘤体缩小到一定程度而不再消退者,可继续选用其他疗法。

2. 局部治疗

（1）西药外用:可用皮质激素、平阳霉素、硬化剂、尿素、胶体磷酸铬或氟尿嘧啶（5-FU）皮损内注射,如草莓状血管瘤。

（2）放射治疗:可用浅层 X 线照射、放射性核素 ^{32}P 或 ^{90}Sr 贴敷,如鲜红斑痣、草莓状血管瘤。

（3）激光治疗:近年来激光在皮肤血管瘤的治疗中取得了较好的疗效,氩离子激光、铜蒸汽激光、可调染料激光、激光光动力学疗法（又称"激光 PDT"）、Nd:YAG 激光和 CO_2 激光等,如蓝宝石激光治疗鲜红斑痣可获得满意效果。

（4）液氮冷冻:适用于表浅的血管瘤,但易继发感染而留下瘢痕。

（5）电灼术:对小面积皮损有效。

（6）手术切除。

（7）其他:磁疗、压迫疗法、埋肠线疗法等都有一定的效果。

（二）中医治疗

1. 内治法

（1）血热瘀滞证:皮损鲜红色或紫红色斑片状,表面光滑,或如草莓状突起,压之退色,出生或生后不久即发,或伴便干、尿黄。舌质红,苔少,脉细数。治宜凉血活血,消斑通络,方选桃红四物汤加减。

（2）气虚血瘀证:皮损为球形或半球形隆起,质软如绵,压之变小,表面见孙络错杂交织入网,色泽淡红或黯红。舌质淡红,苔少。治宜益气通络,活血化瘀,方选补阳还五汤加减。

2. 外治法　五妙水仙膏涂抹。

3. 其他治疗　火针疗法:用于直径小的毛细血管瘤,大小适宜的缝衣针消毒后,在酒精灯上烧红针尖,快速直刺瘤体中央凹陷部位 0.1~0.2cm,随即拔针,外敷消毒纱布,一般小者一次即愈,不留瘢痕,大者每次 2~3 针,每周 2 次。

【美容养护指导】

1. 家居工作日常皮肤养护　对于血管瘤部位的皮肤日常要注意清洁,但不要过分摩擦和挤压刺激血管瘤部位。在护肤品的选择方面应注意以下几点:

（1）对于面部血管瘤的患者,洁肤用品勿使用香皂,因其碱性较大,易造成皮肤干燥脱屑;应使用柔和洁面乳,其 pH 值呈弱酸性,接近皮肤自身的 pH 值,对皮肤无刺激。

（2）由于血管瘤部位的皮温略高，皮肤容易干燥，应选用保湿类护肤品，对局部皮肤起到保护作用。

（3）对于面部鲜红斑痣，外用接近肤色的遮盖性化妆品，比如粉底液、遮瑕膏等，起到修饰化妆美容的效果。

2. 美容会所皮肤美容调治　对于血管瘤的皮肤，美容院一般不做处理，建议到正规医院治疗。

【预防指导】

1. 平时应注意不要摩擦、针刺、挤压血管瘤，以防感染、出血。

2. 要注意科学饮食，改进膳食结构，做到营养合理，食物尽量做到多样化，多吃高蛋白、多维生素、低动物脂肪、易消化的食物及新鲜水果、蔬菜，不吃陈旧变质或刺激性的东西，少吃熏、烤、腌泡、油炸、过咸的食品，主食粗细粮搭配，以保证营养平衡。

3. 加强体育锻炼，戒烟限酒，养成良好的生活习惯。

4. 保持良好的心情，对皮肤血管瘤有一个正确的认识，积极配合医生的治疗。

知识链接

血管畸形

根据血管内皮细胞生物学特点的不同，传统意义上的"血管瘤"或"血管畸形"被重新称为血管肿瘤和脉管畸形。两者最本质的差别即血管肿瘤存在血管内皮细胞的异常增殖，而脉管畸形则无此现象，这也导致两者后续治疗的差异。

2014年国际血管肿瘤和脉管畸形研究学会（ISSVA）对血管肿瘤和脉管畸形进行了进一步的细致分类：①血管肿瘤：有时也被简称为血管瘤，进一步细分为良性、局部侵袭性（交界性）以及恶性三类；②脉管畸形：根据畸形血管的成分进一步分为单纯性及混合性，并增列了血管病变相关综合征以及多种疾病致病基因。

第三节　皮　脂　腺　痣

皮脂腺痣为先天性疾病，于1895年由Jadassohn首先描述，是一种由表皮、真皮及皮肤附属器所构成的，以皮脂腺增生为主的器官样错构瘤，又称"器官样痣"（图17-7）。它是一种常见的皮肤良性肿瘤，多于出生时或出生后不久开始发病，好发于头皮，影响美观。中医学未见相关论述。

【病因病理】

本病为一种先天性发育异常疾病以皮脂腺增生为主，表皮、真皮和皮

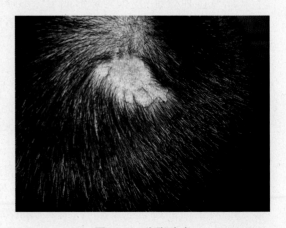

图17-7　皮脂腺痣

肤附属器也参与其形成。随年龄的增长,皮脂腺痣组织病理变化一般可分三个时期。①婴幼儿期:表皮除轻度增生外,可见小的分化不完全的毛囊结构,而皮脂腺发育不良;②青春期:表皮呈疣状或乳头瘤样增生,真皮内见到大量成熟或近乎成熟的皮脂腺,在皮脂腺小叶下方的真皮深部或皮下脂肪内可见充分发育的大汗腺;③老年期:有发生附件肿瘤的趋势,10%~15%的病例发生基底细胞癌。

【诊断】

(一)发病部位

本病好发于头皮、额角、面颈部,尤其见于头皮。多数为单发,少数可为多发。

(二)损美体现

1. 皮损特点　婴幼儿期,皮损为边界清楚、隆起的圆形小结节,淡黄色至灰棕色,有蜡样外观,头皮损害表面无毛发生长。青春期皮损为一局限性隆起的淡黄色斑块或条索状增生,伴有芝麻粒或小米粒大小的结节,互相融合而呈疣状,表面光滑呈蜡样光泽,质地坚硬;年老患者皮损表面疣状增生,为污褐色,其上缺乏毛发,油腻感。

2. 伴随症状及病程　皮脂腺痣较为常见,多于出生时或出生后不久发病,至青春期损害增厚扩大,表面呈乳头瘤样,黄色明显;成人的皮脂腺痣变成疣状;少数病人在本病的基础上可发生附件肿瘤,如汗腺肿瘤,甚至可发生转移,同时可伴有其他先天畸形。

(三)美学分析与审美评价

皮脂腺痣好发于皮脂腺较多的头面部,为一局限性隆起的淡黄色斑块,破坏了面部皮肤的平滑感,影响面部外在的形式美。极易导致患者的自卑心理,影响其社会交往,使其形成内向性格。

根据其自幼发病的病史,好发于皮脂腺较多的头面部,皮损呈局限性隆起的淡黄色斑块或污褐色疣状增生,组织病理切片显示真皮内有大量肥大的成熟皮脂腺,即可诊断。

【鉴别诊断】

(一)与疣状痣鉴别

相同点:两者均于婴幼儿时发病,损害常呈条索状增生,质地坚硬。

不同点:疣状痣又称"线状表皮痣",好发于躯干或肢端,排列于躯干一侧,皮损呈淡褐色至褐黑色角化性疣状增生,表面粗糙,无蜡样光泽及油腻感。

(二)与汗管瘤鉴别

相同点:两者均属于错构瘤,皮损呈坚实丘疹样改变,均无自觉症状。

不同点:汗管瘤好发于青年女性,皮损为皮色、淡黄色或褐色的扁平丘疹,无蜡样光泽及油腻感。

【治疗指导】

皮脂腺痣是一种先天性发育异常的疾病,由于病损至青春期损害增厚扩大,并有恶变倾向,因此治疗应在青春期前进行,且以局部治疗为主。

(一)西医治疗

可采用手术切除、电烧灼、激光等治疗方法。其中手术切除疗效最佳,电烧灼、激光治疗,容易形成较大瘢痕。手术切除一般在青春期前进行,对于面积小的皮脂腺痣,可以采取一次性切除,直接拉拢缝合;对于面积较大的可以采取分次切除或采取一次

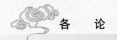

完全切除加植皮修复的方法。

（二）中医治疗

1. 内治法

（1）健脾益气，祛湿化痰：党参 12g，姜半夏 12g，茯苓 12g，竹茹 12g，陈皮 9g，炒白芥子 9g，皂刺 9g，制香附 9g，苍术 9g，白术 9g，丝瓜络 6g，山慈菇 6g，甘草 6g，每日 1 剂，水煎服。加减：日久难消加土贝母、黄药子；在头部加升麻、川芎；在躯干加郁金、柴胡；在肩背部加羌活；在腰骶髋部加炒杜仲、川牛膝。

（2）祛风化痰，疏络散结：蜈蚣、全蝎、僵蚕、蝉蜕、穿山甲、夜明砂各 18g，制丸如绿豆大小，每次 3g，每日 3 次，口服。

（3）活血化瘀，软坚散结：昆布 30g，夏枯草、海藻、生牡蛎、桑枝、橘络、天花粉、天葵子、桃仁、丹参、丝瓜络各 12g，川芎、山甲珠各 9g，黄药子、白药子各 6g，每日 1 剂，水煎服。

2. 外治法　鲜慈姑磨烂浸泡在酒中外涂，每日 3~5 次，一般 1~2 个月即可见效。

【美容养护指导】

1. 家居工作日常皮肤养护　由于皮脂腺痣表面有芝麻粒或小米粒大小的结节，平时应注意头、颈部皮损的清洁，可用富含泡沫的爽肤类洗面奶清洗，生理盐水冲洗等；皮损部位切忌使用含油脂和粉质过多的化妆品；在清洁皮损部位时不要过分摩擦和搔抓刺激病损部位，以防加重病损。

2. 美容会所皮肤美容调治　有电烧灼、激光设备的美容院，可以针对头面部皮损面积较小的皮脂腺痣进行治疗，治疗时必须掌握好烧灼深度，太浅不易去除干净，造成日后复发；太深易留有较大瘢痕，影响美观；对于较大面积的皮脂腺痣建议到正规医院进行手术治疗。

【预防指导】

1. 皮脂腺痣好发于头皮，平时梳理头发时应注意对皮损的保护，减少对皮损的过度摩擦、搔抓，以免由于长期不良刺激，继发感染，导致过度增殖。

2. 如皮损出现快速增生、表面溃烂等现象时，应引起注意，及早进行诊治。

3. 注意科学饮食，多吃新鲜蔬菜水果，少食肥腻厚味的食物，如动物肥肉、动物脑、蛋黄等；各种糖和含糖高的糕点等食品也应少吃；同时亦少食辛辣及热性高的食物，如酒、浓茶、咖啡、辣椒、大蒜、韭菜、狗肉等。

4. 注意皮脂腺痣生长部位的卫生清洁，戒烟限酒，减少对皮肤的刺激，养成良好的生活习惯。

5. 保持良好的心情，正确的认识本病，积极配合医生的治疗，自己不要滥用药物，以免造成不良后果。

第四节　汗　管　瘤

汗管瘤又称"汗管囊瘤"或"汗管囊腺瘤"，是发生在人体表皮小汗腺导管的一种错构瘤。本病多见于女性，青春期发病或加重。属于中医"瘤"的范畴。

【病因病理】

本病病因尚未明确，可能与内分泌、妊娠、月经及家族遗传等因素有关。根据瘤体内细胞酶的活性和电镜下观察所见,皮肤小汗腺活性增强,表皮内小汗腺导管上皮细胞过度分化。现已证明为一种汗管过度分化的小汗腺肿瘤,有家族遗传史。

中医学认为,本病多由肌肤腠理毛孔不密,风热邪毒侵入皮肤;或人体肝虚血燥,筋气不荣,郁积皮肤而成。

【诊断】

（一）发病部位

皮损好发于眼睑,尤其是下眼睑,也可见于前额两侧、颈部皮肤;少数患者除面部外,胸、腹及四肢可有广泛对称性皮疹。

（二）损美体现

1. 皮损特点　皮疹为皮色、淡黄色或褐色的半球形稍隆起的丘疹,直径1~3mm,光滑,坚实,多发,散在分布或密集而不融合。

2. 伴随症状及病程　一般无自觉症状,有的病人在夏季因出汗困难有瘙痒或灼热感。此病属慢性病程,终生不会自行消退。有的汗管瘤多年静止无变化,当人受到精神创伤、过度劳累、月经期或内分泌失调等人体免疫力降低的时候,皮疹可逐渐增多或增大或数个融合成一个人的结节性汗管瘤。

（三）美学分析与审美评价

汗管瘤属良性肿瘤,对人的身体健康不造成损害。但由于汗管瘤好发于眼睑周围,高出于皮肤,造成了眼睑皮肤的臃肿不平滑,严重影响人的面部的光滑感及眼睛的美感,易产生衰老的容貌,给人造成很大精神压力和情绪影响,因此患者有强烈的治疗要求和求美心理。

【鉴别诊断】

（一）与粟丘疹鉴别

相同点:两者均属于与遗传有关的皮肤良性肿瘤,好发于眼睑周围,皮损为坚实丘疹样改变,均无自觉症状。

不同点:其一,粟丘疹皮损呈乳白或黄白色、针头至米粒大小的坚实性球形丘疹。其二,表面光滑,顶部尖圆,无融合。其三,上覆极薄表皮,可挤压出坚实的白色角质样球形颗粒。

（二）与扁平疣鉴别

相同点:两者皮损均为丘疹样改变,表面光滑,质硬,一般无自觉症状。

不同点:其一,扁平疣又称"青年扁平疣",为青少年常见的病毒性赘生物。其二,损害好发于颜面、手背、前臂等部位,为扁平丘疹,浅褐色或正常皮肤色,数目较多,散在,对称性。其三,可有自愈性,但自愈后可复发。

（三）与黄瘤病鉴别

相同点:两者均以女性为多见,好发于眼睑部,广泛发生时常对称分布,皮损可相互融合;病程持久,均属于慢性病程。

不同点:其一,黄瘤病是代谢障碍性皮肤病,多发生于中年以上妇女,为上下眼睑,尤其是内眦处的黄色扁平或稍隆起的柔软斑片或斑块。其二,病程持久者,常伴有其他型黄瘤病。

知识链接

黄瘤病

　　黄瘤病又称"睑黄瘤",是皮肤黄色瘤病中最常见的一种,以上眼睑内眦处黄白色稍隆起的近长方形斑块为主要特征,属脂质代谢障碍性皮肤病。皮损柔软、持久,可先后亦可对称发生,可多发相互融合。本病多见于成人,与体内脂蛋白的代谢有关,患有肝胆疾病的妇女、心血管病患者以及高胆固醇血症者多发。一般采取物理治疗,如激光、液氮冷冻等;瘤体较大者,可考虑手术切除;美容激光如超脉冲 CO_2 激光、铒激光治疗效果好、安全性高;美容冷冻也较安全,但治疗精确性差、治疗不易彻底。因眼睑皮肤组织薄,治疗时应遵循低能量、由浅及深、分次治疗的原则,两次治疗时间间隔1个月以上。

【治疗指导】

（一）西医治疗

　　一般无需治疗,如影响美观,也可试用多功能电离子或二氧化碳激光或冷冻治疗。因为激光、冷冻、高频电离子属创伤性的治疗方法,治疗时应注意控制皮层的治疗深度,以免因去除过深,产生永久性瘢痕。

（二）中医治疗

　　因汗管瘤的形成除了家族遗传因素以外,还与内分泌失调、月经、妊娠、精神创伤等因素有关,所以需要配合服用中药调理内分泌,疏通经络气血,促进汗管瘤快速恢复和防止复发。一般治宜清热解毒,疏肝活血,常用方剂银花败毒汤加减。

【美容养护指导】

　　1. 家居工作日常皮肤养护　汗管瘤属良性肿瘤,非传染性疾病,不影响整个面部的日常保养,但应注意平时不要过分摩擦、搔抓、针刺汗管瘤部位,以免继发感染,形成瘢痕;护肤品的选择上应注意勿在皮损表面使用油脂含量高的膏霜类护肤品。

　　2. 美容会所皮肤美容调治　一般建议到正规的医院或美容整形机构治疗;在美容院做普通养护时,尽量较少对皮损部位皮肤的按摩与点按。

【预防指导】

　　1. 平时应注意保护皮肤,勿用手抓或挤压病损处。

　　2. 避免使用油脂类化妆品和皮质类固醇激素涂抹患处。

　　3. 注意少吃甜食、海鲜、动物性脂肪和刺激性食物,多食蔬菜、水果,平日多饮水,保持良好的胃肠功能。

　　4. 要注意放松心情,保持精神愉快、减轻精神和工作压力;不要过度劳累,保证睡眠,加强锻炼,提高自身的免疫力,对本病的预防和治疗有一定的帮助。

第五节　脂溢性角化病

　　脂溢性角化病,亦称"老年疣""老年斑""脂溢性疣"或"基底细胞乳头瘤",为老年人最常见的良性表皮增生性肿瘤,男女都可累及,男性多于女性。有报道本病男女比例为 2∶1,平均年龄 58.2 岁,50 岁占 81.9%。病程缓慢,经久不愈,但极少癌变。

【病因病理】

本病的具体病因尚未明确,西医学认为本病主要是由于细胞代谢功能减弱,当饮食中摄取脂肪过多时,容易发生氧化,产生褐色素,这种色素是细胞本身不能排泄的废物,沉积在细胞体上,加速细胞的老化,从而形成皮肤老化现象。

本病多见于40岁以上或年龄更大的老年人,年龄越大,发病越多。考虑可能与日晒、慢性炎症刺激等有关;另外本病常有家族史,皮损大量发生者有常染色体显性遗传的倾向;个别情况下,可能是内脏恶性肿瘤的皮肤表现。从病理上可分为三型,即角化型、棘层肥厚型及腺样型,三者常混合存在,表现为角化过度、棘层肥厚和乳头瘤样增生。增生的瘤组织主要由基底细胞组成,与正常表皮相连且与病变基底位于同一水平面上,两侧边界清楚,通常向外增生;有的损害在增生的角质形成细胞中有多数黑色颗粒。

中医学认为,此患为年老血虚风燥或肝肾不足,皮肤腠理失养所致。

【诊断】

(一)发病部位

多见于脂溢区及日晒处,如面部(尤其颞部)、手背、胸、背等处。

(二)损美体现

1. 皮损特点 多发生于老年,男性多于女性。初起皮损为一个或多个淡黄色或浅褐色斑丘疹,圆形、椭圆形或不规则形,边界清楚,表面粗糙,呈细小颗粒状甚至轻度疣状,质地柔软;皮疹逐渐增大、增多、变厚,颜色变深呈褐色,甚至黑色,表面常覆有油腻性鳞屑,毛囊角质栓是本病的特征之一;损害若在短期内突然增多并增大,伴有瘙痒,称为"Lesser-Trelat征",常并发内脏恶性肿瘤,特别是胃肠道腺癌,应加以注意。

2. 伴随症状及病程 本病可以单发,但通常多发,一般无自觉症状,偶于夏季有痒感,呈慢性病程,无自愈性。

根据多发于中老年人;皮损发生部位多在颜面、手背等处,单发或多发,由扁平丘疹逐渐增大形成疣状、乳头瘤状或毛囊角质栓;一般无自觉症状等特征,即可诊断。

(三)美学分析与审美评价

脂溢性角化病皮损多发生在颜面、手背等部位,呈黄褐色、深褐色、黑色疣状增生,非常影响患者的外貌美,对患者的心理造成了极大伤害,导致患者的自卑心理,不愿与人交往。虽然本病极少发生恶变,但患者有强烈的求医愿望。

【鉴别诊断】

(一)与色素痣鉴别

相同点:两者均是由于黑色素细胞数目增加引起的皮肤上的良性肿瘤,一般无任何自觉症状。

不同点:其一,色素痣根据组织病理学特点,可分为交界痣、皮内痣和混合痣三种。其二,色素痣的皮损不呈疣状,无脂溢性鳞屑。

(二)与日光性角化鉴别

相同点:两者均见于中年以上的成年人,好发于面部、手背等部位,皮损均为丘疹样改变。

不同点:其一,日光性角化的皮损为表面粗糙的丘疹或斑丘疹,皮损潮红或正常

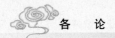

皮色,无油腻性,痂不易刮去。其二,日光性角化为癌前期病变,组织病理可见细胞排列紊乱,少数细胞有异型性。

(三) 与扁平疣鉴别

相同点:两者均好发于颜面、手背等部位;皮损均可呈疣状改变,表面光滑,质硬;一般无自觉症状。

不同点:扁平疣为青少年常见的病毒性赘生物,损害数目较多,散在,对称性分布,可有自愈性、可复发;本病多发于中老年人,皮损多见于脂溢区或日晒处,附油腻性鳞屑,无自愈性。

【治疗指导】

脂溢性角化病为良性肿瘤,一般不需治疗;如影响美观要求治疗,多采用局部治疗为主,也可内服中药调理气血。

(一) 西医治疗

1. 全身治疗　由于本病为皮肤角化异常,口服维生素 A 和维生素 D_3 有辅助治疗的效果。

2. 局部治疗

(1) 局部用药:皮损部位外用 5% 氟尿嘧啶软膏联合应用维 A 酸制剂能取得较好的效果,但愈后常有色素沉着。

(2) 激光疗法:激光治疗溢脂性角化病是当今比较新型、安全、疗效肯定的方法。根据皮损不同的病变形态,可选择不同类型的激光设备:

1) 皮损较厚者:选择新型超脉冲 CO_2 激光或铒激光气化治疗。首先选择中等功率密度进行烧灼、去除病损后,再降低功率均匀扫描创面,去除深度达真皮浅层,创面有轻度的点状渗血即可,注意不要去除过深。术毕,外涂抗生素软膏。

2) 皮损较薄者:选择 VersaPulse 755nm 翠绿宝石激光治疗,能量密度 $4\sim8J/cm^2$,光斑 3.0mm 扫描。

3) 皮损较多,厚薄不一者:选择 Q 开关倍频 Nd:YAG 激光治疗,气化至恰好皮损脱落,创面呈粉红色;如气化到近皮损基底部,但又有少数色素残留时,再选用 VersaPulse 755nm 翠绿宝石激光进行补充治疗,能量密度 $6J/cm^2$,光斑直径 $2\sim3mm$ 扫描,可听到细微的爆碎声。术后外用金霉素软膏,创面可暴露。一般术后 1 周愈合。

3. 其他疗法　可运用冷冻、化学剥脱剂、电烧灼方法。若去除病变层次过深,超过了真皮乳头层,可能会留有瘢痕;怀疑恶变时,可行手术切除并送病理检查。

(二) 中医治疗

内治法

(1) 血虚风燥证:皮损淡黄或黄褐色,表皮增厚,干燥有鳞屑,偶有痒感。舌淡,苔薄白,脉细。治宜养血祛风润燥,方选当归饮子加减。

(2) 肝肾不足证:皮损呈黄褐色或黑褐色,表皮粗糙,无光泽,边界清楚,或伴头晕耳鸣。舌红,少苔,脉细数。治宜补益肝肾,方选六味地黄汤加减。

有报道应用当归四黄生脉汤以滋阴养血祛风,治疗脂溢性角化病,取得了较好的疗效,由当归、麦冬、黄精、黄芪、生地黄、太子参、熟地、制首乌、五味子、桃仁、红花、川芎等组成。

【美容养护指导】

1. 家居工作日常皮肤养护　外出时要注意防晒,戴遮阳帽或涂防晒霜等避免强烈日光中紫外线的刺激;平时勿用手经常揉搓、挤压、掐捏损部位,以免使其加速增长;勿用强酸、强碱类腐蚀性化学物品对皮损部位进行烧灼腐蚀,一旦烧伤皮肤肌肉和神经血管组织,将造成永久性瘢痕。

2. 美容会所皮肤美容调治　有治疗设备的美容院或美容机构可采用冷冻、电烧灼、激光治疗,治疗时应注意基底不要去除过深,以免造成瘢痕。面部美容护肤保养方面,皮损较少者不影响按摩操作;皮损较多者,应尽量减少面部按摩,减少对皮损的刺激。

【预防指导】

1. 避免强烈日光照晒。

2. 调整饮食中的脂肪含量,使脂肪的摄入量占人体总热量 25%~50% 较为适宜;少食用甜食及多脂、辛辣刺激性食物,多食新鲜蔬菜水果。

3. 注意起居,睡眠充足,适量运动,心情舒畅,戒除烟酒,减少皮肤刺激。

4. 如果短期内(一般半年左右)出现多发性皮损,特别是呈墨水溅泼状分布、自觉瘙痒等症状,应到医院进行全面检查,排除内脏恶性肿瘤。

第六节　皮脂腺囊肿

皮脂腺囊肿是指因皮脂腺导管阻塞后,腺体内因皮脂腺聚积而形成囊肿。这是最为多见的一种皮肤良性肿瘤,好发于青年人。中医称之为"脂瘤"或"粉瘤"。

【病因病理】

主要因皮脂腺排泄管阻塞,皮脂腺囊状上皮被逐渐增多的内容物膨胀而形成的潴留性囊肿,囊内为白色凝乳状皮脂腺分泌物,并非真性肿瘤。

中医学认为,本病或因痰湿内盛,蕴结皮肤,郁久成瘤;或湿热蕴结,复感毒邪,热盛肉腐而成。

【诊断】

(一) 发病部位

皮脂腺囊肿好发于头皮和颜面部,其次是躯干部。

(二) 损美体现

1. 皮损特点　皮脂腺囊肿呈单个或多个,柔软或稍坚实的球形肿物,高出皮面,表面光滑,一般直径 1~3cm,位于皮肤或皮下组织内,与皮肤黏连,但基底可以移动,推动时感到与表面相连但与基底无粘连,无波动感。由于其深浅不一,内容物多少不同,因而其体积大小不等且差距很大,小的如米粒大小,大的如鸡蛋大小。囊肿位置较深时,表面皮肤颜色可能正常;较浅时可能为淡蓝色;增大过快时,表面皮肤可发亮。有时在囊肿表面可见皮脂腺开口受阻所致的小黑点;有时在皮肤表面有开口,可挤出白色豆腐渣样内容物,这个开口即通向皮肤表面皮脂腺的开口所在,开口凹陷系导管长度不足所致。

2. 伴随症状及病程　皮脂腺囊肿生长早期患者无任何症状,缓慢增大后,易并发感染,皮肤红肿、疼痛,形成皮肤脓肿。囊肿破裂后,其内容物及脓液流出,形成皮肤窦道,经久不愈。皮脂腺囊肿癌变的机会极为罕见。

(三) 美学分析与审美评价

皮脂腺囊肿为皮肤良性肿瘤,好发于头皮和颜面部,高出于皮肤,呈球形,易发生化脓感染,皮肤红肿,破坏了面部的外在对称的形式美,给患者造成了很大的精神压力和身体的痛苦。手术治疗后在面部皮肤表面留下瘢痕,极大地影响了面部整体协调的美感,患者易产生自卑心理。

【鉴别诊断】

位置较深的皮脂腺囊肿往往被误诊为脂肪瘤、纤维瘤、皮样囊肿、表皮样囊肿等,临床要进行鉴别。

(一) 与脂肪瘤鉴别

相同点:两者均属于良性肿瘤,病损皮色正常,大小不一,呈球状,可高出于皮肤,质地柔软,可推动。

不同点:其一,脂肪瘤女性多见,好发于肩、颈、背等部位。其二,病损为单个或多个局限皮下肿块,也可呈分叶状,有时为弥漫性斑块。其三,一般无自觉症状,少有感染征象。

(二) 与纤维瘤鉴别

相同点:两者均属于良性肿瘤,病损皮色可正常,大小不一,呈球状,可高出于皮肤,早期无自觉症状。

不同点:其一,纤维瘤好发于肩、背、臀、下肢,损害初期为针头至绿豆大小,半球形结节,质地坚实。其二,组织病理显示肿瘤为成纤维细胞与幼稚和成熟的胶原纤维组成,血管增生。

(三) 与皮样囊肿鉴别

相同点:两者均位于皮下,质地柔软,皮表可活动,早期无自觉症状。

不同点:其一,皮样囊肿发病年龄早,多见于婴儿。其二,皮损为直径 1~4cm 的皮下结节,好发于眼眶周围、鼻根、枕部及口底等处。其三,囊内容物含有皮肤及皮肤附属器结构,不与皮肤粘连而与基底部组织粘连甚紧,常长在身体中线附近。

【治疗指导】

本病以局部治疗为主,全身治疗为辅。一经确诊后,均应手术将囊肿完整摘除。

(一) 西医治疗

1. 全身治疗　并发感染者应予口服抗生素消炎治疗。

2. 局部治疗

(1) 手术切除:适用于囊肿未并发炎症者。手术时应在与囊肿黏连的皮肤部位及其导管开口处做一棱形切口,与囊肿黏连的皮肤连同囊肿一并摘除;切口方向应顺皮纹方向切开,沿囊肿壁剥离周围组织,将囊肿完整摘除;如已并发感染,应先控制感染,待炎症消退后再行手术。

(2) 有脓肿形成者应做切开引流,换药处理:

1) 切开引流的指征:皮肤表面肿胀、发红、光亮、压痛明显、有波动感,并呈搏动性跳痛。

2) 切开引流的要求:切口应在脓肿最低处,以便引流通畅;切口应尽量选择隐蔽位置,应顺颜面皮纹方向切开,并注意避开神经、血管、涎腺及其导管。

3）切开引流的方法：常规消毒铺巾后，麻醉下切开皮肤、皮下组织或黏膜组织，然后用止血钳钝性分离至脓腔，并扩大创口，如有多个脓腔存在，必须贯通，以利彻底引流；用1%~3%的过氧化氢液、生理盐水或抗生素冲洗脓腔后，建立引流。

（二）中医治疗

1. 内治法

（1）痰湿证：肿块生于皮内，形圆色白，不痛不痒，伴形体肥胖，脘闷食少，四肢倦怠。舌质淡，苔薄腻，脉弦滑。治宜化痰利湿散结，方选二陈汤合海藻玉壶汤加减；粉瘤染毒，红肿热痛，口苦心烦，尿黄便秘。舌红苔黄腻，脉滑数。治宜清热解毒化湿，方选五味消毒饮加减。

（2）热毒证：肿块红肿、灼热、疼痛，甚至有脓跳痛，伴发热、头痛、口苦、尿黄。舌红，苔薄黄，脉数。治宜清热解毒，活血行瘀，方选仙方活命饮加减。

2. 外治法　金黄膏外用：金黄膏有消炎生肌的功效，用中药金黄膏和黄连生肌纱条先后配合外用治疗皮脂腺囊肿继发感染，有较好的疗效。先选择脓肿最薄弱处，1%利多卡因局部浸润麻醉，后切开皮脂腺排净内容物，棉棒蘸70%石炭酸连续涂擦包囊内壁2次，用镊子将浮起的皮脂腺包囊清除，用0.9%氯化钠注射液冲洗，药线引流。然后将金黄膏适量摊于消毒纱布上，外敷感染部位，每日1次。外敷金黄膏直至炎症消退，再以中药黄连生肌纱条换药至切口愈合。

【美容养护指导】

1. 家居工作日常皮肤养护　平时注意皮肤的清洁，洗面奶可选用去除油脂类较好的，在囊肿发生的部位只可轻轻滑动，不能挤压、揉搓，以防刺激囊肿长大，造成感染。

2. 美容会所皮肤美容调治　建议到正规的美容整形医院行手术切除术。手术中可在与囊肿相连的皮肤，尤其是见到导管开口时，沿着皮纹方向设计梭形的皮肤切口，连同囊肿一起摘除。分离时应特别小心，囊壁很薄，应当尽量完整地摘除；如果残留囊壁，则易复发；如果术前有红肿热痛等炎症表现，则应首先控制炎症，后期再安排手术。

【预防指导】

1. 皮脂腺囊肿常发生在头面部等皮脂腺丰富的部位，且易合并感染，平时注意皮肤的清洁，不能用手挤压及自行处理。

2. 饮食方面，注意少吃辛辣、油腻刺激的食物，多吃新鲜的蔬菜水果。

3. 如果局部出现红肿压痛，甚至化脓溃破，建议及早到医院治疗。

4. 放松心情，调整心态，积极治疗。

第七节　瘢痕疙瘩

瘢痕疙瘩是因皮肤损伤后结缔组织过度增生和透明变性所导致的皮肤良性肿瘤，是一种具有持续性强大增生力的瘢痕，其隆出正常皮肤，形状不一，色红质硬，多感奇痒难忍或针刺样疼痛。一般多见于30岁以下正处于皮肤张力强、代谢旺盛、激素分泌活跃时期的青壮年。因其向四周正常皮肤蟹足样浸润，中医称为"蟹足肿""巨痕症""肉蜈蚣"等。

【病因病理】

本病常见于瘢痕体质的患者，与皮肤损伤的轻重程度无明显关系，轻微外伤或炎症都可形成瘢痕疙瘩。瘢痕疙瘩主要由大量致密的较粗的并呈旋涡状不规则排列的胶原纤维束所构成。其生成是由于皮肤损伤愈合过程中，胶原合成代谢功能失去正常的约束控制，持续处于亢进状态，以致胶原纤维过度增生的结果。

造成这种异常状况的原因有全身性和局部性因素，其中全身性因素起主要作用。全身性因素包括如特异性身

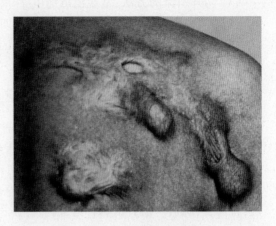

图 17-8　瘢痕疙瘩

体素质，即瘢痕体质，表现出遗传的特点；种族的差异对瘢痕疙瘩的生成也有影响。据某些统计表明，深肤色较浅肤色人种的瘢痕疙瘩的发生率高 6~9 倍，因此认为与促黑色素细胞激素的异常代谢有关。局部性因素包括各类原因引起的皮肤损伤如蚊虫叮咬、预防接种、打耳孔、文眉、针刺伤等。总之，瘢痕疙瘩的生成比较复杂，确切病因尚待进一步研究。

中医学认为，本病多因素体不足或由于金刃水火之伤，余毒未净，又复受外邪侵入肌肤致使湿热搏结，血瘀毒滞肌肤而成。

【诊断】

（一）发病部位

好发于胸前、上臂和后背等处。

（二）损美体现

1. 皮损特点　多见于成年人，好发于胸部，亦常见于背部、肩部和四肢。皮疹初起为小而坚硬的红色丘疹，缓慢增大，出现圆形、椭圆形或不规则形的坚硬扁平隆起，超过原损害范围，呈蟹足状向外伸展，边界清楚，表面光滑发亮，无毛发生长。

2. 伴随症状及病程　早期进行性皮损色红而有触痛，橡皮样硬度，表面常有毛细血管扩张；静止期皮损颜色浅淡，质地坚硬，缺乏自觉症状；少数皮损达到一定程度后可变软、缩小、变平，最后变成萎缩性瘢痕。发生于关节处的严重皮损可影响肢体功能；发生于面部者口眼活动受限，甚至毁容。

本病有特殊的好发部位，或有明确的外伤史、手术史，为坚硬瘢痕状肿瘤，呈蟹足形，诊断不难。

（三）美学分析与审美评价

瘢痕疙瘩多数呈蟹足爪状生长，发生在面部给患者生理和心理带来极大的影响，破坏了面部的形式美及皮肤结构美，不仅给患者带来生理上的痛苦，而且在心理上造成自卑感。

【鉴别诊断】

（一）与增生性瘢痕鉴别

相同点：两者均隆起于皮肤表面，呈瘤状增生，表面光滑、坚韧，皮色红润发亮，痒

痛难忍。

不同点:其一,增生性瘢痕无蟹足状生长,不超出外伤皮损,约 6~12 个月后有自然衰退趋势。其二,周围正常组织不受侵犯。其三,手术后很少复发。

（二）与纤维瘤鉴别

相同点:两者均隆起于皮面的结节样改变,表面光滑,质地坚韧,逐渐增大。

不同点:其一,纤维瘤无外伤后发生的特点。其二,损害初期为针头至绿豆大小,呈半球形。其三,组织病理显示肿瘤为成纤维细胞与幼稚和成熟的胶原纤维组成,血管增生。

（三）与纤维肉瘤鉴别

相同点:两者均高于皮肤表面,呈球形或分叶状,紫红色皮损。

不同点:其一,纤维肉瘤是原发于皮肤纤维组织的一种恶性肿瘤。其二,表面容易破溃出血,呈糜烂状。其三,常伴疼痛和局部皮肤麻木感。

【治疗指导】

由于瘢痕疙瘩的发病机制尚不十分清楚,治疗方法虽然有多种多样,目前还缺乏十分理想的根除方法,并且治疗后复发率较高,尤其是青壮年。临床常用以下治疗方法。

（一）西医治疗

1. 全身治疗

（1）N-乙酰羟脯氨酸口服,每次 100mg,成人每日 6 次,3~6 个月可使 80% 瘢痕疙瘩皮损变软、变平。

（2）胎盘组织液肌内注射,一般每日或隔日注射一次,每次 1~2ml,30 次为一疗程,每疗程之间相隔 1 周。

2. 局部治疗

（1）瘢痕内激素封闭:注射的药物目前常用的有:去炎松类,商品名如曲安奈德、康宁克通 -A 悬浊液、确炎舒松 -A 悬浊液等,是一种消炎作用极强的合成皮脂类固醇药物,注射时药物中可加入 1 500U 透明质酸酶和适量的 2% 利多卡因。儿童用量:1~5 岁最大剂量 20mg;6~10 岁最大剂量 40mg。注射时严格掌握层次,只能将药物注入到瘢痕疙瘩的实体内,严禁注入皮下或周围正常组织中。每 1 周或 1 个月可重复 1 次,持续 2~9 次,注射次数和频率根据瘢痕的严重程度而定。

（2）放射治疗

1）浅层 X 线放射治疗:是放射疗法中应用最广的一种,适用于早期病变,疗效较好;如时间较长,瘢痕已停止生长,放射疗法的效果则较差。由于放射对全身都有危害,对发育有抑制作用,年幼和大面积的瘢痕疙瘩不宜使用。

2）放射性核素贴敷:如 ^{90}Sr-Y 敷贴器,可以对于手术后瘢痕起到预防增殖的作用,效果较好,防护方便。缺点是目前市场价格较高,不宜推广使用。

（3）激光治疗:可用 CO_2 激光治疗,本疗法适用于面积小的局限的瘢痕疙瘩,并且需配合药物注射法或放射疗法同时进行,单纯应用激光治疗瘢痕疙瘩疗效不好,易复发。

（4）冷冻治疗:常用的冷冻剂是液氮,其应用方法有两种,一种是接触冷冻法,另一种是喷雾冷冻法。目前临床因其疗效不好,已很少单独使用。

（二）中医治疗

1. 内治法

（1）气虚血瘀证：病程较久，肿块扩展，状如树根，质地硬韧，其色紫黯，时或刺痛不仁，或伴少气乏力，面色无华。舌紫黯，有瘀斑，脉涩。治宜益气活血，软坚散结，方选复元活血汤加减。

（2）瘀毒阻络证：本病初起，肿块高突，状若蟹足，颜色淡红或鲜红，时有瘙痒及触痛。舌红，苔白，脉弦滑。治宜解毒散结，活血通络，方选解毒通络饮加减。

中成药可选散结灵、大黄䗪虫丸、化瘀丸等口服。

2. 外治法　可选鸦胆子膏、瘢痕软化膏等外涂患处。

【美容养护指导】

1. 家居工作日常皮肤养护　平时尽量减少创伤，对创口减少刺激；注意科学清洁皮肤，减少粉刺、痤疮的发生，以避免形成瘢痕；洗面奶可选用爽肤类，能够很好地去除面部油垢，洁肤时在瘢痕表面轻轻滑动，不能用力揉搓，以防刺激瘢痕，产生痛痒的症状；对于瘢痕体质的患者，不要实施打耳孔、文眉、文眼线、文唇线等创伤性的美容治疗，以免损伤真皮，导致瘢痕增生，形成瘢痕疙瘩，造成不良后果。

2. 美容会所皮肤美容调治　建议到正规整形医院的瘢痕治疗科就医。

【预防指导】

1. 瘢痕疙瘩是创伤的一种重要的并发症，因此要在瘢痕形成前、形成间尚未成熟阶段实施预防措施，去除各种造成瘢痕增生的因素，减少瘢痕的生长。平时应注意防止创伤、烧烫伤、打耳孔、文眉等，以免损伤真皮。

2. 注意饮食。多吃水果蔬菜类食物，尽量少吃油腻、辛辣食物和甜食，降低油脂分泌，可以减少毛孔阻塞，防止皮肤感染。

3. 起居要有规律，适量运动，睡眠应充足，戒除烟酒，减少对瘢痕疙瘩刺激。

4. 正确认识瘢痕疙瘩对人的影响，心情保持舒畅。

5. 建议到正规整形医院的瘢痕治疗科就医。

第八节　粟　丘　疹

本病又称"白色痤疮"或"粟丘疹白色苔藓"，系起源于表皮或皮肤附属器上皮增生所致的良性肿物或潴留性囊肿（图17-9）。

【病因病理】

本病可发生于任何年龄、性别，有的有家族史，与遗传因素、炎症和汗管受损有关，可分原发性与继发性两种，前者可由新生儿期开始，由未发育的皮脂腺或毳毛漏斗部下端的上皮所形成，可自行消退；后者可继发于日晒、大疱性类天疱疮、大疱性表皮松解症、迟发性皮肤卟啉病、硬化萎缩性苔藓、二度烧伤、及皮肤磨削术后。由于面部表皮的损伤、炎症导致汗腺受损或皮脂腺口堵塞所形成的潴留性囊肿。

中医学认为本病多因湿、痰、瘀郁积肌肤所致。

【诊断】

（一）发病部位

原发性皮损好发于颜面，特别是眼睑周围；继发性皮损则发生于原发疹的表面及

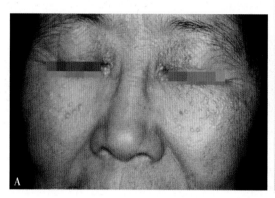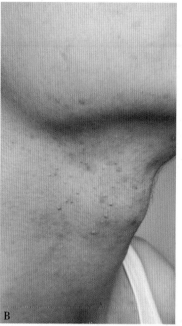

图 17-9 粟丘疹

其周围。

（二）损美体现

1. 皮损特点 皮损呈乳白或黄白色、针头至米粒大小的坚实性球形丘疹,表面光滑,顶部尖圆,无融合,上覆极薄表皮,可挤压出坚实的白色角质样球形颗粒。

2. 伴随症状及病程 一般无自觉症状。皮损发病缓慢,可持续数年,有的可自然脱落消失,无瘢痕形成。

（三）美学分析与审美评价

原发性粟丘疹一般好发于颜面部尤其眼睑周围,呈白色针尖大小坚实球形丘疹,破坏了面部皮肤的平滑感;发生在眼睑周围的粟丘疹亦可影响眼睛皮肤的光滑细腻感,使眼睛周围的皮肤显得臃肿、衰老,影响了皮肤的视觉和触觉审美,继而破坏了整个面部的外在形式美感。

【鉴别诊断】

（一）与汗管瘤鉴别

相同点:两者均属于与遗传有关的皮肤良性肿瘤,好发于眼睑周围,皮损为坚实丘疹样改变,均无自觉症状。

不同点:其一,汗管瘤又称"汗管囊腺瘤",好发于青年女性。其二,为皮色、淡黄色或褐色的扁平丘疹,可群集但不融合,常对称分布。其三,挤压无坚实的白色角质样球形颗粒。

（二）与扁平疣鉴别

相同点:两者皮损均为丘疹样改变,表面光滑,质硬,均无自觉症状。

不同点:其一,扁平疣又称"青年扁平疣",为青少年常见的病毒性赘生物。其二,损害好发于颜面、手背、前臂等部位,为扁平丘疹,浅褐色或正常皮肤色,数目较多,散在,对称性。其三,可有自愈性,但自愈后可复发。

【治疗指导】

本病为良性病变,一般无自觉症状,通常不需治疗。影响美观时,可采取局部治疗的方法,即以75%乙醇消毒,用针挑破丘疹表面的皮肤,再挑出白色颗粒即可。

【美容养护指导】

1. 家居工作日常皮肤养护　面部长有少量粟丘疹并不影响皮肤的日常养护。对于长有粟丘疹的部位不要用力揉搓、挤压,以免造成其周围皮肤的炎症反应;平时应注意皮肤的清洁,不要长时间使用浓重眼影等彩妆产品,以免造成肌肤干燥脆弱,眼周肌肤出现极微小的、肉眼无法察觉的伤口,导致粟丘疹的发生。

2. 美容会所皮肤美容调治　对于长有粟丘疹的部位不要用力点按,更不要过多使用磨砂膏、去角质产品等,以免肌肤出现极细小的伤口,进而在皮肤自我修复过程中引发粟丘疹;对于部位深在的粟丘疹不要过早刺破皮肤取出,以免造成其周围皮肤的明显损伤,尤其在眼周部位;当明显看到粟丘疹内的白色颗粒时,采取局部治疗即可。

【预防指导】

粟丘疹一般无自觉症状,不影响身体健康。影响美观时,放松心情,积极采取正确的方法治疗,不可滥用药物或皮肤腐蚀剂,以免造成不必要的伤害。

知识链接

胶样粟丘疹

胶样粟丘疹又称胶样假性粟丘疹或皮肤胶样变性。病因不明,可能与长期日晒有关,其发生还可能和某些化学物质,如苯、氢醌的长期接触有关。表现为淡黄色或棕黄色的多发、质韧、孤立的半透明丘疹,亦有报道皮损呈蓝色,好发于面、耳、颈和手背等日光暴露部位,偶见于非曝光部位,如腰部。本病分为幼年型胶样粟丘疹(JCM)、成人型胶样粟丘疹(ACM)、结节性胶样变性及色素性胶样粟丘疹(PCM)。

胶样粟丘疹为良性囊肿,可发生于任何年龄,亦可因外伤或疾病而引起。一般分为儿童型及成人型。本病尚无特效治疗药物,需避免长期日光曝晒;皮损少者,可采用液氮冷冻、磨削术或长脉冲Er:YAG激光治疗;另外,可口服小剂量的羟氯喹和大剂量的维生素C治疗。

案例分析

案例一　患者,女,28岁,主诉:在面颊两侧及眼睑下的皮肤表面长有数个针尖大小乳白色坚硬颗粒10余年。现病史:10多年来,患者自觉面颊两侧及眼睑下皮肤表面逐渐有针尖大小乳白色颗粒生长,病损处无异常感觉。检查:面颊及两侧眼睑下见有多个孤立散在、针尖大小乳白色球形丘疹,触之坚硬,表面光滑,顶部尖圆,上覆极薄表皮,周围肤色正常,无红肿。

诊断:面部粟丘疹

治疗指导:采用局部治疗。先清洁面部,以75%乙醇消毒病损周围皮肤,用消毒粉刺针挑破丘疹表面的皮肤,挑出白色颗粒,再用消毒医用眼科小镊取出包裹白色颗粒的囊膜,再次消毒。当天不能着水,以免感染,分次挑取。

美容养护指导:日常护肤时,长有粟丘疹的部位不要用力点按、揉搓或挤压,以免造成其周围皮肤的炎症反应;护肤品选择清爽型水乳剂,皮损部位慎用或不用。

预防指导:不宜过多使用磨砂膏、去角质产品,不滥用药物或皮肤腐蚀剂;避免面部炎症或表皮损伤,预防汗腺受损或皮脂腺口堵塞;饮食宜清淡,补充维生素。

案例二 陈某,女,45岁。主诉:上眼内侧出现黄色斑块1年。现病史:1年前患者双上眼睑内侧出现米粒大小黄色斑块,不痒不痛,无自觉症状,近来黄色斑块逐渐增大。检查:双上眼睑内眦处可见20~30mm的黄色斑块,舌红苔薄,脉滑。

诊断:黄瘤病

治疗指导:内服降脂药物,配合饮食管理如低脂、低糖饮食;治宜清利化痰,方选二陈汤合龙胆泻肝汤加减;局部皮损予激光美容治疗。

美容养护指导:①选用柔和类洗面奶清洁面部。②离子喷雾3分钟。③按摩,选用营养类按摩膏按摩20分钟,尤其侧重眼眶周围穴位的按摩,超声波导入10分钟。④外涂中药面膜,选有活血功效的药膜,如当归面膜。⑤选用营养类护肤品日常护理。

预防指导:多食蔬菜、水果,予低糖、低脂饮食;定期测定血胆固醇。

复习思考题

1. 色素痣的日常养护中应注意些什么?
2. 交界痣的恶变征象有哪些?
3. 增生性瘢痕与瘢痕疙瘩如何鉴别?
4. 简述脂溢性角化病的中医病机。
5. 简述粟丘疹的诊断要点。

(刘 波)

附录一 主要参考书目

1. 陆德铭.中医外科学[M].上海:上海科学技术出版社,1997.

2. 陈达灿,禤国维.皮肤性病科专病中医临床诊治[M].北京:人民卫生出版社,2000.

3. 马绍尧.现代中医皮肤性病学[M].上海:上海中医药大学出版社,2001.

4. 张志礼.皮肤病临床经验辑要[M].北京:中国中医药出版社,2001.

5. 曹汝志.新编中西医结合皮肤美容学[M].北京:学苑出版社,2002.

6. 侯在恩,吴月兰.美容实用诊断学[M].北京:人民军医出版社,2002.

7. 张其亮.美容皮肤科学[M].北京:人民卫生出版社,2003.

8. 陈洪铎.皮肤性病学[M].北京:人民卫生出版社,2003.

9. 陈德宇.中西医结合皮肤科学[M].北京:中国中医药出版社,2003.

10. 张凤翔,丁克祥.现代实用美容学[M].北京:中国科学技术出版社,2004.

11. 傅杰英.皮肤病调养与护理[M].北京:中国中医药出版社,2004.

12. 黄霏莉,佘靖.中医美容学[M].北京:人民卫生出版社,2005.

13. 朱文元,陈力.美容皮肤医学新进展[M].北京:人民卫生出版社,2005.

14. 郑荃.美容皮肤治疗技术[M].北京:北京科学技术出版社,2005.

15. 乔国华.现代美容实用技术[M].北京:高等教育出版社,2005.

16. 田静.美容皮肤科学[M].北京:中国中医药出版社,2006.

17. 裴名宜.美容医疗技术[M].北京:北京科学技术出版社,2006.

18. 谢洪.口腔颌面外科学[M].北京:人民卫生出版社,2006.

19. 杨志波,何清湖.皮肤病特色方药[M].北京:人民卫生出版社,2006.

20. 张晓梅.美容师[M].北京:中国劳动社会保障出版社,2006.

21. 温树田.美容皮肤科学基础[M].北京:高等教育出版社,2006.

22. 冉玉平.常见皮肤性病诊断与治疗[M].北京:人民卫生出版社,2010.

23. 张学军.皮肤性病学[M].8版.北京:人民卫生出版社,2013.

24. 何黎.美容皮肤科学[M].北京:人民卫生出版社,2014.

25. 陈丽娟.美容皮肤科学[M].2版.北京:人民卫生出版社,2014.

26. 张学军,涂平.皮肤性病学[M].北京:人民卫生出版社,2015.

27. 张学军,郑捷.皮肤性病学[M].9版.北京:人民卫生出版社,2018.

附录二 常用西药外用制剂

（药方内计量单位：固体为 g，液体为 ml。）

一、清洁消毒剂

1. 3% 硼酸溶液

组分：硼酸 3.0　蒸馏水加至 100.0

用法用途：局部浸泡或湿敷。用于炎症性皮炎与湿疹等红肿渗出性皮肤病。

2. 0.1% 依沙吖啶溶液

组分：依沙吖啶 0.1　蒸馏水加至 100.0

用法用途：同上。

3. 氯化钠溶液

组分：氯化钠 0.75　硼酸 1.0　蒸馏水加至 100.0

用法用途：同上。

4. 复发硫酸铝溶液

组分：硫酸铝 16.0　醋酸 16.0　沉降碳酸钙 7.0　蒸馏水加至 100.0

用法用途：加水稀释（1∶20），局部浸泡或湿敷，用途同硼酸溶液。

5. 醋酸铅溶液

组分：醋酸铅 5.0　纯水加至 1 000.0

用法用途：适量涂于患处。主要用于急性皮炎、湿疹、水疱型足癣等。

二、消炎止痒剂

1. 酊剂和醑剂

（1）松柳酊

组分：松馏油 10.0　水杨酸 5.0　95% 乙醇加至 100.0

用法用途：适量涂于患处。主要用于神经性皮炎、慢性湿疹、银屑病。

（2）复方樟脑醑

组分：樟脑 2.0　薄荷脑 2.0　液化酚 1.0　70% 乙醇加至 100.0

用法用途：适量涂于患处。主要用于皮肤瘙痒症、神经性皮炎。

（3）薄荷醑

组分：薄荷 2.0，60% 乙醇　石炭酸溶液 5.0

用法用途：适量涂于患处。主要用于荨麻疹、皮肤瘙痒症、神经性皮炎。

（4）地塞米松搽剂

组分:地塞米松 0.1　无水乙醇 2.0　二甲基亚砜 40.0　甘油 15.0　95% 乙醇加至 100.0

用法用途:适量涂于患处。主要用于神经性皮炎、慢性湿疹。

（5）曲安缩松乳膏

组分:曲安缩松 1.0　氯霉素 10.0　乳膏基质Ⅰ加至 1 000.0

用法用途:适量涂于患处。主要用于湿疹、皮炎、瘙痒症、银屑病等。

2. 霜剂

（1）10% 尿素霜

组分:尿素 10.0　冷霜加至 100.0

用法用途:涂于患处,主要用于鱼鳞病、慢性湿疹。

（2）去炎霜

组分: 曲安奈德 0.25　氯霉素 2.0　冷霜加至 100.0

用法用途:适量涂于患处。主要用于亚急性湿疹、接触性皮炎。

（3）复方硫黄洗剂

组分:沉降硫黄 5.0　10% 樟脑醑 10.0　甘油 10.0　硫酸锌 1.0　蒸馏水加至 100.0

用法用途:适量涂于患处。主要用于疥疮、酒渣鼻、痒疹、虫咬皮炎。

（4）库氏洗剂

组分:樟脑 0.5　沉降硫黄 6.0　阿拉伯胶 1.0　蒸馏水 40.0　玫瑰水 0.05　乙醇适量　氢氧化钙水加至 100.0

用法用途:同上。

3. 糊剂

（1）氧化锌糊

组分:氧化锌 25.0　淀粉 25.0　凡士林 50.0

用法用途:涂于患处,用于亚急性皮炎、湿疹。

（2）脓疱疮糊

组分:呋喃西林 0.5　硫黄 10.0　鱼石脂 10.0　氧化锌 20.0　滑石粉 20.0　凡士林加至 100.0

用法用途:适量涂于患处。主要用于疱疮。

（3）甲紫糊

组分:甲紫 1.0　甘油 9.0　氧化锌 25.0　淀粉 25.0　羊毛脂 12.5　凡士林加至 100.0

用法用途:适量涂于患处。主要用于脓疱疮或其他皮肤感染。

（4）复方松馏油糊

组分:氧化锌 10.0　松馏油 10.0　液化酚 1.0　淀粉 30.0　凡士林加至 100.0

用法用途:适量外涂,用于湿疹、银屑病。

4. 冻疮软膏

组分:樟脑 3.0　硼酸 5.0　甘油 5.0　凡士林加至 100.0

用法用途:适量涂于患处。主要用于冻疮(未破溃)。

三、抗微生物剂

1. 抗细菌剂

（1）水氯酊

组分：水杨酸 2.0　氯霉素 2.0　95% 乙醇加至 100.0

用法用途：适量涂于患处。主要用于痤疮、毛囊炎。

（2）新霉素搽剂

组分：新霉素 1.0　二甲基亚砜 28.0　甘油 15.0　蒸馏水加至 100.0

用法用途：适量涂于患处。主要用于毛囊炎。

（3）呋喃西林霜

组分：呋喃西林 5.0　十六醇 160.0　十二烷基硫酸钠 10.0　白凡士林 400.0　蒸馏水加至 1 000.0

用法用途：适量涂于患处。主要用于毛囊炎、脓疱疮。

（4）复方依沙吖啶软膏

组分：依沙吖啶 1.0　硼酸 10.0　氧化锌 10.0　蒸馏水 2.0　羊毛脂 15.0　凡士林加至 100.0

用法用途：适量涂于患处。用于脓疱疮、毛囊炎。

2. 抗病毒剂

（1）阿昔洛韦霜

组分：阿昔洛韦 3.0　单纯霜加至 100.0

用法用途：适量涂于患处。主要用于单纯疱疹、带状疱疹。

（2）酞丁胺搽剂

组分：酞丁胺 1.0　月桂氮酮 2.0　甘油 10.0　75% 乙醇加至 100.0

用法用途：适量涂于患处。主要用于单纯疱疹、带状疱疹、扁平疣、尖锐湿疣。

（3）5% 氟尿嘧啶软膏

组分：氟尿嘧啶 5.0　凡士林加至 100.0

用法用途：适量涂于患处。主要用于扁平疣。

3. 抗真菌剂

（1）40% 硫代硫酸钠溶液

组分：硫代硫酸钠 40.0　蒸馏水加至 100.0

用法用途：与 2% 盐酸溶液先后外用，用于花斑癣、疥疮。

（2）2% 盐酸溶液

组分：10% 稀盐酸 20.0　蒸馏水加至 100.0

用法用途：先用 40% 硫代硫酸钠溶液，5 分钟后再用本溶液。适量涂于患处。主要用于花斑癣、疥疮。

（3）克霉唑霜

组分：克霉唑 20.0　硬脂酸 120.0　司盘 -60 60.0　吐温 -60 100.0　蒸馏水加至 720.0

用法用途：适量涂于患处。主要用于头癣、体癣、手足癣等。

（4）复方苯甲酸软膏

303

组分:苯甲酸 12.0　水杨酸 6.0　凡士林加至 100.0

用法用途:适量涂于患处。主要用于手足癣(鳞屑角化型)。

(5) 复发酮康唑粉

组分:酮康唑 20.0　氯己定 10.0　止痒扑粉 970.0

用法用途:适量涂于患处。用于防治念珠菌感染及其他皮肤真菌病。

(6) 水杨酸乳酸软膏

组分:水杨酸 12.0　乳酸 6.0　凡士林加至 100.0

用法用途:适量涂于患处。主要用于甲癣、掌跖角化症。

四、抗寄生虫剂

1. 百部酊

组分:百部 25.0　75% 乙醇加至 100.0　泡 7~10 天后滤渣外用

用法用途:适量涂于患处。主要用于疥疮、虱病。

2. 10% 硫黄霜

组分:硫黄粉 10.0　冷霜加至 100.0

用法用途:适量涂于患处。疥疮、脂溢性皮炎。

五、腐蚀剥脱剂

1. 维 A 酸霜

组分:维 A 酸 0.05~0.1　单纯霜加至 100.0

用法用途:外涂患处,用于痤疮、鱼鳞病、银屑病。

2. 10% 尿素霜

组分:尿素 10.0　冷霜加至 100.0

用法用途:适量涂于患处。主要用于鱼鳞病、掌跖角化症。

3. 30% 冰醋酸溶液

组分:冰醋酸 30.0　蒸馏水加 100.0

用法用途:适量涂于患处。用于甲癣。

4. 30% 三氯醋酸溶液

组分:三氯醋酸 30.0　蒸馏水加至 100.0

用法用途:适量涂于患处。主要用于扁平疣、雀斑。

5. 复方水杨酸散

组分:水杨酸 850.0　盐酸普鲁卡因 50.0　铅丹 50.0　蔗糖 50.0

用法用途:适量涂于患处。主要用于鸡眼、胼胝。

6. 酞丁安乳膏

组分:酞丁安 20.0　二甲亚砜 30.0　乳膏基质I加至 1 000.0

用法用途:适量涂于患处。主要用于单纯疱疹、带状疱疹、尖锐湿疣、扁平疣、寻常疣等病毒性皮肤病。

六、收敛止汗剂

1. 福尔马林溶液

组分:40%甲醛溶液 10.0　蒸溜水加至 100.0

用法用途:外涂患处,用于手足多汗症、跖疣。

2. 治多汗搽剂

组分:甲醛溶液 5.0　石炭酸 2.0　75%乙醇 50.0　蒸馏水加至 100.0

用法用途:适量涂于患处。主要用于手足多汗症。

3. 复方乌洛托品粉

组分:水杨酸 2.0　乌洛托晶 5.0　枯矾 5.0　硼酸 10.0　滑石粉加至 100.0

用法用途:共研细末,外用撒布。主要用于手足多汗症、间擦性足癣。

七、保护润滑剂

1. 粉剂

(1) 扑粉

组分:氧化锌 25.0　淀粉 25.0　滑石粉 50.0

用法用途:共研细末,外用撒布。主要用于治疗急性皮炎、湿疹、间擦疹等无渗出者。

(2) 痱子粉

组分:水杨酸 2.0　明矾 5.0　硼砂 5.0　薄荷脑 1.0　氧化锌 43.0
滑石粉加至 100.0

用法用途:共研细末,外用撒布。主要用于治疗痱子。

(3) 腋臭粉

组分:氧化镁 30.0　碳酸氢钠 100.0　淀粉 5.0　薰衣草油 1.0　滑石粉加至 300.0

用法用途:共研细末,外用撒布。主要用于治疗臭汗症。

2. 洗剂

(1) 炉甘石洗剂

组分:炉甘石 15.0　氧化锌 5.0　甘油 5.0　蒸馏水加至 100.0

用法用途:用前振荡,涂患处。主要用于荨麻疹、急性皮炎无渗出。

(2) 白色洗剂

组分:硫酸锌 4.0　硫酸钾 10.0　升华硫 10.0　蒸馏水加至 100.0

用法用途:用前振荡,涂患处。主要用于痤疮、酒渣鼻。

3. 油剂

(1) 氧化锌油

组分:氧化锌 25.0　花生油 75.0

用法用途:用前振荡,涂患处,湿敷间隔时外涂。主要用于急性渗出性皮炎。

(2) 水杨酸油

组分:水杨酸 3.0　蓖麻油 20.0

用法用途:用前振荡,涂患处。用于软化清除创面厚痂。

4. 软膏

(1) 单软膏

组分:含水羊毛脂 50.0　凡士林 50.0

用法用途:适量涂于患处。用于护肤、防裂。

(2) 复方羊毛脂软膏

组分:羊毛脂 5.0　石蜡 10.0　凡士林加至 100.0

用法用途:适量涂于患处。用于护肤、防裂。

(3) 5% 硼酸软膏

组分:硼酸 5.0　凡士林加至 100.0

用法用途:适量涂于患处。润滑保护皮肤、软化痂皮。

(4) 5% 黑豆馏油软膏

组分:黑豆馏油 5.0　羊毛脂 10.0　凡士林加至 100.0

用法用途:适量涂于患处。用于治疗慢性湿疹。

(5) 20% 氧化锌软膏

组分:氧化锌 20.0　凡士林加至 100.0

用法用途:适量涂于患处。用于亚急性湿疹。

(6) 鱼肝油软膏

组分:鱼肝油 20.0　羊毛脂 5.0　凡士林加至 100.0

用法用途:适量涂于患处。用于鱼鳞病、慢性湿疹。

八、润肤护肤剂

1. 单纯霜(此基质为阴离子型,滋润保护皮肤,可加入非极性药物)

组分:硬脂酸 150.0　羊毛脂 20.0　液体石蜡 220.0　三乙醇胺 40.0　甘油 50.0　蒸馏水 520.0

用法用途:适量涂于患处。滋润保护皮肤。

2. 冷霜

组分:玫瑰油 5.0　白蜡 80.0　羊毛脂 80.0　十六醇 100.0　白凡士林 140.0　液体石蜡 360.0　司盘 -80 10.0　硼砂 7.0　蒸馏水加 1 000.0

用法用途:适量涂于患处。滋润保护皮肤。可做为基质加入其他药。

3. 维生素 E 霜

组分:维生素 E 10.0　十六醇 50.0　硬脂酸 100.0　吐温 -80 20.0　三乙醇胺 10.0　甘油 50.0　白凡士林 50.0　尼泊金乙酯 1.0　液体石蜡 50.0　蒸馏水加至 1 000.0

用法用途:适量涂于患处。滋润保护皮肤。

九、养发护发剂

1. 生发搽剂

组分:水合氯醛 3.0　蓖麻油 5.0　奎宁酊 20.0　75% 乙醇加至 100.0

用法用途:适量涂于患处。用于头皮脂溢性皮炎、脂溢性脱发。

2. 头皮搽剂

组分:水杨酸 3.0　蓖麻油 5.0　玫瑰油 0.2　95% 乙醇加至 100.0

用法用途:外涂患处,用于头皮干性皮脂溢出。

3. 米诺地尔搽剂

组分:米诺地尔 30.0~50.0　丙二醇 100.0　75% 乙醇加至 700.0　蒸馏水加至 1 000.0

用法用途:适量涂于患处。主要用于斑秃、男性型脱发。

4. 氮芥酊

组分:氮芥 0.5　95% 乙醇加至 1 000.0

用法用途:适量涂于患处。用于斑秃、全秃,需新鲜配制。

十、防晒剂

1. 二氧化钛霜

组分:二氧化钛 10.0　冷霜加至 100.0

用法用途:适量涂于患处。主要用于防晒。

2. 10% 对氨基苯甲酸霜

组分:对氨基苯甲酸 10.0　冷霜加至 100.0

用法用途:适量涂于患处。主要用于防晒。此外还有 10% 水杨酸苯酯霜、甲基嘧啶霜等均具防晒作用。

十一、脱色剂

1. 氢醌霜

组分:氢醌 3.0　无水亚硫酸钠 1.0　冷霜加至 100.0

用法用途:适量涂于患处。主要用于黄褐斑、雀斑、炎症后色素。

2. 复方氢醌霜

组分:氢醌 3.0　维 A 酸 0.1　地塞米松 0.05　无水亚硫酸钠 1.0　冷霜加至 100.0

用法用途:同氢醌霜。此外还有 2% 曲酸霜、20% 壬二酸霜、10% 过氧化氢溶液具有脱色作用。

十二、着色剂

1. 补骨脂酊

组分:补骨脂 30.0　75% 乙醇 100.0

用法用途:补骨脂捣碎,加乙醇浸泡 1 周,滤渣外涂。主要用于白癜风、斑秃。

2. 三季红酊

组分:三季红(夹竹桃)100.0　75% 乙醇 400.0

用法用途:浸泡 7 天后滤渣外涂,用于白癜风。

3. 氮芥乙醇搽剂

组分:氮芥 0.05　异丙嗪 0.025　95% 乙醇加至 100.0

用法用途:适量涂于患处。用于白癜风。

4. 甲氧补骨脂素搽剂

组分:甲氧补骨脂素 2.0　氮酮 25.0　甘油 50.0　乙醇加至 1 000.0

用法用途:适量涂于患处。主要用于静止期银屑病、白癜风。

十三、脱毛剂

1. 50% 硫化钡糊

组分:硫化钡 50.0　氧化锌 25.0　小麦粉 25.0

用法用途:使用时少量水调成糊状,涂于毛根部,5~10 分钟后温水洗净。主要用于多毛症或除去病发。

2. 脱毛乳膏

组分:硫酸乙基酸钙 50.0　乳膏基质Ⅱ 950.0

用法用途:适量涂于患处。主要用于多毛症。

附录三 常用中药方剂汇编

一 画

一扫光(《外科正宗》) 苦参 黄柏 烟胶 枯矾 木鳖肉 大枫子肉 蛇床子 点红椒 樟脑 硫黄 明矾 水银 轻粉 白砒

二 画

二仙汤(《中医方剂临床手册》) 仙茅 仙灵脾 巴戟天 黄柏 知母 当归

二陈汤(《太平惠民和剂局方》) 半夏 橘红 白茯苓 甘草

二妙散(《丹溪心法》) 苍术 黄柏

二矾汤(《外科正宗》) 白矾 皂矾 孩儿茶 侧柏叶

八珍汤(《正体类要》) 人参 白术 茯苓 当归 川芎 白芍药 熟地黄 甘草 生姜 大枣

七宝美髯丹(《医方集解》) 何首乌 茯苓 牛膝 当归 枸杞子 菟丝子 补骨脂

人参养荣汤(《三因极一病证方论》) 人参 白术 茯苓 甘草 陈皮 黄芪 当归 白芍 熟地黄 五味子 桂心 远志

三 画

千金散(经验方) 煅白砒 制乳香 制没药 轻粉 飞朱砂 赤石脂 炒五倍子 煅雄黄 醋蛇含石

三黄洗剂(经验方) 大黄 黄芩 黄柏 苦参

大补阴丸(《丹溪心法》) 熟地黄 知母 黄柏 龟甲 猪脊髓

大黄䗪虫丸(《金匮要略》) 䗪虫(土鳖虫) 干漆 生地 甘草 水蛭 赤芍 杏仁 黄芩 桃仁 虻虫 蛴螬 大黄

三妙丸(《医学正传》) 苍术 黄柏 牛膝

四 画

天王补心丹(《摄生秘剖》) 生地黄 五味子 当归 天冬 麦冬 柏子仁 酸枣仁 人参 玄参 丹参 白茯苓 远志 桔梗

天麻钩藤饮(《杂病证治新义》) 天麻 钩藤 生石决明 栀子 黄芩 川牛膝 杜

309

仲　益母草　桑寄生　夜交藤　朱茯神

五味消毒饮(《医宗金鉴》)　金银花　野菊花　紫花地丁　蒲公英　天葵子

六味地黄丸(《小儿药证直诀》)　熟地黄　山茱萸(制)　牡丹皮　山药　茯苓　泽泻

化斑解毒汤(《医宗金鉴》)　升麻　生石膏　连翘　牛蒡子　黄连　知母　元参

止痒熄风汤(《朱仁康临床经验集》)　生地　玄参　当归　丹参　白蒺藜　甘草　夏枯草

五　画

玉屏风散(《丹溪心法》)　防风　黄芪　白术

左归丸(《景岳全书》)　熟地黄　山药　山茱萸　枸杞子　菟丝子　鹿角胶　龟板胶　川牛膝

龙胆泻肝汤(《医方集解》)　龙胆草　黄芩　栀子　泽泻　木通　车前子　当归　柴胡　生地　甘草

归脾汤(《济生方》)　人参　黄芪　白术　茯神　酸枣仁　龙眼肉　木香　炙甘草　当归　远志　生姜　大枣

四物汤(《太平惠民和剂局方》)　当归　川芎　白芍药　熟地黄

四物消风散(《医宗金鉴》)　生地　当归　荆芥　防风　赤芍　川芎　白鲜皮　蝉蜕　薄荷　独活　柴胡

生肌玉红膏(《外科正宗》)　当归　白蜡　甘草　白芷　轻粉　血竭　紫草　麻油

白虎汤(《伤寒论》)　知母　石膏　甘草　粳米

皮炎外洗Ⅰ号方(经验方)　马齿苋　鱼腥草　千里光　苦参　龙胆草　明矾　冰片

皮炎外洗Ⅱ号方(经验方)　艾叶　荆芥　苦参　百部　花椒　枯矾

六　画

地黄饮子(《黄帝素问宣明论方》)　熟地　山茱萸　肉苁蓉　巴戟天　官桂　附子　麦门冬　石斛　五味子　菖蒲　远志　白茯苓

当归饮子(《外科正宗》)　当归　生地　白芍　川芎　何首乌　荆芥　防风　白蒺藜　黄芪　生甘草

当归补血汤(《内外伤辨惑论》)　黄芪　当归

当归四逆汤(《伤寒论》)　当归　桂枝　芍药　细辛　通草　大枣　炙甘草

血府逐瘀汤(《医林改错》)　桃仁　红花　当归　生地黄　川芎　赤芍　牛膝　桔梗　柴胡　枳壳　甘草

导赤散(《太平惠民和剂局方》)　生地　木通　甘草

防风通圣散(《黄帝素问宣明论方》)　防风　川芎　当归　芍药　大黄　芒硝　连翘　薄荷　麻黄　石膏　桔梗　黄芩　白术　栀子　荆芥穗　滑石　甘草　生姜

七　画

芩连平胃散(《医宗金鉴》)　黄芩　黄连　厚朴　炒苍术　生甘草　陈皮

杞菊地黄丸(《小儿药证直诀》)　枸杞子　菊花　牡丹皮　山茱萸　山药　泽泻　茯苓　熟地黄

辛凉活瘀汤(《中医外伤科学》) 牛蒡子 薄荷 赤芍 泽兰叶 刺猬皮 桃仁 鱼腥草

　　辛温活瘀汤(《中医外伤科学》) 荆芥 防风 葱根 威灵仙 刺猬皮 皂角刺 泽兰 赤芍

　　补中益气汤(《脾胃论》) 黄芪 人参 当归 橘皮 柴胡 白术 升麻 甘草

　　附子理中汤(《太平惠民和剂局方》) 炮附子 人参 白术 炮姜 炙甘草

<h2 style="text-align:center">八　画</h2>

　　青蛤散(《外科大成》) 蛤壳粉 煅石膏 轻粉 黄柏 青黛

　　青黛散(经验方) 青黛 石膏 滑石 黄柏

　　枇杷清肺饮(《医宗金鉴》) 人参 枇杷叶 甘草 黄连 桑白皮 黄柏

　　肾气丸(《金匮要略》) 熟地 山药 山萸肉 茯苓 泽泻 丹皮 肉桂 熟附片

　　知柏地黄丸(《医宗金鉴》) 熟地黄 山茱萸 山药 牡丹皮 茯苓 泽泻 知母 黄柏

　　泻黄散(《小儿药证直诀》) 藿香 栀子 石膏 甘草 防风

　　治疣方(经验方) 灵磁石 紫贝齿 代赭石 生牡蛎 桃仁 山慈菇 白芍 地骨皮 黄柏

　　参苓白术散(《太平惠民和剂局方》) 人参 白术 白茯苓 甘草 山药 白扁豆 莲子肉 薏苡仁 缩砂仁 桔梗

<h2 style="text-align:center">九　画</h2>

　　养血润肤饮(《外科证治》) 生地黄 熟地黄 当归 黄芪 天冬 麦冬 桃仁 红花 花粉 黄芩 升麻

　　养血定风汤(《外科证治全书》) 生地 当归 赤芍 川芎 麦冬 天冬 僵蚕 首乌 丹皮

　　荆防败毒散(《摄生众妙方》) 防风 柴胡 前胡 荆芥 羌活 独活 枳壳 炒桔梗 茯苓 川芎 甘草 薄荷

　　草还丹(《圣济总录》) 生干地黄 石菖蒲 牛膝 菟丝子 地骨皮 肉苁蓉

　　茵陈蒿汤(《伤寒论》) 茵陈蒿 栀子 大黄

　　独活寄生汤(《备急千金要方》) 独活 桑寄生 杜仲 牛膝 细辛 秦艽 茯苓 肉桂 防风 川芎 人参 当归 芍药 干地黄 甘草

　　济生肾气丸(《济生方》) 地黄 山药 山茱萸 泽泻 茯苓 牡丹皮 桂枝 炮附子 牛膝 车前子

　　除湿胃苓汤(《医宗金鉴》) 苍术 厚朴 陈皮 猪苓 泽泻 赤茯苓 白术 滑石 防风 山栀子 木通 肉桂 甘草

　　活血祛风汤(《朱仁康临床经验集》) 荆芥 甘草 当归 刺蒺藜 桃仁 蝉蜕 赤芍

<h2 style="text-align:center">十　画</h2>

　　桂枝汤(《伤寒论》) 桂枝 芍药 甘草 生姜 大枣

　　桃红四物汤(《医宗金鉴》) 桃仁 红花 熟地 川芎 白芍 当归

逍遥散(《太平惠民和剂局方》)　柴胡　当归　白芍　白术　茯苓　薄荷　煨姜　炙甘草

益胃汤(《温病条辨》)　沙参　麦冬　生地黄　玉竹　冰糖

凉膈散(《太平惠民和剂局方》)　川大黄　朴硝　甘草　栀子　薄荷　黄芩　连翘　竹叶　蜂蜜

凉血活血汤(《中医症状鉴别诊断学》)　槐花　紫草根　赤芍　白茅根　生地　丹参　鸡血藤

凉血五根汤(《赵炳南临床经验集》)　白茅根　瓜蒌根　茜草根　紫草根　板蓝根

凉血地黄汤(《外科正宗》)　川芎　当归　白芍　生地　白术　茯苓　黄连　地榆　人参　山栀　天花粉　甘草

凉血清风散(《朱仁康临床经验集》)　生地　当归　荆芥　蝉蜕　苦参　刺蒺藜　知母　生石膏　甘草

消风散(《外科正宗》)　当归　生地黄　防风　蝉蜕　知母　苦参　胡麻仁　荆芥　苍术　牛蒡子　石膏　甘草　木通

海藻玉壶汤(《外科正宗》)　海藻　昆布　贝母　半夏　青皮　陈皮　当归　川芎　连翘　甘草

通幽汤(《脾胃论》)　炙甘草　红花　生地黄　熟地黄　升麻　桃仁　当归

通窍活血汤(《医林改错》)　赤芍药　川芎　桃仁　红花　麝香　老葱　大枣　黄酒

十　一　画

理中丸(《伤寒论》)　人参　干姜　白术　甘草

黄连膏(《医宗金鉴》)　黄连　当归　黄柏　生地　姜黄　麻油　白蜡

黄连解毒汤(《外台秘要》)　黄连　黄芩　黄柏　栀子

黄连皮炎膏(《经验方》)　黄连　苦参　大黄　防风　白藓皮　苍术

萆薢渗湿汤(《疡科心得集》)　萆薢　薏苡仁　土茯苓　滑石　鱼腥草　牡丹皮　泽泻　通草　防风　黄柏　蝉蜕

清肝汤(《类证治裁》)　白芍药　当归　川芎　栀子　牡丹皮　柴胡

清胃散(《兰室秘藏》)　当归　生地黄　丹皮　升麻　黄连

清营汤(《温病条辨》)　犀角(水牛角代)　生地　玄参　竹叶心　麦冬　丹参　黄连　银花　连翘

清瘟败毒饮(《疫疹一得》)　石膏　生地　水牛角　黄芩　栀子　知母　赤芍　玄参　连翘　丹皮　黄连　桔梗　竹叶　甘草

清脾除湿饮(《医宗金鉴》)　苍术　白术　茯苓　黄芩　栀子　茵陈　枳壳　泽泻　连翘　生地　麦冬　甘草　玄胡索　竹叶　灯心草

十二画以上

越鞠丸(《丹溪心法》)　川芎　苍术　香附　炒山栀　神曲

温胆汤(《三因极一病证方论》)　半夏　竹茹　枳实　陈皮　甘草　白茯苓　生姜　大枣

犀角地黄汤(《备急千金要方》)　犀角　生地黄　芍药　牡丹皮

膈下逐瘀汤(《医林改错》) 五灵脂 川芎 牡丹皮 赤芍 乌药 延胡索 当归 桃仁 红花 甘草 香附 枳壳

增液汤(《温病条辨》) 玄参 麦冬 生地

颠倒散(《医宗金鉴》) 大黄 硫黄

复习思考题答案要点和模拟试卷

《美容皮肤科学》（第 3 版）教学大纲